Anestesiologia de Bolso

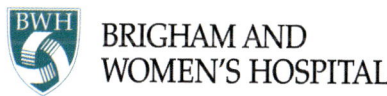
BRIGHAM AND
WOMEN'S HOSPITAL

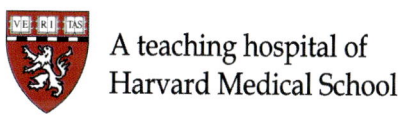
A teaching hospital of
Harvard Medical School

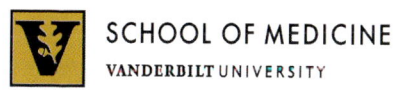
SCHOOL OF MEDICINE
VANDERBILT UNIVERSITY

CB047143

Anestesiologia de Bolso

Segunda Edição

Richard D. Urman, MD, MBA
Assistant Professor of Anesthesia
Harvard Medical School
Director, Procedural Sedation Management and Safety
Department of Anesthesiology, Perioperative and Pain Medicine
Brigham and Women's Hospital
Co-Founder, The Institute for Safety in Office-Based Surgery
Boston, Massachusetts

Jesse M. Ehrenfeld, MD, MPH
Associate Professor of Anesthesiology
Associate Professor of Biomedical Informatics
Director, Center for Evidence-Based Anesthesia
Director, Perioperative Data Systems Research
Medical Director, Perioperative Quality
Vanderbilt University School of Medicine
Department of Anesthesiology
Vanderbilt University Medical Center
Nashville, Tennessee

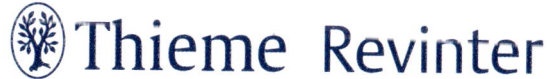

Dados Internacionais de Catalogação na Publicação (CIP)

UR77a

Urman, Richard D.
Anestesiologia de Bolso/Richard D. Urman e Jesse M. Ehrenfeld; tradução de Nelson Gomes de Oliveira. – 2. Ed. – Rio de Janeiro – RJ: Thieme Revinter Publicações Ltda., 2017.

424 p.: il; 14 x 21 cm.

Título Original: Pocket Anesthesia
Inclui Bibliografia, Índice Remissivo e Apêndice
ISBN 978-85-67661-27-8

1. Anestesia. 2. Anestesia – Manuais, guias, etc. I. Ehrenfeld, Jesse M. II. Título.

CDD: 617.96
CDU: 616.089.5

A Lippincott Williams & Wilkins/Wolters Kluwer Health não teve participação na tradução desta obra.

Nota: O conhecimento médico está em constante evolução. À medida que a pesquisa e a experiência clínica ampliam o nosso saber, pode ser necessário alterar os métodos de tratamento e medicação. Os autores e editores deste material consultaram fontes tidas como confiáveis, a fim de fornecer informações completas e de acordo com os padrões aceitos no momento da publicação. No entanto, em vista da possibilidade de erro humano por parte dos autores, dos editores ou da casa editorial que traz à luz este trabalho, ou ainda de alterações no conhecimento médico, nem os autores, nem os editores, nem a casa editorial, nem qualquer outra parte que se tenha envolvido na elaboração deste material garantem que as informações aqui contidas sejam totalmente precisas ou completas; tampouco se responsabilizam por quaisquer erros ou omissões ou pelos resultados obtidos em consequência do uso de tais informações. É aconselhável que os leitores confirmem em outras fontes as informações aqui contidas. Sugere-se, por exemplo, que verifiquem a bula de cada medicamento que pretendam administrar, a fim de certificar-se de que as informações contidas nesta publicação são precisas e de que não houve mudanças na dose recomendada ou nas contraindicações. Esta recomendação é especialmente importante no caso de medicamentos novos ou pouco utilizados. Alguns dos nomes de produtos, patentes e *design* a que nos referimos neste livro são, na verdade, marcas registradas ou nomes protegidos pela legislação referente à propriedade intelectual, ainda que nem sempre o texto faça menção específica a esse fato. Portanto, a ocorrência de um nome sem a designação de sua propriedade não deve ser interpretada como uma indicação, por parte da editora, de que ele se encontra em domínio público.

Tradução:
Nelson Gomes de Oliveira
Médico, Tradutor Especializado na Área da Saúde, RJ

Revisão Técnica:
Úrsula Bueno do Prado Guirro
*Título de Especialista em Anestesiologia pela Sociedade Brasileira de Anestesiologia
Professora-Assistente do Departamento de Medicina da Universidade Estadual de Ponta Grossa, PR
Mestrado em Clínica Cirúrgica pela Universidade Federal do Paraná
Doutorado em Clínica Cirúrgica pela Universidade Federal do Paraná*

Título original:
Pocket Anesthesia, Second Edition
Copyright © 2013 by LIPPINCOTT WILLIAMS & WILKINS, a WOLTERS KLUWER business.
ISBN-13: 978-1-4511-7324-6

© 2017 Thieme Revinter Publicações Ltda.
Rua do Matoso, 170, Tijuca
20270-135, Rio de Janeiro – RJ, Brasil
http://www.ThiemeRevinter.com.br

Thieme Medical Publishers
http://www.thieme.com
Capa: Thieme Revinter Publicações

Impresso na Intergraf Indústria Gráfica Eireli
5 4 3 2 1
ISBN 978-85-67661-27-8

Todos os direitos reservados. Nenhuma parte desta publicação poderá ser reproduzida ou transmitida por nenhum meio, impresso, eletrônico ou mecânico, incluindo fotocópia, gravação ou qualquer outro tipo de sistema de armazenamento e transmissão de informação, sem prévia autorização por escrito.

Sumário

Prefácio — viii
Colaboradores — ix
Abreviações — xi

Avaliação Pré-Operatória do Paciente — 1-1
Jesse M. Ehrenfeld • Susan A. Calderwood

Farmacologia: Anestésicos Inalatórios — 2A-1
Megan Graybill Anders

Anestésicos Não Inalatórios — 2B-6
Megan Graybill Anders

Analgésicos — 2C-11
Megan Graybill Anders

Anestésicos Locais — 2D-22
Megan Graybill Anders

Drogas Bloqueadoras Neuromusculares e Agentes de Reversão — 2E-28
Megan Graybill Anders

Drogas Vasoativas, Autonômicas e Cardiovasculares — 2F-33
Megan Graybill Anders

Farmacologia: Antibióticos e Medicações Herbáceas — 2G-44
Jesse M. Ehrenfeld • Richard D. Urman

Outras Drogas Relevantes para Prática de Anestesia — 2H-50
Megan Graybill Anders

Equipamento de Anestesia — 3-1
Allan F. Simpao • Jennifer Bartlett

Manejo da Via Aérea — 4-1
Tarun Bhalla

Técnicas de Anestesia — 5-1
Benjamin D. Unger • Kurt F. Dittrich

Anestesia Regional — 6-1
Tanja S. Frey • Peter Wu

Monitorização Peroperatória — 7-1
Francis X. Dillon

Ventilação Mecânica — 8-1
Francis X. Dillon

Líquidos, Eletrólitos e Terapia Transfusional — 9-1
Aranya Bagchi

Problemas Intraoperatórios Comuns — 10-1
Randy Fayne

Procedimentos em Anestesia — 11-1
Kai Matthes

Tratamento da Dor Aguda — 12-1
Nalini Vadivelu • Christian Whitney

Tratamento e Alta da Unidade de Cuidados Pós-Anestésicos (PACU)   13-1
Piyush Mathur

Complicações da Anestesia   14-1
Michael W. Sanford • David A. Nakata

Trauma, Queimaduras e Terapia Intensiva   15-1
Daniel W. Johnson • Gyorgy Frendl

Anestesia para Cirurgia Cardíaca   16-1
Amanda J. Rhee • Linda Shore-Lesserson

Anestesia para Cirurgia Torácica   17-1
Jonathan M. Anagnostou

Anestesia para Cirurgia Geral   18-1
Maged Argalious

Anestesia para Cirurgia Vascular   19-1
Roy G. Soto

Anestesia para Cirurgia Neurológica, Neurorradiologia e ECT   20-1
Joshua H. Atkins

Anestesia para Otorrinolaringologia (ENT) e Oftalmologia   21-1
Joshua H. Atkins

Sistema Renal e Anestesia para Cirurgia Urológica   22-1
Christine Finer

Anestesia para Cirurgia Ortopédica   23-1
Robert Hsiung • Peter Wu

Anestesia para Cirurgia Endócrina   24-1
Matvey Bobylev

Anestesia para Obstetrícia e Cirurgia Ginecológica   25-1
Paloma Toledo

Anestesia Pediátrica   26-1
Thomas M. Romanelli

Anestesia Ambulatorial   27-1
Ursula A. Galway

Anestesia para Cirurgia Estética e Cirurgia fora da Sala de Operações (OR)   28-1
Ruchir Gupta • Padma Surampudi

Tratamento da Dor Crônica   29-1
Tanja S. Frey

Transplante de Órgãos   30-1
Amanda J. Rhee • Mark Abel

Anestesia para o Idoso   31-1
Raymond C. Roy

Interpretação do ECG   32-1
Amanda J. Rhee • Linda Shore-Lesserson

Questões Éticas e Revelação de Eventos   33-1
Jesse M. Ehrenfeld • Richard D. Urman

ALGORITMOS DE EMERGÊNCIAS 34-1
Tracy Palumbo Dovich

FRASES MÉDICAS COMUNS EM ESPANHOL 35-1
Salomon M. Maya • Jesse M. Ehrenfeld

APÊNDICE A: FÓRMULAS E REFERÊNCIA RÁPIDA A-1

APÊNDICE B: CHECAGEM DO EQUIPAMENTO DE ANESTESIA E ARRUMAÇÃO DA OR B-1

APÊNDICE C: MANEJO DA HIPERTERMIA MALIGNA C-1

ÍNDICE REMISSIVO I-1

PREFÁCIO

Escrito por residentes, estagiários e equipe assistente, *Anestesiologia de Bolso* constitui uma fonte de informação prática, concisa, atualizada, para tratamento das condições peroperatórias mais comuns que os anestesiologistas enfrentam atualmente. Nosso objetivo ao escrever este guia de bolso foi dar a você uma referência útil, baseada em evidências, que os clínicos possam consultar, a fim de encontrar rapidamente a informação mais relevante que necessitarem.

Para esta segunda edição, atualizamos grande parte da informação para refletir o conhecimento atual, e expandimos significativamente os capítulos sobre anestesia regional e tratamento da dor crônica. Também expandimos a cobertura de ultrassonografia e ecocardiografia. Somos gratos pelo suporte de todos os nossos colaboradores de muitas instituições diferentes em todo o país. Com seu conteúdo básico e avançado, este livro visa uma ampla audiência, desde estudantes e residentes em treinamento até clínicos experientes.

Somos especialmente devedores a vários indivíduos cujo apoio e encorajamento incessantes tornaram possível este trabalho. Aqui se incluem os Drs. Warren Sandberg e Charles Vacanti. Agradecemos à equipe da Lippincott Williams & Wilkins, incluindo Nicole Dernoski, Brian Brown e Lisa McAllister.

Também queremos agradecer às Dras. Megan Graybill Anders e Zina Matlyuk-Urman pelas suas proeminentes contribuições editoriais e percepção clínica. Finalmente, um agradecimento muito especial aos nossos pais e famílias, incluindo os Drs. Katharine Nicodemus e David Ehrenfeld, pelo seu contínuo encorajamento, amor e apoio.

Fazemos votos de que você ache a segunda edição de *Anestesiologia de Bolso* um recurso valioso.

RICHARD D. URMAN, MD, MBA
Boston, Massachusetts

JESSE M. EHRENFELD, MD, MPH
Nashville, Tennessee

COLABORADORES

Mark Abel, MD
Associate Professor
Albert Einstein College of Medicine
Bronx, New York

Jonathan M. Anagnostou, MD
Associate Professor
Indiana University Hospital
Indianapolis, Indiana

Megan Graybill Anders, MD
Clinical Instructor
Vanderbilt University School of Medicine
Nashville, Tennessee

Maged Argalious, MD
Assistant Professor
Cleveland Clinic Lerner College of Medicine
Cleveland, Ohio

Joshua H. Atkins, MD, PhD
Assistant Professor
University of Pennsylvania School of Medicine
Philadelphia, Pennsylvania

Aranya Bagchi, MBBS
Instructor in Anesthesia
Harvard Medical School
Boston, Massachusetts

Jennifer Bartlett, MD
Anesthesia Resident
Indiana University Medical Center
Indianapolis, Indiana

Tarun Bhalla, MD
Assistant Professor
The Ohio State University Medical Center
Columbus, Ohio

Matvey Bobylev, MD
Staff Anesthesiologist
The Cleveland Clinic Foundation
Cleveland, Ohio

Susan A. Calderwood, MD
Associate Professor
Vanderbilt University
Nashville, Tennessee

Francis X. Dillon, MD
Instructor in Anesthesia
Harvard Medical School
Boston, Massachusetts

Kurt F. Dittrich, MD
Assistant Professor
Vanderbilt University School of Medicine
Nashville, Tennessee

Tracy Palumbo Dovich, MD
Staff Anesthesiologist
Cleveland Clinic
Cleveland, Ohio

Jesse M. Ehrenfeld, MD, MPH
Associate Professor
Vanderbilt University
Nashville, Tennessee

Randy Fayne, DO
Staff Anesthesiologist
William Beaumont Hospital
Grosse Pointe, Michigan

Christine Finer, MD
Staff Anesthesiologist
White Plains Hospital
White Plains, New York

Gyorgy Frendl, MD, PhD
Assistant Professor of Anesthesia
Harvard Medical School
Boston, Massachusetts

Tanja S. Frey, MD
Instructor
Harvard Medical School
Boston, Massachusetts

Ursula A. Galway, MD
Staff Anesthesiologist
Cleveland Clinic
Cleveland, Ohio

Ruchir Gupta, MD
Assistant Professor
Hofstra University School of Medicine
Hempstead, New York

Robert Hsiung, MD
Staff Anesthesiologist
Virginia Mason Medical Center
Seattle, Washington

Daniel W. Johnson, MD
Instructor
Harvard Medical School
Boston, Massachusetts

Piyush Mathur, MD
Staff Anesthesiologist/Intensivist
Cleveland Clinic
Cleveland, Ohio

Kai Matthes, MD, PhD
Instructor
Harvard Medical School
Boston, Massachusetts

Salomon M. Maya, MD
Staff Anesthesiologist
Allied Medical Group
St. Kilda, Victoria
Australia

David A. Nakata, MD, MBA
Professor
Indiana University Medical Center
Indianapolis, Indiana

Amanda J. Rhee, MD
Assistant Professor
Mount Sinai Medical Center
New York, New York

Thomas M. Romanelli, MD, FAAP
Assistant Professor
Vanderbilt University
Nashville, Tennessee

Raymond C. Roy, MD, PhD
Professor of Anesthesiology
Wake Forest University School of Medicine
Winston-Salem, North Carolina

Michael W. Sanford, MD
Anesthesia Resident
Indiana University Medical Center
Indianapolis, Indiana

Linda Shore-Lesserson, MD
Professor of Anesthesia
Albert Einstein College of Medicine
Bronx, New York

Allan F. Simpao, MD
Clinical Fellow
Children's Hospital of Philadelphia
Philadelphia, Pennsylvania

Roy G. Soto, MD
Attending Anesthesiologist
William Beaumont Hospital
Grosse Pointe, Michigan

Padma Surampudi, MD
Department of Anesthesia
St. Vincent Catholic Medical Center
Brooklyn, New York

Paloma Toledo, MD
Instructor
Northwestern University
Evanston, Illinois

Benjamin D. Unger, MD
Assistant Professor
Columbia University College of Physicians and Surgeons
New York, New York

Richard D. Urman, MD, MBA
Assistant Professor
Harvard Medical School
Boston, Massachusetts

Nalini Vadivelu, MD
Associate Professor
Yale University
New Haven, Connecticut

Christian Whitney, DO
Fellow in Pain Medicine
Dartmouth-Hitchcock Medical Center
Lebanon, New Hampshire

Peter Wu, MD
Attending Anesthesiologist
Morristown Memorial Hospital
Morristown, New Jersey

Abreviações

A/PION	— neuropatia óptica isquêmica anterior/posterior	COP	— pressão coloidosmótica
AAA	— aneurisma aórtico abdominal	COPD	— doença pulmonar obstrutiva crônica
ABG	— gases no sangue arterial	CPP	— pressão de perfusão coronariana
ABP	— pressão (sanguínea) arterial	CPR	— ressuscitação cardiopulmonar
ACC	— *American College of Cardiology*	Cr	— creatinina
ACE	— enzima conversora de angiotensina	CRAO	— oclusão da artéria central da retina
ACh	— acetilcolina	CRF	— insuficiência renal crônica
ACLS	— Suporte Cardíaco Avançado da Vida (*Advanced Cardiac Life Support*)	CRPS	— síndrome de dor regional complexa
		CSA	— anestesia espinal contínua
ACT	— tempo de coagulação ativada	CSI	— injeção de esteroide caudal
ADH	— hormônio antidiurético	CV	— cardiovascular
ADP	— adenosina difosfato	CVC	— cateter venoso central
AECP	— analgesia epidural controlada pelo paciente	CVD	— doença cardiovascular
		CVVH/HD	— hemofiltração/hemodiálise venovenosa contínua
AESP	— atividade elétrica sem pulso		
AHA	— *American Heart Association*	d	— dia
AHN	— neuralgia herpética aguda	D5W	— glicose (dextrose) 5% em água
AI	— insuficiência aórtica	DBP	— pressão arterial diastólica
TIVA	— anestesia intravenosa total	dç	— doença
ALI	— lesão pulmonar aguda	DDAVP	— acetato de desmopressina
APRV	— ventilação com liberação de pressão na via aérea	DLT	— tubo de luz dupla
		DNI	— não entubar
aPTT	— tempo de tromboplastina parcial ativada	DNR	— não ressuscitar
ARDS	— síndrome de angústia respiratória aguda	DRG	— gânglio da raiz dorsal
AS	— estenose aórtica	DVT	— trombose venosa profunda
ASA	— *American Society of Anesthesiologists*	dç	— doença
ASCI	— traumatismo raquimedular agudo	EBL	— perda sanguínea estimada
AST/ALT	— aspartato aminotransferase/alanina aminotransferase	EBV	— volume sanguíneo estimado
		ECG	— eletrocardiograma, eletrocardiografia
AV	— atrioventricular	ECMO	— oxigenação por membrana extracorpórea
AVE	— acidente vascular encefálico	ECT	— tempo de coagulação de ecarina
BAPs	— potenciais evocados auditivos do tronco cerebral	ECW	— água extracelular
		EEG	— eletrencefalograma, eletrencefalografia
BIPAP	— pressão positiva de dois níveis na via aérea	EGDT	— terapia dirigida para objetivos iniciais
		EJV	— veia jugular externa
BLS	— Suporte Básico da Vida	EMLA	— mistura eutéctica de anestésicos locais
BP	— pressão arterial	ENT	— otorrinolaringologia
BPD	— displasia broncopulmonar	epi	— epinefrina
c.	— a cada	ERCP	— colangiopancreatografia retrógrada endoscópica
CAD	— doença de artéria coronária		
cAMP	— adenosina monofosfato cíclico	ERV	— volume de reserva expiratório
C-A-R	— Compressões Torácicas, Via Aérea, Respiração	ESI	— injeção de esteroide epidural
		ESI/CSI/TFSI	— injeções de esteroides epidurais/caudais/transforaminais
CBC	— hemograma completo		
CBF	— fluxo sanguíneo cerebral	ESRD	— doença renal terminal
CBP	— pressão sanguínea cerebral	ESUs	— unidades eletrocirúrgicas
CBP	— *bypass* cardiopulmonar	ET	— endotraqueal
CBT	— terapia cognitiva comportamental	ETAC	— concentração de anestésico no ar corrente final
CCB	— bloqueador dos canais de cálcio		
CEA	— endarterectomia carotídea	ETCO$_2$	— gás carbônico no ar corrente final
cGMP	— guanosina monofosfato cíclico	EtOH	— etanol
CHF	— insuficiência cardíaca congestiva	ETT	— tubo endotraqueal
CIN	— nefropatia induzida por contraste	Fa	— concentração de anestésico alveolar
CMR	— taxa metabólica cerebral	FEV$_1$	— fluxo expiratório forçado em 1 s
CNS	— sistema nervoso central	FFC	— plasma fresco congelado
CO	— débito cardíaco	FGF	— fluxo de gás fresco
CO	— monóxido de carbono	FHR	— frequência cardiofetal
COMT	— catecol-O-metiltransferase	Fi	— concentração de anestésico inspirada

FiO₂	– fração inspirada de O₂	MH	– hipertensão maligna
FIQ	– Questionário de Impacto de Fibromialgia	MI	– infarto do miocárdio
FJI	– injeção em articulação facetária	MNBD	– droga bloqueadora neuromuscular
FMBB	– bloqueio de ramo facetário medial	MPS	– síndrome de dor miofascial
FOI	– entubação fibroscópica	MRSA	– *Staphylococcus aureus* resistente à meticilina
FRC	– capacidade residual funcional		
GA	– anestesia geral	MS	– estenose mitral
GABA_A	– ácido gama-aminobutírico A	MSSA	– *Staphylococcus aureus* sensível à meticilina
GERD	– doença de refluxo gastroesofágico		
GFR	– taxa de filtração glomerular	MV	– valva mitral
gHTN	– hipertensão gestacional	N₂O	– óxido nitroso
GI	– gastrointestinal	NAPA	– N-acetilprocainamida
GNC	– cocos gram-negativos	NCV	– velocidade de condução nervosa
GPC	– cocos gram-positivos	NIBP	– pressão arterial não invasiva
GPR	– bastões (bacilos) gram-positivos	NMBA	– agente bloqueador neuromuscular
GU	– geniturinário	NMDA	– N-metil-D-aspartato
HA	– hipertensão arterial	NMJ	– junção neuromuscular
HAART	– terapia antirretroviral altamente ativa	NS	– soro fisiológico *(normal saline)*
HBF	– fluxo sanguíneo hepático	NSAIDs	– drogas anti-inflamatórias não esteroides
HCT	– hematócrito	NSVT	– taquicardia ventricular não sustentada
HELLP	– hemólise, LFTs elevados, baixas plaquetas	OOP	– fora do plano
		OR	– sala de operações
HFOV	– ventilação oscilatória de alta frequência	ORIF	– redução aberta e fixação interna
HFV	– ventilação de alta frequência	PABA	– ácido para-aminobenzoico
Hgb	– hemoglobina	PAC	– cateter de artéria pulmonar
HIT	– trombocitopenia induzida pela heparina	PACU	– unidade de terapia pós-anestésica
HITTS	– síndrome de trombocitopenia induzida pela heparina e trombose	PALS	– Suporte Cardíaco Avançado da Vida Pediátrico
HR	– frequência cardíaca	PaO₂	– pressão parcial arterial de O₂
HTN	– hipertensão	PAP	– pressão na artéria pulmonar
Hx	– história	PCAP	– pressão positiva contínua na via aérea
IBW	– peso corporal ideal	PCI	– intervenção coronariana percutânea
ICP	– pressão intracraniana	PCN	– penicilina
ICU	– unidade de terapia intensiva	Pcs.	– pacientes
ICW	– água intracelular	PDE	– fosfodiesterase
IE	– endocardite infecciosa	PDPH	– cefaleia pós-punção dural
IJV	– veia jugular interna	PE	– embolia pulmonar
IM	– intramuscular	PEEP	– pressão positiva expiratória final
IO	– intraóssea	PFT	– testes de função pulmonar
IOP	– pressão intraocular	PHN	– neuralgia pós-herpética
IRV	– volume de reserva inspiratório	PICC	– cateter central inserido perifericamente
IV	– intravenosa	PONV	– náusea e vômito pós-operatórios
JVD	– distensão venosa jugular	PPH	– hemorragia pós-parto
L	– esquerda	PPTL	– ligadura tubária pós-parto
LA	– anestésico local	PPV	– ventilação com pressão positiva
LES	– esfíncter esofágico inferior	PRBC	– concentrado de eritrócitos
LBBB	– bloqueio de ramo esquerdo	PROM	– ruptura prematura das membranas
LFTs	– testes de função hepática	PRVC	– controle de pressão regulado pelo volume
LIJ	– jugular interna esquerda	psi	– libra por polegada quadrada
LMA	– cânula máscara laríngea	PSIS	– espinhas ilíacas posterossuperiores
LMWH	– heparina de baixo peso molecular	PTH	– hormônio paratireóideo
LOE	– nível de evidência	PTSD	– transtorno de estresse pós-traumático
LOR	– perda de resistência	PTU	– propiltiouracil
L–R	– esquerda-direita	PV	– volume plasmático
LVDEP	– pressão diastólica final ventricular esquerda	PVR	– resistência vascular pulmonar
		R	– direita
MAC	– concentração alveolar mínima	RA	– artrite reumatoide
MAC-BRA	– MAC bloqueio da resposta adrenérgica	RASS	– escala de agitação sedação de Richmond
MACE	– evento cardiovascular adverso importante	RBBB	– bloqueio de ramo direito
MAOI	– inibidor de monoamina oxidase	RBC	– eritrócitos
MDI	– inalador dosímetro	RFL	– lesão de radiofrequência
MEP	– potencial evocado motor	RIJ	– jugular interna direita
MET	– equivalente metabólico		

RL	– Ringer-lactato	TEE	– ecocardiografia transesofágica
RLN	– nervo laríngeo recorrente	TEF	– fístula traqueoesofágica
RML e RLL	– lobo médio direito e lobo inferior direito	TENS	– estimulação nervosa transcutânea
ROM	– amplitude de movimento	TIA	– ataque isquêmico transitório
ROS	– revisão dos sistemas	TLC	– capacidade pulmonar total
ROSC	– retorno de circulação espontânea	$TMCO_2$	– taxa metabólica cerebral de O_2
RR	– frequência respiratória	TMJ	– articulação temporomandibular
RSI	– indução em sequência rápida	TNS	– sintomas neurológicos transitórios
RV	– volume residual	TOF	– sequência de quatro
SA	– sinoatrial	TOLAC	– prova de trabalho após cesariana
SAH	– hemorragia subaracnóidea	TP/TTP	– tempo de protrombina/tempo de tromboplastina parcial
SAM	– movimento anterior sistólico		
SBP	– pressão arterial sistólica	TPN	– nutrição parenteral total
SCh	– succinilcolina	TRALI	– reação pulmonar aguda relacionada a transfusão
SCPP	– pressão de perfusão da medula espinhal		
SCS	– estimulador da medula espinhal	TRIM	– imunomodulação relacionada a transfusão
$ScvO_2$	– saturação de oxigênio na veia cava		
SIJ	– articulação sacroilíaca	TTE	– ecocardiografia transtorácica
SIRS	– síndrome de resposta inflamatória sistêmica	TURP	– ressecção transuretral da próstata
		TV	– volume corrente *(tidal volume)*
SLN	– nervo laríngeo superior	UAP	– pressão arterial uterina
SNP	– nitroprussiato de sódio	UBF	– fluxo sanguíneo uterino
SNRB	– bloqueio seletivo de raiz nervosa	URI	– infecção respiratória superior
SNRIs	– inibidores seletivos da recaptação de serotonina-norepinefrina	US	– ultrassom
		UTI	– infecção do trato urinário
SOB	– falta de ar	UVP	– pressão venosa uterina
SOS/prn	– conforme necessário	UVR	– resistência vascular uterina
SpO_2	– saturação capilar periférica de O_2	VATS	– cirurgia torácica videoassistida
SC	– subcutânea	VC	– capacidade vital
SS	– gravidade dos sintomas	VD	– volume de distribuição
SSEP	– potencial evocado somatossensitivo	Vd	– volume espaço morto
SSRIs	– inibidores seletivos da recaptação de serotonina	VM	– ventilação minuto
		VMA	– ácido vanililmandélico
SvO_2	– saturação venosa de O_2	VP	– pressão de vapor
SVR	– resistência vascular sistêmica	VO	– via oral
TAP	– plano transverso do abdome	VRE	– enterococos resistentes à vancomicina
TBSA	– área de superfície corporal total	WHO	– Organização Mundial de Saúde
TCA	– antidepressivo tricíclico	WPI	– Índice de dor disseminada
TcMEPs	– potenciais evocados motores transcorticais	WPW	– Wolff–Parkinson–White

Anestesiologia de Bolso

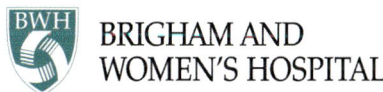
BRIGHAM AND
WOMEN'S HOSPITAL

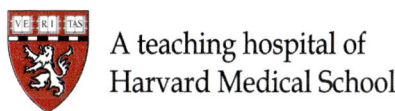
A teaching hospital of
Harvard Medical School

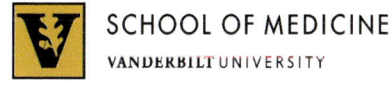
SCHOOL OF MEDICINE
VANDERBILT UNIVERSITY

AVALIAÇÃO PRÉ-OPERATÓRIA DO PACIENTE

JESSE M. EHRENFELD • SUSAN A. CALDERWOOD

	Classificação de Estado Físico ASA	Exemplo
I	Nenhum problema orgânico/fisiológico/psiquiátrico	Paciente sadio
II	Condições médicas controladas com brandos efeitos sistêmicos, nenhuma limitação na capacidade funcional	Hipertensão controlada/fumante/obesidade
III	Condições médicas com efeitos sistêmicos graves, limitações na capacidade funcional	CHF controlada/angina estável/obesidade mórbida/COPD/insuficiência renal crônica
IV	Condições médicas mal controladas associadas a comprometimento importante na capacidade funcional que constitui ameaça potencial à vida	Angina instável/COPD ou CHF sintomática
V	Condição grave, pouca probabilidade de sobrevida sem procedimento cirúrgico	AAA roto
VI	Morte cerebral, submetendo-se à doação de órgãos	
E	Emergência, trauma	Ferida por arma de fogo, perfuração GI

Entrevista Pré-Operatória	
Problema Atual	Indicação de cirurgia
História Médica Pregressa	Presença e gravidade de comorbidades médicas
Revisão dos Sistemas	Foco na capacidade funcional geral
CV	Angina, falta de ar, tolerância a exercício, nível de atividade e fatores limitadores, dispneia de esforço
Pulmonar	História de asma, fumo, uso de inalador, uso básico de O_2, apneia de sono obstrutiva
Neurológico	TIA, derrame, dor, depressão, ansiedade, doença neurológica, neuropatias
GI	Sintomas GERD, jejum
Renal/GU	Possibilidade de gravidez, infecção do trato urinário
Hematológico	Equimose fácil, sangramento fácil, história de anemia, alteração da coagulação
Musculoesquelético	Amplitude de movimento cervical, doença osteomuscular
Endócrino	Diabetes, doença da tireoide
História Cirúrgica	Cirurgias prévias, incluindo complicações/resultados
História Anestésica	Examinar registros antigos quanto à história de via aérea difícil, PONV, qualquer história de família sugestiva de hipertermia maligna
História Social	Uso de tabaco/álcool/droga ilícita
Alergias	Alergias a drogas (anafilaxia, edema da via aérea, urticária, reações pulmonares) vs. efeitos colaterais/intolerância, alergia a látex

EXAME FÍSICO PRÉ-OPERATÓRIO

- Sinais vitais: Frequência cardíaca em repouso, BP, SpO_2, peso, altura, índice de massa corporal
- CV e pulmonar: Bulhas cardíacas e sons pulmonares, JVD, edema pulm/perif, sopros carotídeos
- Exame da via aérea:
  - Escore de Mallampati (ver adiante)
  - Distância tireomentoniana: Fazer paciente estender o pescoço e medir espaço entre proeminência mentoniana e cartilagem tireoide; < 6 cm pode indicar entubação difícil
  - Flexão/extensão da coluna cervical: Examinar paciente quanto a ↓ amplitude de movimento que poderia limitar o movimento para posição olfativa durante entubação
  - Diversos: Abertura oral, tamanho da mandíbula (micrognatia) e língua (macroglossia), dentição (frouxos, faltando, próteses)

Sistema de Escore de Mallampati

Paciente em posição ereta, boca aberta tão amplamente quanto possível, língua protrusa

Grau de Visão	Estruturas Visíveis	Entubação
1	Pilares tonsilares, palato mole, úvula inteira	Geralmente fácil
2	Pilares e palato mole, apenas parte da úvula	Geralmente fácil
3	Palato mole e base da úvula	Possivelmente difícil
4	Palato duro somente	Difícil/impossível

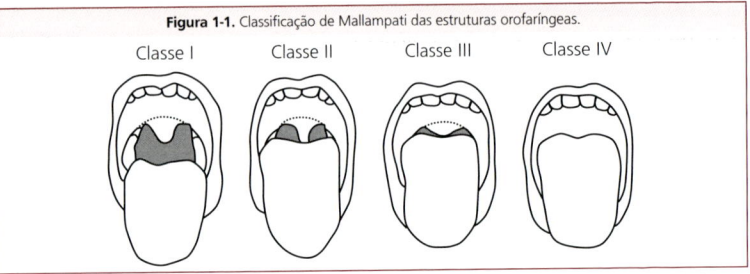

Figura 1-1. Classificação de Mallampati das estruturas orofaríngeas.

(De: Peter Dunn, ed. *Clinical Anesthesia Procedures of the Massachusetts General Hospital.* 7th ed. 2004. Philadelphia, PA: Lippincott Williams & Wilkins, com permissão.)

Guia de Normas de Jejum (Mínimo)

Alimento sólido, leite, fórmula de bebê	6 h
Leite humano	4 h
Líquidos claros (água, soda, sucos, café preto)	2 h
Casos de emergência	Entubação em sequência rápida

TESTES LABORATORIAIS PRÉ-OPERATÓRIOS

- Nenhum teste é exigido de modo absoluto para anestesia, especialmente em pacientes sadios
  - Considerar **teste de gravidez**, se houver possibilidade de gravidez
  - Considerar **creatinina**, se contraste for ser usado
  - Pedir Hematócrito (**HCT**)/**Hemoglobina (Hgb), tipagem e triagem**, se perda importante de sangue for prevista

Medições Sugeridas de Testagem Pré-Operatória

ASA	Cirurgia de Baixo Risco[a]	Cirurgia de Risco Intermediário[a]	Cirurgia de Alto Risco[a]
I e II	Nenhuma	Considerar creatinina/glicose,[b] Hgb/HCT especialmente em pacientes mais velhos	HCT/Hgb/plaquetas, creatinina/glicose[b] Tipagem e triagem
III e IV	Nenhuma exigida, testagem com base nas comorbidades e procedimentos	Creatinina (Cr)/glicose,[b] HCT/Hgb	HCT/Hgb/plaquetas, creatinina/glicose[b] Tipagem e triagem

Testagem Laboratorial Sugerida Adicional com Base em Comorbidades Específicas

Diabetes/doença renal/distúrbios endócrinos	Eletrólitos, creatinina, glicose[b]
Doença cardiovascular	Eletrólitos, creatinina, glicose[b]
Obesidade grave	Eletrólitos, creatinina, glicose[b]
Doença hepática importante/sangramento inexplicado	Hemograma (CBC), plaquetas, TP/TTP, testes de função hepática (LFTs)
Doenças hematológicas/malignidade	CBC, plaquetas, TP/TTP

[a]Ver tabela adiante nas págs. 1–5: "Risco Cardíaco para Cirurgia Não Cardíaca", para categorias de riscos baixo/interm/alto.
[b]Frequentemente mais barato pedir um teste laboratorial com eletrólitos, em vez de creatinina/glicose separadas.

Outros Testes	Observações
Radiografia de tórax	Raramente usada, a menos que pac. tenha *ausculta resp. anormal, suspeita de CHF, bócio subesternal*, ou *baixa SpO$_2$*. Geralmente obtida como básica antes de *cirurgia cardiotorácica*
Testes de função pulmonar	Não úteis para estratificação de risco a não ser que paciente esteja sendo considerado para ressecção pulmonar
Ecocardiograma	Recomendado para *sopros* outros que não claramente funcionais, ou pacientes com *CHF/dispneia inexplicada*
Doppler de carótidas	Obtida quanto a *sopros sintomáticos* (TIAs)
	Frequentemente obtido antes de cirurgia de alto risco (pontes coronarianas, AAA)
Radiografias da coluna cervical em flexão-extensão	Considerar em artrite reumatoide *(RA) de longa duração, síndrome de Down* se não previamente triada (controversa, se assintomático)
Testagem cardíaca não invasiva	Ver Figura 1-2 Algoritmo de avaliação de risco peroperatório

EXAME DE ELETROCARDIOGRAMA (ECG)

- Necessário diagnóstico outro que não "avaliação pré-operatória"; o pedido não pode ser fundamentado na idade
- ECG indicado para:
  - **Sintomas ou achados:** Como dor torácica, síncope, palpitações, dispneia, pulso irregular, sopro, edema periférico, Infarto do miocárdio (MI) suspeitado ou recente/angina instável
  - **Estratificação/modificação do risco:**
    - Paciente submetido à cirurgia *vascular*
    - Pacientes com pelo menos 1 fator de risco clínico (CAD, CVD, PVD, diabetes, Cr > 2) submetendo-se à cirurgia de risco intermediário ou alto
- ECG NÃO indicado em paciente assintomático submetido à cirurgia de baixo risco

ESTRATIFICAÇÃO DO RISCO CARDÍACO

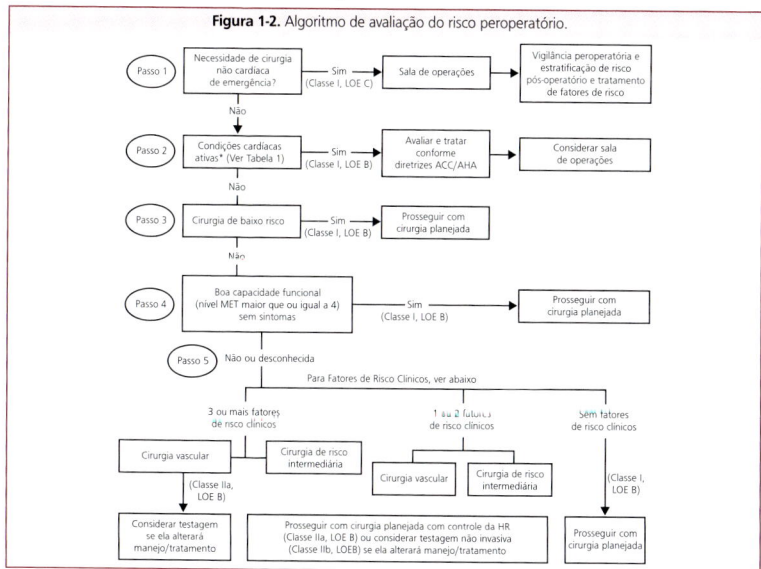

Figura 1-2. Algoritmo de avaliação do risco peroperatório.

Algoritmo de aval. cardíaca para cirurgia não cardíaca com base em condições clínicas ativas, d. cardiovascular conhecida, ou fatores de risco cardíacos para pacs. ≥ 50 anos. Ver tabelas seguintes para Condições Cardíacas Ativas, Fatores de Risco Clínicos e Equivalentes Metabólicos.
Considerar testagem não invasiva antes da cirurgia em pacs. específicos com fatores de risco, se ela alterará manejo/tratamento. HR, frequência cardíaca; LOE, nível de evidência; MET, equivalente metabólico.
(Adaptada de Fleisher LA, et al. ACC/AHA 2007 Perioperative Guidelines. *J Am Coll Cardiol* 2007;50(17):1707–1732.)

Condições Cardíacas Ativas (das Quais os Pacientes Devem Ser Submetidos à Avaliação e Tratamento Antes de Cirurgia Não Cardíaca)	
Condição	**Exemplos**
Síndromes coronarianas instáveis	Angina instável ou grave, MI recente (≤ 30 d)
Insuficiência cardíaca descompensada	
Arritmias importantes	Bloqueio AV de alto grau, bloqueio AV de 3º grau, Mobitz II, arritmias supraventriculares
Valvopatia grave	Estenose aórtica (AS) grave, Estenose mitral (MS) sintomática

Fonte: *Circulation.* 2007;116:e418–e500.

Fatores de Risco Clínicos (Antes Conhecidos como Fatores de Risco Intermediários)

História de cardiopatia isquêmica, história de insuficiência cardíaca compensada ou pregressa, diabetes melito, insuficiência renal, história de doença vascular encefálica

Fonte: *Circulation.* 2008;116:e418–e500.

Equivalentes Metabólicos (METs)		
Fracos (< 4 METs)	**Moderados (4–7 METs)**	**Excelentes (> 7 METs)**
Comer, tomar banho, vestir-se	Subir um lance de escadas	Lavar chão
Marcha lenta (3,2 km/h)	Marcha rápida (6,4 km/h)	Jogar tênis (simples)
Passar aspirador	Jardinagem, bicicleta	*Jogging, squash*

Fonte: *Circulation.* 1995;91:580–615.

PROFILAXIA ANTIBIÓTICA DE ENDOCARDITE INFECCIOSA (IE)

- Com base no risco de desenvolver IE e gravidade do resultado, se IE ocorrer
- Pacientes de mais alto risco (aqueles que necessitam de profilaxia) incluem aqueles com:
  - Valva cardíaca protética ou IE precedente
  - Cardiopatia congênita
  - CHD reparada com defeito residual no local
  - Transplantação cardíaca prévia com valvopatia cardíaca subsequente
    Observação: Diretrizes não incluem mais pacs. com lesões valvares comuns (valva aórtica bicúspide, d. adquirida de valva aórtica/mitral, prolapso de valva mitral, cardiomiopatia hipertrófica)

Esquema Antibiótico Recomendado (30–60 min antes da Cirurgia)		
	Antibiótico de Primeira Linha	**Antibiótico Alternativo (pcs. alérgicos à PCN)**
Oral	Amoxilina 2 g Cefalexina 2 g	Clindamicina 600 mg Azitromicina 500 mg Claritromicina 500 mg
IV/IM	**Ampicilina 2 g IV/IM** Cefazolina 2 g IV/IM Ceftriaxona 1 g IV/IM	Clindamicina 600 mg IV/IM

Fonte: Adaptada de Wilson W, Taubert KA, Gewitz M *et al.* Prevention of Infective Endocarditis. *Circulation.* 2007;116(15):1736–1754.

Risco Cardíaco para Cirurgia Não Cardíaca		
Alto Risco (> 5%)	**Risco Intermediário (< 5%)**	**Baixo Risco (< 1%)**
Cirurgia de emergência	Endarterectomia carotídea	Cirurgias endoscópicas
Cirurgias aórtica e de grandes vasos	Cirurgia de cabeça e pescoço	Procedimentos superficiais
Cirurgia vascular periférica	Cirurgias intraperitoneal e intratorácica	Cirurgia de catarata
Procedimentos demorados com importante perda sanguínea ou desvios hídricos	Cirurgia ortopédica Cirurgia da próstata	Procedimentos na mama Cirurgia ambulatorial

Fonte: *Circulation*. 2007;116:e418–e500.

Terapia com β-Bloqueador Peroperatória (EURO HEART J. SUPPL., 2009;11:A9–A14)

- β-Bloqueadores peroperatórios podem ↓ eventos cardíacos e mortalidade, mas podem aumentar o risco de AVE isquêmico (estudo POISE, 2008)
- Pacientes já sob terapia com β-bloqueador devem continuar
- Tempo de iniciação de β-bloqueador e dose específica ainda controversos
- Considerar iniciação de terapia com β-bloqueador em: pacientes de cirurgia vascular de riscos intermediário e alto

Estatinas (2009 ACCF/AHA PERIOPERATIVE GUIDELINES)

- Continuar no período peroperatório, *inclusive* o dia da cirurgia

Stents e Agentes Antiplaquetas (2007 ACCF/AHA PERIOPERATIVE GUIDELINES)

- *Stent convencional:* Clopidogrel e aspirina (dupla terapia antiplaquetas) devem ser continuados durante ≥ 4 semanas
- *Stent farmacológico:* Necessita ≥ 12 meses de dupla terapia antiplaqueta
- Aspirina (≥ 81 mg ao dia) deve ser continuada no peroperatório, se clopidogrel for descontinuado (*J. Am. Coll. Cardiovasc. Interven.* 3(2):131–142)

Condições que Podem Exigir Retardo da Cirurgia para Otimização

- Infarto do miocárdio (MI) recente, ritmo cardíaco instável, hipertensão descontrolada ou maligna
- Coagulopatia
- Hipóxia ou insuficiência respiratória
- Hipertireoidismo não tratado

Medicações que Exigem Considerações Especiais no Período Peroperatório

- **Anticoagulantes:** Aspirina, clopidogrel, varfarina, argatroban – *especialmente, se* stents coronarianos estiverem presentes ou estiver sendo considerada anestesia regional (ver **Stents e Agentes Antiplaquetas** *acima*). Prasugrel é um inibidor de plaquetas que deve ser suspenso 7 dias antes da cirurgia
- **Medicações diabéticas:** Insulina, metformina (ver Diabetes, 24-6)
- **Anti-hipertensivos:** Inibidores da ACE, bloqueadores dos receptores à angiotensina, β-bloqueadores

Farmacologia: Anestésicos Inalatórios

MEGAN GRAYBILL ANDERS

Agentes inalatórios potentes: **Mecanismo de ação** ainda indeterminado. Teorias admitem interrupção da membrana ou condutância diminuída na membrana, ação de receptores $GABA_A$
Ligação anestésica pode modificar significativamente a estrutura da membrana

Captação dos Anestésicos Inalados

- Níveis de agentes no cérebro dependem dos níveis (pressão parcial) dos agentes no alvéolo
- Objetivo é realizar elevação em Fa (concentração de anestésico alveolar)/Fi (concentração de anestésico inspirada)
- ↑ Fa/Fi →↑ velocidade de indução (ver Fig. 2A-1)

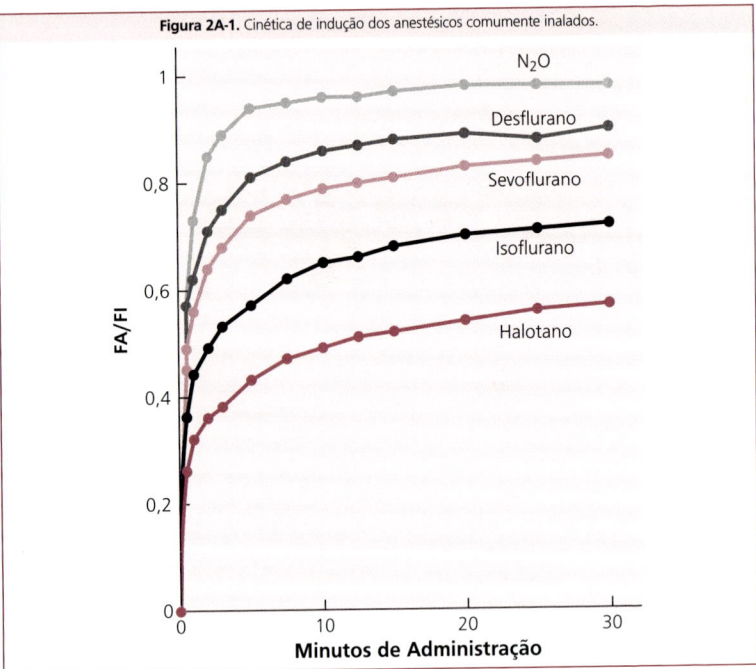

Figura 2A-1. Cinética de indução dos anestésicos comumente inalados.

(De: Barash PG, Cullen BF, Stoelting RK. *Clinical Anesthesia*. 6th ed. Philadelphia, PA: Lippincott Williams & Wilkins, 2009:417.)

Principais Fatores que Afetam a Captação

Solubilidade
- Coeficientes de partição expressam a solubilidade relativa do gás anestésico em equilíbrio
- Coeficientes de partição mais baixos significam ↓ solubilidade, equilíbrio mais rápido de pressão parcial (alvéolo ↔ sangue ↔ cérebro), indução *rápida* (p. ex., desflurano)
- Coeficientes de partição mais altos implicam ↑ solubilidade, equilíbrio mais lento, uma vez que mais moléculas estejam dissolvidas no sangue, indução *prolongada* (p. ex., halotano)
- Tecido: coeficiente de partição de sangue = tempo para equilíbrio do tecido com o sangue arterial

Débito Cardíaco
- Débito cardíaco aumentado resulta em captação mais rápida porém ↓ concentração alveolar (Fa) e por essa razão indução mais lenta (mais sangue passando através dos pulmões = anestésico é levado para longe mais rapidamente)
- Efeito é menos pronunciado com agentes insolúveis
- Observação: Indução mais lenta com *shunt* R → L decorrente da ausência de captação do agente no sangue *shuntado* → diluição da concentração arterial apesar de mais rápida ↑ na concentração alveolar (Fa); os agentes menos solúveis são os mais afetados

Gradiente de Concentração Alvéolo-Venoso
- Depende da captação por tecidos desejados (cérebro) e indesejados (gordura, músculo)
- Captação tecidual é determinada pelos coeficientes de partição e fluxo sanguíneo regional
- Menos captação tecidual significa que o sangue retorna ao alvéolo com pressão parcial mais alta, assim a concentração alveolar (Fa) pode ↑ mais rapidamente

---

Outros Fatores que Influenciam a Captação

Efeito de Concentração: Aumentar a concentração inspirada de um gás resulta em um ↑ desproporcional na concentração alveolar (Fa); mais importante clinicamente com N_2O, uma vez que possam ser usadas ↑↑ concentrações inspiradas do que os anestésicos voláteis

Efeito de Segundo Gás: Captação de grande volume do primeiro gás (classicamente N_2O) causa ↓ do volume total do gás no alvéolo, desse modo ↑ concentração alveolar/acelerando captação do segundo gás (agente volátil)

Propriedades Farmacológicas de Agentes Anestésicos Inalados Comuns						
Agente	Sangue/Gás	Cérebro/Sangue	Músculo/Sangue	Gordura/Sangue	Pressão de Vapor (mm Hg, 20°C)	MAC (%) 30–60 Anos	MAC (%) > 65 Anos
Óxido nitroso	0,46	1,1	1,2	2,3	–	104	–
Halotano	2,5	1,9	3,4	51	243	0,75	0,64
Isoflurano	1,5	1,6	2,9	45	248	1,2	1,0
Desflurano	0,42	1,3	2,0	27	669	6,6	5,2
Sevoflurano	0,65	1,7	3,1	48	157	1,8	1,45

Fonte: Adaptada de Barash PG, Cullen BF, Stoelting RK. *Clinical Anesthesia*. 6th ed. Philadelphia, PA: Lippincott Williams & Wilkins, 2009;415.

Fatores que Aceleram a Velocidade de Indução (↑ Fa/Fi)
- Uso de agentes com ↓ solubilidade (baixos coeficientes de partição)
- Baixo débito cardíaco com mínimo *shunt* R → L e fluxo sanguíneo cerebral preservado
- Ventilação minuto alveolar aumentada, ↑ concentração inspirada do agente, ↑ velocidade de fluxo de gás fresco (repõe anestésico captado na corrente sanguínea)
- Pcs. pediátricos → indução mais rápida em decorrência do ↑ ventilação alveolar, ↓ FRC, ↑% do fluxo sanguíneo para o cérebro

---

Eliminação/Recuperação

- Redução do anestésico no tecido cerebral é via exalação >> biotransformação > perda transcutânea
- Biotransformação via enzimas P-450 mais importante para halotano (20%) do que sevoflurano (5%), isoflurano (0,2%) ou desflurano (< 0,1%)
- Recuperação acelerada por altos fluxos de gás fresco, eliminação de respiração, baixa absorção pelo circuito, solubilidade diminuída, alto fluxo sanguíneo cerebral e ↑ da ventilação minuto
- Tempo de eliminação sensível ao contexto: Duração mais longa do anestésico é associada a tempo mais longo até recuperação; em um tempo mais longo mais anestésico é depositado em tecidos indesejados e precisa ser removido ("lavado para fora"); efeito mais pronunciado com ↑ solubilidade do agente (ver Fig. 2A-2)

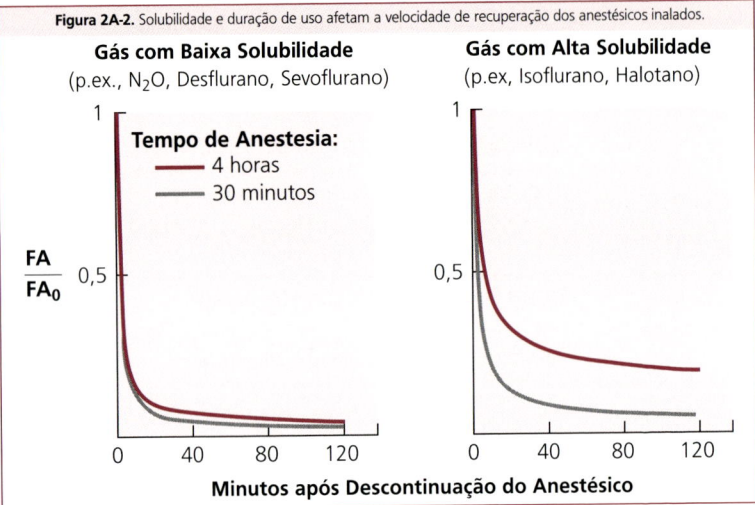

Figura 2A-2. Solubilidade e duração de uso afetam a velocidade de recuperação dos anestésicos inalados.

(De: Barash PG, Cullen BF, Stoelting RK. *Clinical Anesthesia*. 6th ed. Philadelphia, PA: Lippincott Williams & Wilkins, 2009:422.)

HIPÓXIA DE DIFUSÃO

- Altas concentrações de gases relativamente insolúveis (N_2O) se difundem para fora do sangue e entram no alvéolo, deslocando e reduzindo a concentração alveolar de O_2 e CO_2
- Diluição do O_2 alveolar pode levar à hipóxia, diluição do CO_2 pode ↓ impulso ventilatório e piorar hipóxia
- Administrar O_2 100% a alto fluxo durante 5 a 10 minutos após descontinuação do N_2O

CONCENTRAÇÃO ALVEOLAR MÍNIMA (MAC)

- Valor sem unidade que serve para comparar a potência dos agentes inalatórios
- Ponto de referência (1 MAC) = concentração alveolar com a qual 50% dos pacientes não se moverão em resposta a um estímulo cirúrgico padronizado; análoga à DE_{50} (dose efeito para 50%)
- Valores de MAC são aproximadamente aditivos (*i. e.*, 0,5 MAC de N_2O mais 0,5 MAC de sevoflurano ≈ 1,0 MAC)
- MAC é a maior de todas com 1 ano de idade e é reduzida 6% por década de vida
- À MAC 1,3, 95% dos pacientes não se moverão em resposta a estímulo cirúrgico
- MAC-BRA (1,5–2,0 MAC): Concentração que Bloqueia Resposta Adrenérgica a estímulos nociceptivos
- MAC-Perceptivo (estimada em 0,4–0,5 MAC): Concentração à qual 50% dos pacientes não formam memória a longo prazo
- MAC-Acordado (0,15–0,5 MAC): Concentração à qual 50% dos pacientes abrem os olhos sob comando

Fatores Que Diminuem a MAC (↑ Potência)	
Acidose	Anestésicos intravenosos
Uso agudo de álcool	Hipotensão (grave)
Idade avançada	Hipotermia
Anemia	Hipóxia
Benzodiazepínicos	Opioides
Altitude aumentada	Gravidez

Fatores Que Aumentam a MAC (↓ Potência)
Abuso crônico de álcool
Idade muito jovem (mais perto de 1 ano de idade)
Temperatura aumentada (> 42°C)
Altitude diminuída
Drogas: MAOIs, TCAs, cocaína, uso agudo de anfetamina

Considerações Clínicas sobre os Anestésicos Inalatórios

- Agentes voláteis podem desencadear hipertermia maligna (MH) (ver Apêndice C)
- Agentes atualmente em uso não são inflamáveis nas concentrações clínicas
- Todos potencializam bloqueio neuromuscular, o grau varia com as combinações de drogas/agentes; efeitos dos voláteis > N_2O
- Monóxido de carbono formado na reação dos agentes voláteis com absorvedor de CO_2 ressecado (desflurano > isoflurano >> halotano, sevoflurano); produção de CO ↑ com Baralyme, grânulos secos (exemplo clássico é manhã de segunda-feira depois que fluxos de O_2 foram deixados), ↑ temperatura, ↑ concentração do agente
- Reação de degradação exotérmica do sevoflurano na presença de Baralyme ressecado foi ligada a raros incêndios do cilindro de absorvedor

Efeitos Sistêmicos dos Agentes Inalatórios

- **Cardiovascular:**
  - Todos os agentes voláteis são depressores CVs dependentes da dose, embora mecanismo de ↓ BP seja diferente (ver Tabela, Efeitos Fisiológicos Diferenciais dos Anestésicos Inalados)
  - Efeitos na frequência cardíaca variam com MAC e velocidade de alteração da concentração inspirada
- **Pulmonar:**
  - Todos os agentes causam ↑ RR com ↓ TV, agentes voláteis globalmente causam ↓ na ventilação minuto e ↑ na $PaCO_2$ de repouso
  - Todos amortecem resposta ventilatória à hipoxemia (mesmo a 0,1 MAC), agentes voláteis ↓ resposta à hipercarbia
  - Agentes voláteis são broncodilatadores potentes
  - Inibição mínima da vasoconstrição hipóxica pulmonar (HPV)
- **Neurológico:**
  - Todos os agentes ↑ fluxo sanguíneo cerebral causando ↑ ICP (especialmente halotano) e prejudicam autorregulação do tônus vascular (menor de todos com sevoflurano a < 1 MAC
  - Agentes voláteis ↓ taxa metabólica cerebral, N_2O pode ↑
  - Desflurano e isoflurano a < 1 MAC podem suprimir *status epilepticus*, enquanto ↑ concentrações de sevoflurano associadas a EEG epileptiforme Δ
  - Todos os agentes ↓ sinais de SSEP/MEP
- **Hepático:**
  - Halotano causa vasoconstrição de artéria hepática e ↓ fluxo da veia porta (potencial de lesão hepática hipóxica, ↑ LFTs), outros preservam suprimento vascular melhor com ↑ fluxo na artéria hepática, compensando ↓ fluxo na veia porta
- **Renais:**
  - Todos causam ↓ fluxo sanguíneo renal, ↓ GFR, ↓ débito urinário sem disfunção duradoura; hipotensão não tratada pode causar lesão renal aguda

Efeitos Fisiológicos Diferenciais dos Anestésicos Inalados					
	Não Volátil N_2O	Volátil			
		Halotano	Isoflurano	Sevoflurano	Desflurano
HR	↔ ou ↑	↔ ou ↓	↑	↔	↑
SVR	↔	↔	↓↓	↓	↓↓
CO	↔ ou ↑	↓↓	↔	↓	↔ ou ↓
Contratilidade	↓	↓↓	↓	↓	↓
HBF	↓	↓↓	↓	↓	↓

HR, frequência cardíaca; SVR, resistência vascular sistêmica; CO, débito cardíaco; HBF, fluxo sanguíneo hepático; ↑ e ↓, alteração leve ou branda; ↓↓, diminuição significativa; ↔, sem alteração.

Anestésicos Inalatórios, Comentários Específicos

Óxido Nitroso (N_2O)

- **Características-chave:** MAC de 104% impede uso como agente único para anestesia cirúrgica; usado à concentração de 30–70% como adjuvante a anestésicos IV ou inalatórios potentes. Baixa solubilidade = rápido início/desaparecimento de ação. Não pungente, tem propriedades analgésicas

- **Desvantagens:** Difunde-se rapidamente para dentro e expande cavidades contendo ar → evitar no embolismo aéreo, pneumotórax (N_2O 75% duplica de tamanho em 10 min), obstrução intestinal, pneumocefalia, procedimentos na orelha média e na retina; monitorizar manguitos de ETT e balões de PAC quanto à expansão

- Exposição prolongada → inibe enzimas dependentes de B_{12} responsáveis pela síntese de mielina e ácidos nucleicos; Δ megaloblástica na medula óssea possível com > 12–24 h de uso; neurotoxicidade com exposições repetidas (abuso)

- Níveis aumentados de homocistina possivelmente relacionados com ↑ MI pós-operatório (Estudo ENIGMA; *Anesth Analg* 2011 Feb;112(2):387–393)
- Teratogênico em modelos animais, nenhuma evidência em humanos em doses clínicas
- Pode ↑ risco de PONV
- Efeitos CV: Simpaticomimético, embora efeito depressor miocárdico direto possa prevalecer na hipovolemia, doença cardíaca; ↑ PVR especialmente em pacientes com hipertensão pulmonar preexistente

Isoflurano
- ***Características-chave:*** Barato; início/desaparecimento de ação mais lentos, pungente. Uso versátil
- ***Desvantagens:*** Vasodilatador coronariano; potencial de efeito de "furto" coronariano (fluxo desviado para longe de vasos com lesões fixas) de significado clínico incerto

Desflurano
- ***Características-chave:*** O mais rápido início/desaparecimento de ação entre os voláteis; muito pungente
- ***Desvantagens:*** Alta pressão de vapor exige um vaporizador aquecido eletricamente (elimina variação no fornecimento em decorrência de Δ na temperatura ambiente). Pungência pode ser irritante em pacientes com tendência a broncospasmo. Aumento rápido ou alta MAC (> 1,25) pode causar estimulação simpática transitória, porém importante

Sevoflurano
- ***Características-chave:*** O menos pungente (melhor escolha para indução inalatória); início/desaparecimento de ação rápidos; causa ↓ taquicardia do que desflurano ou isoflurano; não sensibiliza miocárdio às catecolaminas
- ***Desvantagens:*** Potencial controvertido de nefrotoxicidade em razão da produção metabólica de íon fluoreto e degradação para Composto A (nefrotóxico em animais). Produção de Composto A ↑ em baixos fluxos, altas concentrações de sevoflurano e absorvedor de cal sodada ressecado; recomendado minimizar exposição, embora estudos não tenham demonstrado nefrotoxicidade em humanos (se usando taxa de fluxo de 1–2 L limitar exposição a < 2 MAC horas; usar > 2 L para anestesias mais longas)

Halotano
- ***Características-chave:*** Baixa pungência (ideal para indução a gás), barato, ↑ fluxo sanguíneo cerebral > outros voláteis, broncodilatador especialmente potente
- ***Desvantagens:*** Uso ↓↓ decorrente de rara, porém fulminante, hepatite autoimune pós-operatória, depressão CV e sensibilização miocárdica a catecolaminas (↑ disritmias ventriculares)

Heliox (Combinação Hélio–Oxigênio)
- Mistura de gases não anestésicos, comumente 70–79% hélio + 21–30% O_2
- Densidade mais baixa dos gases (até 2/3 ↓ do que ar + O_2) promove fluxo laminar, reduz turbulência em obstrução da via aérea superior, asma, COPD
- Ajuda ↓ pressões necessárias para ventilar pacs. com ETTs de pequeno diâmetro; ↓ trabalho de respirar

Anestésicos Não Inalatórios

MEGAN GRAYBILL ANDERS

Farmacologia dos Anestésicos Não Inalatórios Comuns

	Dose de Indução/*Bolus*[a]	Início	Duração de Ação (min)	VD (L/kg)	Ligação à Proteína (%)	$t_{1/2}$ de Eliminação (h)	Dose de Infusão
Propofol	~2,5 mg/kg	15–45 s	5–10	2–10	98	2–24	GA: 100–200 mcg/kg/min Sedação: 25–75 mcg/kg/min
Etomidato	0,2–0,3 mg/kg	15–45 s	3–10	4–4,5	75	3–5	GA: 10 mcg/kg/min[c]
Tiopental	3–5 mg/kg	15–30 s	5–10	1,6–8	72–86	12	GA: 30–70 mcg/kg/min
Metoexital	~2 mg/kg	15–30 s	5–10	1,9–2,2	73	4	GA: 50–150 mcg/kg/min
Cetamina	~2 mg/kg IV ~6 mg/kg IM 6–10 mg/kg VO	30–60 s IV 3–4 min IM 20–40 min VO	5–10 IV 12–25 IM	2–3	47–69	2–4	GA: 30–90 mcg/kg/min; Adjunto: 0,1 mg/kg/h
Dexmedetomidina	0,5–1 mcg/kg[b]	—	—	1,6	94	2–3	Sedação: 0,2–1 mcg/kg/h

[a] Reduzir dose até 50% em pacientes idosos, doentes crônicos ou graves, hipovolêmicos ou com intensr efeito da pré-medicação.
[b] Dose de indução ao longo de 10 min para infusão de sedação.
[c] Com N_2O e opioide; limitar duração em decorrência de supressão suprarrenal.

Considerações Clínicas sobre os Anestésicos Não Inalatórios Comuns						
	Propofol	Etomidato	Tiopental	Cetamina	Dexmede-tomidina	Midazolam
Mioclonia	+	+++				
Antiepiléptico	+++	↓	+++	+		+++
Supressão de surtos	+++	+	+++			
Náusea/Vômito	↓	++				
Injeção dolorosa	++	+++	+			
Analgesia			↓	+++	+ ou ++	

+, associação branda; ++, associação moderada; +++, associação forte; ↓, redução.

Alterações Fisiológicas com Anestésicos Não Inalatórios Comuns						
	Propofol	Etomidato	Tiopental	Cetamina	Dexmede-tomidina	Midazolam
HR	↔ ou ↓	↔	↑	↑↑	↓	↔
MAP	↓↓↓	↔ ou ↓	↓↓	↑↑	↑ *(bolus)*; ↓ (infusão)	↔ ou ↓
Contratilidade miocárdica	↓	↔	↓↓	↓	↔	↔
CBF	↓↓↓	↓↓	↓↓	↑	↓	↓
TMCO$_2$	↓↓↓	↓↓	↓↓	↑	↓	↓
ICP	↓↓↓	↓↓	↓↓	↔ ou ↑	↔	↔
MV	↓↓	↔	↓↓	↓	↔ ou ↓	↔ ou ↓
Impulso ventilatório	↓↓↓	↓	↓↓↓	↔	↔ ou ↓	↓

↔, sem alteração; ↑, aumento; ↓, diminuição; HR, frequência cardíaca; MAP, pressão arterial média; CBF, fluxo sanguíneo cerebral; TMCO$_2$, taxa metabólica cerebral de O$_2$; ICP, pressão intracraniana; MV, ventilação minuto.

Princípios Gerais

- Drogas lipofílicas produzem indução rápida de anestesia geral
- A maioria dos anestésicos IV exerce efeito através da ativação ou aumento dos receptores GABA$_A$ pós-sinápticos (↑ influxo de cloreto → hiperpolarização → ↓ excitabilidade neuronal)
- Uma droga anestésica ideal fornece amnésia, analgesia, imobilidade e hipnose; "anestesia balanceada" usa combinações de drogas para atingir estes objetivos
- Infusões usadas para manutenção de GA; esta anestesia intravenosa total (TIVA) é uma opção útil, embora cara, em cenários selecionados (p. ex., suscetibilidade a MH, PONV grave)
- Infusões de baixas doses/pequenos *bolus* são usados para sedação durante procedimentos, adjunto à anestesia regional
- A maioria dos anestésicos IV é capaz de causar apneia transitória com doses de indução; efeitos depressores respiratórios ↑ pela coadministração de narcóticos
- Propriedades depressoras miocárdicas diretas "desmascaradas" por hipovolemia, doença grave ou depleção de catecolamina; usar cautela e ajustar posologia em conformidade
- Agentes com variada extensão e vias de metabolismo mostram duração semelhante de ação após aplicação de *bolus* (indução) porque o fim do efeito é decorrente da redistribuição para músculo esquelético ou gordura
- Drogas ligadas a proteínas plasmáticas são indisponíveis para captação pelos órgãos-alvo; a posologia de drogas altamente ligadas à proteína pode necessitar ajuste em doença com ↓ da produção de proteína (CHF, malignidade, insuficiência renal ou hepática)

Propofol (Diprivan)

- Amplamente usado para indução anestésica, embora associada à depressão CV
- Reduzir/titular a dose para idoso, doente crítico, hipovolêmico (↓ volume de distribuição central, ↓ remoção → ↑ depressão miocárdica)
- Infusão comum para MAC e TIVA; remoção rápida torna meia-vida contexto-sensitiva < 40 min para infusões de até 8 h
- Remoções hepática e extra-hepática produzindo metabólitos inativos; alterações cinéticas mínimas em doenças renal/hepática
- Alquilfenol insolúvel formulado em emulsão lipídica contendo lecitina de gema de ovo (maioria das alergias a ovo é a antígenos de clara de ovo, embora seja prudente evitar em histórias de anafilaxia com ovo)
- Emulsão lipídica suporta crescimento bacteriano ligado à sepse; observar técnica asséptica e usar dentro de 12 h da abertura
- A infusão prolongada está ligada a uma síndrome rara, porém letal com arritmias, lipemia, acidose metabólica, rabdomiólise

Fospropofol (Lusedra)

- Pró-droga hidrossolúvel do propofol, indicada para sedação em procedimentos em adultos por *bolus* via IV
- Administrar doses em *bolus* > 4 min separadas para evitar sobreposição de doses, enquanto a dose é transformada
- Características-chave: ↓ dor à injeção, início mais lento, ↑ duração de ação em comparação a propofol

Etomidato (Amidate)

- Favorecido para indução em pacientes hemodinamicamente instáveis em razão da mínima depressão miocárdica, embora ainda possa causar hipotensão em pacientes hipovolêmicos
- Supressão suprarrenal (bloqueia hidroxilases na via do cortisol) limita seu uso como infusão; importância do efeito transitório após dose isolada é amplamente controvertida, pode afetar resultado na sepse (*Intensive Care Med.* 2011 Jun;37(6):901–910)

Tiopental Sódico (Pentothal)

- Barbitúrico com perfil neurológico favorável, usado para neuroproteção durante ↓ perfusão cerebral
- Grandes doses podem ser titulados para ↓ atividade EEG (supressão de surtos) em neurocirurgia e *status epilepticus*
- Geralmente ↑ estabilidade CV do que propofol, embora o efeito varie bastante com base na função cardíaca, estado de volume, tônus autonômico
- Solução alcalina precipita-se com ácidos (p. ex., bloqueadores neuromusculares); lesão tecidual grave com extravasamento (tratar com infiltração de anestésico local) ou injeção intra-arterial (tratar com papaverina, bloqueio simpático regional)
- Não disponível nos EUA após controvérsia sobre o uso para pena capital. (*ASA Statement on Sodium Thiopental's Removal From the Market.* January 21, 2011)

Metoexital (Brevital)

- Barbitúrico semelhante ao tiopental quanto à injeção e variáveis cardiovasculares
- Eliminação hepática mais rápida que a do tiopental → ↓ $t_{1/2}$ de eliminação
- Ativa de uma maneira única os focos epilépticos facilitando eletroconvulsoterapia e identificação de focos convulsivos durante cirurgia ablativa

Cetamina (Ketalar)

- Derivado da fenciclidina com ação exclusiva através do receptor a NMDA
- Produz analgesia, hipnose dissociativa única (movimento de membros, abertura de olhos é comum), broncodilatador potente
- Aplicação adjuvante peroperatória associada à ↓ uso de opioide pós-operatório (*Cochrane Database of Systematic Reviews, 2006*)
- Relativa preservação da função respiratória e CV (simpaticomimético)
- Efeitos adversos incluem ↑ trabalho cardíaco, ↑ secreções orais, efeito depressor miocárdico direto visto em caso de depressão de catecolamina (sepse, trauma)
- Efeitos psicomiméticos dependentes da dose (p. ex., alucinações), ↓ da coadministração de benzodiazepínicos
- Vias oral e IM úteis em pacientes não cooperativos

DEXMEDETOMIDINA (PRECEDEX)

- Agonista α_2-adrenérgico seletivo com efeitos sedativos, amnésicos, analgésicos
- Aprovado para sedação de procedimentos e curto prazo (< 24 h) na ICU; início/desaparecimento mais lentos que propofol
- Desejável para sedação com muito mínima depressão respiratória, manutenção do despertar
- Uso de opioide peroperatório ↓ quando usado como adjunto
- Qualidades adversas incluem hipotensão e bradicardia dependentes da dose, ↑ custo

BENZODIAZEPÍNICOS (VER A TABELA NA PÁGINA SEGUINTE)

- Pré-medicações efetivas (geralmente midazolam); produzem ansiólise e amnésia
- Associadas a ↓ depressão respiratória do que barbitúricos; capacidade única de serem antagonizadas por flumazenil (ver Capítulo 2H-58)
- Anticonvulsivos potentes úteis para *status epilepticus*, abstinência alcoólica, toxicidade de anestésico local
- Duração de efeito depende da taxa de *clearance* hepática (midazolam >> lorazepam > diazepam)
- Midazolam usado para infusão; cautela, em razão da associação a ↑ delírio, excreção renal de metabólito ativo
- Diazepam, lorazepam causam dor à injeção em decorrência do solvente propilenoglicol
- Grandes doses (indução de GA) de midazolam podem causar ↓ pré-carga e pós-carga, sedação prolongada

Farmacologia dos Benzodiazepínicos Comumente Encontrados

	Ligação à Proteína (%)	Volume de Distribuição (L/kg)	$t_{1/2}$ de Eliminação (h)	Via	Posologia Adulta[a]	Início (min)	Máximo (min)
Midazolam (Versed)	97	1–3	1,8–6,4 (média = 3)	VO[b] IV (pré-med.) IV (indução)	0,25 mg/kg (máx. 20 mg) 1–2 mg 0,2–0,4 mg/kg	15–30 1–3 0,5–1,5	20–50 3–5 3–5
Lorazepam (Ativan)	89–93	1,3	11–22	VO IV IM	1–4 mg 1–4 mg 1–4 mg	30–60 1–5 15–30	60–360 15–20 90–120
Diazepam (Valium)	98	0,8–1	20–50 + metabólitos ativos	VO IV IM	2–10 mg 2–10 mg 2–10 mg	20–40 1–5 10–20	60–120 15–30 30–90

[a] Administração incremental com titulação do efeito é recomendada para todos os benzodiazepínicos IV.
[b] Uso de pré-medicação com midazolam oral é mais comum em pediatria (dose 0,5 mg/kg); formulação IV pode ser adicionada a suco para administração VO.

NÃO INALATÓRIOS 2B-10

ANALGÉSICOS

MEGAN GRAYBILL ANDERS

OPIOIDES (VER TAMBÉM CAP. 12, TRATAMENTO DA DOR AGUDA)

Comentários gerais: Suprimem a dor através da ação sobre receptores opioides mu, kapa, delta; inibem diretamente transmissão nociceptiva ascendente e ativam circuitos descendentes de controle da dor. Analgesia e sedação dependentes da dose; amnésia em grandes doses (variável). Diferenças na lipossolubilidade afetam a variabilidade farmacocinética. Muito ampla variação nas doses necessárias para realizar analgesia. Pacientes relatarão melhora do conforto, mas ainda percebem dor (contraste com bloqueio nervoso). Podem causar prurido (especialmente aplicação neuroaxial), tratado com agonista/antagonista misto. Preocupações com abuso, dependência, desvio de drogas não devem impedir o tratamento adequado da dor

Efeitos Fisiológicos dos Opioides		
Cardiovasculares		
Frequência cardíaca	Geralmente mediados pelo CNS ↓ com altas doses; meperidina causa ↑ em razão da estrutura semelhante à da atropina	Pode prejudicar resposta simpática compensadora (↑ hipotensão ortostática)
Contratilidade	↓ com meperidina, de outro modo sem alteração	
Pressão arterial	Pode ↓ em razão de ↓ eferência simpática; vasodilatação com agentes liberadores de histamina (morfina, meperidina)	
Respiratórios		
Frequência respiratória	↓↓; tipicamente ainda respirará sob comando	Podem causar rigidez da parede torácica, fechamento das pregas vocais com doses em *bolus* grandes (prejudica a capacidade de ventilar). Efeito antitússigeno central. Depressão respiratória pode ter um máximo depois do efeito analgésico
pCO_2 em repouso	↑↑; O_2 suplementar pode mascarar hipoventilação	
Resposta à hipercarbia	↓↓; pode durar mais que os efeitos analgésicos e ↓ da frequência respiratória	
Resposta à hipóxia	↓	
Reflexos da via aérea	↓	
Neurológicos		
$TMCO_2$	Modesta ↓	CBF e ICP podem ↑ com hipercarbia; suportar ventilação adequadamente. Sem efeito sobre potenciais evocados sensitivos
CBF	↓ quando administrados com N_2O	
ICP	↓	
Convulsões	↑ com acúmulo de metabólito da meperidina em insuficiência renal; possível ↑ neuroexcitação focal após ↑ de opioide potente	
Gastrointestinais		
Motilidade	↓ esvaziamento gástrico e peristalse, ↑ íleo	Nenhuma tolerância a efeito constipante
Náusea/vômito	↑; mecanismo complexo inclui estimulação de zona-gatilho quimiorreceptora, ↑ sensibilidade vestibular	
Pressão do ducto colédoco	↑ com fentanil, morfina, meperidina	
Urológicos		
Retenção urinária	↑	Especialmente com uso intratecal

Fentanil (Sublimaze IV, Fentora Buccal, Actiq Lozenge, Duragesic Transdermal)

Dose:	
Adjunto à entubação: 1–3 mcg/kg Intratecal: 10–25 mcg Epidural: Epidural PCA (analgesia controlada pelo paciente); (AECP): 10–30 mcg cada 10 min; infusão epidural: 5–10 mcg/mL anestésico local Pós-op: 0,5–1,5 mcg/kg	Sedação/analgesia: 0,5 mcg/kg (carga)/0,01–0,04 mcg/kg/h (manutenção) Adjunto à GA: Dose intraoperatória faixa 2–20 mcg/kg; infusão de 2–10 mcg/kg/h Alta dose (20–50 mcg/kg) é usada raramente, p. ex., cirurgia de coração aberto (até 150 mcg/kg como único agente de GA)

Eliminação: Hepática pelo CYP-450 3A4; 10% inalterado na urina, metabólito norfentanil detectável até 48 horas

Comentários: Alta solubilidade lipídica causa redistribuição rápida para locais inativos (gordura, músculo esquelético); por essa razão, início rápido e redistribuição rápida abaixo do índice terapêutico. Duração de ação ↑ com doses grandes e repetidas. Depressão respiratória máxima ocorre com 5–15 min (dura mais que o efeito analgésico). Menos efeito emético que morfina (ver também página 2C-19)

Remifentanil (Ultiva)

Indução: 1–3 mcg/kg ao longo de 1 min Adjunto à GA: Dose de carga: 0,5–2 mcg/kg; bolus 0,5–1 mcg/kg; manut. 0,05–2 mcg/kg/min	Sedação: 0,5–1 mcg/kg carga infundida ao longo de 30–60 s; 0,025–0,2 mcg/kg/min manut. (titular cuidadosamente, depressão respiratória ↑ com propofol) *Pode dar bolus 1 mcg/kg quando mudando velocidade de infusão*

Eliminação: Metabolismo único rápido da ligação éster por esterases inespecíficas do sangue e tecido (NÃO colinesterase plasmática)

Comentários: *Bolus* produz profunda analgesia transitória e supressão da resposta autonômica a estímulo nocivo. Recuperação rápida observada após infusão independentemente da duração (meia-vida sensível ao contexto é curta). Pode causar bradicardia, hipotensão; alguns dados sugerem tolerância aguda a opioide com ↑ necessidades opioides pós-operatórias. Não administrar concomitantemente com sangue uma vez que esterases possam metabolizar. É aconselhado administrar outros analgésicos muito precocemente depois de parar infusão

Sufentanil (Sufenta)

Dose:	
GA (pequenos procedimentos): 1–2 mcg/kg carga (indução/entubação), a seguir 10–50 mcg, conforme necessário GA (procedimento moderado): 2–8 mcg/kg carga, a seguir 10–50 mcg cf. necess. ou infusão 0,3–1,5 mcg/kg/h	GA (grande proc.): 8–30 mcg/kg carga, a seguir 10–50 mcg conforme necessidade ou infusão 0,5–2,5 mcg/kg/h Sedação: Carga: 0,1–0,5 mcg/kg; infusão 0,005–0,01 mcg/kg/min Epidural: 10–15 mcg/10 mL de bupivacaína 0,125%

Eliminação: Metabolismo pelo CYP3A4 hepático, excreção renal/biliar

Comentários: Produz hipnose a doses ≥ 8 mcg/kg. Calcular dose sobre peso corporal ideal. Fornece efeito analgésico após descontinuação da infusão

Alfentanil (Alfenta)

Dose:	
Entubação: 20–50 mcg/kg Indução: 130–245 mcg/kg (pouco confiável isoladamente) Infusão: Carga 50–75 mcg/kg; manut. 0,5–2 mcg/kg/min MAC: 3–5 mcg/kg IV cada 5–20 min ou 0,25–1 mcg/kg/min IV para manutenção; começar: 3–8 mcg/kg IV × 1 para pacs. sedados, responsivos, respirando espontaneamente; dose total usual = 3–40 mcg/kg	Procedimento pequeno: Carga 20 mcg/kg; *bolus* 3–5 mcg/kg cada 5–20 min até máx. 8–40 mcg/kg ou 0,5–1 mcg/kg/min Procedimento grande: Carga 20–50 mcg/kg; manut. 5–15 mcg/kg cada 5–20 min até máx. 75 mcg/kg ou infusão 2–12 mcg/kg/min

Eliminação: Fígado (amplamente variável)

Comentários: Efeito máximo rápido útil para amortecer resposta a estímulo único breve (similarmente ao remifentanil). Produzida hipnose como agente único em concentração suficiente. Eritromicina e cimetidina inibem a eliminação

Morfina (Astramorph, Duramorph, MS Contin, outros)

Dose:
Sedação/analgesia: 2–10 mg IV (pediatria: 0,02–0,1 mg/kg IV
Posologia analgésica: 2–20 mg cada 2–4 h IV, IM, SC
Posologia PCA: Bolus 1–4 mg cada 6–20 min; basal: 0–1 mg/h
(pediatria: demanda 0,01–0,03 mg/kg cada 6–20 min trancada, basal 0–0,03 mg/kg/h)

Infusão: 0,8–10 mg/h (pediatria: falciforme/dor de câncer 0,025–2 mg/kg/h; pós-op.: 0,01–0,04 mg/kg/h
Intratecal: 0,1–0,5 mg (pediatria: 0,01 mg/kg)
Epidural: 2–6 cada 8–24 h (bolus); 0,2–1 mg/h (infusão); (pediatria: 0,03–0,05 mg/kg, máx.: 0,1 mg/kg ou 5 mg/24 h)

Eliminação: Principalmente renal; metabólitos: Morfina-3-glicuronídeo (55–75%, inativo) e morfina-6-glicuronídeo, ativo
Comentários: Cruza a barreira hematoencefálica lentamente, efeito máximo pode ser retardado 10–40 min, complicando a titulação. Ajustar posologia na insuficiência renal. A maior liberação de histamina entre os opioides comumente administrados. Disponíveis preparações de liberação prolongada VO

Hidromorfona (Dilaudid)
Dose: Posologia analgésica: 0,4–2 mg IV (*Pediatria* 0,005–0,02 mg/kg)
Posologia PCA: Demanda 0,2–0,6 mg cada 5–15 min protegida; basal: 0–0,2 mg/h (*Pediatria*, demanda 0,005–0,02 mg/kg cada 6–20 min protegida, basal 0–0,005 mg/kg/h)
Eliminação: Metabolismo hepático, excreção urina/bile; metabólitos: Glicuronidação a 3-glicuronídeo (principal) e 6-hidróxi (pequena)
Comentários: Alternativa útil à morfina; menos liberação de histamina, mais segura em comprometimento renal, tempo mais curto para efeito máximo

Meperidina (Demerol)
Indicação: Dor moderada à grave. Também usada para tremor pós-operatório
Dose: Posologia sedação/analgesia: 50–150 mg IV/IM cada 3–4 h (Ped.: 0,5–2 mg/kg IV, IM)
Infusão: 0,3–1,5 mg/kg/h; tremor pós-operatório: 12,5–25 mg IV
Eliminação: Metabolismo hepático, excreção urinária
Comentários: Depressor miocárdico direto, pode ↑ HR em razão da similaridade estrutura à atropina. Metabólito: Normeperidina ligada à excitação CNS, cautela com convulsão no idoso, comprometimento renal, aplicação crônica. Administração com MAOI pode resultar em delírio ou hipertermia (síndrome serotoninérgica). Ação antitremor pode ser resultado de agonismo nos receptores kappa. Duração mais curta de ação que a morfina (ver Fig. 2C-1)

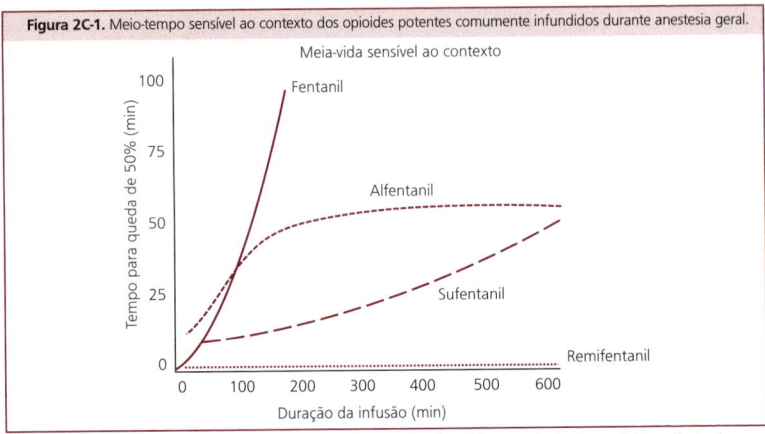

Figura 2C-1. Meio-tempo sensível ao contexto dos opioides potentes comumente infundidos durante anestesia geral.

(Adaptada de Egan TD, Lemmens HJ, Fiset P et al. The pharmacokinetics of the new short-acting opioid remifentanil (GI87084B) in healthy adult male volunteers. Anesthesiology. 1993;79(5):881–892.)

Propriedades Farmacológicas dos Analgésicos Intravenosos						
Droga	Início (min)	Duração da Ação[a]	Coef. de Partição	Vd (L/kg)	Ligação à Proteína (%)	Potência (em Relação à Morfina)
Fentanil	1–3	30–60 min	820	4	84	100
Remifentanil	0,5–1,5	4–6 min	17,9	0,3–0,4	70	80–100[b]
Sufentanil	1,5–3	20 min	1.750	2,5	93	500–4.000
Alfentanil	1,2–5	15 min	130	0,86	90	10–25
Morfina	5–20	2–3 h	1,4	3–4	20–40	1
Hidromorfona	15	2–4 h	1,3	3,7	8–19	5–7
Meperidina	15	2–3 h	21	3–4,5	70	0,1

[a]Após dose isolada (bolus); ver gráfico das meias-vidas sensíveis ao contexto.
[b]Ligeiramente menos potente do que fentanil na maioria das referências, outros descrevem potência mais alta.

Metadona (Dolophine)
Indicações: Dor crônica, abstinência de opioide
Dose: *Adultos, início da administração de opioide:* Começar 2,5–10 mg VO ou 2,5–5 mg IV/IM/SC cada 8–12 h; titular a cada 3–5 d
Mecanismo: Agonista opioide e antagonista do receptor a NMDA
Eliminação: Hepática, excreção renal
Comentários; Depressão respiratória é um efeito adverso grave. Meia-vida muito longa/variável (13–100 h), embora muitos pacientes necessitem de aplicação a cada 4–8 h para manter analgesia. Usar cautela quando convertendo usuários de opioide de longa duração para metadona, uma vez que são necessárias razões de conversão de dose paradoxalmente ↓ (tolerância cruzada incompleta, ver a tabela abaixo). Exige titulação cuidadosa, mortes descritas mesmo em pacientes tolerantes a opioide. Prolongamento do QT possível, mais comum com > 200 mg/d; considerar ECG quando iniciando tratamento. Uso para desintoxicação pode exigir programa especializado

Conversão de Equivalente à Morfina Oral para Metadona Oral, Paciente Tolerante a Opiáceo	
Equivalente à Morfina Oral Diária	Razão de Conversão Morfina:Metadona
< 30 mg	2:1
31–99 mg	4:1
100–299 mg	8:1
300–499 mg	12:1
500–999 mg	15:1
1.000 mg	20:1

Usar com cautela. Considerável variação individual e meia-vida longa da metadona podem resultar em uma escalada posológica perigosa se não for concedido tempo suficiente (~5 d) entre as mudanças de dose. Estas tabelas NÃO DEVEM ser usadas ao contrário (convertendo metadona em morfina). Fonte: Fisch M. Cleeland C. Managing cancer pain. In Skeel ed. *Handbook of Cancer Chemotherapy*, 6th ed. Philadelphia, PA: Lippincott Williams & Wilkins, 2003:66.

Conversão de Morfina IV para Metadona IV	
Dose Diária de Morfina IV	Dose Diária Estimada de Metadona IV (como % da Dose Diária de Morfina)
10–30 mg	40–66%
30–50 mg	27–66%
50–100 mg	22–50%
100–200 mg	15–34%
200–500 mg	10–20%

Fonte: Methadone injection (package insert). Lake Forest, IL: Bioniche Pharma USA LLC; 2009.
Para Tabela de Posologia Opioide Equianalgésica, ver Capítulo 12-2.

Analgésicos Opioides VO Comuns	
Genérico	**Nome Registrado**
Hidrocodona + acetaminofeno	Narco Lortab Vicodin Hydrocet
Hidrocodona + ibuprofeno	Vicoprofen
Codeína + acetaminofeno	Tylenol #2, 3, 4
Codeína + acetaminofeno, butalbital, cafeína	Floricet com codeína
Oxicodona	Roxicodone OxyIR
Oxicodona (liberação controlada)	OxyContin
Oxicodona + acetaminofeno	Percocet Roxicet
Morfina	Roxanol
Morfina (liberação controlada)	MS Contin Avinza Kadian Oramorph SR
Oximorfona (liberação prolongada)	Opana ER
Tapentadol	Nucynta

FDA solicitou aos fabricantes limitar acetaminofeno em comprimidos de combinação a 325 mg/comprimido (2011), o que pode influenciar as formulações disponíveis.

Oxicodona

Indicações: Dor moderada–grave

Dose: *Adultos, início da administração de opioide:* 5–15 mg (liberação imediata) VO cada 4–6 h; 10 mg (liberação controlada) cada 8–12 h, titular por 25–50% cada 1–2 d

Mecanismo: Metabolizada a oximorfona via CYP2D6, maus metabolizadores podem não obter efeito adequado

Comentários: Tratamento prolongado para dor grave envolverá doses programadas de liberação prolongada, disponibilidade de dose de liberação imediata para dor "residual" (similarmente a outras drogas disponíveis em formas imediatas/sustentadas). Não esmagar ou administrar comprimidos de liberação prolongada por tubo de alimentação. Metabolizadores rápidos (para forma ativa) podem ter ↑ toxicidade. Alto potencial de abuso

Codeína

Indicações: Dor leve–moderada, supressão da tosse

Dose: *Adulto:* 15–60 mg VO cada 4–6 h (máx. 120 mg/d). *Ped.:* 1–1,5 mg/kg/d dividido cada 4–6 h (máx. 30 mg/d idades 2–6, 60 mg/d idades 6–12)

Mecanismo: Metabolizada para morfina pelo citocromo P450 CYP2D6

Comentários: Eleva limiar de dor sem alterar resposta à dor. Risco menor de dependência em relação à morfina. Importante variabilidade genética no metabolismo – pode causar analgesia pouco confiável em maus metabolizadores ou intoxicação ameaçando a vida em metabolizadores rápidos

Agonistas-Antagonistas Mistos Opiáceos				
Droga	**Dose Equianalgésica à Morfina 10 mg IV**	**Início (min)**	**$T_{1/2}$ (h)**	**Posologia Típica/Comentários**
Buprenorfina (Buprenex, IM/IV, Suprenex SL)	0,3–0,4 mg a cada 6–8 h IM/IV (Pode repetir dose inicial em 30–60 min × 1; dose > 0,3 mg deve ser dada apenas IM)	30	8	**2–12 anos:** 2–6 mcg/kg IM/IV cada 4–6 h, máx. 6 mcg/kg/dose **> 13 anos:** 0,3 mg IV/IM a cada 6–8 h, máx. 300 mcg/dose Epidural: 0,3 mg
Buprenorfina/ Naloxona (Suboxone)	Ver Capítulo 2H-52			
Butorfanol (Stadol)	2 mg IM/IV a cada 3–4 h	20	2,5–3,5	1 mg IV ou 2 mg IM. Máx. 4 mg/dose IM *Spray* nasal: 1 mg em 1 narina a cada 3–4 h **Como adjunto à anestesia**, 2 mg IV antes da indução a seguir 0,5–1 mg IV SOS
Nalbufina (Nubain)	10 mg IV/IM/SC a cada 3–6 h	20	3–6	Máx. 20 mg/dose, 160 mg/d. Para prurido induzido por opioide: 2,5–5 mg a cada 6 h ou 60 mcg/kg/h

Indicações: Dor leve à moderada, especialmente cefaleias

Mecanismo: Liga-se a receptores mu com resposta limitada (agonista parcial) ou sem efeito (antagonista competitivo) e frequentemente como agonista nos receptores Kappa/delta

Comentários: Agonista-antagonista pode diminuir eficácia de opioides administrados subsequentemente. Vantagem é que estes têm limitada depressão respiratória e ↓ potencial de dependência física. Diferentemente dos agonistas opioides puros, agonistas–antagonistas têm um efeito-teto na sua relação dose–resposta (não recomendados quando dor pode ↑). Efeitos antagonistas destas drogas podem precipitar abstinência em pacientes dependentes de opioides. Butorfanol (não nalbufina) ↑ pressão arterial sistólica, pressão da artéria pulmonar e débito cardíaco. Efeitos mais brandos sobre sistemas GI e biliar do que com morfina. Butorfanol comumente usado em obstetrícia; nalbufina (baixa dose *bolus* ou infusão) efetiva para aliviar prurido relacionado com opioide neuroaxial sem afetar controle da dor

Antagonista do Receptor a NMDA e Agonistas Opiáceos

Cetamina (Ketalar)
Ver também Capítulo 28-8 e Capítulo 12

Indicações: Usada para (1) analgesia pré-incisão, intraoperatória ("premptiva" [≈ preventiva]; (2) adjunto ao opioide pós-operatório; (3) adjunto em anestesias regional e neuroaxial

Dose*: (1) *Bolus* de 0,15–0,5 (até 1) mg/kg e/ou infusão a 0,1–0,6 mg/kg/h; (2) 3 mcg/kg/min × 48 h; ou 120 mcg/kg/h × 24 h, a seguir 60 mcg/kg/h × 48 h ou mais tempo; (3) *epidural:* 30 mg ou 0,25–0,5 mg/kg via epidural antes da incisão. *Caudal:* 0,5 mg/kg. *Intra-articular:* 10 mg. *Bloqueio de plexo braquial:* 30 mg

Comentários: Potente analgésico com mecanismo exclusivo de ação. *Bolus* incremental pode ser usado para procedimentos curtos, dolorosos, p.ex., troca de curativo de queimadura. Evidência de diminuição das necessidades opioides pós-operatórias, quando baixas doses são usadas como adjunto. Uso emergente sob investigação inclui doses subanestésicas para analgesia de resgate na PACU, infusão para melhorar analgesia em pacientes altamente tolerantes a opioides, e aplicação oral para síndrome de dor regional complexa bem como dor neuropática, isquêmica, de membro fantasma e de câncer

*Listadas as doses estudadas, sem consenso sobre dose e momento adequado de administração como adjunto analgésico.

Tramadol (Ultran)

Dose: Começar com 25 mg pela manhã, aumentando 25 mg cada dia para 25 mg 4 vezes ao dia, a seguir 50 mg/d × 3 d para 50 mg 4 vezes/d. Máx. 400 mg/d ou 300 mg/d se idade > 75. Pode pular titulação da dose, se necessário início imediato

Mecanismo: Duplo (1) Antagonista opioide (2) inibição espinhal da dor (similar a tricíclicos) via inibição da recaptação de serotonina/norepinefrina. Metabólito ativo M1 tem 200× ↑ afinidade pelo receptor opioide mu

Eliminação: Metabolismo hepático, excreção renal

Comentários: Menos efeitos respiratórios e motores GI. Pode causar convulsões, cuidado em doença renal, uso de álcool, acidente vascular encefálico, trauma craniano. Potencial de síndrome serotoninérgica grave; inibidores de P450. Maus metabolizadores de CYP2D6 têm níveis de tramadol 20% ↑, 40% ↓ de M1; genotipagem disponível. Não completamente antagonizado pela naloxona.

ANTAGONISTAS OPIOIDES

Naloxona (Narcan)
Indicações: (1) Superdose de opioide (grave/ameaçando a vida); (2) reversão de depressão respiratória por opioide; (3) tratamento de prurido induzido por opioide
Dose: *Adulto:* (1) 0,2–0,4 mg IV cada 2–3 min SOS (máx. 10 mg), a seguir pode infundir a 0,4 mg/h e titular ao efeito; (2) 0,04 a 0,4 mg doses IV, tituladas cada 2–3 min. *Infusão:* Carga 5 mcg/kg, infusão 2,5–160 mcg/kg/h; (3) 0,25 mcg/kg/h *Ped.:* (1) **Nascimento a 5 anos:** < 20 mg: 0,1 mg/kg IV cada 2–3 min prn; > **5 anos ou > 20 kg:** 2 mg/dose cada 2–3 min SOS; *infusão* a mesma que adulto. (2) 1–10 mcg/kg IV titulada cada 2–3 min (até 0,4 mg); (3) 0,25 mcg/kg/h
Início: 1–2 min. **Duração:** 1–4 h, depende da via
Mecanismo: Inibição competitiva dos receptores a opioides
Eliminação: Metabolismo hepático (95%); eliminação essencialmente renal.
Comentários: Precipita abstinência de opioide em pacientes dependentes de opioides; usar a menor dose e titular para frequência respiratória e nível de alerta desejados. Pode causar hipertensão, arritmias, edema pulmonar raro, delírio, reversão de analgesia. "Renarcotização" pode ocorrer porque antagonista tem curta duração, monitorizar cuidadosamente e reaplicar conforme necessário. Cautela em insuficiência hepática e cardiopatia crônica

Metilnaltrexona (Relistor)
Indicação: Indicada para tratamento de constipação induzida por opioide e falha da terapia laxativa
Dose: *< 38 kg:* 0,15 mg/kg SC; *38–62 kg:* 8 mg (0,4 mL) SC; *62–114 kg:* 12 mg (0,6 mL) SC; *esquema típico:* Dias alternados, mas não mais frequentemente do que 1 vez/24 h
Mecanismo: Antagonista do receptor a opioide mu atuando na periferia. Não atravessa barreira hematoencefálica
Eliminação: Metabolismo desconhecido. Excretada na urina/fezes
Comentários: Contraindicada em pacientes com obstrução GI conhecida ou suspeitada. Em pacientes com comprometimento renal grave, ↓ dose 50%. Pode causar diarreia, dor abdominal, náusea, tonteira

Medicações Adjuntas Selecionadas no Tratamento da Dor Crônica

Droga	Dose Inicial (Adulto)	Faixa Posológica (mg/d)	Mecanismo	Evidência de Eficácia	Efeitos Adversos Selecionados
Estabilizadores de Membrana					
Gabapentina (Neurontin)	100–300 mg ao deitar – 3 v/dia	900–3.600, dividir 3 v/dia	Liga-se ao canal de Ca ativado por voltagem	Dor neuropática, fibromialgia, estenose espinal	Tonteira, sedação, ganho de peso, náusea
Pregabalina (Lyrica)	50 mg 2 v/dia	50–450, dividir 2 v/dia–3 v/dia	Liga-se ao canal de Ca ativado por voltagem	Dor neuropática, fibromialgia	Tonteira, sedação, edema, cefaleia
Topiramato (Topamax)	50 mg ao deitar	200 mg 2 v/dia	Canais de Na, Ca, aumenta ação do GABA	Dor neuropática, lombalgia crônica	Sedação, perda de peso
Relaxantes Musculares Esqueléticos					
Ciclobenzaprina (Flexeril)	5 mg por dia	5–30, dividida	Central, desconhecido	Dor espinal cervical/lombar, espasmo muscular	Boca seca, sonolência, cefaleia, confusão
Carisoprodol (Soma)	250–350 mg 4 v/dia	1.000–1.400, dividir 4 v/d a	Central; provavelmente inibição interneuronal	Dor musculoesquelética aguda (não para espasticidade)	Tonteira, sonolência, cefaleia, ataxia, confusão, dependência
Baclofeno (Kemstro)	5 mg 3 v/dia	30–80	Liga-se a GABA-B, inibe liberação de neurotransmissor	Espasticidade com origem na medula espinal, doença de neurônio motor superior, lombalgia aguda, neuralgia do trigêmeo	Sonolência, tonteira, náusea, confusão
Antidepressivos					
Amitriptilina (Elavil)	10–25 mg por dia	75–300	SNRI tricíclico	Cefaleia tensional, disfunção temporomandibular, dor miofascial facial	Boca seca, constipação, ganho de peso, interações com drogas
Duloxetina (Cymbalta)	20–30 mg ao deitar	60–120	SNRI	Dor neuropática, fibromialgia	Náusea, sonolência, boca seca, constipação
α₂-Agonistas					
Tizanidina (Zanaflex)	1–2 mg por dia	2–36 dividida 3 v/dia	Inibição pré-sináptica de neurônios motores	Espasticidade, espasmo paravertebral	Boca seca, sonolência, astenia, tonteira

α, metabolizado para barbitúrico (meprobamato).
Fonte: Adaptada de Benzon H, Srinivasa NR, Fishman SM et al. *Essentials of Pain Medicine*, 3rd ed. Philadelphia, PA: Saunders Elsevier, 2011.

ANALGÉSICOS   2C-18

MEDICAÇÕES TRANSDÉRMICAS/TÓPICAS

Fentanil Transdérmico (Duragesic)
Indicações: Terapia opioide de liberação sustentada, tratamento de dor crônica
Dose: Ver a tabela abaixo
Mecanismo: Agonista opioide
Eliminação: Ver Fentanil anteriormente
Comentários: Disponível em adesivos (*patches*) de 12,5–100 mcg/h. Tempo até eficácia máxima 12 h. Trocar a cada 72 h. Ver Fentanil, 2C-12 para efeitos colaterais. Conversão de dose diária total de morfina para fentanil complicada com múltiplas fórmulas possíveis. Ver a tabela abaixo. Contraindicada para alívio de dor pós-operatória em pacientes virgens de opioide como alto risco de depressão respiratória. Uso concomitante de inibidores do P450 3A4 inclusive alguns antimicrobianos causa ↑ dos níveis de fentanil

Conversão de Opiáceo para Fentanil Adesivos[a]				
Analgésico Atual	Posologia Diária (mg/d)			
Morfina oral	60–134	135–224	225–314	315–404
Morfina IM/IV	10–22	23–37	38–52	53–67
Oxicodona oral	30–67	67,5–112	112,5–157	157,5–202
Hidromorfona oral	8–17	17,1–28	28,1–39	39,1–51
Hidromorfona IV	1,5–3,4	3,5–5,6	5,7–7,9	8–10
Metadona oral	20–44	45–74	75–104	105–134
	↓	↓	↓	↓
Fentanil adesivo recomendado[a]	25 mcg/h	50 mcg/h	75 mcg/h	100 mcg/h

Morfina Oral 24 h (mg/d)	Fentanil *Patch* (mcg/h)
405	Ver acima
405–494	125
495–584	150
585–674	175
675–764	200
765–854	225
855–944	250
945–1.034	275
1.035–1.124	300

[a]Não usar tabelas para converter fentanil *patch* para outras terapias, porque as conversões aqui listadas são conservadoras.
Fonte: Duragesic (package insert), Mountain View, CA: Janssen Pharmaceutica Products, LP; 2003.

Lidocaína Adesivo, 5% (Lidoderm)

Indicações: Dor neuropática, condições inflamatórias locais

Dose: 1–3 *patches* a cada 24 h com 12 sob e 12 h fora de uso típico embora > 3 adesivos e uso de 24 h tenham sido estudados e constatados seguros e bem tolerados

Mecanismo: Bloqueio do canal de sódio

Comentários: Produz analgesia, mas não anestesia. Mínima absorção sistêmica. Principal efeito colateral é irritação local da pele (p. ex., ardência, dermatite, prurido, erupção)

DROGAS ANTI-INFLAMATÓRIAS NÃO ESTEROIDES (NSAIDs)

Comentários gerais: Produzem efeitos analgésicos, anti-inflamatórios, antitérmicos. Geralmente têm um efeito-teto (diversamente dos opioides) além do qual não ocorre analgesia adicional, mas os efeitos colaterais pioram. Mecanismo via inibição da ciclo-oxigenase (COX) e formação diminuída de mediadores inflamatórios (*i. e.*, prostaglandinas). Ver Figura 2C-2. Inibição da COX-1 associada à maioria dos efeitos colaterais: ulceração da mucosa GI, ↓ perfusão renal, e ↓ agregação das plaquetas. Inibição da síntese de prostaglandina mecanismo suspeitado do broncospasmo induzido por NSAIDs. NSAIDs, particularmente inibidores seletivos da COX-2, podem ↑ risco de MI e AVE, que podem ser fatais. Uso peroperatório em cirurgia ortopédica exige cautela e comunicação com cirurgiões; NSAIDs inibem consolidação óssea *in vitro*, embora significância clínica seja controvertida e sob investigação

Figura 2C-2. Mecanismo geral de ação das NSAIDs.

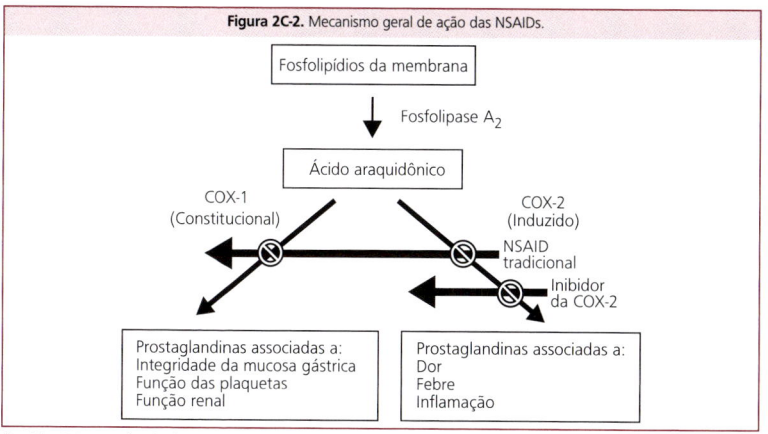

```
Fosfolipídios da membrana
           │
           │ Fosfolipase A₂
           ▼
    Ácido araquidônico
      ╱          ╲
   COX-1        COX-2
(Constitucional) (Induzido)
                    ⊘ NSAID tradicional
                    ⊘ Inibidor da COX-2

Prostaglandinas associadas a:   Prostaglandinas associadas a:
Integridade da mucosa gástrica  Dor
Função das plaquetas            Febre
Função renal                    Inflamação
```

(De: *The MGH Handbook of Pain Management,* 2nd ed. Philadelphia, PA: Lippincott Williams & Wilkins, 2002.)

INIBIDORES DE COX NÃO SELETIVOS

Acetaminofeno (Tylenol, Paracetamol, Ofirmev)
Indicações: Dor leve-moderada, febre
Dose: *Adultos:* **VO/VR:** 325–650 mg a cada 4–6 h, ou 1.000 mg a cada 6–8 h (máx. 4 g/d, alguns recomendam máx. 3 g/d). IV: *Adultos > 50 kg:* 650 mg a cada 4 h ou 1.000 mg cada 6 h ao longo 15 min, máx. 4 g/d; *adultos < 50 kg* 12,5 mg/kg cada 4 h ou 15 mg/kg a cada 6 h máx. 750 mg/dose ou 3,75 g/d. *Ped.:* Ver tabela
Início: 5 min (IV) 10 min (VO)
Mecanismo: Não claro, possivelmente inibição de COX-2
Eliminação: Fígado
Comentários: Desprovido de efeito significativo anti-inflamatório (não uma NSAID verdadeira). Perfil favorável de efeitos colaterais. Não produz irritação GI, não afeta agregação das plaquetas. Principal toxicidade em superdose (dose isolada ou uso cumulativo). Necrose hepática em decorrência da depleção de antioxidante glutationa, formação de N-acetil-p-benzoquinona. Acetilcisteína pode substituir glutationa e evitar hepatotoxicidade, se administrada dentro de 8 h da ingestão. Alguma evidência sugere que 2–3 g/d pode ser seguro em doença hepática crônica, usar com precaução. Reduzir dose com doença renal grave. Absorção retal lenta e errática. Pode ser usado na gravidez

Derivados do Ácido Propiônico: Ibuprofeno, Naproxeno, Cetoprofeno, Diclofenaco

Posologia de NSAIDs de Ácido Propiônico Comumente Usados			
Droga	**Dose**	**Dose Máxima Diária**	**Venda Livre**
Ibuprofeno (Advil, Motrin)	VO: 200–800 mg c 6 h IV: 400–800 mg c 6 h	3.200 mg	Sim
Naproxeno (Aleve)	VO: 250 mg c 6–8 h ou 500 mg c 12 h	1.250 mg	Sim
Diclofenaco (Voltaren)	VO: 25 mg c 6 h ou 50 mg c 12 h	200 mg	Não

Comentários: Ver comentários gerais às NSAIDs. Podem exacerbar doença renal, especialmente em hipovolemia. Ligação extensa à proteína pode levar à interação adversa de droga. Ibuprofeno tem menos ligação à proteína do que outros ácidos propiônicos. Observar que ibuprofeno IV atualmente é disponível

Cetorolaco (Toradol)

Dose: *Adulto:* > *50 kg e < 65 anos:* 30 mg IV c 6 h, máx. 120 mg/d. ≥ *65 anos ou < 50 kg:* 15 mg c 6 h, máx. 60 mg/d. **Duração máx. 5 d. *Ped.*:** *2–16 anos* 0,5 mg/kg IV, a seguir 0,25–0,5 mg/kg/dose c 6 h até 48 h
Eliminação: < 50% metabolismo hepático, metabolismo renal; 91% eliminação renal
Comentários: Formulação VO disponível. Administração parenteral torna útil adjunto a curto prazo para opioides parenterais ou epidurais para dor grave. Quando administrado IV, efeito analgésico > anti-inflamatório. Não causa depressão respiratória ou espasmo do trato biliar. Doses de rotina podem ser equianalgésicas a 10 mg de morfina. Efeito sobre função das plaquetas e prolongamento do tempo de sangramento é observado com anestesia espinal, mas não com anestesia geral. Lesão renal minimizada com hidratação adequada. Reduzir dose ou evitar em idoso e insuficiência renal

Aspirina, Ácido Acetilsalicílico

Dose: Analgésico/antitérmico: 325–650 mg VO c 4–6 h
Indicações: Dor de baixa intensidade, cefaleia, dor musculoesquelética, antipirético
Mecanismo: Acetila COX irreversivelmente
Comentários: Tipicamente suspensa 5–10 d antes de cirurgia em razão do efeito antiplaquetário irreversível, que pode ser desejável para prevenção de trombose, MI, AVE. Contraindicado em úlcera GI com sangramento, trombocitopenia, hemofilia. Cuidado em uremia, doença de von Willebrand, asma

Posologia Pediátrica de NSAIDs	
Droga	Dose
Acetaminofeno	(VO) 10–15 mg/kg c 4–6 h; 40–60 mg/kg/d (dividida) (VR) 30–40 mg/kg (peroperatória uma vez) (IV) *2–12 anos (< 50 kg)* 12,5 mg/kg IV c 4 h OU 15 mg/kg IV c 6 h, não exceder 75 mg/kg/d
Aspirina[a]	10–15 mg/kg c 4 h
Ibuprofeno	4–10 mg/kg VO c 6–8 h
Cetorolaco	0,5 mg/kg IV c 6–8 h, durante não > 5 d

[a] Risco de síndrome de Reye com concomitante gripe, doença viral.
Fonte: Adaptada de Berde C, Masek B. Pain children. In Wall PD, Melzack R, eds. *Textbook of Pain*. Edinburgh: Churchill Livingstone, 1999 and Ofirmev [package insert]. San Diego, CA: Cadence Pharmaceuticals Inc., 2010.

INIBIDORES SELETIVOS DE COX-2

Celecoxib (Celebrex)

Indicações: Osteoartrite e artrite reumatoide, artrite juvenil, dor aguda
Dose: *Adulto:* 200 mg/dia, pode dividir 2 v/d. ***Ped.*:** 50 mg 2 v/d em pacientes 10–25 kg
Mecanismo: Inibição seletiva da COX-2
Comentários: Potencialmente efeitos adversos GI menos graves. Reduzir dose 50% em comprometimento hepático moderado. Pode também ser associado a eventos trombóticos CV, aumento de transaminases, hipertensão, retenção hídrica, lesão renal, reações alérgicas ou da pele (evitar em alergia a sulfa, aspirina)

ANESTÉSICOS LOCAIS

MEGAN GRAYBILL ANDERS

Mecanismo de Ação

- Anestésicos locais (LA) são bases fracas, hidrofílicas, aminas terciárias
- Atuam ligando-se ao canal de Na^+, desse modo bloqueiam o influxo de Na^+ induzido pela despolarização e bloqueando a propagação do impulso nervoso
- Bloqueio diferencial dos tipos de nervos depende da mielinização, diâmetro etc.; sensibilidade das fibras autonômicas > sensitivas > motoras

Estrutura e Classificação

LAs possuem um anel benzeno lipofílico ligado a um grupo amina por uma cadeia de hidrocarboneto de ligação amida ou éster.
- *Ésteres*
  - Rapidamente hidrolisados por pseudocolinesterases plasmáticas (evitar em pacientes com deficiência)
  - Um metabólito importante, ácido para-aminobenzoico (PABA), é um alérgeno conhecido
- *Amidas*
  - Metabolizadas por enzimas P450 microssômicas hepáticas
  - Raras reações alérgicas podem ser a partir de frascos de múltiplas doses contendo preservativo metilparabeno (estrutura similar ao PABA)

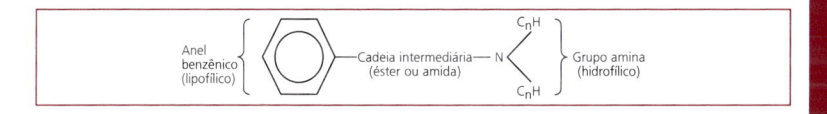

Anel benzênico (lipofílico) — Cadeia intermediária (éster ou amida) — N — Grupo amina (hidrofílico)

Farmacodinâmica

- Ionização se correlaciona melhor com o início de ação. LAs existem em equilíbrio livre nas formas carregadas (ionizada) e neutra (não ionizada):
  - A forma ionizada se liga ao receptor e exerce a ação da droga, mas é muito hidrofílica e não é capaz de penetrar a membrana nervosa para exercer seu efeito
  - A forma não ionizada, lipossolúvel, permite à droga penetrar a membrana nervosa
- Lipossolubilidade se correlaciona com a potência. Mais alta solubilidade = maior potência
- Ligação proteica se correlaciona com duração de ação
- A proporção relativa de moléculas de LA ionizadas e não ionizadas é uma função do pKa da droga e do pH tecidual
- pKa = pH em que as concentrações das formas ionizada e não ionizada são iguais
- Significado clínico inclui início mais lento em tecido ácido (infectado)

Velocidade de Início do LA Afetada por:

- pKa: pKa mais baixo do anestésico = maior a fração de moléculas não ionizadas a um dado pH → mais fácil penetração da membrana → mais rápido início
- Adição de bicarbonato (HCO_3): pH mais alto → mais não ionizado → mais rápido tempo de início
- Lipossolubilidade: Maior lipossolubilidade geralmente = início lento, pode ser decorrente de sequestração pelas membranas lipídicas
- Maior concentração e dose total de anestésico local = mais rápido início em razão do gradiente de difusão (↑ concentração da solução explica ↑ início da procaína e da 2-cloroprocaína apesar de ↑ pKa)
- Local de injeção e distância de difusão até o nervo-alvo (presença de bainha neural retarda o início)

Duração de Ação do LA Afetada por:

- Ligação à proteína: ↑ ligação à proteína → mais longa duração
- Local de injeção do anestésico local: Locais mais vascularizados têm duração mais curta (mais captação sistêmica)
- Grau de vasodilatação (todos os locais, exceto cocaína, são vasodilatadores)
- Lipossolubilidade: ↑ lipossolubilidade = ↑ duração
- Deficiência de pseudocolinesterase: ↑ duração dos anestésicos ésteres
- Doença hepática: ↑ duração dos anestésicos amidas

Anestésicos Locais Ésteres Comumente Usados (ver também Capítulo 6)

	pKa	Potência Relativa – Toxicidade CNS	Uso Clínico	Concentração (%)	Início	Duração (h)	Dose Máxima Recomendada[a]
Cloroprocaína (Nesacaine)	8,7	0,3	Infiltração Epidural Bloqueio periférico	1 2-3 2	Rápido Rápido Rápido	0,5-1 0,5-1 0,5-1	800 mg; 1.000 mg + epi 800 mg; 1.000 mg + epi 800 mg; 1.000 mg + epi
Cocaína	8,6	NA	Tópico	2-12	Rápido	0,5-1	150 mg
Procaína (Novocaine)	8,9	0,3	Espinal	10	Rápido	0,5-1	7 mg/kg; 10 mg/kg (1.000 mg) + epi
Tetracaína (Pontocaine)	8,5	2,0	Tópico Espinal	2 0,5	Rápido Rápido	0,5-1 2-6	20 mg 20 mg

[a]Dose máxima pode exigir modificação com extremos de idade, gravidez, disfunções hepática, renal e cardíaca.
NA, não se aplica.

Anestésicos Locais Amidas Comumente Usados (ver também Capítulo 6)

	pKa	Potência Relativa – Toxicidade CNS	Uso Clínico	Concentração (%)	Início	Duração (h)	Dose Máxima Recomendada[a]
Bupivacaína (Marcaine)	8,1	4	Infiltração	0,25	Rápido	2–8	2,5 mg/kg (175 mg); 3 mg/kg + epi (225 mg)
			Epidural	0,03–0,75	Moderado	2–5	150 mg
			Espinal	0,5–0,75	Rápido	1–4	20 mg
			Bloqueio periférico	0,25–0,5	Lento	4–12	150 mg
Etidocaína (Duranest)	7,7	2	Infiltração	0,5	Rápido	1–4	300 mg; 400 mg + epi
			Epidural	1–1,5	Rápido	2–4	300 mg; 400 mg + epi
			Bloqueio periférico	0,5–1	Rápido	3–12	300 mg; 400 mg + epi
Lidocaína (Xylocaine)	7,9	1	Infiltração	0,5–1	Rápido	1–4	4,5 mg/kg (300 mg); 7 mg/kg (500 mg) + epi
			Tópico	4	Rápido	0,5–1	300 mg
			Epidural	1,5–2	Rápido	1–2	300 mg; 500 mg + epi
			Espinal	1,5–5	Rápido	0,5–1	100 mg
			Bloqueio periférico	1–1,5	Rápido	1–3	300 mg; 500 mg + epi
			Regional IV	0,25–0,5	Rápido	0,5–1	300 mg
Mepivacaína (Carbocaine)	7,6	1,4	Infiltração	0,5–1	Rápido	1–4	400 mg; 500 mg + epi
			Epidural	1,5–2	Rápido	1–3	400 mg; 500 mg + epi
			Espinal	2–4	Rápido	1–2	100 mg
			Bloqueio periférico	1–1,5	Rápido	2–4	400 mg; 500 mg + epi
Prilocaína (Citanest)	7,9	1,2	Infiltração	0,5–1	Rápido	1–2	600 mg
			Epidural	2–3	Rápido	1–3	600 mg
			Bloqueio periférico	1,5–3	Rápido	1,5–3	600 mg
Ropivacaína (Naropin)	8,1	2,9	Infiltração	0,2–0,5	Rápido	2–6	200 mg
			Epidural	0,05–1	Moderado	2–6	200 mg
			Bloqueio periférico	0,5–1	Lento	5–8	250 mg

[a]Dose máxima pode exigir modificação com extremos de idade, gravidez, disfunções hepática, renal, cardíaca.

CONSIDERAÇÕES ESPECÍFICAS

Cloroprocaína
- A mais rápida hidrólise da classe dos ésteres
- Aumento do uso na espinal de curta duração; preocupação histórica com neurotoxicidade possivelmente relacionada com preservativo bissulfito
- Útil em obstetrícia em razão de início rápido, risco ↓ de toxicidade sistêmica/exposição fetal (hidrólise rápida na corrente sanguínea)
- Útil em pacientes com doença hepática importante, história de convulsões

Lidocaína
- Versátil – usada para anestesias tópica, regional, intravenosa, bloqueio nervoso periférico e anestesias espinal/epidural
- Sintomas neurológicos transitórios (TNS) após anestesia espinal (também registrados com outros LAs)
  - Dor/Δ sensitiva na região lombar, nádegas, coxas – nenhuma disfunção motora ou de intestinos/bexiga
  - Risco aumentado de TNS com lidocaína, litotomia, anestesia ambulatorial; gravidez pode ser protetora
  - Sintomas ocorrem dentro de 2–24 h → resolução completa dentro de 10 d (maioria em 2 d)
  - Tratamento com NSAIDs e opioides, conforme necessário

Bupivacaína
- Útil em decorrência de longa duração em bloqueios periféricos e epidurais, comum em espinais
- Anestesia sensitiva de alta qualidade em relação ao bloqueamento motor
- Colapso cardiovascular grave, refratário com doses intravasculares tóxicas

Ropivacaína
- Tem a maior margem de segurança entre os anestésicos locais de ação longa
- Mais vasoconstrição, menos lipossolubilidade do que a bupivacaína → toxicidade sistêmica reduzida

Tetracaína
- Útil em espinais em decorrência de início rápido, longa duração (4–6 h com epi)
- Duração mais longa, mas possivelmente bloqueamento sensitivo menos adequado em comparação à bupivacaína

Cocaína
- Propriedade vasoconstritora exclusiva entre os LAs
- Estimulante do CNS através ↓ recaptação de norepinefrina, dopamina, serotonina
- Usada em solução 4% como anestésico tópico (cirurgia sinusal, fibroscópica nasal acordada) ou 11,8% com tetracaína, epi (TAC) para reparo de ferida no pronto-socorro
- Efeitos colaterais: hipertensão, taquicardia, arritmias, isquemia coronariana, derrame, edemas cerebral e pulmonar, convulsões

Creme EMLA – Mistura Eutética de Anestésicos Locais (Lidocaína 2,5%, Prilocaína 2,5%)
- Anestesia tópica para pequenos procedimentos (colocação de acesso IV pediátrico)
- Aplicar na pele intacta usando a menor quantidade necessária, cobrir com curativo oclusivo
- Início ~45–60 min, duração ~2 h
- Dose adulta: 2,5–10 g

Posologia da EMLA	
Idade/Peso	Dose Máx (g)
0–3 meses, < 5 kg	1
3–12 meses, > 5 kg	2
1–6 anos, > 10 kg	10
7–12 anos, > 20 kg	20

- Evitar em deficiência de G6PD e alergia a amida
- Toxicidade, incluindo metemoglobinemia possível

ADITIVOS PARA AUMENTAR ANESTÉSICOS LOCAIS

- Vasoconstritores (epinefrina, ocasionalmente fenilefrina) → ↓ captação vascular de droga, ↓ absorção/toxicidade sistêmica, ↑ duração e ↑ intensidade do bloqueio; pouco efeito sobre tempo de início

Diluições de Epinefrina	
1:1.000	1 mg/1 mL (0,1%)
1:10.000	0,1 mg (ou 100 mcg)/mL (0,01%)
1:100.000	10 mcg/mL
1:200.000	5 mcg/mL (comumente usada)
1:400.000	2,5 mcg/mL

- Adicionar ao LA no momento do uso em decorrência da instabilidade da epi em pH mais alto
- Resposta variável entre LA e a localização da injeção quanto a vasoconstritores ↑ duração de ação:
  - Infiltração, bloqueio periférico: ↑ duração do LA de ação mais curta (lidocaína) > de ação mais longa (bupivacaína)
  - Bloqueamento epidural: Adição de epi à procaína, lidocaína e bupivacaína → ↑ duração do bloqueio
  - Bloqueio espinal: Adição de epi (0,2–0,3 mg) à lidocaína, bupivacaína, tetracaína → ↑ sign. duração do bloqueio
- Epi pode também ↑ qualidade de epidural/espinal em decorrência da ativação α_2-adrenérgica
- Alcalinização com bicarbonato da solução de LA → ↑ porcentagem da forma não ionizada da droga → ↑ penetração na membrana, ↓ tempo de início; reduz dor durante infiltração subcutânea
- Opiáceos: ↑ duração do bloqueio neuroaxial, ↑ qualidade da anestesia cirúrgica e analgesia pós-operatória
- Clonidina, dexmedetomidina: Úteis em bloqueios periféricos e neuroaxiais, múltiplos locais de ação; ↑ anestesia e ↑ duração do bloqueio

ABSORÇÃO E TOXICIDADE SISTÊMICAS

Toxicidade sistêmica resulta de concentrações plasmáticas excessivas (em razão da absorção de LAs do tecido ou injeção intravascular inadvertida). Fatores relacionados com a velocidade de absorção:
- Dose de LA: Uma solução 1% de qualquer droga contém 1.000 mg de droga por 100 mL de solução, ou 10 mg/dL (notar que múltiplas doses de diferentes LAs são aditivas)
- Velocidade de injeção/difusão: Usar técnica de injeção a incrementos com aspiração intermitente
- Vasodilatação local (epi vasoconstringe e reduz absorção sistêmica, alguns LAs são vasodilatadores mais fortes)
- Lipossolubilidade (potência) do LA, metabolismo (plasmático vs. hepático), doença renal/hepática, CHF
- Local de injeção (baseando-se na vascularidade do tecido), com mais alto grau de absorção do seguite modo:
    Intravascular > traqueal > intercostal > caudal > epidural > plexo braquial > subcutânea

Toxicidade afeta principalmente sistema CV e CNS. CNS é geralmente afetado primeiro. Sinais progressivos de toxicidade de anestésico local:
    Tonteira → entorpecimento circum-oral → formigamento facial → zumbido → fala pastosa → convulsões → inconsciência → parada respiratória → depressão cardiovascular → parada circulatoria

- "Dose de tese" de anestésico local com epi pode indicar provável injeção intravascular se associada a uma ↑ significante e rápida da ↑ HR, ↑ BP ou Δ onda T; ter cautela uma vez que anestesia geral, trabalho de parto ativo, uso de β-bloqueador possam confundir os resultados
- Toxicidade no CNS: ↑ com hipercarbia e acidose (↓ limiar convulsivo, ↓ fração ligada da droga)
- Toxicidade CV:
  - Pode ter ↑ transitório na HR, BP, em decorrência da estimulação do CNS
  - Depressão miocárdica dependente da dose, hipotensão, arritmias (especialmente com bupivacaína)
  - Δs ECG: intervalos ↑ PR, ↑ QRS, ↑ QT

Tratamento de Toxicidade de LA
- Parar de injetar LA; *chamar ajuda;* manter via aérea (entubar se necessário); dar oxigênio 100% e considerar hiperventilação na presença de acidose metabólica; tratar convulsões (benzodiazepínicos, propofol em pequenas doses)
- Se parada cardíaca com toxicidade de LA: CPR e tratamento de arritmias com protocolos padrão. Considerar *bypass* cardiopulmonar ou tratamento com emulsão lipídica 20% (nenhum papel para propofol)
  - Protocolo de emulsão lipídica: Intralipid 20% 1,5 mL/kg *bolus* ao longo de 1 min (~100 mL em pac. 70 kg); começar infusão a 0,25 mL/kg/min (17,5 mL/min em pac. 70 kg); se circulação não restaurada pode repetir *bolus* inicial × 1–2 e aumentar velocidade de infusão para 0,5 mL/kg/min (www.lipidrescue.org)
  - Continuar CPR durante toda a infusão de lipídio. Recuperação pode ser retardada (> 1 h)

Metemoglobinemia (Hemoglobina Normal Oxidada à Metemoglobina)
- Causas: LAs (benzocaína, prilocaína), antibióticos (dapsona, trimetoprim), nitratos
- Sintomas e sinais: falta de ar, cianose (oximetria de pulso tradicional inconfiável), Δs estado mental, perda de consciência; se > 50% met-Hb → disritmias, convulsões, coma e morte
- Diagnóstico: Sangue é de cor "castanho-chocolate", gasometria tipicamente revelará pO_2 normal +/– acidose, medir nível de met-Hb com co-oximetria
- Tratamento: O_2 suplementar, azul de metileno 1% 1–2 mg/kg IV (restaura ferro na Hb ao seu estado reduzido normal transportador de oxigênio), O_2 hiperbárico

DROGAS BLOQUEADORAS NEUROMUSCULARES E AGENTES DE REVERSÃO

MEGAN GRAYBILL ANDERS

MECANISMO

- Drogas bloqueadoras neuromusculares (NMBDs) operam no receptor à acetilcolina (ACh) pós-sináptico muscarínico da junção neuromuscular (NM) → param a condução de impulsos nervosos → levando à paralisia do músculo esquelético
- Usadas para melhorar condições de entubação, facilitar ventilação mecânica, prover relaxamento muscular para manipulação cirúrgica
- **NMBDs não despolarizantes**
  - Antagonistas competitivos pelo receptor a ACh: Ligam-se ao receptor sem despolarizar a membrana muscular
  - Ação dos não despolarizantes pode ser superada aumentando-se ACh na fenda sináptica (o mecanismo por trás da reversão do bloqueamento neuromuscular com inibidores de acetilcolinesterase)
  - Condições com regulação para cima dos receptores à ACh (queimadura, músculo desnervado) mostram ↓ sensibilidade, necessitam ↑ dose
  - Características da estimulação nervosa: Relação de sequência de quatro (TOF) < 30%, *fading* (fadiga) da contração com estimulação tetânica, facilitação pós-tetânica de contrações
- **NMBDs despolarizantes**
  - Imitam ACh ligando-se à subunidade α do receptor colinérgico nicotínico, mantendo aberto o canal iônico
  - Causam despolarização prolongada que inicialmente se manifesta como contrações musculares difusas conhecidas como fasciculação
  - Receptores ativados, ocupados, não são capazes de reagir à liberação adicional de ACh, desse modo causando paralisia muscular
  - Condições como regulação para baixo dos receptores à ACh (*miastenia gravis*) mostram ↓ sensibilidade, exigem ↑ dose
  - Características da estimulação nervosa (bloqueio fase I/típico): relação TOF > 70%, ↓ amplitude, mas resposta sustentada à tetania, ausência de facilitação pós-tetânica das contrações

Não Despolarizantes: Aminosteroides
- **Pancurônio**
  - Longa ação, duração de ação é ↑ nas insuficiências hepática e renal
  - Início lento limita utilidade para entubação
  - Vagolítico, causa ↑ dependente da dose na HR, ↑ BP, ↑ CO; sem liberação de histamina
- **Rocurônio**
  - Início mais curto que os outros, pode ser usado em indução em sequência rápida (RSI) em lugar de succinilcolina (SCh)
  - Duração intermediária com dose de 0,6 mg/kg, pode ser prolongada quando usando dose de 1,2 mg/kg de RSI
  - Não libera histamina ou causa efeitos cardiovasculares
- **Vecurônio**
  - Ação intermediária, ↑ duração em doença hepática, especialmente com administração repetida
  - Não libera histamina ou causa efeitos cardiovasculares
  - Metabólito ativo, evitar infusões de longa duração em razão de fraqueza muscular prolongada

Não Despolarizantes: Benzilisoquinolínicos
- **Atracúrio**
  - Eliminado por hidrólise por meio de esterases plasmáticas inespecíficas e eliminação pela via de Hofmann (degradação espontânea não enzimática em pH e temperatura normais); metabolismo é independente da função do fígado e rim
  - Metabólito laudanosina (metabolismo hepático, excreção renal) causa estimulação do CNS/convulsões a ↑↑ concentrações em animais
  - Uso limitado por liberação de histamina dependente da dose → hipotensão, taquicardia, broncospasmo
- **Cisatracúrio**
  - Metabolismo principalmente por degradação de Hofmann (independente da função do fígado, rim ou colinesterase plasmática, dependente de temperatura e pH normais)
  - Não causa liberação de histamina com doses usuais; mínimos efeitos cardiovasculares
  - Útil como infusão na ICU ou OR uma vez que a recuperação é independente da dose ou duração da infusão

Despolarizante: Succinilcolina
- **Farmacocinética**
- Única droga despolarizante disponível, usada em virtude do seu início rápido e duração ultracurta
- *Bolus* de 1 mg/kg produz condições ideais de entubação na maioria dos pacientes em 60 s; 90% da força recuperada em ~10 min
- Hidrólise rápida no plasma por pseudocolinesterase (colinesterase plasmática); duração do bloqueio determinada pela quantidade que atinge a NMJ (junção neuromuscular) e velocidade de difusão para longe da placa motora
- Bloqueio pela SCh pode ser prolongado com:
  - Pseudocolinesterase atípica: Defeito genético, diagnosticado pelo número de dibucaína (notar que este número indica funcionalidade, não quantidade de enzima)
  - Atividade reduzida de pseudocolinesterase: Doença hepática, gravidez, uremia, extremos de idade, queimaduras, desnutrição, malignidade
  - Interações de drogas (tipicamente modesto ↑ da duração): Ecotiofato (colírio para glaucoma), lítio, magnésio, piridostigmina, anticoncepcionais orais, esmolol, MAOIs, metoclopramida, alguns antibióticos e antiarrítmicos
  - Envenenamento por organofosfatos (ligam-se irreversivelmente à colinesterase)
  - Excessiva dose (> 6 mg/kg) ou duração de uso: Bloqueio de fase II com características de bloqueio não despolarizante, p. ex., *fading* tetânico, relação TOF < 30%
  - Hipotermia

Características da Função de Pseudocolinesterase Alterada			
	Nº de Dibucaína	Duração de Ação da SCh	Prevalência
Normal	80	5–10 min	NA
Heterozigoto atípico	40–60	20–30 min	1 em 30–50
Homozigoto atípico	20	3–6 h	1 em 2.000–3.000
↓ atividade/nível plasmáticos	80	< 25 min	Variável

- **Considerações clínicas**
- Indicações: Aplicação em *bolus* usada para indução em sequência rápida quando aspiração é um risco (*i. e.*, estômago cheio, trauma, diabetes melito, hérnia hiatal, obesidade, gravidez); infusão útil em procedimentos cirúrgicos muito curtos exigindo relaxamento
- Precauções
  - Desencadeador conhecido de MH – contraindicado em pacientes suscetíveis
  - Pode ↑ pressão intraocular e intracraniana (cuidado em lesões do olho e cranianas), entretanto entubação sem relaxamento adequado também ↑ IOP/ICP
  - Evitar condições com proliferação de receptor extrajuncional à ACh em virtude do potencial de ↑↑ de liberação de potássio, hiperpotassemia (pacs. queimados → provavelmente segura se for dada < 24 h ou > 6 meses da lesão; pacs. com transecção da medula espinal → provavelmente segura se dada < 24 h da lesão)
  - Limitar uso em pacientes homens jovens em razão do potencial de distrofia muscular não diagnosticada e parada hiperpotassêmica
- **Efeitos adversos**
  - Cardíacos: Bradicardia sinusal, ritmo juncional, assistolia em razão de estimulação de receptores muscarínicos cardíacos (especialmente em pacientes com ↑ tônus vagal, p. ex., crianças). Mais provável ocorrer quando uma segunda dose de SCh é dada dentro de minutos. Pré-tratamento com atropina pode prevenir essas respostas. Também pode causar taquicardia via ↑ liberação de catecolamina
  - Hiperpotassemia: K^+ sérico transitoriamente ↑ em 0,5–1 mEq/L, pode ser importante em pacientes com hiperpotassemia subjacente. Como acima, ↑↑ liberação de K^+ pode ocorrer em pacientes com queimaduras, trauma (especialmente esmagamento), acidose, infecções graves, imobilidade prolongada, desnervação, derrame, miotonia, distrofia muscular e lesão da medula espinal.
  - Reações alérgicas: NMBDs são responsáveis por > 50% das reações anafiláticas que ocorrem durante anestesia. SCh é a causa mais comum, seguida por rocurônio
  - Mialgias: Fasciculação causada pela SCh pode contribuir para mialgias pós-operatórias. Pré-tratamento com uma baixa dose de uma NMBD não despolarizante (*i. e.*, 1 mg de vecurônio) pode diminuir a incidência.
  - Espasmo do masseter: Contração sustentada do músculo masseter pode complicar entubação; pode ser um sinal inicial de MH embora não constantemente relacionado (ver Apêndice C para hipertermia maligna)
  - Pressão intragástrica aumentada: Tônus do esfíncter esofágico inferior também ↑, assim nenhum risco aparente ↑ de aspiração

Posologia, Início, Duração de Ação e Metabolismo dos Bloqueadores Neuromusculares Comuns

	Dose de Entubação (mg/kg)[a]	Início (min)[b]	Duração para Retornar ≥ 25% da Altura da Contração (min)	Duração para Retornar ≤ 0,9 da Relação de TOF (min)	Infusão Contínua	Principais Vias de Metabolismo/Eliminação
Despolarizantes						
Succinilcolina (Anectine)	0,5–1 (RSI: 1–1,2)	0,5–1	6–8	(RSI: 10–12)	2–5 mg/min; limitar dose, duração	Pseudocolinesterases
Não Despolarizantes						
Pancurônio (Pavulon)	0,1	3–4	80–120	130–220		Renal (85%) Hepática (15%)
Rocurônio (Zemuron)	0,6–1 (RSI: 0,9–1,2)	1–2	30–40 (RSI: 50–70)	55–80	5–10 mcg/kg/min	Hepática (> 70%) Renal (10–25%)
Vecurônio (Norcuron)	0,1	3–4	35–45	50–80	0,8–2 mcg/kg/min	Hepática (50–60%) Renal (40–50%)
Atracúrio (Tracrium)	0,5	3–4	30–45	55–80	4–12 mcg/kg/min	Hofmann e esterases plasmáticas
Cisatracúrio (Nimbex)	0,15	2–3	45–60	60–90	1–5 mcg/kg/min	Hofmann

[a] Calcular dose com base no peso corporal ideal.
[b] Para todas as NMBDs, ↑ dose causa ↓ tempo.

ANTAGONISMO DO BLOQUEIO NEUROMUSCULAR NÃO DESPOLARIZANTE

Inibidores de Colinesterase
- Inibem acetilcolinesterase, desse modo permitindo ACh acumular-se na NMJ e superar não despolarizantes de inibição competitiva
- Considerar duração de ação relativa da NMBD e agente de reversão; administração de reversão após algum grau de recuperação espontânea ajuda a evitar "recurarização" (fraqueza aumentada na PACU em razão do efeito duradouro da NMBD). Observar que 70% dos receptores à ACh podem ainda estar bloqueados com TOF aparentemente normal.

			Anticolinesterases			
Agente	Posologia IV (mg/kg)	Antagonismo Máximo (min)	Duração do Antagonismo[a] (min)	Posologia de Atropina (mcg/kg)	Posologia de Glicopirrolato (mcg/kg)	Metabolismo
Edrofônio (Tensilon)	0,5–1,0	1–3	45–60	7–10	10[b]	30% hepático
Neostigmina (Prostigmine)	0,03–0,07 (até 5 mg)	7–10	55–75	15–30	10–15	50% hepático
Piridostigmina (Mestinon)	0,1–0,4	15–20	80–130	15–20	10	75% hepático

[a]Duração de ação de todos os agentes ↑ na insuficiência renal.
[b]Atropina preferida com edrofônio em virtude dos tempos de início; administrar glicopirrolato com vários minutos de antecipação.

- Efeitos colaterais colinérgicos comuns dos anticolinesterásicos:
  - Efeitos muscarínicos cardíacos (bradicardia, parada sinusal). Minimizados pela administração concomitante de uma droga anticolinérgica com tempo de início semelhante (glicopirrolato com neostigmina, atropina com edrofônio; ver Capítulo 2H-59 para mais informação sobre anticolinérgicos)
  - Broncospasmo, ↑ secreções, miose, náusea, ↑ peristalse
  - Efeitos nicotínicos, especialmente fraqueza muscular paradoxal com grandes doses
  - Neostigmina pode cruzar a placenta e causar bradicardia fetal, considerar administração concomitante de atropina (glicopirrolato não cruza a placenta)

Fisostigmina
- Utilidade limitada como agente de reversão em virtude da penetração da barreira hematoencefálica; pode causar efeitos colinérgicos centrais (delírio, convulsões, consciência prejudicada, depressão respiratória)
- Usada para tratar síndrome anticolinérgica central (ver página 2H-66).

Sensibilidade dos Músculos ao Bloqueio Neuromuscular	
Mais Sensíveis	Menos Sensíveis
Extraoculares > Faríngeos > Masseter > Adutor do polegar > Reto do abdome > Orbicular do olho > Diafragma > Laringe	

Velocidade de Início e de Recuperação do Bloqueio Neuromuscular	
Início Mais Rápido	Início Mais Lento
Laringe > Diafragma > Orbicular do olho > Adutor do polegar	
Recuperação Mais Rápida	Recuperação Mais Lenta
Laringe > Orbicular do olho = Diafragma > Adutor do polegar	

Sugammadex (Nome Registrado Proposto: Bridion)
- Agente ligante seletivo do relaxante – molécula de ciclodextrina encapsula NMBD esteroide, tornando-a incapaz de se ligar na NMJ (atualmente não aprovado pela FDA em decorrência de preocupações com hipersensibilidade)
- Mais forte afinidade pelo rocurônio, mas pode ter papel também na reversão de vecurônio e pancurônio
- Vantagens:
  - Pode ser dado a qualquer tempo após administração de rocurônio, desse modo resultando em recuperação rápida de bloqueamento neuromuscular profundo
  - Mecanismo não depende de inibição da AChE, por essa razão não há efeitos cardíacos indesejáveis

Drogas Vasoativas, Autonômicas e Cardiovasculares

MEGAN GRAYBILL ANDERS

Locais e Ação dos Receptores Adrenérgicos	
Local do Receptor	Ação
α_1	Vasoconstringe músculo liso vascular, contração GU, relaxamento GI, gliconeogênese, glicogenólise
α_2	Secreção diminuída de insulina causa agregação de plaquetas; liberação diminuída de NE, vasoconstrição do músculo liso vascular
β_1	Aumento da contratilidade cardíaca, frequência cardíaca, condução AV; ↑ secreção de renina; ↑ contratilidade e arritmias
β_2	Relaxamento do músculo liso vascular; relaxamento brônquico. Relaxamento GI e GU, gliconeogênese, glicogenólise
D_1	Dilatação do músculo liso vascular (renal, mesentério, coronariano; túbulos renais (natriurese, diurese); células justaglomerulares (↑ liberação de renina)
D_2	Inibe liberação de NE, pode constringir músculos lisos renal e mesentérico

Agonistas Adrenérgicos

Comentários gerais: Atuam sobre receptores α, β ou dopaminérgicos (ver tabela adiante). Podem causar taquicardia, hipertensão, arritmias, isquemia miocárdica e necrose tecidual em caso de extravasamento (administrar via central, tratar com infiltração de fentolamina). Assegurar volume circulante adequado; não usar vasopressores para tratamento de hipovolemia

Dobutamina (Dobutrex)
Indicações: Insuficiência cardíaca
Dose: Prep. infusão: 500 mg em 250 mL glicose 5% em água (D5W) ou soro fisiológico (NS) = 2.000 mcg/mL (2 mg/mL)
    Adulto: 2 mcg/kg/min, titular 2–20 mcg/kg/min, máx. 40 mcg/kg/min; *Ped.:* 5–20 mcg/kg/min
Início: 12 min
Duração: < 10 min
Mecanismo: Predominantemente agonista β_1-adrenérgico
Eliminação: Metabolismo hepático, excreção renal
Comentários: Forte inotrópico, ↓ SVR em doses mais baixas. Efeito na BP é dependente da pré-carga (estado de volume) e da presença de inotropismo "recrutável" (usada para eco de esforço). Útil em CHF e MI com estado de baixo débito; ↓ taquiarritmias do que dopamina. Pode aumentar a frequência ventricular na fibrilação atrial. Pode desenvolver tolerância após 3 d. Não misturar com bicarbonato de sódio

Dopamina (Intropin)
Indicações: Hipotensão, insuficiência cardíaca aguda
Dose: *Prep. infusão:* 400 mg em 250 mL D5W = 1.600 mcg/mL; *baixa dose* 2–5 mcg/kg/min, *média dose* 5–15 mcg/kg/min, *alta dose* 20–50 mcg/kg/min
Mecanismo: Dopaminérgico diferencial dependente da dose, agonista α e β-adrenérgicos
Eliminação: Metabolismo pela monoamina oxidase (MAO)/catecol-O-metiltransferase (COMT)
Início: 5 min
Duração: 10 min
Comentários: Contraindicada em feocromocitoma ou fibrilação ventricular, cuidado com doença arterial periférica. Fluxo sanguíneo renal/GFR melhorados com doses mais baixas, mas não evita disfunção renal ou morte (Ann Intern Med 2005 Apr 5;142(7):510–24.). Atividade β predomina a doses de 3–10 mcg/kg/min e efeitos mistos α e β adrenérgicos a ≥ 10 mcg/kg/min, embora efeitos de dose-resposta tradicionais não sejam fortemente reprodutíveis. Não misturar com bicarbonato de sódio

Efedrina (Genérico)
Indicações: Tratamento a curto prazo de hipotensão, p. ex., após indução em paciente com reservas normais de catecolaminas

Ações Dependentes da Dose dos Agonistas Adrenérgicos e Vasopressores

Droga	Receptor	Velocidade de Difusão	CO	Inotropismo	HR	MAP	Pré-carga	SVR	RBF
Epinefrina	β_2	1–2 mcg/min	↑↑	↑↑	↑	↑, 0, ↓	↑	0, ↓	↑
	$\beta_1 + \beta_2$	2–10 mcg/min	↑, 0	↑↑	↑↑	↑↑	↑	↑, 0, ↓	↓, 0
	α_1	>10 mcg/min	↑, 0, ↓	↑↑↑	↑↑	↑↑↑	↑↑	↑↑↑	↓↓
Norepinefrina	$\alpha_1, \beta_1 > \beta_2$	4–12 mcg/min	↑, 0, ↓	↑	↓ (reflexa)	↑↑↑	↑↑	↑↑↑	↓↓↓
Dopamina	Dopaminérgico	<3 mcg/kg/min	↑	0	0	0, ↓	↑	0, ↓	↑↑
	β	3–10 mcg/kg/min	↑↑	↑	↑	↑	↑	↓	↑
	α	>10 mcg/kg/min	↑, 0, ↓	↑↑	↑↑	↑	↑	↑↑	↓
Dobutamina	$\beta_1 >> \beta_2, \alpha$	2.5–10 mcg/kg/min	↑↑	↑↑↑	↑	↑, 0, ↓	↓	↓, ↑	0, ↑
Isoproterenol	$\beta_1 > \beta_2$	0.5–10 mcg/min	0/↑	↑↑↑	↑↑↑	↑, ↓	↓	↓↓↓	0, ↑
Efedrina	$\alpha_1, \beta_1 > \beta_2$	NA	↑↑	↑↑	↑	↑↑	↑↑	↑↑	↑, 0, ↓
Fenilefrina	α_1	0.15–0.75 mcg/kg/min	↓, 0, ↑	0, ↑	↓ (reflexa)	↑↑	↑↑	↑↑↑	0, ↓
Vasopressina	V_1, V_2	0.02–0.04 unidades/min	↓, 0	0, ↑	0	↑↑	0, ↓	↑↑	↑

Fonte: Derivada de Barash PG. *Clinical Anesthesia* 6th ed. Philadelphia, PA: Lippincott Williams & Wilkins 2006.

Dose: *Bolus somente*
Adulto: 5–10 mg IV PRN, tipicamente até máx. 50 mg ou 0,1 mg/kg; 25–50 mg SC/IM cada 4–6 h SOS. **Ped.:** 0,2–0,3 mg/kg/dose
Mecanismo: Estimulação α e β-adrenérgica via liberação de norepinefrina nas terminações nervosas simpáticas
Eliminação: Principalmente excreção renal (inalterada)
Duração: 3–10 min
Comentários: Aumenta pressão arterial por ↑ débito cardíaco, vasoconstrição periférica. Taquifilaxia com administração repetida em razão da depleção de norepinefrina. Pode causar estimulação do CNS, diminuição na atividade uterina e broncodilatação leve. Evitar em pacientes tomando inibidores de MAO, glaucoma de ângulo fechado

Epinefrina (Adrenaline)
Indicações: (1) Parada cardíaca, (2) broncospasmo, anafilaxia, (3) insuficiência cardíaca, hipotensão; (4) bradicardia grave.
Dose: *Prep. infusão:* 4 mg em 250 mL D5W ou NS = 16 mcg/mL
Adulto: (1) 1 mg IV/IO cada 3–5 min durante ressuscitação, se não IV/IO considerar dose endotraqueal de 2 mg; infundir 0,1–0,5 mcg/kg/min para tratamento pós-parada; (2) 0,1–0,5 SC cada 10–15 min, ou 0,3 mg IM (1:1.000), ou 0,1–0,25 IV *bolus* lento; (3) 5–10 mcg *bolus*; 0,02–0,3 mcg/kg/min; (4) *bolus* 10–20 mcg IV; infundir 1–4 mcg/min IV
Ped.: (1) 1ª dose 0,01 mg/kg IV/IO; doses subsequentes 0,1–0,2 mg/kg IV/IO cada 3–5 min; *intratraqueal:* 0,1 mg/kg de solução 1:10.000; (2) 0,01 mcg/kg SC (aquosa 1:1.000) cada 15 min a cada 4 h prn; para anafilaxia dar 0,01 mcg/kg cada 15 min × 2 doses a seguir cada 4 h prn; (3) 0,1–1 mcg/kg/min, máx. 1,5 mcg/kg/min; (4) 0,01 mcg/kg IV/IO ou 0,1 mg/kg via ETT
Recém-nascido: (1) 0,01–0,03 mg/kg IV/IO cada 3–5 min; *intratraqueal:* 0,1 mg/kg de solução 1:10.000
Mecanismo: agonista α_1 e não seletivo β-adrenérgico
Eliminação: Metabolismo por MAO/COMT
Duração: 5–10 min
Comentários: Efeitos β-adrenérgicos predominam a doses mais baixas (podem causar hipotensão paradoxal), ↑ em relativo α_1 a doses mais altas. Disritmias cardíacas comuns, potencializadas por halotano. Pode causar ↑ lipólise, glicogenólise, edema pulmonar, lactato e hiperglicemia em virtude da inibição da liberação de insulina. Reduz circulação esplâncnica; doses altas/prolongadas podem ter efeito cardiotóxico. Reservar *bolus* 1 mg IV para parada cardíaca para evitar resposta hipertensiva importante

Fenilefrina (Neosynephrine)
Indicação: Hipotensão. Também usada em SVT, "ataques" de tetralogia de Fallot, hipotensão induzida por bloqueio neuroaxial, obstrução do trato de ejeção em cardiomiopatia hipertrófica obstrutiva
Dose: **Bolus:** 50–100 mcg IV; 2–3 mg SC/IM cada 1–2 h; *prep. infusão* 40 mg em 250 mL = 160 mcg/mL; *infundir* 0,2–1 mcg/kg/min ou 20-180 mcg/min. **Ped.:** Bolus 0,5–10 mcg/kg IV *infundir* 0,1–0,5 mcg/kg/min
Mecanismo: Potente agonista α_1-adrenérgico direto
Duração: < 5 min
Eliminação: Metabolismo hepático e na parede intestinal; excreção renal
Comentários: Produz vasoconstrição venosa e arterial, efeito variável sobre CO (depende da pré-carga/pós-carga e da causa da hipotensão). Bolus usado para correção de hipotensão grave súbita. Pode causar bradicardia reflexa, constrição microcirculatória, contração ou vasoconstrição uterina, ↓ débito cardíaco em cardiopatia isquêmica. Cuidado com MAOI/tricíclicos; contraindicada em glaucoma de ângulo fechado

Isoproterenol (Isuprel)
Indicações: Indicado para bloqueio cardíaco, choque, broncospasmo durante anestesia. Também usado para arritmias ventriculares com bloqueio AV, superdose de β-bloqueador, bloqueio AV de 3º grau aguardando marca-passo. Não mais recomendado para parada cardíaca
Dose: *Prep. infusão.* 1 mg em 250 mL = 4 mcg/mL
Adulto: Bloqueio nodal AV: 5 mcg/min IV titular até 20 mcg/min (não basear no peso); **Choque:** 0,5–5 µg/min IV
Ped.: Começar 0,02–0,1 mcg/kg/min; titular ao efeito 0,05–2 mcg/kg/min
Mecanismo: Agonista β-adrenérgico não seletivo
Eliminação: Metabolismos hepático e pulmonar via MAO/COMT; 40–50% excreção renal (inalterado)
Duração: 8–50 min
Comentários: Potente cronotrópico e inotrópico positivo; vasodilatação sistêmica > pulmonar. Aumenta demanda de O_2 do miocárdio; causa menos hiperglicemia que epinefrina. Útil em insuficiência cardíaca com bradicardia ou asma; cautela no choque em virtude da redistribuição de perfusão para áreas não essenciais. Evitar em intoxicação digitálica, taquiarritmia preexistente; precaução com MAOI/tricíclicos. Pode causar hipotensão com grandes doses, excitação CNS, edema pulmonar, disritmias

Norepinefrina (Levarterenol, Levophed)
Indicações: Hipotensão, especialmente em choque séptico
Dose: *Prep. infusão* 4 mg em 250 mL NS ou D5W = 16 mcg/mL; ***Adulto:*** *Infundir,* 0,02–0,3 mcg/kg/min = 20–300 ng/kg/min ou 4–12 mcg/min. ***Ped.:*** 0,05–0,1 mcg/kg/min até máx. 2 mcg/kg/min
Mecanismo: Preparação sintética de neurotransmissor de ocorrência natural; precursor da epinefrina. Potente agonista α-adrenérgico, modesto β-adrenérgico, Relativa potência α ↑ com doses > 4–5 mcg/min
Início: 1–2 min
Duração: 1–2 min
Eliminação: Metabolismo pela MAO/COMT
Comentários: Vasoconstrição periférica, ↑ pressão sistólica, diastólica, de pulso; inotropismo positivo; vasodilatação coronariana; mínimo efeito cronotrópico; efeito variável sobre perfusão esplâncnica. Pode causar ↑ contratilidade uterina, microcirculação constringida, arritmias (especialmente com hipóxia, hipercarbia). Primeira linha em choque séptico (assegurar volume sanguíneo adequado); evitar em choque cardiogênico isquêmico em razão de ↓ economia de O_2 miocárdica. Infusão prolongada pode ter efeito cardiotóxico. Usar extrema precaução em MAOI/antidepressivos tricíclicos

Vasopressina (Hormônio Antidiurético [ADH], Pitressin)
Indicações: (1) Diabetes insipidus, distensão abdominal, (2) choque vasodilatador/resistente à catecolamina, hemorragia GI superior, (3) taquicardia ventricular sem pulso ou fibrilação ventricular
Dose: *Prep. infusão* 100 unidades em 100 mL NS = 1 unidade/mL
Adulto: (1) 5–10 unidades IM/SC ou intranasal cada 6–12 h SOS; (2) 0,02–0,04 unidade/min infusão IV; (3) 40 unidades de *bolus* IV/IO/ET (dose única)
Mecanismo: Análogo sintético do ADH endógeno. Receptores V1: constrição do músculo liso; vasoconstrição das vasculaturas esplâncnica, coronariana, muscular e cutânea; receptores V2: ↑ osmolalidade da urina, ↓ volume de urina
Eliminação: Metabolismos hepático e renal; excreção renal
Duração: 10–20 min
Comentários: Potencial isquemia intestinal ou da pele. Pode causar oligúria, intoxicação pela água, edema pulmonar; cãibras abdominais (por ↑ peristalse); anafilaxia; contração da vesícula biliar, bexiga urinária ou útero; vertigem ou náusea. Pacientes com doença de artéria coronária são frequentemente tratados com nitroglicerina concomitante. Não descontinuar abruptamente infusão IV

INIBIDORES DE FOSFODIESTERASE

Comentários gerais: Melhoram contratilidade miocárdica em razão de ↑ adenosina monofosfato cíclico, fluxo de cálcio e sensibilidade ao cálcio das proteínas contráteis; causam vasodilatações sistêmica e pulmonar. Efeito inotrópico não depende de estimulação β-adrenérgica e, por essa razão, não é afetado por β-bloqueamento/regulação para baixo

Anrinona (Inocor, Inamrinone)
Indicações: Indicada para tratamento de estados de baixo débito cardíaco, insuficiência cardíaca, e como adjunto em hipertensão pulmonar
Dose: *Adulto/Ped.:* Carga 0,75 mg/kg *bolus* IV em 2–3 minutos, a seguir infundir 5–15 mcg/kg/min. *Prep. infusão* 100 mg em 250 mL em cristaloide *sem glicose* – 0,4 mg/mL; dose máx. 10 mg/kg/24 h. ***Recém-nascidos:*** Carga 0,75 mg/kg IV *bolus* ao longo de 2–3 min, a seguir infundir 3–5 mcg/kg/min
Início: Imediato (máximo em 5 min)
Duração: 0,5–2 h, 8 h com múltiplas doses
Mecanismo: Inibe cAMP fosfodiesterase miocárdica (PDE III)
Eliminação: Metabolismo hepático variável; excreção renal/fecal. Reduzir dose 50–75% em ESRD (doença renal em estágio terminal)
Comentários: Inotropismo brando com forte vasodilatação. Pode causar hipotensão, trombocitopenia (uso a longo prazo), e anafilaxia (contém sulfitos)

Milrinona (Primacor)
Indicações: Indicada para insuficiência cardíaca congestiva
Dose: *Prep. infusão* 20 mg em 100 mL = 200 mcg/mL. ***Adulto:*** *Carga:* 50–75 mcg/kg IV ao longo de 10 min; *infusão:* 0,375–0,75 mcg/kg/min titular ao efeito. ***Ped.:*** *Carga:* 50 mcg/kg IV ao longo de 10 min, seguida por infusão de 0,5–1 mcg/kg/min e titular ao efeito
Início: 5–15 min
Duração: 3–5 h
Mecanismo: Inibe cAMP fosfodiesterase miocárdica (PDE III)
Eliminação: Excreção renal (83%), metabolismo hepático (12%)
Comentários: Derivado da anrinona com 20 × potência inotrópica. Pode ↑ arritmias, obstrução do trato de ejeção na estenose subaórtica hipertrófica idiopática (IHSS). Associada à hipotensão (cuidado com carga), cefaleias. Não recomendada para MI agudo. Pode melhorar relaxamento diastólico (lusitropismo)

Antagonistas Adrenérgicos

α-Bloqueadores
Comentários gerais: Causam vasodilatação periférica, usados no tratamento de hipertensão, feocromocitoma, próstata hipertrófica. Associados à hipotensão ortostática e ↑ hipovolêmica; tratar superdoses com norepinefrina, não epinefrina ("reversão de epinefrina" com ↑↑ hipotensão em razão da atividade β sem oposição).

Fenoxibenzamina (Dibenzyline)
Indicações: "Simpatectomia química" pré-operatória no feocromocitoma
Dose: *Adulto:* 10–40 mg/d VO (começar com 10 mg/d e aumentar 10 mg/d a cada 4 d prn). Dose usual 20–40 mg 2 v/d–3 v/d.
Ped.: 0,2 mg/kg VO cada dia, máx. 10 mg; aumentar 0,2 mg/kg até manutenção típica de 0,4–1,2 mg/kg/d cada 6–8 h
Início: Várias horas
Duração: Vários dias
Mecanismo: α-Bloqueamento não seletivo, não competitivo, irreversível; $\alpha_1 \gg \alpha_2$
Eliminação: Metabolismo hepático, excreção renal/biliar
Comentários: Longa duração de ação (pode requerer ↑↑ doses de vasopressores depois de ressecção de feocromocitoma). Pode causar hipotensão ortostática grave e taquicardia reflexa. Uso em grande parte substituído pela fentolamina.

Fentolamina (Regitine, OraVerse)
Indicações: (1) Hipertensão por excesso de catecolamina em feocromocitoma; (2) extravasamento de droga α-adrenérgica. Também usada para reversão de anestesia local de tecido mole (dentária).
Dose: *Adulto:* (1) 1–5 mg IV (5 mg para diagnóstico); pode ser usada como infusão durante ressecção; (2) 5–10 mg em 10 mL de NS infiltrada na área afetada; *Ped.:* (1) 0,05–0,1 mg/kg/dose IV/IMN 1–2 h pré-procedimento cada 2–4 h até máx. 5 mg; (0,05–0,1 mg/kg/dose IV/IM × 1 para finalidades diagnósticas); (2) 0,1–0,2 mg/kg diluído em 10 mL NS infiltrado em áreas de extravasamento
Início: 2 min (IV)
Duração: 10–15 min (IV)
Mecanismo: α-Antagonista competitivo não seletivo; relaxamento do músculo liso vascular
Eliminação: Metabolismo desconhecido, 13% excretada inalterada na urina
Comentários: Pode causar acentuada hipotensão, taquicardia reflexa, espasmo vascular cerebral, disritmias, diarreia.

β-Bloqueadores

Comentários gerais: Comuns na prática peroperatória, não restringir a dose de casa para cirurgia. Uso peroperatório (titulação a HR 60–70, evitar hipotensão) pode ↓ MI em pacientes de alto risco; uso de doses fixas para prevenção de MI associado a ↑ de derrame (Circulation 2009;120(21):2123–2151). Ampla gama de indicações incluindo HTN, arritmias, cardiopatia isquêmica, CHF crônica, profilaxia de enxaqueca. Variam em duração de ação e seletividade de receptor. Podem causar bradicardia, retardos de condução AV, hipotensão, broncospasmo; podem mascarar sintomas de hipoglicemia. Contraindicados em CHF não compensada, choque cardiogênico, bradicardia grave, bloqueio cardíaco > primeiro grau; cuidado em COPD/asma. Suspensão abrupta pode precipitar angina de rebote.

Efeitos Comparados de β-Bloqueadores Comuns				
Droga	Inotropismo	HR	MAP	Antagonismo a Receptor
Esmolol	↓	↓↓	↓	β_1
Labetalol	↓	0/↓	↓↓	$\beta_1, \beta_2, \alpha_1$
Metoprolol	↓	↓	↓	β_1
Propranolol	↓	↓	↓	β_1, β_2

Esmolol (Brevibloc)
Indicações: (1) Taquicardia supraventricular, (2) taquicardia intraoperatória e/ou hipertensão
Dose: *Prep. infusão* 2.500 mg em 250 mL = 10 mg/mL; velocidade 25–300 mcg/kg/min. ***Adulto:*** *Controle imediato:* 80 mg (~1 mg/kg) ao longo de 30 s seguido por 150 mcg/kg/min. *Controle gradual:* 0,5 mg/kg carga em 1 min seguida por 50 mcg/kg/min; repetir carga (máx. 3 doses) e titular infusão cada 4 min. ***Ped.:*** *Carga* 0,1–0,5 mg/kg IV ao longo de 1 min; *infusão* começar a 50 mcg/kg/min, titular ao efeito, máx. 300 mcg/kg/min
Início: 1 min
Duração: 10–30 min após infusão
Mecanismo: β_1-Bloqueamento seletivo
Eliminação: Degradado por esterases dos eritrócitos; excreção renal de metabólito ácido
Comentários: Ação ultracurta, amortece resposta à entubação, pode diminuir convulsões em ECT

Labetalol (Normodyne, Trandate)
Indicações: Hipertensão, angina
Dose: ***Adulto:*** IV: incrementos 5–20 mg ou 1–2 mg/kg a intervalos de 5–10 min, até 40–80 mg/dose. Máx. total 300 mg; 200–400 mg VO cada 12 h. *Infusão:* 2–150 mg/h, ou 0,05 mcg/kg/min, titular ao efeito. ***Ped.:*** 0,12–1 mg/kg/dose cada 10 min PRN até máx. 10 mg/dose, *infusão* 0,4–1 mg/kg/h, máx. 3 mg/kg/h
Mecanismo: Bloqueio α_1-adrenérgico seletivo com bloqueamento β-adrenérgico não seletivo. Relação de bloqueamento α/β 1:7 (IV), 1:3 (VO)
Eliminação: Metabolismo hepático; eliminação renal
Início: 1–2 min
Duração: 2–8 h
Comentários: Antagonismo misto único entre as drogas IV comuns. Efetiva ↓ pressão arterial sistêmica sem taquicardia reflexa. Pode causar hipotensão ortostática, formigamento na pele. Cruza a placenta, nenhum efeito sobre fluxo sanguíneo uterino. Evitar em CHF

Metoprolol (Lopressor, Toprol XL Liberação Prolongada)
Indicações: Indicado em hipertensão, MI agudo, angina, CHF estável. Também usado em taquiarritmias, cardiomiopatia hipertrófica, hipertireoidismo
Dose: IV 2,5–5 mg IV *bolus* cada 2 min, prn, até 15 mg. 50–200 mg VO c 8–24 h
Início: IV 1–5 min (máx. aos 20 min)
Duração: 5–8 h, dependente da dose
Mecanismo: Bloqueamento β_1-adrenérgico (antagonismo β_2-adrenérgico em altas doses)
Eliminação: Metabolismo hepático (CYP2D6, ausente em 8% dos caucasianos), eliminação renal
Comentários: Pode causar broncoconstrição clinicamente importante (com doses > 100 mg/d), tonteira, fadiga, insônia. Cruza a placenta e barreira hematoencefálica

Propranolol (Inderal)
Indicações: Hipertensão, angina, profilaxia de enxaqueca, feocromocitoma, estenose subaórtica hipertrófica, arritmia supraventricular, hipertensão portal, tremor. Também usado em varizes esofagianas, ataques cianóticos de tetralogia de Fallot, tireotoxicose.
Dose: ***Adulto:*** Dose de teste de 0,25–0,5 mg IV, a seguir titular para cima 0,5 mg/min até o efeito. VO: 10–40 mg cada 6–8 h, prn; 1–3 mg IV lento; 1 mg/dose IV cada 5 min até máx. 5 mg. ***Ped.:*** 0,15–0,25 mg/kg/d IV lento, repetir prn; 0,01–0,1 mg/kg IV lento
Início: 2–10 min
Duração: 6–10 h
Mecanismo: Bloqueio β-adrenérgico inespecífico
Eliminação: Metabolismo hepático; excreção renal
Comentários: Dose efetiva altamente variável. Efeito estabilizador da membrana/antiarrítmico com ↑ doses. Atravessa a placenta e a barreira hematoencefálica. Desloca a curva de dissociação da oxiemoglobina para a direita

α-AGONISTAS

Clonidina (Catapres)
Indicações: Hipertensão. Múltiplos outros usos incluindo abstinência de opioide e nicotina, potencialização de efeito analgésico de anestésico local
Dose: 5–25 mcg/kg/d VO div. cada 6 h. Começar: 5–10 mcg/kg/d div. cada 6 h; máx.: 0,9 mg/d; info: aumentar gradualmente cada 5–7 d; transdérmica: 1 *patch*/sem. Começar: *patch* (adesivo) de 0,1 mg/24 h, titular cada 1–2 sem; máx.: 0,6 mg/24 h (usando dois adesivos 0,3 mg/24 h). Info: se mudando de VO, continuar VO × 1–2 d
Início: 30–60 min (PO), 2–3 d (transdérmico)
Duração: 8 h (dose isolada VO)
Mecanismo: Agonista α_2-adrenérgico (↓ estimulação simpática central)
Eliminação: Metabolismo hepático; excreção renal 65%, biliar 20%
Comentários: Pode causar hipertensão de rebote (18–72 h após descontinuação), boca seca, sonolência, tonteira, constipação, sedação, fraqueza

Metildopa (Aldomet)
Indicações: Hipertensão; usada em hipertensão na gravidez
Dose: 250–500 VO 2 v/d (aumentar cada 2 d prn; máx. 3 g/d); 250–1.000 mg IV infundida ao longo de 30–60 minutos cada 6 h (máx. 4 g/d)
Início: 3–6 h (VO), 4–6 h (IV)
Duração: 12–24 h (VO), 10–16 h (IV)
Mecanismo: Estimula receptores α_2-adrenérgicos (anti-hipertensivo de ação central) via metabólitos ativos
Eliminação: Metabolizada por neurônios adrenérgicos centrais e fígado; excreção principalmente urinária
Comentários: Outros agentes preferidos em decorrência do início lento; causa retenção de Na/H_2O, evitar em doença hepática e renal terminal, feocromocitoma

BLOQUEADORES DOS CANAIS DE CÁLCIO (CCB)

Comentários gerais: Produzem graus variados de vasodilatação coronariana e sistêmica, ↓ HR (cronotropismo), ↓ contratilidade miocárdica (inotropismo), ↓ velocidade de condução cardíaca (dromotropismo). Coadministração com β-bloqueamento ↑ risco de bloqueio cardíaco. Contraindicados em síndrome do seio doente, bloqueio AV de 2º ou 3º grau (a não ser com marca-passo funcionando).

Efeitos Cardiovasculares de Bloqueadores de Canais de Cálcio Comuns					
	Diltiazem	Verapamil	Nicardipina	Nifedipina	Clevidipina
Inotropismo	0/↓	↓	0/↓	↓	0/↓
Cronotropismo	0/↓	↓	0	0	0
Dromotropismo	↓↓↓	↓↓↓	0	0	0
Vasodilatação periférica	+	+	+++	+++	+++
Vasodilatação coronariana	++	++	+++	+++	+++
Taquicardia reflexa	0	0	+	++	+

Clevidipina (Cleviprex)
Indicações: Tratamento IV a curto prazo de hipertensão
Dose: *Adulto:* Iniciar infusão a 1–2 mg/h; duplicar dose a intervalos de 1,5–5 min conforme necessário (máx. 16 mg/h)
Início: 1–4 min
Duração: 5–15 min após infusão
Mecanismo: CCB diidropiridina, relaxamento seletivo de vasos de resistência arteriais e ↓ inotropismo com mínimo ↓ cronotropismo/dromotropismo
Eliminação: Hidrólise de éster no plasma
Comentários: Atuação ultracurta. Formulada em emulsão lipídica sem preservativo (sustenta crescimento bacteriano). Associada à taquicardia reflexa, fibrilação atrial, insuficiência renal aguda. Monitorizar quanto à hipertensão de rebote após descontinuação. Contraindicada em estenose aórtica grave, insuficiência cardíaca. Custo aumentado em relação a outros anti-hipertensivos potentes de atuação curta

Diltiazem (Cardizem)
Indicações: Taquicardia supraventricular, fibrilação/*flutter* atriais, angina
Dose: *Prep. infusão* 100 mg em 100 mL = 1 mg/mL; *carga* 2,5–25 mg (ou 0,25 mg/kg) em 2 min, pode dar outro *bolus* 0,35 mg/kg em 15 min se sem efeito; infundir 2–15 mg/h durante < 24 h VO: 30–120 mg VO cada 6–8 h
Início: 2–3 min
Duração: 1–3 h *(bolus),* até 10 h (infusão)
Mecanismo: CCB benzotiazepina; prolonga condução nodal AV, dilata coronárias > arteríolas periféricas
Eliminação: Metabolismo hepático
Comentários: Pouco efeito sobre frequências cardíacas normais. Mínimo efeito inotrópico. Nenhum efeito sobre via acessória de WPW. Cautela com β-bloqueadores e em complexo QRS largo de etiologia desconhecida, WPW, intervalo PR curto. Rara elevação LFT

Nicardipina (Cardene)
Indicações: Tratamento a curto prazo de hipertensão
Dose: *Prep. infusão:* 20 mg em 200 mL = 0,1 mg/mL; 5–16 mg/h; começar com 5 ng/h e titular ↑ cada 5–10 min
Início: 1–3 min
Duração de ação: 10–30 min após dose de *bolus*
Mecanismo: CCB diidropiridina, relaxamento seletivo de vasos de resistência com mínimo ↓ cronotropismo/dromotropismo
Eliminação: Metabolismo hepático, excreção renal/biliar
Comentários: Associada à cefaleia, menos taquicardia reflexa que nifedipina. Contraindicada em estenose aórtica avançada, insuficiência cardíaca descompensada. Custo aumentado em relação a outros anti-hipertensivos potentes de curta atuação

Nifedipina (Procardia)
Indicações: Angina, hipertensão. Também usado para espasmo vascular após hemorragia subaracnóidea (SAH), trabalho de parto prematuro, Raynaud
Dose: 10–30 mg VO 3 v/d–4 v/d; 10 mg SL
Início: 20 min VO, 2–3 min SL
Duração: 8 h
Mecanismo: CCB diidropiridina, relaxa músculo liso vascular causando vasodilatações sistêmica e coronariana; brando inotrópico negativo
Eliminação: Metabolismo hepático (eficácia reduzida com inibidores selecionados de CYP450)
Comentários: Não disponível IV em decorrência da instabilidade. Contraindicada em choque cardiogênico; precaução em MI recente, CHF, angina instável. Pode diminuir glicose sérica em diabéticos. Mais vasodilatação coronariana que nitroglicerina, efeito antianginoso também por ↓ demanda de oxigênio pelo miocárdio

Verapamil (Isoptin, Calan)
Indicações: Angina, taquicardia supraventricular, fibrilação ou *flutter* atrial, hipertensão
Dose: Adulto: 2,5–10 mg IV ao longo de ≥ 2 min. Se nenhuma resposta em 30 min, repetir 5–10 mg (150 mcg/kg). **Ped.:** *0–1 ano:* 0,1–0,2 mg/kg IV; *1–15 anos:* 0,1–0,3 mg/kg IV. Repetir uma vez se sem resposta em 30 min
Início: 1–5 min (máx. 10 min)
Duração: 0,5–6 h
Mecanismo: CCB fenilalquilamina, prolonga condução nodal AV. Inotrópico e cronotrópico negativos; vasodilatadores sistêmico e coronariano
Eliminação: Metabolismo hepático; excreção renal (metabólito ativo tem 20% da potência)
Comentários: Pode aumentar resposta ventricular à fibrilação ou *flutter* atrial em pacientes com tratos acessórios. Associado a mais hipotensão que diltiazem, especialmente com anestésicos voláteis. Aumenta níveis de digoxina, potencializa bloqueio neuromuscular (pode tornar difícil reversão com neostigmina)

VASODILATADORES

Dinitrato de Isossorbida (Isordil)
Indicações: Angina
Dose: 2,5–5 mg SL, pode repetir cada 5–10 min; não exceder 3 doses em 15–30 min
Manutenção: 40–80 mg VO 2 v/d–3 v/d
Início: Mais lento que nitroglicerina (SL)
Duração: 4–6 h
Mecanismo: Relaxamento muscular liso (doador NO)
Eliminação: Quase 100% metabolismo hepático; excreção renal
Comentários: Reduz pré-carga, pós-carga, demanda miocárdica de O_2. Tolerância pode-se desenvolver. Pode causar hipotensão, taquicardia, bradicardia ocasional, metemoglobinemia. Evitar dentro de 24 h de inibidores de fosfodiesterase (p. ex., sildenafil)

Fenoldopam (Corlopam)
Indicações: Tratamento a curto prazo (< 48 h) da hipertensão grave
Infusão: *Prep. infusão:* 10 mg em 250 mL = 40 mcg/mL; 0,1–1,6 mcg/kg/min. Titular cada 15 min. Não dar *bolus*
Mecanismo: Agonista do receptor à dopamina (D_1) que causa vasodilatação rápida das artérias coronárias, renais, mesentéricas e periféricas
Eliminação: Metabolismo hepático, excreção renal 90%
Início: 5 min
Duração: 1–4 h após infusão
Comentários: Promove natriurese e diurese, mantém fluxo sanguíneo renal. Possível efeito protetor renal. Pode causar hipopotassemia, tonteira, rubor, taquicardia reflexa. Contém sulfitos. Cuidado com glaucoma (pode ↑ IOP)

Hidralazina (Apresoline)
Indicações: Indicada para hipertensão, hipertensão induzida pela gravidez, insuficiência cardíaca congestiva
Dose: *Adulto:* 5–20 mg cada 4 h ou prn. Máx. 40 mg/dose. VO disponível. *Hipertensão induzida pela gravidez* 5–10 mg IV cada 20–30 min prn. *Ped.:* 0,1–0,2 mg/kg/dose cada 4–6 h, máx. 40 mg/dose
Mecanismo: Não claro, causa ↓ direta do tônus muscular liso vascular (arterial > venoso)
Eliminação: Metabolismo hepático extenso; excreção renal
Início: 5–20 min (IV), máximo ≥ 20 min
Duração: 2–6 h (IV)
Comentários: Pode causar hipotensão (diastólica > sistólica), taquicardia reflexa, síndrome de lúpus eritematoso sistêmico, tromboflebite. Vasodilatador cerebral potente, mantém fluxo sanguíneo renal, esplâncnic

Nitroglicerina (Tridil, Trinitrato de Glicerol, Nitrostat, Nitrol, Nitro-Bid, Nitrolingual)
Indicações: Angina, isquemia ou infarto do miocárdio. Também usado para hipertensão, insuficiência cardíaca congestiva, espasmo esofágico, hipotensão intraoperatória induzida, relaxamento uterino transitório *(bolus)*
Dose: *Prep. infusão:* 50 mg em 250 mL D5W ou NS = 200 mcg/mL; infusão IV inicialmente a 5 mcg/min. Titular cada 3–5 min por 10 mcg/min até máx. 200 mcg/min ou 1–3 mcg/kg/min; SL: 0,15–0,6 mg/dose cada 5 min até máx. 3 doses em 15 min. Tópica: pomada 2%, 1,25–6,25 cm cada 6–8 h, máx. 12,5 cm cada 4 h
Mecanismo: Metabolizada para NO (similar ao nitroprussiato) → relaxamento do músculo liso nas vênulas >> arteríolas, causando vasodilatações sistêmica, coronariana e pulmonar; broncodilatação; relaxamento do trato biliar, gastrointestinal e geniturinário
Eliminação: Quase completo metabolismo hepático; excreção renal
Início: 1–2 min
Duração: 3–5 min
Comentários: Venodilatador potente, causa ↑ capacitância venosa, ↓ pré-carga cardíaca, ↓ demanda de O_2 miocárdica. Causa vasodilatação coronariana, cefaleia, absorção dentro da tubulação IV, potencialização do pancurônio. Tolerância pode ser evitada com período de 10–12 h livre de nitrato. Pode causar metemoglobinemia a doses muito altas. Pode diminuir agregação de plaquetas, antagonizar heparina. Evitar dentro de 24 h de inibidores de fosfodiesterase (p. ex., sildenafil)

Nitroprussiato de Sódio (Nipride, Nitropress)
Indicações: Hipertensão, hipotensão intraoperatória induzida, insuficiência cardíaca congestiva aguda
Dose: *Prep. infusão* 50 mg em 250 mL D5W ou NS = 200 mcg/mL; *infusão* inicialmente a 0,25–0,5 mcg/kg/min, a seguir titulada ao efeito cada 3–5 min (máx. 10 mcg/kg/min). Doses mais baixas frequentemente adequadas durante anestesia geral
Início: 30–60 s (máx. 1-2 min)
Duração: 1–5 min
Mecanismo: Doador direto de NO → ativa guanilil ciclase → ↑ cGMP → potente relaxamento do músculo liso vascular (arterial > venoso)
Eliminação: Metabolismos eritrocitário e tecidual; eliminação renal de metabólito tiocianato
Comentários: Útil para início imediato, titulação rápida. Diminui pré-carga e pós-carga. Pode causar taquicardia reflexa, inibição da vasoconstrição pulmonar hipóxica, hipotensão excessiva (especialmente com β-bloqueadores), recomendado monitorização invasiva da BP. **Toxicidade de cianeto** (produto de degradação inicial) é associada à tolerância à droga, ↑ PaO_2 venoso misturada, acidose metabólica → tratar com nitrato de sódio, tiossulfato de sódio ou nitrato de amilo. **Toxicidade de tiocianato** (acumula-se na insuficiência renal) é associada à náusea, hipóxia, psicose, fraqueza, disfunção tireóidea. **Metemoglobinemia** pode exigir tratamento com azul de metileno. Contraindicado com ↑ PIC (aumenta CBP [pressão sanguíneo cerebral] e abole a autorregulação), hipovolemia, deficiência de B_{12}. Evitar dentro de 24 h de inibidores de fosfodiesterase (p. ex., sildenafil). Proteger da luz

Antiarrítmicos

Adenosina (Adenocard)
Indicações: Taquicardia supraventricular paroxística. Também usada em síndrome de Wolff–Parkinso–White
Dose: *Adulto:* 6 mg *push* IV rápido, pode repetir 12 mg × 2 dentro de 1–2 min. *Ped.:* 0,1–0,2 mg/kg *push* rápido, aumentar 50 mcg/kg cada 2 min até máx. 250 mcg/kg
Início: 10–20 s
Duração: < 10 s
Mecanismo: Retarda condução através do nó SA e AV, interrompe vias de reentrada AV
Eliminação: Metabolizada no sangue e tecido
Comentários: Administrar centralmente se possível, seguir a dose com jorro de soro fisiológico (metabolismo ultrarrápido). Contraindicada em taquicardia de complexos largos, bloqueios AV de 2° e 3° graus e síndrome de seio doente sem marca-passo. Bloqueamento AV transitório pode permitir diagnóstico de fibrilação/*flutter* atrial subjacente à SVT. Pode acelerar a frequência em WPW, fibrilação/*flutter* atrial. Reações adversas importantes: Hipotensão, broncoconstrição. Assistolia de 3–6 s após administração é comum

Amiodarona (Cordarone)
Indicações: ACLS, disritmias ventriculares malignas. Também usada para fibrilação atrial (especialmente início agudo), SVT
Dose: *Prep. infusão:* 1.200 mg em 250 mL D5W ou NS = 4,8 mg/mL. Disponível VO. *Adulto: Arritmia sem pulso:* 300 mg IVP, pode repetir 150 mg IVP em 3–5 min até máx 2,2 g/24 h. *Arritmia: Carga* 150 mg IV ao longo de 10 min, pode repetir 150 mg cada 10 min se necessário. *Manutenção,* 1 mg/min × 6 h, a seguir 0,5 mg/min × 18 h; pode repetir *bolus* até máx 15 mg/kg/. *Ped.:* 5 mg/kg IV/IO; *carga* 5 mg/kg IV ao longo de 20–60 min. *Manutenção* infundir 5–10 mcg/kg/min
Mecanismo: Complexo; prolonga fase 3 do potencial de ação; bloqueio α e β-adrenérgicos, ↓ condução AV e função do nó sinusal, prolonga intervalos PR, QRS e QT
Eliminação: Metabolismo hepático, excreção biliar
Comentários: Antiarrítmico classe III. Contraindicado em bloqueios cardíacos de 2° e 3° graus, doença grave do nó sinusal ou bradicardia sinusal, choque cardiogênico, doença tireóidea. Pode aumentar níveis séricos de digoxina, diltiazem, anticoagulantes orais, fenitoína. Pode causar hipotensão, bradicardia com infusão rápida. Uso a longo prazo associado à toxicidade hepática, pulmonar, tireóidea

Lidocaína (Xylocaine)
Indicações: Taquicardia ventricular decorrente de manipulação cirúrgica, MI agudo, toxicidade digitálica
Dose: *Prep. infusão:* 2 g em 250 mL D5W = 8 mg/mL. *Adulto: Carga:* 1–1,5 mg/kg IV ao longo de 2–3 min; 2ª dose 5–30 min após 1ª dose, 0,5–1,5 mg/kg perfazendo total 3 mg/kg; *manutenção:* 15–30 mcg/kg/min IV (1–2 mg/min). *Ped.: Carga:* 0,5–1 mg/kg IV, pode repetir × 2 doses; *manutenção:* 15–50 mcg/kg/min IV. 1 mg/kg IV
Início: 45–90 s
Duração: 10–20 min
Mecanismo: Diminui a condutância dos canais de sódio, ↓ excitabilidade ventricular, ↑ limiar de estimulação
Eliminação: Metabolismo hepático a metabólitos ativos/tóxicos; excreção renal (10% inalterada)
Comentários: Pode causar tonteira, convulsões, desorientação, bloqueio cardíaco (com defeito de condução miocárdica), hipotensão, assistolia, zumbido, gosto incomum, vômito. Cruza a placenta. Cuidado em pacientes com síndrome de Wolff–Parkinson–White, bloqueio cardíaco intraventricular, hipopotassemia. Sem efeito sobre o nó SA, geralmente nenhuma ↓ na pressão arterial ou no inotropismo

Procainamida (Pronestyl)
Indicações: Arritmia ventricular que ameaça a vida. Também usada para fibrilação/flutter atriais
Dose: *Adulto: Carga* 20 mg/min IV, até 17 mg/kg, até ocorrer toxicidade ou efeito desejado. Parar se dilatação de QRS ou alongamento de PR ocorrer em ≥ 50%. **Ped.:** *Carga:* 3–6 mg/kg ao longo de 5 min, não excedendo 100 mg/dose; repetir cada 5–10 min até dose máxima de 15 mg/kg; manutenção: 20–80 mcg/kg/min; máx. 2 g/24 h
Mecanismo: Bloqueia canais de sódio; diminui excitabilidade, velocidade de condução, automaticidade e responsividade da membrana com período refratário prolongado
Eliminação: Conversão hepática de 25% no metabólito ativo N-acetilprocainamida (NAPA), um antiarrítmico classe III; excreção renal (50–60% inalterados)
Comentários: Antiarrítmico classe I. Pode causar ↑ resposta ventricular com taquidisritmias atriais a menos que recebendo digital; assistolia (com bloqueio AV); depressão miocárdica; excitação do CNS; discrasia sanguínea; síndrome de lúpus com ANA+; lesão hepática. Administração intravenosa pode causar hipotensão por vasodilatação, acentuada por anestesia geral. Evitar em *torsades de pointes*, bloqueio cardíaco de $2^{\circ}/3^{\circ}$ graus ou completo (a não ser que presente marca-passo), lúpus, miastenia grave. Diminuir carga em um terço em insuficiência cardíaca congestiva ou choque. Reduzir doses em comprometimento hepático ou renal. Contém sulfito

---

Insuficiência Cardíaca

Digoxina (Lanoxin)
Indicações: Melhora sintomática na insuficiência cardíaca, fibrilação/flutter atriais
Dose: *Adulto: Carga* 0,4–0,6 mg IV ou 0,5–0,75 mg VO; *manutenção* 0,1–0,3 mg IV ou 0,125–0,375 mg VO cada dia; **Ped.:** *Carga* (doses diárias totais geralmente divididas em duas ou mais doses); **Recém-nascidos:** 15–30 mcg/kg/d. **Lactentes:** *1 mês–2 anos:* 30–50 mcg/kg/d. **Ped.:** *5–10 anos:* 15–30 mcg/kg/d. *>10 anos:* 8–12 mcg/kg/d. **Manutenção:** 20–35% da dose de carga (↓ em insuficiência renal)
Mecanismo: Aumenta contratilidade miocárdica por meio da inibição da ATPase sódico-potássica levando a ↑ cálcio intracelular; diminui cronotropismo via ↓ condução no nó AV e fibras de Purkinje
Início: 30 min (máximo 2–6 h)
Duração: 3–4 d
Eliminação: Metabolismo hepático, excreção renal (50–70% inalterados)
Comentários: Suprime nó SA, inotrópico positivo, aumenta resistência vascular periférica. Faixa terapêutica estreita (nível terapêutico: 0,8–2 ng/mL). Pode causar intolerância gastrointestinal, visão turva, alterações ECG ou arritmias. Toxicidade potencializada por hipopotassemia, hipomagnesemia, hipercalcemia. Usar cautelosamente na síndrome de Wolff–Parkinson–White e com desfibrilação. Bloqueio cardíaco potencializado por β-bloqueamento e bloqueamento dos canais de cálcio. Sintomas de toxicidade incluem depressão do CNS, confusão, cefaleia, anorexia, náusea, vômito, alterações visuais, arritmias e convulsões. Reduz hospitalização, mas não mortalidade em CHF (N Engl J Med 1997;336:525–533).

Nesiritida (Peptídeo natriurético tipo B, BNP, Natrecor)
Indicações: Tratamento de pacientes com CHF descompensada com dispneia em repouso ou mínima atividade
Dose: *Prep. infusão* 1,5 mg em 250 mL = 6 mcg/mL; *carga* 2 mcg/kg em 1 min; *infundir* 0,01 mcg/kg/min. Pode ↑ não mais frequentemente que cada 3 h (máx. 0,03 mcg/kg/min), *bolus* 1 mcg/kg antes de mudar velocidade
Mecanismo: Liga-se ao receptor à guanilato ciclase; estimula produção de cGMP, resultando em relaxamento do músculo liso vascular (similar ao óxido nítrico)
Início: 60% do efeito em < 15 min, efeito máximo < 1 h
Duração: 2–4 h (*bolus* IV)
Comentário: Diminui pressão encunhada capilar pulmonar e pressão arterial sistêmica em pacientes com insuficiência cardíaca; ↑ fluxo sanguíneo renal e GFR. Sem efeito sobre contratilidade cardíaca. Múltiplas incompatibilidades químicas. Pode causar hipotensão (especialmente com inibidores de ACE), disritmias ventriculares e atriais, angina, bradicardia, taquicardia, azotemia. Usar cautela em doença renal. Contraindicada em choque cardiogênico, SBP < 90, estenose valvular, cardiomiopatia restritiva/obstrutiva

Farmacologia: Antibióticos e Medicações Herbáceas

JESSE M. EHRENFELD • RICHARD D. URMAN

Pontos-Chave

- *Primeira dose de antibiótico* deve começar dentro de 60 min antes da incisão (Brazier DW et al. Am J Surg. 2005;189(4):395–404)
- Reatividade cruzada com cefalosporinas (Cs) em pacientes com alergia à penicilina (PCN):
  - Reatividade cruzada suposta 10%, mas pode estar superestimada porque alergia à PCN não foi rotineiramente confirmada por teste cutâneo, e algumas reações não são imunomediadas (Gruchalla RS et al. N Engl J Med. 2006;354:601–609)
  - Outro estudo: reatividade cruzada de ~1% com Cs de 1ª geração ou Cs com cadeias laterais R1 semelhantes; risco desprezível com Cs de 3ª/4ª geração com, cadeias laterais R1 dessemelhantes (Campagna JD et al. J Emerg Med. 2011 Jul 8;612–620)
- *Observação:* As tabelas a seguir de espectros de atividade de diferentes antibióticos são generalizações. *Dados de sensibilidade da sua própria instituição* devem ser usados para guiar terapia específica
- *Profilaxia de endocardite infecciosa:* Ver Capítulo 1, página 1–4

Antibióticos para Profilaxia de Infecção do Local Cirúrgico (Administração Pré-Incisão)

Antibiótico	Dose Adulta (IV)	Dose Pediátrica (IV)	Duração da Infusão (min)	Intervalo de Reaplicação (h)[a]
Cefazolina (Ancef, Kefzol)	< 80 kg: 1 g; > 80 kg: 2 g	40 mg/kg	3–5	3–4
Cefoxitina	1–2 g	40 mg/kg	3–5	2–3
Cefuroxima (Ceftin)	1,5 g	25 mg/kg	3–5	3–4
Ciprofloxacina (Cipro)	400 mg	10 mg/kg (máx. 400 mg)[b]	60	6–8
Clindamicina[c]	600–900 mg	10 mg/kg	10–60 (< 30 mg/min)	4–6
Ertapenem	1 g	15 mg/kg	30	24[d]
Gentamicina	1,5 mg/kg[e]	2,5 mg/kg (máx. 100 mg)	30–60	6–8
Metronidazol	0,5–1 g	10 mg/kg	30–60	6–8
Vancomicina[c]	10–15 mg/kg	15 mg/kg	60 min/g	6–12

[a] Readministrar a intervalos de 1–2 vezes a meia-vida da droga, ajustar para disfunção renal conforme necessário. Alguns recomendam readministrar à terminação de *bypass* cardiopulmonar.
[b] Cuidado em razão do ↑ efeitos adversos em casos pediátricos.
[c] Alternativa para uso em alergia a β-lactâmico.
[d] Considerar readministrar em 12 h em casos pediátricos.
[e] Se peso corporal > 130% do ideal (IBW), usar peso de administração = IBW + (0,4 × [peso total − IBW]).
Fonte: Adaptada de Bratzler DW, Houck PM. Antimicrobial Prophylaxis for Surgery: An Advisory Statement from de National Surgical Infection Prevention Project. *Am J Surg.* 2005 Apr;189(4);395–404; e Pediatric Affinity Group. How-to-guide Pediatric Supplement Surgical Site Infection. http://www.nichq.org/pdf/SurgicalSiteInfections.pdf

Tipo de Cirurgia	Recomendação de Profilaxia de SSI	Se Presente Alergia a β-Lactâmico
Cardíaca/Vascular	Cefazolina[a]	Clindamicina
	Cefuroxima	Vancomicina
Colorretal	Cefoxitina	Clindamicina + Ciprofloxacina
	Ertapenem	Clindamicina + Gentamicina
	Cefazolina + Metronidazol	
Cirurgia Geral (GI Superior)	Cefazolina[a]	Clindamicina + Ciprofloxacina
	Cefoxitina	Clindamicina + Gentamicina
Cirurgia Geral (Hérnia, Mama)	Cefazolina[a]	Clindamicina
		Vancomicina
Ginecológica	Cefazolina[a]	Clindamicina + Ciprofloxacina
	Cefoxitina	Clindamicina + Gentamicina
	Cefuroxima	
Cabeça e Pescoço	Cefazolina[a]	Clindamicina + Gentamicina
Neurocirurgia	Cefazolina[a]	Clindamicina
		Vancomicina
Ortopédica (Artroplastia)[a]	Cefazolina[a]	Clindamicina
	Cefuroxima	Vancomicina
	Ceftriaxona	
Urológica (Cistoscopia)	Ciprofloxacina	
Urológica (Outras)	Cefazolina[a]	Clindamicina + Ciprofloxacina
		Clindamicina + Gentamicina
Torácica	Cefazolina[a]	Vancomicina
	Cefuroxima	

[a] Se conhecida história de MRSA usar vancomicina
Fonte: Adaptada de Bratzler DW, Houck PM. Antimicrobial Prophylaxis for Surgery: An Advisory Statement from the National Surgical Infection Prevention Project. *Am J Surg.* 2005 Apr;189(4):395–404; and Institute for Clinical Systems Improvement. *Antibiotic Prophylaxis for Surgical Site Infection Prevention in Adults.* 4th edition;October 2010. www.isci.org

Penicilinas		
Geração	Propriedades	Espectro
Naturais (p. ex., penicilina)	Alguns GPC, GPR, GNC, maioria dos anaeróbios (exceto *Bacteroides*)	Estreptococos grupo A Enterococos, *Listeria, Pasteurella, Actinomyces,* Sífilis
Antiestafilocócicas (p. ex., nafcilina)	Ativas vs. estafilococos produtores de PCNase Pouca atividade vs. Gram-negativos	Estafilococos (exceto MRSA) Estreptococos
Amino (p. ex., ampicilina)	Penetra no canal porina dos Gram-negativos Não estáveis contra PCNases	*E. coli, Proteus, H. influenzae, Salmonella, Shigella,* Enterococos, *Listeria*
Alongadas (p. ex., piperacilina)	Penetra no canal porina dos Gram-negativos Mais resistentes a PCNases	A maioria dos GNR incluindo *Enterobacter, Pseudomonas, Serratia*
Carbapenem (p. ex., imipenem)	Resistente à maioria das β-lactamases	A maioria das bactérias Gram + e Gram - inclusive anaeróbicas (exceto MRSA e VRE) infecção bacteriana Gram-negativa em paciente com alergia à PCN ou Cef
Monobactâmicas (aztreonam)	Ativas vs. Gram-negativos mas não Gram-positivos	
Inibidor de β-Lactamase (p. ex., sulbactam)	Inibe β-lactamases mediadas pelo plasma	Acrescenta Stap., *B. fragilis* e alguns GNR (*H. influenzae, M. catarrhalis,* algumas *Klebsiella*); atividade intrínseca contra Acinetobacter (sulbactam apenas)

GPC, cocos Gram-positivos; GPR, bacilos Gram-positivos; GNC, cocos Gram-negativos; GNR, bacilos Gram-negativos; MRSA, *Staphylococcus aureus* resistente à meticilina; VRE, enterococos resistentes à vancomicina; PCNases, penicilinases.

Cefalosporinas

Resistentes à Maioria das β-Lactamases. Sem Atividade contra MRSA ou Enterococos

Geração	Espectro	Indicações
Primeira (p. ex., cefazolina)	Maioria GPC (incl. estafilococos e estreptococos) Alguns GNR (incl. *E. coli, Proteus, Klebsiella*)	Usadas para profilaxia cirúrgica e infecções da pele
Segunda (p. ex., cefuroxima, cefotetam)	↓ atividade vs. GPC, ↑ vs. GNR 2 subgrupos: (a) Respiratório: ↑ atividade vs. *H. influenzae* e *M. catarrhalis*; (b) GI/GU: ↑ atividade vs. *B. fragilis*	Pneumonia Exacerbação de COPD Infecções abdominais
Terceira (p. ex., ceftriaxona)	Ampla atividade vs. GNR e alguns anaeróbios Ceftazidima ativa vs. Pseudomonas	Pneumonia, sepse, meningite
Quarta (p. ex., cefepima)	↑ resistência a β-lactamases (incl. de estafilococos e *Enterobacter*)	Similar à 3ª geração Monoterapia para neutropenia febril não localizada

GPC, cocos Gram-positivos; GPR, bacilos Gram-positivos; GNR, cocos Gram-negativos; MRSA, *Staphylococcus aureus* resistente à meticilina; VRE, enterococos resistentes à vancomicina; PCNases, penicilinases.

Outros Antibióticos

Antibiótico	Espectro
Vancomicina	Bactérias Gram-positivas incl. MRSA, pneumococos e enterococos produtos de PCNase (exceto VRE)
Linezolida	
Daptomicina	GPC inclusive MRSA e VRE
Quinopristina/Dalfopristina	
Quinolonas	GNR entéricos e atípicos. 3ª e 4ª gerações ↑ atividade vs. Gram-positivos
Aminoglicosídeos	GNR. Sinergismo com antibióticos ativos na parede celular (β-lactâmicos, vanco) vs. GPC. ↓ atividade em baixo pH (p. ex., abscesso). Sem atividade contra anaeróbios
Macrolídeos	GPC, alguns Gram-negativos respiratórios, bactérias atípicas
TMP-SMZ	Alguns GNR entéricos, PCP, *Nocardia, Toxoplasma*, a maioria dos MRSA adquiridos na comunidade
Clindamicina	A maioria dos Gram-positivos (exceto enterococos) e anaeróbios (incl. *B. fragilis*)
Metronidazol	Quase todos os Gram-negativos anaeróbios, a maioria dos Gram-positivos anaeróbios
Doxiciclina	*Rickettsia, Ehrlichia, Chlamydia, Mycoplasma, Nocardia*, d. de Lyme
Tigeciclina	Muitos GPC incl. MRSA e VRE; alguns GNR incl. produtores de betalactamase de espectro estendido, mas não *Pseudomonas* ou *Proteus*. Aprovada para infecções abdominais ou da pele/tecidos moles. Checar suscetibilidade se isolado organismo

Fonte: Sabatine MS, Pocket Medicine, 4th ed. 2011.

Aminoglicosídeos

Antibiótico	Dose Normal	Dose na Insuficiência Renal (cf. GFR)		
		> 50	10–50	< 10
Gentamicina	1–1,7 mg/kg a cada 8 h	60–90% a cada 8–12 h ou ~1–1,7 mg/kg a cada (8 × Cr sérica) horas	30–70% a cada 12–18 h	20–30% a cada 24–48 h
Tobramicina				
Amicacina	5 mg/kg a cada 8 h	60–90% a cada 8–12 h ou ~5 mg/kg a cada (8 × Cr sérica) horas	30–70% a cada 12–18 h	20–30% a cada 24–48 h

Penicilinas

Antibiótico	Dose Normal	Dose na Insuficiência Renal (cf. GFR)		
		> 50	10–50	< 10
Penicilinas Naturais				
Penicilina G	0,5–4 MU IM/IV a cada 4 h	Sem alt.	Sem alt	1–2 MU a cada 4 h
Antiestafilocócicos				
Oxaxcilina	1–2 g IM/IV a cada 4 h	Sem alt.	Sem alt	Sem alt.
Aminopenicilinas				
Amoxicilina	250–500 mg VO a cada 8 h	Sem alt.	250–500 mg a cada 8–12 h	250 mg a cada 12 h
Amox-clav.	250–500 mg VO a cada 8 h	Sem alt.	250–500 mg a cada 8–12 h	250 mg a cada 12 h
Ampicilina	1–2 g IM/IV a cada 4 h	Sem alt.	1–2 g a cada 8 h	1–2 g a cada 12 h
Amp-sulbact.	1,5–3 g IM/IV a cada 6 h	Sem alt.	1,5–3 g a cada 12 h	1,5–3 g a cada 24 h
Penicilinas de Espectro Estendido				
Pip-tazo	3,375 g IV a cada 6 h	Sem alt.	2,25 g a cada 6 h	2,25 g a cada 8 h
Ticar-clav.	3,1 g IV a cada 4 h	Sem alt.	3,1 g a cada 6 h	2 g a cada 12 h
Outras β-Lactamas				
Aztreonam	1–2 g IM/IV a cada 8 h	Sem alt.	1 g a cada 8 h	0,5 g a cada 8 h
Doripenem	500 mg IV a cada 8 h	Sem alt.	250 mg a cada 8 h	250 mg a cada 12 h
Ertapenem	1 g IV/IM a cada 24 h	Sem alt.	0,5 g a cada 24 h (se CrC < 30)	
Imipenem	250–500 mg IV a cada 6 h	Sem alt.	250-500 mg a cada 8-12 h	250–500 mg a cada 12 h
Meropenem	1 g IV a cada 8 h	Sem 1 alt.	0,5–1 g IV a cada 12 h	0,5 g IV a cada 24 h

Cefalosporinas

Antibiótico	Dose normal	Dose na Insuficiência Renal (cf. GFR)		
		> 50	10–50	< 10
1ª geração				
Cefazolina	1 g IM/IV a cada 8 h	Sem alt.	1 g a cada 12 h	1 g a cada 24 h
2ª geração				
Cefoxitina	1–2 g IM/IV a cada 4 h	1–2 g a cada 6 h	1–2 g a cada 8 h	1 g a cada 12 h
Cefuroxima	750–1.500 mg IM/IV a cada 6 h	Sem alt.	750–1.500 mg a cada 8 h	750 mg a cada 24 h
3ª geração				
Cefotaxima	1–2 g IM/IV a cada 6 h	Sem alt.	Sem alt.	1–2 g a cada 12 h
Cefatazidima	1–2 g IV a cada 8 h	Sem alt.	1–2 g a cada 12 h	1 g a cada 24 h
Ceftizoxima	1–2 g IV a cada 6 h	Sem alt.	1 g a cada 12 h	0,5 g a cada 12 h
Ceftriaxona	1–2 g IM/IV a cada 12–24 h	Sem alt.	Sem alt.	Sem alt.
4ª geração				
Cefepima	1–2 g IM/IV a cada 12 h	Sem alt.	1–2 g a cada 16–24 h	1–2 g a cada 24–48 h

Fluoroquinolonas

Antibiótico	Dose Normal	Dose na Insuficiência Renal (cf. GFR)		
		> 50	10–50	< 10
Ciprofloxacina	500–750 mg VO a cada 12 h 200–400 mg IV a cada 12 h	Sem alt.	250–500 mg a cada 12 h	250–500 mg a cada 24 h
Ofloxacina	200–400 mg VO/IV a cada 12 h	Sem alt.	400 mg a cada 24 h	200 mg a cada 24 h
Levofloxacina	250–500 mg VO/IV a cada 24 h	Sem alt.	250 mg a cada 24 h	250 mg a cada 48 h
Moxifloxacina	400 mg VO/IV 4 ao dia	Sem alt.	Sem alt.	Sem alt.

Macrolídeos

Antibiótico	Dose Normal	Dose na Insuficiência Renal (cf. GFR)		
		> 50	10–50	< 10
Azitromicina	500 mg IV ao dia 500 mg VO no dia 1, a seguir 250 mg VO ao dia	Sem alt.	Sem alt.	Sem alt.

Tetraciclinas

Antibiótico	Dose Normal	Dose na Insuficiência Renal (cf. GFR)		
		> 50	10–50	< 10
Doxiciclina	100 mg VO/IV a cada 12–24 h	Sem alt.	Sem alt.	Sem alt.
Tigeciclina	100 mg IV × 1, a seguir 50 mg a cada 12 h	Sem alt.	Sem alt.	Sem alt.

Antifúngicos

Antibiótico	Dose Normal	Dose na Insuficiência Renal (cf. GFR)		
		> 50	10–50	< 10
Fluconazol	200 mg IV/VO ao dia	Sem alt.	↓ 50%	↓ 50%
Voriconazol	6 mg/kg IV a cada 12 h × 2 doses, a seguir 4 mg/kg IV ou 200 mg VO a cada 12 h	Sem alt.	Usar VO	Usar VO
Micafungina	100 mg ao dia	Sem alt.	Sem alt.	Sem alt.

Outros Antibióticos

Antibiótico	Dose Normal	Dose na Insuficiência Renal (cf. GFR)		
		> 50	10-50	< 10
Cloranfenicol	0,5–1 g IV/VO a cada 6 h	Sem alt.	Sem alt.	Sem alt.
Clindamicina	600 mg IV a cada 8 h 150–300 mg VO 4 v/dia	Sem alt.	Sem alt.	Sem alt.
Daptomicina	4 mg/kg IV a cada 24 h	Sem alt.	4 mg/kg a cada 48 h (se CrCl < 30)	
Linezolida	400–600 mg IV/VO a cada 12 h	Sem alt.	Sem alt.	Sem alt.
Metronidazol	1.000 mg carga, a seguir 500 mg IV/VO a cada 6 h	Sem alt.	Sem alt.	Sem alt.
Nitrofurantoína	50–100 mg VO 4 v/dia	Sem alt.	Evitar	Evitar
TMP-SMX[a]	2–5 mg TMP/kg VO/IV a cada 6 h	Sem alt.	2–5 TMP/kg a cada 12 h	Evitar
Vancomicina	15–20 mg/kg IV a cada 12 h	Sem alt.	1 g a cada 24–72 h verificar cavado (objetivo 10–15 mcg/mL pele/tecido mole, bacteriemia; 15–20 para pulmão, osso, CNS, coração), ajustar dose e intervalo	

[a] Comprimido potência simples = 1 ampola = 80 mg de TMP + 400 mg SMX.

MEDICAÇÕES HERBÁCEAS E EFEITOS COLATERAIS

Nome da Erva	Usos Comuns	Possíveis Efeitos Colaterais ou Interações de Drogas
Echinacea	Estimula o sistema imune e ajuda a combater resfriados e gripe, e na cura de feridas	Pode causar inflamação do fígado se usada com certas outras medicações, como esteroides anabólicos, metotrexato ou outras
Ephedra	Usada em muitos recursos de dieta vendidos ao balcão como supressor do apetite; também para asma e bronquite	Pode interagir com certas medicações antidepressivas ou certas medicações para hipertensão, causando elevações perigosas na pressão arterial ou frequência cardíaca. Poderia causar morte em certos indivíduos
Matricária	Usada para prevenir enxaqueca e para artrite, doença reumática e alergias	Pode aumentar sangramento, especialmente em pacientes já tomando medicações anticoagulantes
GBL, BD e GHB	Fisiculturismo, ajuda em perda de peso e a dormir	Estas são abreviações de drogas ilegalmente distribuídas, não aprovadas (não suplementos) que podem causar morte, convulsões ou inconsciência
Alho	Para baixar níveis de colesterol, triglicerídeos e pressão arterial	Pode aumentar sangramento, especialmente em paciente já tomando certas medicações anticoagulantes. Pode diminuir efetividade de certas drogas contra AIDS, p. ex., saquinavir
Ginkgo (também chamada ginkgo biloba)	Para aumentar circulação sanguínea e oxigenação e para melhorar memória e alerta mental	Pode aumentar sangramento, especialmente em pacientes já tomando certas medicações anticoagulantes
Ginseng	Vigor físico aumentado e concentração mental	Pode aumentar sangramento, especialmente em pacientes já tomando certas medicações anticoagulantes. Pode-se ver frequência cardíaca ou pressão arterial
Hidraste	Usado como laxativo brando e também reduz inflamação	Pode piorar edema e/ou hipertensão arterial
Kava-kava	Para nervosismo, ansiedade ou agitação; também relaxante muscular	Pode aumentar os efeitos de certas medicações anticonvulsivantes e/ou prolongar os efeitos de certos anestésicos. Pode causar lesão hepática séria. Pode piorar os sintomas da doença de Parkinson. Pode aumentar os efeitos do álcool. Pode aumentar o risco de suicídio em pessoas com certos tipos de depressões
Alcaçuz	Para tratar úlcera de estômago	Certos compostos de alcaçuz podem causar alta pressão arterial, edema ou desequilíbrios eletrolíticos
Saw palmetto (certo palmito)	Para próstata aumentada e inflamação urinária	Pode ter efeitos com outras terapias hormonais
Verruga-de-São-João	Para depressão ou ansiedade branda à moderada e distúrbios do sono	Pode diminuir efetividade de todos os inibidores de protease de HIV e inibidores de transcritase reversa não nucleosídicos atualmente comercializado (drogas potentes de combate a AIDS). Pode possivelmente prolongar efeitos da anestesia (não provado). Pode inadvertidamente diminuir níveis de digoxina, uma medicação cardíaca poderosa
Valeriana	Branda ajuda sedativa e para sono; também relaxante muscular	Pode aumentar os efeitos de certas medicações anticonvulsivas ou prolongar os efeitos de certos agentes anestésicos
Vitamina E	Usada para prevenir derrame e coágulos sanguíneos nos pulmões. Também usada para retardar o processo de envelhecimento e para proteção contra poluição ambiental	Pode aumentar sangramento, especialmente em pacientes já tomando certas medicações de anticoagulação. Pode afetar a função da glândula tireoide em indivíduos sadios sob todos os aspectos. Em doses acima de 400 UI por dia pode causar problemas com pressão arterial aumentada em pessoas que já têm pressão alta

Fonte: American Society of Anesthesiologists. What you should know about Herbal and Dietary Supplement Use and Anesthesia; 2003.

Outras Drogas Relevantes para Prática de Anestesia

MEGAN GRAYBILL ANDERS

Abciximab (ReoPro)
Indicação: Prevenção de formação de trombo após intervenção coronariana percutânea (PCI), angina instável quando PCI planejada dentro de 24 horas, também usado como adjunto em trombólise
Dose típica: 0,25 mg/kg IV 10–60 min antes de PCI, a seguir 10 mcg/min infusão IV
Mecanismo: Anticorpo monoclonal, inibe glicoproteína IIb/IIIa das plaquetas; previne adesão e agregação das plaquetas via inibição da ligação de fibrinogênio, fator de von Willebrand, aos locais receptores nas plaquetas
Eliminação: Permanece na circulação por ≥ 15 d em um estado ligado à plaqueta, mas a função da plaqueta se recupera em cerca de 48 h
Comentários: Visado ao uso com aspirina e heparina. Hipotensão pode ocorrer com dose em *bolus*. Complicações de sangramento, trombocitopenia, anafilaxia são efeitos colaterais importantes. Contraindicado com sangramento grave recente ou distúrbios hemorrágicos (contraindicações específicas semelhantes ao TPA)

Acarbose (Precose): Ver tabela Antidiabéticos na página 2H-64

Acetazolamida (Diamox): Ver tabela Diuréticos na página 2H-56

Ácido Aminocaproico (Amicar)
Indicações: Aumenta hemostasia, quando fibrinólise contribui para sangramento
Dose típica: *Adultos:* 4–5 g (100–150 mcg/kg) carga IV em 1 h, seguida por infusão de 1 g/h × 8 h ou até sangramento ser controlado
Mecanismo: Estabiliza formação do coágulo inibindo ativadores de plasminogênio e a plasmina. Inibidor de fibrinólise
Eliminação: Principalmente renal
Comentários: Contraindicado em DIC. Pode causar hipotensão, bradicardia, arritmias, trombose, elevação LFT, ↓ função das plaquetas. Diminuir dose em doenças renal, cardíaca, hepática

Ácido Etacrínico (Edecrin): Ver tabela Diuréticos na página 2H-56

Albuterol (Proventil, Ventolin)
Indicações: (1) Broncospasmo, também usado para tratamento agudo de (2) hiperpotassemia
Dose típica: *Adulto:* (1) 2,5–5 mg nebulizado ou 2 baforadas inaladas (90 mcg cada, usar espaçador) cada 4–6 h prn. Pode usar nebulização contínua 10–15 mg/h se broncospasmo grave. (2) 10–20 mg nebulizado. *Ped.:* (1) < 2 anos: 0,2–0,6 mg/kg/d divididos cada 4–6 h (1 mg/kg é potencialmente tóxico), 2–12 anos: 0,63–2,5 mg cada 6–8 h
Mecanismo: Agonista β_2-adrenérgico, tem alguma atividade β_1. Estimula adenil ciclase → ↑ cAMP → relaxamento do músculo liso brônquico. Promove recaptação celular de K^+
Início: 2–5 min, **Máximo:** 1 h. **Duração:** 3–6 horas
Eliminação: Metabolismo hepático, excreção renal
Comentários: Pode causar taquicardia, tremor, hipopotassemia. Usar cautela em doença cardíaca, uso de MAOI/tricíclico. Menos de 20% de droga atinge trato respiratório, quando se compara nebulização na OR *vs.* MDI ambos fornecem pequenas doses. Pode administrar com MDI (inalador de dose medida) via equipamento de anestesia colocando cilindro dentro de seringa de 60 mL e conectando em lugar da linha de amostragem de gás (remover umidificador em linha, coordenar administração com ventilação manual, permitir tempo adequado para expiração entre baforadas, pode exigir 6–8 administrações em decorrência da perda de droga para o lado de dentro do ETT)

Antagonistas de 5HT3 (Ondansetron, Granisetron, Dolasetron)
Indicação: Prevenção, tratamento de náusea e vômito pós-operatórios
Dose típica: Ondansetron (Zofran): *Adultos:* 4 mg IV × 1; *Ped.: > 1 mês:* 0,1 mg/kg IV × 1 (máx. 4 mg/dose)[*]
Granisetron (Kytril): **Adultos:** 1 mg IV; *Ped.: > 2 anos:* 0,01 mg/kg IV (máx. 1 mg/dose)
Dolasetron (Anzemet): *Adultos:* 12,5 mg IV ou 100 mg PO 2 h antes da cirurgia; *Ped.:* 0,35 mg/kg (máx. 12,5 mg)
Mecanismo: Antagonismo aos receptores 5HT3 centralmente (zona-gatilho quimiorreceptora) e perifericamente (terminais nervosos vagais abdominais)
Eliminação: Predominantemente metabolismo hepático
Comentários: Administrar dose profilática no momento do despertar. Readminsitração pós-operatória não fornece eficácia adicional. As três drogas parecem iguais em eficácia para PONV. Maioria dos estudos em anestesia pediátrica utilizou ondansetron. Diminuir dose (máx 8 mg/d de ondansetron) no comprometimento hepático grave. Pode ser usado em Parkinson, não antagoniza receptores à dopamina. Ondansetron também disponível como comprimido para dissolver na boca. Pode causar cefaleia, aumento transitório de transaminases, prolongamento do QT (especialmente dolasetron). Risco de arritmia grave quando administrado com outras drogas que prolongam o intervalo QT (ver Droperidol)

---

[*] N. do T.: No Brasil, em adultos, se administra até 8 mg/dose.

Aprotinina (Trasylol)
Descontinuada do mercado americano em 5/2008 em razão do ↑ do risco de morte em comparação a ácido aminocaproico e ácido tranexâmico

Argatroban (Acova)
Indicação: (1) Tratamento ou profilaxia de trombose em trombocitopenia induzida por heparina; (2) PCI em pacientes com ou em risco de trombocitopenia induzida pela heparina

Dose típica: Adulto: (1) 2 mcg/kg/min infusão contínua IV, máx. 10 mcg/kg/min, ajustar até aPTT em estado constante é 1,5–3 × valor básico (não exceder 100 s). (2) 350 mcg/kg/IV ao lonto de 3–5 min, a seguir 25 mcg/kg/min IV infusão contínua, manter ACT entre 300 e 450 s. Checar ACT 5–10 min após *bolus*; pode dar novo *bolus* de 150 mcg/kg e ↑ infusão para 30 mcg/kg/min para ACT < 300. Para ACT > 450 ↓ infusão para 15 mcg/kg/min e rechecar ACT em 5–10 min.
Ped.: Segurança e eficácia em crianças < 18 não foram estabelecidas; em pacientes pediátricos seriamente doentes com HIT/HITTS (trombocitopenia induzida pela heparina/síndrome de trombocitopenia induzida pela heparina e trombose) começar infusão em 0,75 mcg/kg/min (0,2 mcg/kg/min se comprometimento hepático)

Mecanismo: Inibidor de trombina direto altamente seletivo. Inibe formação de trombina; ativação de fatores V, VIII e XIII; proteína C e agregação das plaquetas

Eliminação: Metabolismo hepático com excreção renal de 22% (16% inalterado)

Comentários: Sangramento é o principal efeito adverso, pode também causar hematúria ou hipotensão. Usar ↓ dose inicial em comprometimento hepático. Não deve ser administrado com outros anticoagulantes IV. Precaução ao mudar para e a partir de outros anticoagulantes: permitir efeito da heparina sobre o aPTT para ↓. Prolonga aPTT e ACT, contribuição para ↑ INR vista quando iniciando varfarina. Cautela em pacientes com hipertensão HTN grave, punção lombar recente ou grande cirurgia. Reduzir dose em disfunção hepática

Azul de Metileno (Cloreto de Metiltionina, Urolene Blue)
Indicação: (1) Metemoglobinemia, também usado para (2) síndrome vasoplégica pós-*bypass* cardiopulmonar, choque séptico refratário

Dose típica: (1) 1–2 mg/kg (0,1–0,2 mL) IV em 5 min, pode repetir em 1 h. Dar lentamente para evitar ↑ concentração local e promoção de metemoglobina adicional, (2) 1,5 mg/kg

Mecanismo: Aumenta redução nos eritrócitos de metemoglobina a hemoglobina em baixas doses, pode causar formação de metemoglobina em altas doses. Potente inibidor reversível de MAO-A, inibe MAO-B em altas doses. Inibe via do óxido nítrico/cGMP

Eliminação: Redução tecidual; excreções urinária e biliar

Comentários: Causa falsas baixas leituras transitórias de oximetria de pulso e coloração azul do sangue (alertar cirurgião/perfusionista sobre o uso em cirurgia cardíaca), urina, pele. Contraindicado em deficiência de G6PD; extremo cuidado em hipertensão pulmonar e lesão pulmonar aguda/ARDS. Evitar com uso concomitante de vasodilatadores pulmonares, ou nitratos para vasodilatação coronariana, em razão do mecanismo de ação competitivo. Extravasamento pode causar necrose. Risco de síndrome serotoninérgica, evitar coadministração de drogas psiquiátricas serotonérgicas, se possível. Pode causar náusea, diaforese, confusão. Facilita desmame pressor e ↑ pressão arterial em choque séptico, efeito desconhecido sobre resultados (2–3 h após dose de *bolus*, alguns estudos usam infusão contínua). Escassamente estudado, mas parece melhorar vasoplegia e mortalidade após cirurgia cardíaca, pode ter papel em síndrome vasoplégica em anafilaxia, transplante de fígado, outros contextos

Bicarbonato (Bicarbonato de Sódio)
Indicação: (1) Acidose metabólica, (2) hiperpotassemia. Também usado em alcalinização da urina para facilitar eliminação de alguns compostos

Dose típica: (1) **Adulto:** 2–3 mEq/kg ao longo de 4–8 horas ou 0,2 × kg ×; *déficit* de base (mEq/L) titular à resposta. **Ped.:** 0,3 × kg × déficit de base (mEq/L). (2) **Adulto:** 50 mEq IV ao longo de 5 min

Mecanismo: Aumenta bicarbonato plasmático, tampona excesso de íons hidrogênio ($Na^+ + HCO_3^- + H^+ \rightarrow H_2O + CO_2 + Na^+$)

Comentários: Solução 8,4% é ~1,0 mEq/mL. Não corrige acidose respiratória, pode ↑ pCO_2/necessidades de ventilação em razão da produção de CO_2 no processo de tamponamento. Evitar, em CHF, hipernatremia; precaução em disfunção renal em decorrência da grande carga de sódio. Fabricar solução ~isotônica com 3 × frascos de 50 mEq em 1 L D5W. Infusão é incompatível com a infusão de múltiplas medicações. Extravasamento causa necrose tecidual. Aplicação rápida em crianças < 2 anos pode causar hemorragia intracraniana. Controvérsia a respeito do papel na prevenção de nefropatia induzida por contraste. Monitorizar Ca^{2+} ionizado; pode ↓, causando depressão miocárdica, resposta prejudicada a catecolamina. Em choque/acidose láctica, continuar a tratar a causa e reservar uso para pH < 7,15/bicarbonato sérico < 10–12 (mesmo neste caso, não há evidência convincente de resultados melhores)

Bicitra (Citrato de Sódio/Ácido Cítrico)
Indicação: Usado para neutralização do ácido do estômago

Dose típica: Adulto: 15–30 mL VO 15–30 min antes da indução; **Peds:** 5–15 mL via oral 15–30 min antes da indução

Mecanismo: Convertido em bicarbonato ativo

Eliminação: Renal (alcaliniza a urina)

Comentários: Antiácido não particulado útil para administração pré-operatória. Aspiração inadvertida causará ↓ pneumonite química *vs.* antiácidos convencionais (alumínio, cálcio etc.). Evitar administração repetida em doença renal grave, restrição de sódio. Não combinar com antiácidos contendo alumínio. Pode ter efeito laxativo, causar hipocalcemia, acidose metabólica. 10 mL de bicitra é equivalente a 10 mEq de bicarbonato

Bivalirudina (Angiomax)
Indicação: Anticoagulação em pacientes com angina instável ou presença/risco de trombocitopenia induzida por heparina submetendo-se à angioplastia ou PCI
Dose típica: 0,75 mg/kg *bolus* IV, a seguir 1,75 mg/kg/h pela duração do procedimento, 0,2 mg/kg/h até 20 h. Efetuar ACT 5 min após *bolus* e dar novo *bolus* 0,3 mg/kg, se necessário
Mecanismo: Inibidor direto da trombina
Eliminação: Degradação enzimática no plasma (retardada na hipotermia) e excreção renal
Comentários: Útil em razão da meia-vida curta (25 min com função renal normal, valores da coagulação retornam aos básicos em 1 h), pode ser suspensa brevemente antes dos procedimentos em pacientes graves com HIT/HITTS. Relatos de uso bem-sucedido como alternativa à heparina (em pacientes com anticorpos à heparina) para anticoagulação durante *bypass* cardiopulmonar. *Bolus* de bivalirudina de 1 mg/kg seguido por 2,5 mg/kg/h, parar 15 min antes de descontinuar o CPB. O uso neste contexto complica pelo fato de que ACT/PTT não são testes adequados de monitorização nas doses do CPB; manter nível de bivalirudina de 10–15 μg/mL. Coágulo pode-se formar em sangue estagnado no campo cirúrgico, não indica nível insuficiente. Em indicações de PCI, usada com inibidor de IIb/IIIa e visando ao uso com aspirina em potência total. Nenhum agente de reversão conhecido. Eliminação: significativamente prejudicada em disfunção renal

Bosentana (Tracleer)
Indicação: Tratamento de hipertensão arterial pulmonar
Dose típica: 62,5 mg 2 v/dia × 4 semanas, então ↑ para 125 mg 2 v/dia se > 40 kg
Mecanismo: Antagonismo competitivo à endotelina-1; bloqueia receptores no endotélio vascular e músculo liso, inibindo vasoconstrição
Eliminação: Metabolismo hepático pelo CYP2C9, 3A4, excreção biliar
Comentários: Não para todas as etiologias de hipertensão pulmonar; evitar em doença veno-oclusiva pulmonar uma vez que possa causar edema pulmonar. Efeitos adversos incluem teratogenicidade, declínio na hemoglobina, "transaminite" e insuficiência hepática. Alterar dose com LFTs ↑, uso de ritonavir. Evitar suspensão abrupta

Brometo de Ipratrópio (Atrovent)
Indicação: Broncodilatação, especialmente no tratamento crônico de doença pulmonar obstrutiva
Dose típica: ***Adulto:*** 500 mcg; ***Ped.*** : < *12 anos:* 150–500 nebulizado, a cada 20 min até 3 doses
Mecanismo: Anticolinérgico inalado
Eliminação: Hepática, excreção renal
Comentários: Combinar com agonista β_2 no broncospasmo agudo (solução pode ser misturada com albuterol). Cuidado no glaucoma, hipertrofia benigna da próstata

Bumetanida (Bumex): Ver tabela Diuréticos na página 2H-56

Buprenorfina – naloxona (Suboxone)
Indicação: Tratamento ambulatorial de dependência de opioide (terapia de substituição de opioide) por médicos certificados
Dose típica: 12–16 mg (faixa 4–24 mg), sublingual
Mecanismo: Comprimido de combinação com buprenorfina (agonista opioide mu parcial de alta afinidade e antagonista opioide kappa) e naloxona (potente antagonista opioide mu)
Eliminação: Metabolismo hepático, excreção biliar/renal
Comentários: Produz efeitos de agonista opioide (reduzindo sintomas de abstinência) com efeito teto; componente naloxona é pouco absorvido pela via sublingual e trata o abuso dos comprimidos via injeção intravenosa. Para procedimentos eletivos, coordenar com especialistas de dor/vício; parar terapia 3 d antes da cirurgia é recomendado para facilitar analgesia peroperatória (pacientes podem necessitar de substituição para evitar recidiva no vício). Pacientes tipicamente necessitam doses ↑↑ de opioide para alívio adequado da dor. Continuar terapia e permitir buprenorfina extra para dor aguda pode ser uma opção para pequenos procedimentos

Carboprost Trometamina (Hemabate, 15-Metil Prostaglandina $F_{2\alpha}$)
Indicação: Sangramento uterino pós-parto refratário
Dose típica: Não é adequado para administração IV. 250 mcg IM, repetir a cada 15 min prn (máx. 2.000 mcg)
Mecanismo: Prostaglandina com mecanismo não claro. Estimula contrações uterinas, promove hemostasia no local da placentação
Eliminação: Metabolismo principalmente pulmonar, excreção renal
Comentários: Deve ser refrigerado. Estimula músculo liso GI e frequentemente causa diarreia, náusea/vômito. Pode causar elevação de temperatura, rubor, broncoconstrição. Evitar em asma, doença cardíaca, hipertensão pulmonar. Pode ser administrada via endometrial durante cesariana

Clopidogrel (Plavix)
Indicação: Síndrome coronariana aguda, prevenção de trombose de *stent* em artéria coronária, acidente vascular isquêmico, MI, doença arterial periférica
Dose típica: 75 mg VO ao dia. 300 mg carga usada em ACS (síndrome coronariana aguda), PCI
Mecanismo: Agente antiplaquetário tienopiridina irreversível. Bloqueador do receptor a ADP: Impede ligação de fibrinogênio, assim ↓ adesão/agregação das plaquetas

Eliminação: Metabolismo hepático CYP3A4, CYP2C19. Exige metabolismo para metabólito ativo, pacientes com algumas variedades de CYP450 são resistentes ao efeito da droga (testagem genética disponível)
Comentários: Principal efeito colateral é sangramento – pode ser tratado com transfusão de plaquetas embora ↓ eficácia das plaquetas dentro de 2–4 h da dose. Uso concomitante com heparina e aspirina é aceito, particularmente em tratamento de síndrome coronariana aguda (ACS). Potencial ↓ da eficácia quando usado com omeprazol pode não ser clinicamente significativo. Recomenda-se descontinuar 5–10 d antes de cirurgia eletiva (7 d antes de anestesia neuroaxial). Restringir só para cirurgia urgente/emergente dentro de 1 ano de *stent* eluidor de droga em razão do risco ↑ de trombose do *stent* tardia fatal; consultar primeiro o cardiologista

Cloreto de Cálcio (CaCl$_2$); Gluconato de Cálcio (Kalcinate)
Indicação: (1) Hipocalcemia, hiperpotassemia, (2) hipermagnesemia, superdose de bloqueador dos canais de cálcio. Não usado rotineiramente no ACLS
Dose típica: (1) 500–1.000 mg CaCl$_2$ IV ao longo de 5–10 minutos em emergência ou infusão de 1–5 mg/kg/h titulada ao nível de cálcio ionizado, (2) 500 mg CaCl$_2$ IV ou 500–800 mg gluconato, pode repetir se depressão SNC persistir, (3) 1–2 g CaCl$_2$ IV, pode repetir a cada 20 minutos até 5 doses. Hipocalcemia secundária à transfusão de sangue citratado: 33 mg CaCl$_2$ ou 100 mg gluconato Ca/100 mL de sangue transfundido. ***Peds.:*** 10–20 mg/kg/dose a cada 10 min prn. Gluconato de cálcio: 15–30 mg/kg IV prn
Mecanismo: Cofator em reações enzimáticas, essencial para neurotransmissão, contração muscular, vias de condução de sinal. Pode ↑ tônus vascular periférico, contratilidade cardíaca, potencializar efeitos de catecolaminas em doenças graves
Eliminação: Incorporado em osso/tecidos; excreção renal
Comentários: CaCl$_2$ fornece 1,36 mEq Ca^{2+} por mL de solução 10% (*vs.* gluconato, 0,45 mEq/mL), é preferido em emergências. Administrar por via venosa central (especialmente CaCl$_2$) se possível em razão da irritação de veia e necrose associadas a extravasamento. Pode causar bradicardia ou arritmia (especialmente com digoxina), ↑ risco de fibrilação ventricular

Clorotiazida (Diuril): Ver Tabela Diuréticos na página 2H-56

Dabigatran (Pradaxa)
Indicação: Anticoagulação em fibrilação atrial
Dose típica: 150 mg 2 v/dia
Mecanismo: Inibidor competitivo direto da trombina, impede conversão de fibrinogênio em fibrina, formação de trombo
Eliminação:: Excreção renal
Comentários: Parar 1–2 d (4–5 d em disfunção renal) antes da cirurgia. Risco de sangramento pode ser avaliado com tempo de coagulação de ecarina (ECT); um aPTT normal sugere pouca atividade anticoagulante embora mesmo brando ↑ aPTT possa ser associado a níveis de droga clinicamente importantes. Não eleva confiavelmente a INR. Atualmente, não existe NENHUM agente de reversão ou antídoto. Produtos de sangue/fatores da coagulação não revertem o efeito (podem ser tentados como último recurso apenas quando falharem medidas suportivas, controle cirúrgico de sangramento ameaçando a vida). Hemodiálise pode remover aproximadamente 60%

Dalteparina (Fragmin)
Indicação: (1) Profilaxia de DVT, (2) anticoagulação sistêmica para tratamento de DVT ou PE, (3) síndrome coronariana aguda
Dose Típica: (1) 2.500–5.000 unidades SC diariamente, (2) 100 unidades/kg SC 2 v/dia, (3) 120 unidades/kg SC (máx. 10.000 unidades) a cada 12 h com aspirina
Mecanismo: Heparina de baixo peso molecular (LMWH) aumenta inibição de Fator Xa e trombina (IIa)
Eliminação: Metabolismo hepático, excreção renal
Comentários: Relação dose–resposta mais previsível que a da heparina (ver também Enoxaparina). Mínimo efeito sobre PTT. Rara trombocitopenia. Precaução com anestesia neuroaxial incluindo cateter de demora em razão do potencial de hematoma espinal/epidural e complicações neurológicas. Disponível em frascos com múltiplas doses

Dantroleno (Dantrium)
Indicação: Tratamento da hipertermia maligna
Dose típica: *Adulto/Ped:* 2,5 mg/kg *bolus* IV (misturar 20 mg/60 mL água estéril = *bolus* 525 mL para pac. 70 kg). Repetir dose até sintomas melhorarem até máx. 10 mg/kg (embora 30 mg/kg às vezes necessário). Pós-reação aguda 1 mg/kg a cada 6 h durante 24–48 h, então diminuir gradualmente ou mudar para tratamento oral
Mecanismo: Relaxante muscular esquelético de ação direta, ↓ liberação Ca^{2+} do retículo sarcoplasmático
Eliminação: Metabolismo hepático com excreção renal
Comentários: Pó se dissolve lentamente para solução – pode exigir que assistentes ajudem em emergência clínica. Notar grande volume a ser administrado. Hepatotoxicidade potencial. Necrose tecidual se extravasado. Tratamento profilático não recomendado. Ver também "Protocolo de Hipertermia Maligna", Apêndice C. MH Hotline 800–644–9737

Desmopressina, Acetato (DDAVP)
Indicação: (1) Hemofilia A, doença de von Willebrand, disfunção urêmica das plaquetas; (2) *diabetes insipidus* central
Dose típica: *Adulto:* (1) 300 mcg intranasal, dar 2 h antes do procedimento ou 0,3 mcg/kg IV ao longo de 15–30 min, dar 30 min antes do procedimento, (2) 5–40 mcg intranasal, pode dividir a cada 8–12 h. ***Ped.:*** (1) 2–4 mcg intranasal ou 0,2–0,4 mcg/kg IV ao longo de 15–30 min, (2) *3 meses – 12 anos:* 5–30 mcg/d intranasal, dividido 2 v/dia

Mecanismo: Hormônio antidiurético sintético; mecanismo hemostático não é claro, mas envolve liberação de reservas de fator VIII, possivelmente ↑ concentração de fator VIII e ↑ atividade do fator de von Willebrand. Aumenta reabsorção de água renal no ducto coletor
Eliminação: Excreção renal
Comentários: Taquifilaxia observada com múltiplas doses (com 12–24 h) para hemostasia. Pode causar cefaleia, raros eventos trombóticos em razão do ↑ adesão das plaquetas. Raro risco de hiponatremia/convulsões potencialmente fatais: considerar ↓ aporte de líquido para minimizar potencial de intoxicação pela água. Pode ↑ BP, usar cuidado em doença cardíaca e hipertensiva

Dexametasona (Decadron)
Indicação: (1) Edema cerebral por tumor cerebral; (2) edema da via aérea; (3) profilaxia de náusea e vômito pós-operatórios; (4) reação alérgica
Dose típica: *Adulto:* (1) Carga 10 mg IV, a seguir 2 mg IV a cada 8–12 h, (2) 0,1 mg/kg IV a cada 6 h, (3) 4 mg IV, (4) 4–8 mg, diminuir gradualmente em 7 d. *Ped.:* (1) 1–2 mg/kg carga IV, a seguir 1–1,5 mg/kg/d dividido a cada 4–6 h IV (máx. 16 mg/d), (2) 0,5–2 mg/kg/d IV/IM dividido a cada 6, (3) 0,0625 mg/kg, (4) 0,15–0,6 mg/kg IV
Mecanismo: Glicocorticosteroide; evita/controla inflamação controlando velocidade de síntese de proteína modulando inflamatório, suprimindo migração de células inflamatórias, revertendo permeabilidade capilar. Mecanismo antiemético não claro, provavelmente central
Eliminação: Metabolismo hepático, excreção renal
Comentários: Potente glicocorticoide com quase nenhuma propriedade mineralocorticoide (ver tabela acompanhando Hidrocortisona). Pouco ou nenhum benefício com doses mais altas para PONV embora possa ↑ efeitos colaterais. Início lento de ação: Leva 4–6 h para ↓ edema da via aérea; mais efetiva para profilaxia de PONV quando administrada à indução. Causa sensação de ardência perineal com injeção IV rápida. Risco de insuficiência corticossuprarrenal se retirada abruptamente após uso crônico. Efeitos de doses crônicas ↑ (hiperglicemia, cura retardada de ferida, imunossupressão) são importantes em pacientes cirúrgicos, entretanto nenhum estudo identificou complicação associada ao uso isolado antiemético. Usar mais baixa dose efetiva. Usar com cautela com doses ↑ em infecção grave, TB (bacilo tuberculoso) latente. Como outros esteroides, pode causar delírio ou agravar distúrbios psiquiátricos

Difenidramina (Benadryl)
Indicação: (1) Tratamento agudo de reação alérgica; (2) prurido; (3) antiemético, sedativo, antitussígeno; (4) tratamento de reação distônica/sintomas extrapiramidais
Dose típica: *Adulto:* (1, 2) 10–50 mg IV a cada 4–6 h (máx. 100 mg/dose, 400 mg/d); (3) 25–50 mg VO/IM/IV a cada 4–6 h; (4) 50 mg IV/IM, pode repetir em 20–30 min. *Ped.:* (> 10 kg) (1) 5 mg/kg/d IV div. a cada 6–8 h (máx. 300 mg/d 75 mg/dose); (2) 0,5–1 mg/kg/dose VO/IV/IM a cada 4–6 h/(3) 1 mg/kg/dose VO/IV/IM
Mecanismo: Anti-histamínico; antagonista do receptor H_1 à histamina; anticolinérgico; depressor do CNS
Eliminação: Metabolismo hepático; excreção renal
Comentários: Usar como adjunto à epinefrina na anafilaxia. Pode causar sonolência, hipotensão, taquicardia, tonteira, retenção urinária, convulsões, excitação paradoxal em crianças. Usar cautela em pacientes idosos (sedação, confusão). Efeito de sedação aditivo com outros depressores do CNS

Dolasetron (Anzemet): Ver Antagonistas 5HT3

Droperidol (Inapsine)
Indicação: (1) Prevenção/tratamento de náusea e vômito pós-operatórios. Também usado para (2) sedação, adjunto à GA, tratamento de delírio, embora drogas alternativas sejam preferidas
Dose típica: *Adulto:* (1) 0,625–1,25 mg IV, (2) 2,5 mg é máx. recomendado, doses adicionais de 1,25 mg se benefício > risco. *Ped.:* 2–12 anos: 0,03–0,07 mg/kg (0,1 mg/kg máx.)
Mecanismo: Neuroléptico butirofenona, principalmente antidopaminérgico com algum antagonismo em receptores a NE, 5HT, GABA, α-adrenérgicos
Eliminação: Metabolismo hepático extenso, excreção renal
Comentários: Potencializa outros depressores do CNS; também pode causar ansiedade, agitação, disforia. Brando bloqueamento α-adrenérgico pode causar hipotensão via vasodilatação periférica, taquicardia reflexa (especialmente em hipovolemia). Evitar em Parkinson, feocromocitoma (pode precipitar liberação de catecolamina). Pode causar sintomas extrapiramidais → tratar com difenidramina. Pode prolongar intervalo QT levando a arritmias sérias incluindo *Torsades de Pointes*, arritmias ventriculares, parada cardíaca. Contraindicado em intervalo QT prolongado preexistente (QTc > 440 em homens, > 450 em mulheres); usar extrema cautela se presentes fatores de risco para prolongamento de QT incluindo HR < 50, cardiopatia, hipopotassemia, hipomagnesemia, coadministração de outras drogas prolongadoras de QT (incluem bloqueadores dos canais de cálcio, ondansetron, antidepressivos, fluoroquinolonas, antiarrítmicos)

Enoxaparina (Lovenox, HBPM)
Indicação: (1) Profilaxia de DVT, (2) tratamento de DVT aguda ou PE, (3) síndrome coronariana aguda
Dose típica: (1) 40 mg SC ao dia ou 30 mg SC a cada 12 h; (2) 1 mg/kg SC a cada 12 h (paciente externo, com varfarina) ou 1,5 mg/kg SC ao dia (paciente interno, com varfarina); (3) 1 mg/kg SC 2 v/dia com aspirina (30 mg *bolus* IV em IM com elevação de ST). *Ped.:* Segurança/eficácia não estabelecida. (1) < *2 meses:* 0,75 mg/kg SC a cada 12 h; (2) 1,5 mg/kg SC a cada 12 h; > *2 meses:* (1) 0,5 mg/kg SC a cada 12 h; (2) 1 mg/kg SC a cada 12 h
Mecanismo: LMWH, antitrombótico. Atividade antifator Xa e antitrombina (antifator IIa)
Eliminação: Metabolismo hepático, excreção renal

Comentários: Relação dose–resposta mais previsível e duração de ação mais longa do que a heparina não fracionada. Preferida para profilaxia de DVT em artroplastia, trauma. Diferentemente da varfarina, pode ser usada na gravidez. Geralmente não ↑ PT ou PTT; monitorizar atividade de Fator Xa (4 h após dose) se necessário (considerar quanto a ajuste de dose em obesidade, baixo peso corporal, gravidez, comprometimento renal). Nível de atividade de Xa não preditivo do risco de sangramento. Reduzir dose para baixo peso corporal < 45 kg, comprometimento renal com GFR < 30. Raramente causa trombocitopenia, contraindicada em sangramento ativo importante. Reversão incompleta com protamina. Risco de hematoma espinal ou epidural e lesão neurológica com punção espinal, anestesia neuroaxial incluindo cateter de demora (aguardar 12 h após dose profilática ou 24 h após dose terapêutica antes de efetuar bloqueio neuroaxial; ↑ risco com aplicação duas vezes ao dia vs. uma vez ao dia; retardar dose de enoxaparina por 2 horas após remoção de cateter neuroaxial)

Epinefrina Racêmica (Vaponefrin)
Indicação: Crupe (laringotraqueobronquite), edema da via aérea pós-extubação/traumático; adjunto em bronquiolite e broncospasmo
Dose típica: Inalada via nebulizador. **Adulto:** 0,5 mL de solução 2,25% em 3 mL NS cada 2–4 h prn. **Ped.:** < 4 anos: 0,05 mL/kg de solução 2,25% em 3 mL NS a cada 2–4 h prn; > 4 anos: 0,25–0,5 mL de solução 2,25% em 3 mL NS a cada 2–4 h prn
Mecanismo: Vasoconstrição da mucosa
Eliminação: Metabolismo por MAO/COMT
Comentários: Pode causar taquicardia, arritmias. Edema de rebote da via aérea pode ocorrer até 2 h após descontinuação

Epoprostenol (Flolan, Prostacyclin, Prostaglandina I_2 [PGI_2])
Indicação: Hipertensão arterial pulmonar
Dose típica: 2 ng/kg/min infusão IV, titular por 1–2 ng/kg/min a cada 15–30 min. Para uso a curto prazo em doença grave, pode ser inalado via nebulização contínua (estudadas doses de 15–50 ng/kg/min, desmamar por 50%)
Mecanismo: Vasodilatadores pulmonar e sistêmico; inibe agregação de plaquetas
Eliminação: Rapidamente hidrolisado no sangue
Comentários: Não para uso em todos os tipos de hipertensão pulmonar. Cuidado em doença veno-oclusiva pulmonar ou disfunção sistólica ventricular esquerda; edema pulmonar pode-se desenvolver durante titulação inicial da dose IV. Uso IV pode causar bradi ou taquicardia, hipotensão, sintomas gripais, náusea, vômito, diarreia. Evitar retirada abrupta ou interrupção da infusão (notar meia-vida de 2,7 min). Terapia inalatória oferece benefício potencial de mínimo efeito hemodinâmico sistêmico, melhora do equilíbrio $\dot{V}/\dot{Q}$; usar precaução uma vez que a preparação de glicina "pegajosa" possa obstruir ETT e causar mau funcionamento do ventilador. Usos potenciais da droga inalatória incluem crise hipertensiva pulmonar aguda, pós-cirurgia cardíaca, ARDS, recém-nascidos com cardiopatia congênita

Eptifibatide (Integrilin)
Indicação: Prevenção da formação de trombo após PCI, tratamento da síndrome coronariana aguda
Dose típica: Bolus 180 mcg/kg, a seguir infusão de 2 mcg/kg/min até 72 h. Reduzir infusão para 1 mcg/min em comprometimento renal com CrCl < 50
Mecanismo: Evita adesão e agregação das plaquetas por inibição reversível de glicoproteína IIb/IIIa, fibrinogênio e fator de von Willebrand
Eliminação: Excreção renal, função das plaquetas se recupera dentro de 4–8 h após descontinuação da infusão
Comentários: Risco de complicações hemorrágicas incluindo sangramento no local da bainha (remoção precoce encorajada, reter heparina primeiro). Pode causar trombocitopenia. Contraindicada com sangramento grave recente ou com doença hemorrágica (contraindicações específicas semelhantes a TPA)

Famotidina (Pepcid)
Indicação: GERD, úlcera péptica
Dose típica: **Adulto:** 10–20 mg IV a cada 12 h (diluir em 10 mL NS, administrar <10 mg/min), 20–40 mg VO 2 v/d.
Ped.: 0,6–0,8 mg/kg/d IV, dividir a cada 8–12 h (máx. 40 mg/d)
Mecanismo: Antagonista competitivo no receptor à histamina (H_2), efeito sobre células parietais gástricas ↓ secreção ácida gástrica
Eliminação: 30–35% do metabolismo hepático; 65–70% excreção renal
Comentários: Dada pré-operatoriamente para profilaxia de aspiração pulmonar (efeito máximo dentro de 30 min da dose IV), e para profilaxia de úlcera em pacientes críticos selecionados. Pode causar confusão, tontura, cefaleia, diarreia, trombocitopenia. Reduzir a dose em comprometimento renal.

Fator VIIa (Novoseven)
Indicação: Episódios de sangramento e (1) intervenção cirúrgica em hemofilia A ou B, (2) deficiência congênita de fator VII ou hemofilia adquirida. Também usado em hemorragia intracraniana, hemorragia alveolar difusa, (3) coagulopatia associada à perda sanguínea maciça em trauma, cirurgia cardíaca
Dose típica: (1) 90 mcg/kg IV antes da intervenção, a seguir a cada 2 h pela duração da cirurgia × 2–5 d, a seguir a cada 2–6 h até que a cura tenha ocorrido, (2) 70–90 mcg/kg a cada 2–3 h até hemostasia obtida (doses tão baixas como 10 mcg/kg podem ser efetivas), (3) aplicação não está padronizada para estes usos, varia de 35–120 mcg/kg, ver protocolo fundamentado no hospital
Mecanismo: Promove hemostasia através da ativação da cascata extrínseca da coagulação; ativa fatores X, IX → converte protrombina em trombina → converte fibrinogênio em fibrina, ajuda a formar tampão hemostático

Características Clínicas de Diuréticos Comumente Encontrados

Droga	Dose Típica	Local de Ação	Mecanismo de Ação	Comentários
Acetazolamida (Diamox)	250–500 mg IV/VO a cada 6 h x 4 doses (máx. 100 mg/kg ou 2 g por 24 h)	Túbulo convoluto proximal (inibidor de anidrase carbônica)	Inibe excreção de H^+, causando ↑ da excreção de Na^+, K^+, bicarb., H_2O	Diminui ICP e IOP (via ↓ produção de CSF, humor aquoso). Usada na alcalose respiratória (doença da altitude) ou alcalose metabólica com acidose respiratória
Ácido Etacrínico (Edecrin)	0,5–1 mg/kg IV (máx. 50 mg) ou 25–100 mg VO a cada 12–24 h	Cotransportador de $Na^+/K^+/2Cl^-$ na alça de Henle ascendente (diurético de alça)	Inibe reabsorção de Na^+/Cl^-, causando ↑ da excreção de H_2O (também K^+, Ca^{2+}, fosf.)	Pode causar hiponatremia, hipopotassemia (potencializa arritmias digitálicas), hipocloremia, desidratação, hiperuricemia. Útil em retenção hídrica refratária a tiazida e em comprometimento renal. Bumetanida é muito potente (1 mg – 40 mg furosemida)
Bumetanida (Bumex)	0,5–2 mg IV (máx 10 mg/dl)			
Clorotiazida (Diuril)	0,5–1 g IV/VO a cada 12–24 h (máx. 2 g/d), Ped: 2–4 mg/kg IV, ou 10 mg/kg VO a cada 12 h	Túbulo convoluto distal (diurético tiazídico)	Inibe reabsorção de Na^+, causando ↑ excreção de H_2O, Na^+ (também H^+, Mg^{2+}, fosf.)	Pode aumentar diuréticos de alça e anti-hipertensivos, pode ↑ necessidades de insulina. Menos efetiva em comprometimento renal. Diminuição líquida da excreção de sódio
Espironolactona (Aldactone)	25–100 mg/d, Ped: 1–3 mg/kg/d a cada 6–12 h	Túbulo distal distante, ducto coletor cortical (antagonista da aldosterona)	Aumenta excreção de Na^+, Cl^-, H_2O (preserva K^+, H^+)	Diurético "poupador de potássio", causa menos hipopotassemia do que tiazidas e diuréticos de alça. Pode causar hiperpotassemia grave, efeito antiandrogênico (ginecomastia). Início de ação lento (dias)
Furosemida[a] (Lasix)	10–40 mg IV ou 20–80 mg VO a cada 6–24 h			
Hidroclorotiazida (HCTZ, Microzide)	12,5–50 mg VO ao dia			
Manitol[a]	0,25–0,5 g/kg a cada 4–6 h	Túbulo descendente proximal (diurético osmótico)	Aumenta osmolaridade da urina, causa ↓ da reabsorção de H_2O	Filtrado pelo glomérulo, mas não pode ser reabsorvido

[a]Ver entradas separadas para furosemida, manitol, para informação adicional.

Comentários: Uso fora de bula (trauma, cirurgia complexa ou cardíaca, hemorragia pós-parto) é controvertido em razão de preocupações com segurança, eficácia, custo muito alto. Dados disponíveis limitados não demonstram concludentemente benefício, e podem ser associados à taxa mais alta de complicações trombóticas arteriais e venosas. (*Cochrane Database Syst Rev* 2011 Feb. 16;(2):CD005011.) Considerar risco/benefício para os pacientes individuais. Não injetar diluente diretamente em cima do pó, girar delicadamente (não agitar), administrar dentro de 3 h

Flumazenil (Mazicon)
Indicação: (1) Reversão de sedação benzodiazepínica; (2) reversão de superdosagem de benzodiazepínicos
Dose típica: *Adulto:* (1) 0,2 mg IV em 15–30 s, se sem resposta pode reaplicar cada 1 min com 0,3–0,5 mg (máx. 3 mg/h), (2) como em (1); pode ↑ para 5 mg, se ainda sem resposta sedação improvavelmente será relacionada com a benzodiazepina. ***Ped.:*** 0,01 mg/kg IV × 1 dose (máx. 0,2 mg/dose), doses subsequentes 0,005–0,01 mg/kg IV a cada 1 min (máx. 1 mg)
Início: 1–2 min, máx. 6–10 min
Duração: 20–40 min, depende das doses de ambos a benzodiazepina e o flumazenil
Mecanismo: Antagonismo competitivo no receptor a GABA no local de ação do benzodiazepínico
Eliminação: Metabolismo hepático extenso, excreção renal
Comentários: Pode desgastar-se antes dos efeitos dos benzodiazepínicos; monitorizar quanto à ressedação e depressão respiratória. Não antagoniza depressão não benzodiazepínica do CNS. Pode provocar sintomas de abstinência (inclusive convulsões) em usuários crônicos de benzodiazepina. Usar a mais baixa dose necessária. Evitar em superdose de droga desconhecida, superdose suspeitada tricíclica; cuidado com ↑ ICP ou história de convulsão (esteja preparado para tratar convulsões). Reversão apenas parcial de depressão respiratória

Furosemida (Lasix)
Indicação: (1) Edema pulmonar agudo/crise hipertensiva/ICP elevada, (2) hiperpotassemia sintomática, (3) anti-hipertensivo crônico, (4) edema associado à CHF, cirrose, doença renal
Dose típica: *Adulto:* 0,5–1 mg/kg (ou 40 mg) IV ao longo de 2 minutos, (2) 40–80 mg IV, (3) até 40 mg VO 2 v/dia, (4) 10–40 mg IV, pode ↑ por 20 mg a cada 2 h, CHF refratária pode exigir grandes doses. Infusão: 0,1 mg/kg/h, titular ao efeito (máx. 4 mg/min). ***Peds.:*** 0,5–2 mg/kg/dose IV (máx 6 mg/kg/d). Recém-nascidos: 0,5–1 mg/kg/dose IV (máx. 2 mg/kg/d)
Início: < 5 min (IV), máx. < 30 min
Duração: 2 h
Mecanismo: Diurético de alça; inibe reabsorção de sódio e cloreto nos túbulos proximal/distal e alça de Henle
Eliminação:: Metabolismo hepático (10%), excreção renal
Comentários: Administração oral = 1/2 potência da IV. Pode causar hipovolemia e desequilíbrio eletrolítico (hipopotassemia, hiponatremia, alcalose hipoclorêmica). Cuidado em lúpus, alergia a sulfa. Não usar em anúria ou azotemia piorando. Pode ↓ produção de CSF mas menos efetivo que manitol para ↓ ICP

Gliburida (Diabeta): Ver tabela Antidiabéticos orais na página 2H-64

Glicopirrolato (Robinul)
Indicação: (1) Diminui motilidade gastrointestinal, antissialagogo; (2) bradicardia; (3) adjunto à reversão de bloqueamento neuromuscular
Dose típica: *Adulto:* (1) 0,1–0,2 mg IV/IM/SC; 2,5–10 mcg/kg/dose IV/IM a cada 3–4 h; 1–2 mg VO; (2) 0,1–0,2 mg/dose IV; (3) 0,2 mg IV para cada 1 mg de neostigmina ou 5 mg de piridostigmina ou 0,01–0,02 mg/kg IV. ***Ped.:*** (1) 4–10 mcg/kg/dose IV/IM a cada 3–4 h, máx. 0,2 mg/dose ou 0,8 mg a cada 24 h; 40–100 mcg/kg/dose VO 3 v/d–4 v/d. (2) 0,01–0,02 mg/kg IV. Recém-nascidos/bebês: 4–10 mcg/kg/dose IV/IM a cada 4–8 h; 40–100 mcg/kg/dose VO a cada 8–12 h
Mecanismo: Bloqueia ação da acetilcolina nos locais parassimpáticos do músculo liso, glândulas secretórias e CNS
Eliminação: Excreção renal
Comentários: Duração mais longa, melhor antissialagogo com menos efeito no CNS e cronotrópico do que atropina. Não cruza barreira hematoencefálica ou placenta. Absorção oral inconfiável. Pode causar broncospasmo, visão turva, constipação. Cautela com asma, colite ulcerativa, glaucoma, íleo ou retenção urinária

Características Clínicas de Drogas Anticolinérgicas Comumente Usadas				
Droga	Duração	Efeito sobre Frequência Cardíaca	Sedação	Efeito sobre Secreções
Atropina	15–30 min	↑↑↑	+	↓
Glicopirrolato	30–60 min	↑↑	0	↓↓
Escopolamina (IV)	1–2 h	↑	+++	↓↓

Glipizida (Glucotrol): Ver tabela Antidiabéticos Orais na página 2H-64

Glucagon (GlucaGen)
Indicação: (1) Hipoglicemia grave, (2) diagnóstico GI, também usado para (3) toxicidade refratária de betabloqueador/bloqueador dos canais de cálcio
Dose típica: *Adulto:* (1) 1 mg IM/SC/IV, (2) 0,25–2 mg 1 min antes do procedimento, repetir a cada 20 min, (3) 50–150 mcg–150 mcg/kg *bolus* IV, a seguir 1–5 mg/h infusão IV. ***Ped.:*** (1) 0,2–0,3 mg/kg (máx. 1 mg/dose). Repetir cada 20 min prn. Recém-nascidos: 0,025–0,3 mg/kg/dose (máx. 1 mg/dose)

Mecanismo: Estimula adenilato ciclase → ↑ cAMP → promove gliconeogênese hepática, glicogenólise, liberação de catecolamina. Antagonista da insulina. Relaxa músculo liso GI
Eliminação: Proteólises hepática e renal
Comentários: Inotrópico e cronotrópico positivo (não bloqueado por β-bloqueador ou depleção de catecolamina), aumenta condução no nó AV no bloqueio AV. Uso cardíaco (CO baixo refratário após *bypass*, baixo CO após MI, insuficiência cardíaca congestiva, excessivo β-bloqueamento) limitado pelos efeitos colaterais (náusea e vômito, hipopotassemia, hipo ou hiperglicemia) e ↑ custo. Cuidado com insulinoma, feocromocitoma. Dar glicose IV para repor reservas de glicogênio

Granisetron (Granisol, Kytril): Ver Antagonistas 5HT3.

Haloperidol (Haldol)
Indicação: Indicado no tratamento de esquizofrenia. Também usado em agitação causada por delírio
Dose típica: *Adulto:* (1) Agitação branda: 0,5–2 mg IV, agitação moderada: 5 mg IV. agitação grave: 10 mg IV. ***Ped.:*** *3–12 anos e 15–40 kg,* 0,01–0,03 mg/kg/d div. a cada 8 h (máx. 0,15 mg/kg/d). *Antiemético:* 0,01 mg/kg/dose IV a cada 8–12 h
Mecanismo: Neuroléptico butirofenona; antagonista dopaminérgico (D_1 e D_2). Deprime sistema reticular de ativação
Eliminação: Metabolismo hepático; excreção renal/biliar
Comentários: Causa sedação, tranquilidade, imobilidade, antiemético. Administração IV comum em tratamento agudo, mas não aprovado pela FDA. Não utilizar com psicose relacionada com demência. Evitar em Parkinson, glaucoma, leucopenia. Associado a sintomas extrapiramidais (raramente incluindo laringospasmo, tratar com difenidramina) e arritmias (*torsades de pointes*), parada cardíaca a ↑ doses. Monitorizar ECG quanto a intervalo QT prolongado. Associado à síndrome neuroléptica maligna (apresentação semelhante à hipertermia maligna). Baixa limiar convulsivo

Heparina Não Fracionada (UFH)
Indicação: (1) Profilaxia de DVT; anticoagulação sistêmica em (2) tromboembolismo, DIC; (3) *bypass* cardiopulmonar. Também usado como (4) tranca de cateter para manter desimpedimento
Dose típica: *Adulto:* (1) 5.000 unidades SC a cada 8 h, (2) ver protocolos específicos do hospital para posologia de infusão e objetivos de PTT, geralmente carga de 5.000 unidades IV, a seguir 15–25 unidades/kg/h infusão IV, (3) 300 unidades/kg *bolus* IV, monitorizar e manter ACT > 400, (4) 100 unidades/mL, volume depende do cateter. ***Ped.:*** (1) Ver protocolos específicos do hospital para posologia de infusão e objetivos de PTT, geralmente carga de 50 unidades/kg IV, a seguir 20 unidades/kg/h infusão IV, titular ao PTT objetivo, (2) *recém-nascidos:* 400 unidades/kg, *crianças:* 300 unidades/kg, monitorizar e manter ACT > 400, (4) *> 10 kg:* 100 unidades/mL; *< 10 kg:* 10 unidades/mL; *bebês prematuros:* 1 unidade/mL, volume depende do cateter
Mecanismo: Liga-se a/ativa antitrombina III → inativa trombina e outras proteases (incluindo IX, Xa, XI, XII, trombina). Efeito líquido impede clivagem da protrombina para trombina ativa, inibe conversão de fibrinogênio em fibrina, inibe ativação do fator VIII
Eliminação: Metabolismo hepático parcial, excreção renal
Comentários: Infusão exige monitorização do PTT e titulação da dose. Evita formação/extensão de trombo, mas não lisará coágulos existentes. Exige ATIII, suspeitar deficiência e tratar com FFP, se impossível alcançar PTT terapêutico. Enoxaparina é o agente preferido para profilaxia de DVT em artroplastia, trauma. Contraindicada em trombocitopenia grave, sangramento ativo incontrolável (a não ser que decorrente de DIC). Pode causar hemorragia; trombocitopenia não imune (Tipo 1, dentro de 2 d) e imunomediada (Tipo 2, 4–10 d após exposição inicial) (e trombose no Tipo 2) que pode ser ameaçadora à vida. Ajustar dose em comprometimento hepático. Revertida pela protamina. Cuidado com punção lombar, anestesia neuroaxial incluindo cateter de demora em razão do risco de hematoma e comprometimento neurológico

Hidrato de Cloral (Somnote)
Indicação: Sedação, hipnose. Usado para insônia e sedação para procedimento
Dose típica: *Adulto:* 500–1.000 mg VO cada dia ao deitar ou 250 mg VO 3 v/d (máx. 2 g/d). ***Ped.:*** Sedação em procedimento: 50–75 mg/kg VO/VR 30–60 min antes do procedimento (até 100 mg/kg se > 1 mês de idade; máx. 2 g, 1 g em bebês e crianças menores)
Mecanismo: Desconhecido; Depressor do CNS em decorrência do metabólito ativo tricloroetanol
Início: 30 CO min
Duração: 4–8 h
Eliminação: Metabolismo hepático, excreção renal
Comentários: Frequentemente usado para sedação em procedimentos pediátricos por não anestesiologistas. Usar apenas em procedimentos não dolorosos, uma vez que não forneça analgesia. Contraindicado em pacientes com doença renal ou hepática; usar ↓ doses em recém-nascidos prematuros. Pode causar irritação GI, excitação paradoxal, hipotensão, depressão de função respiratória/miocárdica (superdose similar a barbitúricos). Descontinuação abrupta após uso crônico pode resultar em delírio. Pode causar dependência.

Hidroclorotiazida (HCTZ, Microzide): Ver tabela Diuréticos na página 2H-56.

Hidrocortisona (Solu-Cortef)
Indicação: (1) Insuficiência suprarrenal aguda grave, (2) suplementação peroperatória em pacientes tomando esteroides crônicos, (3) asma grave, (4) reposição fisiológica na insuficiência suprarrenal crônica
Dose típica: *Adultos:* (1) 100 mg IV, a seguir 200–400 mg IV diariamente, divididos a cada 6 h, (2) 25 mg IV ao início do procedimento, a seguir 100 mg IV ao longo de 24 h, (3) 1–2 mg/kg a cada 6 h, diminuir para 0,5–1 mg/kg quando estável, (4) 20–30 mg VO diariamente. ***Ped.:*** (1) 1–12 meses: 1–2 mg/kg *bolus*, a seguir 50 mg/m^2/d infusão ou 150–250 mg/d divididos a cada 6–8 h, (3) 4–8 mg/kg IV × 1 (máx. 250 mg), a seguir 2 mg/kg/d divididos a cada 6 h, (4) 0,5–0,75 mg/kg/d VO divididos a cada 8 h

Mecanismo: Corticosteroide com efeitos glicocorticoides (previne/controla inflamação controlando taxa de síntese de proteína moduladora inflamatória, suprimindo migração de células inflamatórias, revertendo permeabilidade capilar) e mineralocorticoides (promove retenção de Na^+ e H_2O, excreção de K^+)
Eliminação: Nos tecidos e fígado para metabólitos inativos, excreção renal
Comentários: Altas doses geralmente não são recomendadas uma vez que elas possam causar hipernatremia, hipopotassemia, hipertensão (efeito mineralocorticoide). Associação dependente da dose com sangramento GI, infecção secundária, psicose, hiperglicemia e retardado da cicatrização de ferida. Usar mais baixa dose efetiva. Usar com precaução em infecção grave, TB (bacilo tuberculoso) latente. Com uso crônico (mesmo tópico), resposta suprarrenal normal pode ser suprimida até 9–12 meses. Considerar suplementação com "dose de estresse" em pacientes com supressão suprarrenal submetendo-se à grande cirurgia (dose adequada não está clara, pode variar e pode ser mais baixa do que se pensava previamente)

Potências Relativas de Corticosteroides Comumente Administrados			
Droga	Glicocorticoide	Mineralocorticoide	Meia-Vida (h)
Dexametasona	25	0	36–72
Hidrocortisona	1	1	8
Metilprednisolona	5	0,5	12–36

Hidroxizina (Vistaril, Atarax)
Indicações: Ansiedade, prurido, náusea/vômito
Dose típica: *Adulto:* 25–100 mg IM **ou** 50–100 mg VO a cada 6 h. *Ped.:* > 6 anos 50–100 mg VO ao dia (divididos); < 6 anos 50–100 mg VO ao dia (divididos). Sedação pré-operatória: 0,5–1 mg/kg IM
Mecanismo: Antagonista do receptor H1; tem efeitos de relaxante muscular, analgésico, anti-histamínico, antiemético
Eliminação: Metabolismo hepático (P450); eliminação renal
Comentários: Não para uso IV. Quimicamente não relacionada com as fenotiazinas ou benzodiazepínicos. Pode causar sedação excessiva; potencializa depressores do CNS, inclusive meperidina e barbitúricos

Indigocarmina
Indicação: Avaliação do débito urinário e localização dos orifícios ureterais durante procedimentos urológicos
Dose típica: 40 mg IV lentamente (5 mL de solução 0,8%), ↓ dose em bebês/crianças para evitar colocação da pele
Mecanismo: Filtração glomerular rápida produz urina azul; aparece na urina em 10 min (média)
Eliminação: Renal
Comentários: Pode causar HTN por estimulação α-adrenérgica, dura 15–30 min após dose IV. Também causa falsa leitura transitória em oximetria de pulso

Insulina Regular
Indicação: (1) Hiperglicemia; (2) cetoacidose diabética; (3) hiperpotassemia
Dose típica: (1) Individualizada; *bolus* peroperatório e/ou protocolos de infusão específicos do hospital são geralmente disponíveis. 0,5–1 unidade/h (diabetes tipo 1) ou 2–3 unidades/h (diabetes tipo 2) é velocidade de infusão inicial típica. (2) 0,05–0,2 unidade/kg/h para hiperglicemia grave, ↓ quando glicose for < 300 mg/dL. Considerar *bolus* de carga 0,1 unidade/kg. (3) 10 unidades IV (com 50 mL D5W se glicemia for < 250 mg/dL) ao longo de 5 min; considerar infusão de glicose, se dose for repetida
Mecanismo: Hormônio proteico, estimula captação de glicose pelas células; transfere potássio para dentro das células
Eliminação: Fígado > 50%, rim 30%, tecido/músculo 20%
Comentários: Hipoglicemia é perigosa; sintomas de hipoglicemia intraoperatória podem ser erradamente interpretados como anestesia "superficial" ou mascarados por betabloqueador. Monitorizar glicemia cuidadosamente. Misturar 1 unidade/mL soro fisiológico para infusão. Objetivo glicêmico em pacientes doentes críticos é 140–180 mg/dL, embora faixa mais baixa (110–140) possa ser benéfica se puder ser obtida sem hipoglicemia; infusão IV de insulina e glicose é a via preferida na ICU. (Standards of Medical Care in Diabetes–2011 *American Diabetes Association*). Tubulação de infusão absorve insulina, preparação pode melhorar fornecimento

Levetiracetam (Keppra)
Indicação: (1) Convulsões, também usado para (2) profilaxia de convulsão em traumatismo cranioencefálico
Dose típica: (1) 500–1.000 mg IV/VO 2 v/d (máx. 3 g/d), (2) 20 mg/kg em 60 min a seguir 1.000 mg a cada 12 h × 7 d
Mecanismo: Desconhecido, pode inibir canais de cálcio ou modular liberação de neurotransmissor
Eliminação: Hidrólise enzimática hepática, excreção renal
Comentários: Ajustar dose em doença renal. Pode causar sonolência. Evitar descontinuação abrupta

Levotireoxina (Synthroid, T4)
Indicação: (1) Hipotireoidismo, (2) coma mixedematoso, também usada para (3) preservação de função de órgão em doadores de órgãos
Dose típica: *Adulto:* (1) 0,1–0,2 mg/d VO titulada a testes de função tireóidea; para uso IV dar 50–75% da dose oral diária, (2) 200–500 mcg IV × 1, a seguir 100–300 mcg em 24 h se necessário, (3) 20 mcg IV × 1, a seguir 10 mcg/h infusão.
Ped: 0-6 meses: 8–10 mcg/kg/d; 6–12 meses: 6–8 mcg/kg/d; 1–5 anos: 5–6 mcg/kg/d; 6–12 anos: 4–5 mcg/kg/d; > 12 anos: 150 mcg/d

Mecanismo: Hormônio tireoxina sintético; aumenta taxa metabólica basal, utilização de reservas de glicogênio, promove gliconeogênese
Eliminação: Metabolizado no fígado para triiodotireonina (T3, ativa); eliminado nas fezes e urina
Comentários: Múltiplas interações com drogas incluindo fenitoína (pode ↓ níveis de levotireoxina), varfarina (↑ efeito), antidepressivos tricíclicos (pode ↑ potencial tóxico de ambas as drogas). Pode causar HTN, arritmias, diarreia, perda de peso. Contraindicada com infarto miocárdico recente, tireotoxicose ou insuficiência suprarrenal não corrigida. Reduz necessidade de vasopressor em órgãos doadores

Manitol (Osmitrol)
Indicação: Pressão intracraniana aumentada, lesão renal aguda oligúrica, promoção da excreção urinária de materiais tóxicos
Dose típica: 0,25–2 g/kg ao longo de 30–60 minutos (em ICP agudamente elevada pode dar *bolus* de 12,5–25 g ao longo de 5–10 min). Máx. 1–2 g/kg ao longo de 6 h
Mecanismo: Aumenta osmolaridade sérica, ↓ edema cerebral. Livremente filtrado pelo glomérulo, induz diurese osmótica
Eliminação: Excreção renal rápida
Comentários: Evitar em anúria/nefropatia grave, edema pulmonar, sangramento intracraniano ativo, desidratação/hipovolemia. Causa expansão transitória do volume intravascular; cuidado em hipertensão ou insuficiência cardíaca. Administração rápida pode causar vasodilatação, hipotensão. Usar filtro na tubulação IV, não usar solução, se cristais estiverem presentes

Metformina (Glucophage): Ver tabela Antidiabéticos Orais na página 2H-64.

Metilergonovina (Methergine)
Indicações: Atonia uterina e hemorragia pós-parto
Dose típica: Não para uso IV. 0,2 mg IM a cada 15–20 min (máx. 4 doses)
Mecanismo: Alcaloide de ergot sintético, causa ↑ dependente da dose na contração/tônus uterino, provavelmente através de receptores α-adrenérgicos
Eliminação: Metabolismo hepático
Comentários: Deve ser refrigerada; administrar somente se transparente/incolor. Efeito α-adrenérgico pode causar vasoconstrição periférica e hipertensão potencialmente grave, especialmente quando usada com outros agentes vasopressores. Evitar em hipertensão/pré-eclâmpsia, cardiopatia isquêmica, hipertensão pulmonar. Pode causar náuseas

Metilprednisolona (Solu-Medrol)
Indicação: (1) Reações alérgicas, condições tratadas com imunossupressão. Também usado em (2) lesão aguda da medula espinal, (3) indução de imunossupressão em transplante de órgão sólido, (4) estado asmático
Dose típica: *Adulto:* (1) 10–40 mg/d VO, pode dividir a cada 6–12 h ou 10–250 mg IV/IM até 6 doses/d, dependendo da condição tratada, (2) 30 mg/kg ao longo de 15 min, a seguir 5,4 mg/kg/h durante 24–48 h. Necessário começar dentro de 8 h da lesão, (3) 500–100 mg conforme dirigido pelo cirurgião. *Ped.:* Varia conforme a indicação: (1) 0,5–2 mg/kg/d, dividir a cada 12 h IV/VO/IM, (2) 2 mg/kg/d carga, a seguir 2 mg/kg/d dividido a cada 6 h IV/IM
Mecanismo: Ver hidrocortisona
Eliminação: Metabolismo hepático; excreção renal
Comentários: Glicocorticoide potente, relativamente ↓ atividade mineralocorticoide (ver tabela acompanhando hidrocortisona). Como outros corticosteroides, associação dependente da dose com sangramento GI, infecção secundária, psicose, hiperglicemia e cura retardada de ferida. Usar cautela com ↑ doses em infecção grave, TB (bacilo tuberculoso) latente. Usar a mais baixa dose efetiva

Metoclopramida (Reglan)
Indicação: Tratamento de gastroparesia, antiemético
Dose típica: *Adulto:* 10–20 mg IV (perto do fim do procedimento para profilaxia de PONV a cada 6 h. *Ped.:* 6–14 anos: 2,5–5 mg IV, < 6 anos: 0,1 mg/kg IV
Mecanismo: Imita acetilcolina na periferia, ↑ tônus do ocfíncter esofágico inferior e motilidade/peristalse GI superior sem ↓ pH gástrico. Antagonista da dopamina em zona-gatilho quimioreceptora
Eliminação: Metabolismo hepático, excreção renal
Comentários: Pode causar sintomas extrapiramidais (*i. e.*, reações distônicas agudas com movimento muscular involuntário, potencial laringoespasmo) → tratar com difenidramina. Raramente associada à síndrome neuroléptica maligna (apresentação semelhante à hipertermia maligna) e discinesia tardia irreversível. Injeção rápida pode causar ansiedade. Evitar em obstrução intestinal, Parkinson, feocromocitoma; precaução em hipertensão, anastomoses GI recentes e com outras drogas que podem causar sintomas extrapiramidais (EPS). ↑ transitória na aldosterona sérica → retenção de líquido (cuidado em pacientes com CHF, cirróticos)

Octreotídeo (Sandostatin)
Indicação: (1) Tumores neuroendócrinos secretórios (p. ex., carcinoide); também usado para (2) sangramento de varizes esofagágicas e GI superior
Dose típica: (1) 100–600 mcg/d SC a cada 6–12 h, (2) 50 mcg *bolus* IV, a seguir 25–50 mcg/h × 1–5 d
Mecanismo: Análogo à somatostatina (suprime liberação de serotonina, gastrina, peptídeo intestinal vasoativo, insulina, glucagon, hormônio tireoestimulador e secretina)
Eliminação: Metabolismo hepático, excreção renal
Comentários: Pode causar náusea, motilidade GI diminuída, hipoglicemia ou hiperglicemia, colelitíase, hepatite colestática, hipotireoidismo, arritmia inclusive bradicardia, anormalidades da condução

Omeprazol (Prilosec)
Indicação: GERD, úlcera GI, esofagite, profilaxia de sangramento GI
Dose típica: *Adulto:* 20–40 mg VO diariamente. *Ped.:* 0,6–0,7 mg/kg/d, máx. 3,3 mg/kg/d
Mecanismo: Inibidor da bomba de prótons, liga-se à H^+/K^+ ATPase (bomba de prótons) nas células parietais gástricas, bloqueando secreção ácida
Eliminação: Hepática por enzimas P450, excreção renal
Comentários: Início de ação dentro de 1 h, efeito máximo dentro de 2 h. Inibe algumas enzimas do citocromo P450. Para uso intravenoso, enantiômero único esomeprazol (Nexium) disponível nos EUA

Ondansetron (Zofran): Ver Antagonistas de 5HT3

Óxido Nítrico Inalado (NO, iNO, INOmax)
Indicação: Insuficiência respiratória hipóxica neonatal (defeitos cardíacos congênitos e hipertensão pulmonar); também usado para insuficiência respiratória hipóxica, hipertensão pulmonar aguda e insuficiência cardíaca direita em adultos
Dose típica: *Adulto:* 20–40 ppm (80 ppm também estudado). *Ped.:* 20 ppm. Desmamar lentamente
Mecanismo: Relaxamento seletivo da vasculatura pulmonar, oxigenação arterial melhorada
Eliminação: Combina-se com oxiemoglobina para produzir metemoglobina e nitrato (nitrato rapidamente excretado pelo rim)
Comentários: Exige equipamento especial para administrar. Não descontinuar abruptamente. Pouco efeito hemodinâmico sistêmico. Pode causar ↑ sangramento por inibição da agregação das plaquetas; metemoglobinemia dependente da dose especialmente com outros nitratos (nitroprussiato de sódio, nitroglicerina). Cuidado em disfunção ventricular esquerda, pode causar edema pulmonar. Caro, resultados clínicos adultos não mostram claro benefício

Sulfato de Atropina
Indicações: (1) Antissialagogo, (2) bradicardia/AESP/assistolia, (3) adjunto com edrofônio em reversão de bloqueamento neuromuscular, (4) antídoto em envenenamento por organofosfato
Dose típica: *Adulto:* (1) 0,2–0,4 mg IV, (2) 0,4–1,0 mg IV a cada 3–5 min, (3) 0,007 mg/kg, (4) 2–3 mg IV, repetir conforme necessário titulando à melhora do broncospasmo/secreções das vias aéreas com oxigenação adequada (sem dose máxima, pode exigir dose massiva). *Peds.:* (1) 0,01 mg/kg/dose IV/IM (máx. 0,4 mg), (2) 0,02 mg/kg/dose IV a cada 3–5 min (dose isolada máx., crianças: 1 mg; adolescentes: 2 mg), (3) 0,015–0,03 mg/kg. Dose mínima 0,1 mg IV (Ped. e Adulto)
Mecanismo: Anticolinérgico; bloqueio competitivo da acetilcolina nos receptores muscarínicos
Eliminação: 50–70% metabolismo hepático; excreção renal
Comentários: Pode ser dada via ETT (0,03 mg/kg diluída em NS). Pode causar taquidisritmias, dissociação AV, contrações ventriculares prematuras, efeitos colaterais antiparassimpáticos/antimuscarínicos (pupilas dilatadas, boca seca, retenção urinária). Cruza a barreira hematoencefálica e pode exercer efeitos no CNS (delírio) em idosos com altas doses. Evitar no glaucoma, neuropatia autonômica, tireotoxicose, megacólon tóxico, BPH. Inefetiva em bradicardia hipotérmica e bloqueio AV 2º grau tipo II. Evitar em bloqueio AV de 3º grau de início novo com complexos QRS largos

Sulfato de Magnésio (MgSO$_4$)
Indicação: (1) Prevenção e tratamento de convulsões por eclâmpsia, (2) hipomagnesemia, (3) *torsades de pointes*. Também usado para ectopia ventricular, tratamento de trabalho de parto prematuro, (4) asma pediátrica
Dose típica: *Adulto:* (1) 4–5 g carga IV (pode dar 8–10 mg IM simultaneamente), a seguir 1–3 g/h infusão titulada ao nível sérico e evitação de toxicidade, (2) 1–2 g ao longo de 15 min, a seguir 1 g/h até nível sérico normal (geralmente 2–6 g), (3) 1–2 g ao longo de 5–10 min. *Ped.:* (1) 25–50 mg IV. (2) 25–50 mg IV ao longo de 10–15 min
Mecanismo: Cofator enzimático, papel importante na neurotransmissão e excitabilidade muscular; relaxamento do músculo liso brônquico
Eliminação: Excreção renal
Comentários: Causa depressão do CNS, efeito anticonvulsivo, bloqueia transmissão neuromuscular periférica (monitorizar reflexos tendinosos profundos, frequência respiratória, estado mental na terapia com alta dose). Tratar superdose com cloreto ou gluconato de cálcio. Posologia cautelosa em comprometimento renal. Pode causar hipotensão, particularmente se infundido rapidamente. Potencializa bloqueio neuromuscular e predispõe à atonia uterina

Terapia Antirretroviral Altamente Ativa (HAART)
Indicação: Tratamento de infecção por retrovírus, principalmente HIV
Comentários: Continuar sempre que possível no período peroperatório para minimizar aumento na carga viral e resistência à droga. Evidência é escassa, embora haja numerosas interações potenciais com drogas anestésicas influindo ↓ eliminação do fentanil (ritonavir), ↑ nível de metabólito ativo da meperidina (ritonavir), ↑ duração de ação do midazolam (saquinavir), bloqueio neuromuscular prolongado, farmacocinética alterada de drogas metabolizadas por CYP/P450, e ↑ toxicidade mitocondrial/acidose láctica quando inibidores de transcriptase reversa nucleosídeos/nucleotídeos (NRTIs) foram usados com propofol. Ver www.hiv-druginteractions.org ou hivinsite.ucsf.edu para mais informação

Verde de Indocianina (Cardio-green)
Indicação: Determinação de débito cardíaco, função hepática, fluxo sanguíneo hepático
Dose típica: *Adulto:* 5 mg IV. *Crianças:* 2,5 mg IV. *Bebês:* 1,25 mg IV. Máx. 2 mg/kg. Diluir com solvente aquoso fornecido a várias concentrações (depende da aplicação)
Mecanismo: Liga-se a proteínas plasmáticas (albumina), distribui-se dentro do volume plasmático
Eliminação: Nenhum metabolismo, excreção biliar
Comentários: Injetar rapidamente para dentro da circulação central para curvas de diluição de indicador. Pode causar anafilaxia; usar cautela em pacientes com história de alergia a iodeto. Espectro de absorção (e, portanto, resultados) alterado pela heparina. Usar dentro de 6 horas da reconstituição. Pode causar falsa leitura baixa transitória de oximetria de pulso

ANTIDIABÉTICOS ORAIS

Consideração Peroperatória de Medicações Antidiabéticas Orais Comuns

Droga	Classe	Mecanismo de Ação	Hipoglicemia	Comentários
Metformina (Glucophage)	Biguanida	Melhora sensibilidade à insulina, diminui produção/absorção de glicose	Rara	Raro ↑ acidose láctica associada à disfunção renal; evitar antes/depois de contraste IV ou em hipoperfusão renal
Sitagliptina (Januvia)	Inibidor de dipeptidil peptidase-4 (DPP-4)	Incretina reduzida, ↑ secreção de insulina, ↓ secreção de glucagon	Potencial	Pode causar pancreatite aguda
Gliburida (Diabeta)	Sulfonilureia	↑ secreção de insulina, pode ↓ gliconeogênese	Potencialmente grave	Duração prolongada de ação, imprevisível
Glipizida (Glucotrol)				
Pioglitazona (Actos)	Tiazolidinodiona	↑ resposta celular à insulina, ↓ gliconeogênese	Potencial	Pode ser associada a ↑ complicações cardíacas (especialmente rosiglitazona), retenção de líquido
Rosiglitazona (Avandia)				
Acarbose (Precose)	Inibidor de α-glicosidase	↓ absorção GI de carboidratos	–	Nenhum benefício ou efeito sobre glicose sérica se NPO.

Ácido Tranexâmico (Cyklokapron)

Indicação: (1) Hemofilia. Também usado em *bypass* cardiopulmonar, cirurgia da coluna, transplante de fígado, (2) trauma
Dose típica: (1) 10 mg/kg a cada 6–8 h (até 8 d pós-procedimento), (2) 1 g ao longo de 10 min, a seguir 1 g ao longo de 8 horas
Mecanismo: Análogo da lisina. Inibe fibrinólise; inibidor competitivo da inativação do plasminogênio, atividade antiplasmina em altas doses
Eliminação: Excreção renal (> 90% inalterado)
Comentários: Mecanismo semelhante ao ácido aminocaproico. Pode causar cefaleia, alterações visuais, hipotensão com injeção rápida. Reduzir dose em insuficiência renal. Associado à ↓ mortalidade em pacientes de trauma hemorrágico quando dado dentro de 3 h da lesão (experiência CRASH-2, *Lancet.* 2010 Jul 3;376(9734):23–32

Ativador do Plasminogênio Tecidual (Alteplase, Activase, Tpa)

Indicação: (1) Lise de trombos arteriais coronarianos em pacientes hemodinamicamente instáveis com MI agudo, (2) tratamento de PE maciça aguda em adultos, (3) AVE embólico agudo. Também usado em (4) oclusão de cateter venoso central.
Dose típica: (1) Dose inicial: 15 mg (30 mL da infusão) IV ao longo de 1 min seguido por 0,75 mg/kg (não excedendo 50 mg) dados ao longo de 30 min. Manutenção: 0,5 mg/kg IV até 35 mg/h por 1 h imediatamente em seguida à dose de carga. Dose total a não exceder 100 mg, (2) 100 mg IV infusão contínua ao longo de 2 h, (3) dose total de 0,9 mg/kg IV (máximo 90 mg); administrar 10% como um *bolus* e o resto em 60 min, (4) 2 mL em 2 mL instilados dentro do cateter ocluído, conceder tempo de demora de 30–120 min e pode reaplicar aos 120 min. Remover por aspiração
Mecanismo: Ativador do plasminogênio tecidual, gera plasmina e produz fibrinólise
Eliminação: Metabolismo hepático, excreção renal
Comentários: Doses > 150 mg foram associadas à ↑ hemorragia intracraniana. Contraindicado com sangramento interno ativo, história de acidente vascular hemorrágico, neoplasma intracraniano, aneurisma, ou cirurgia intracraniana ou intraespinal recente (dentro de 2 meses), ou trauma. Deve ser usado com cautela em pacientes que receberam compressões torácicas ou outros anticoagulantes e em hipertensão, doença vascular encefálica, déficit neurológico grave, disfunção renal/hepática grave. Evitar injeções IM, procedimentos envolvendo punção arterial (se possível) e colocação de linha venosa central em locais de jugular interna/subclávia em pacientes que recentemente receberam TPA

Cloreto de Potássio (KCl, KDur)

Indicação: Hipopotassemia
Dose típica: *Adulto:* 20–40 mEq IV ou VO cada 6–12 h, ajustar dose aos níveis de potássio sérico. *Ped.:* 0,5–2 mEq/kg VO a cada 12 h, 0,5 mEq/kg/h durante 1–2 h (monitorizar estreitamente)
Mecanismo: Crucial para múltiplos processos fisiológicos, incluindo condução nervosa, contração miocárdica
Eliminação: Renal
Comentários: Indicado na hipopotassemia, toxicidade de digoxina. Administração de *bolus* IV pode causar parada cardíaca. Geralmente infundir a uma velocidade ≤ 10 mEq/h; pode infundir 20 mEq/h com monitorização ECG contínuo; pode ↑ a máx. de 40 mEq/h em situações urgentes (nível sérico < 2 mEq/L ou alterações ECG). Linha central via preferida para soluções concentradas. Pode causar dor/flebite no local de injeção. Usar acetato de potássio em vez de cloreto em acidose metabólica/hiperclorêmica. Administração VO pode causar náusea, vômito, esvaziamento gástrico retardado. Usar com cautela em insuficiência renal em razão da capacidade ↓ de excreção

Escopolamina Injetável (Hyoscine)

Indicação: Sedação pré-anestésica, antissialagogo, adjunto anestésico
Dose típica: *Adulto:* 0,3–0,6 mg IV/IM a cada 6–8 h. *Ped.:* 6 mcg/kg/dose IM/IV/SC < a cada 6–8 h máx. 0,3 mg/dose
Mecanismo: Anticolinérgico, antimuscarínico; atravessa barreira hematoencefálica
Eliminação: Metabolismo hepático; excreção renal

Comentários: Pode ser usada para fornecer amnésia durante cirurgia em hipotensão grave (*i. e.*, cirurgia exploradora de trauma com choque hemorrágico). Amnésia imprevisível, combinar com benzodiazepinas e outros agentes anestésicos quando exequível. Causa bradicardia em baixas doses, taquicardia, midríase (usar cautela ao interpretar exame pupilar). Pode causar síndrome anticolinérgica central com delírio, agitação, confusão, sedação; fisostigmina 1–3 mg antagoniza efeitos no CNS

Escopolamina *Patch* (Transderm Scóp)
Indicação: Prevenção de náusea/vômito pós-operatórios
Dose típica: *Adulto*: 1,5 mg/72 h. ***Ped.*:** Não disponível. Adesivo não pode ser cortado. Aplicar na pele seca atrás da orelha
Mecanismo: Anticolinérgico com antagonismos muscarínicos periférico e central. Pode bloquear transmissão dos núcleos vestibulares para centros superiores no CNS e/ou da formação reticular para centro do vômito
Comentários: Mais efetivo para uso profilático (instruir pacientes para aplicar à noite antes e remover 24 h após a cirurgia). Usar cuidado quando manipular o *patch*. Contato com os olhos pode causar midríase e cicloplegia de longa duração. Efeitos colaterais comuns incluem visão turva, boca seca, sedação, retenção urinária, confusão. Evitar em glaucoma, convulsões, obstrução intestinal; usar com precaução em pacientes idosos

Espironolactona (Aldactone): Ver tabela Diuréticos na página 2H-56.

Fator VIIa Recombinante (Novoseven): Ver Fator VIIa

Fenitoína (Dilantin)
Indicação: (1) *Status epilepticus*: profilaxia de convulsão, (2) arritmias (induzidas por digoxina)
Dose típica: *Adulto*: (1) Carga 10–20 mg/kg IV a < 50 mg/min (até 1.000 mg/kg cautelosamente, com monitorização ECG); manutenção, 300 mg/d ou 5–6 mg/kg/d div. a cada 8 h; para profilaxia neurocirúrgica, 100–200 mg IV a cada 4 h (a < 50 mg/min). Uso da pró-droga fosfenitoína facilita carga rápida em situações emergentes (15–20 mg/kg IV a 100–150 mg/min). (2) 1,5 mg/kg ou 50–100 mg iV a < 50 mg/min a cada 5–15 min até arritmia ser abolida, ocorrerem efeitos colaterais, ou ser dada uma dose máxima de 10–15 mg/kg. ***Ped.*:** dose inicial 15–20 mg/kg mg IV; manutenção: específica para idade
Mecanismo: Efeito anticonvulsivo via estabilização da membrana, inibindo despolarização. Efeito antiarrítmico, bloqueando captação de cálcio durante repolarização prolongando período refratário
Eliminação: Metabolismo hepático, eliminação renal (aumentada por urina alcalina)
Comentários: Contraindicada em bloqueio cardíaco, bradicardia sinusal. Pode causar nistagmo, diplopia, ataxia, sonolência, hiperplasia gengival, desarranjo GI, hiperglicemia ou indução de enzima P450 hepática. Pacientes asiáticos com HLA-B*1502 têm ↑ incidência de grave reação dermatológica (p. ex., TEN [necrólise epidérmica tópica], síndrome de Stevens–Johnson). *Bolus* IV pode causar bradicardia, hipotensão, parada cardiorrespiratória ou depressão do CNS. Irritante venoso. Cruza a placenta. Variação significativa na dose necessária para alcançar concentração terapêutica de 7,5–20 mcg/mL; medir níveis não ligados pode ser útil em pacientes com insuficiência renal ou hipoalbuminemia. Cuidado em doenças renal e hepática.

Fisostigmina (Antilirium)
Indicação: Toxicidade anticolinérgica
Dose típica: *Adulto*: 0,5–1 mg IV/IM (vel. máx. 1 mg/min, dose máx 2 mg). ***Ped.*:** 0,02 mg/kg (vel. máx. 0,5 mg/min, dose máx. 2 mg), repetir cada 5–10 min, se necessário
Mecanismo: Prolonga efeitos colinérgicos centrais e periféricos; inibe colinesterase
Eliminação: Esterases plasmáticas
Comentários: Cruza barreira hematoencefálica, portanto, útil para toxicidade anticolinérgica no CNS (sintomas incluindo delírio, sonolência, ruborização, boca seca, midríase, febre; ocorre com administração de drogas, incluindo atropina e escopolamina, outros tranquilizantes e anti-histamínicos). Pode causar bradicardia, tremor, convulsões, alucinações, depressão do CNS, brando bloqueio ganglionar, ou crise colinérgica. Antagonizada por atropina. Contém sulfito. Evitar em asma, doença cardiovascular, obstrução intestinal/urológica

Fósforo (Phospho-soda, Neutra-phos)
Indicação: Hipofosfatemia
Dose típica: 250–500 mg VO 3 v/dia ou 0,08–0,15 mmol/kg IV ao longo de 6–12 h
Mecanismo: Reposição de eletrólito
Eliminação: Excreção (e reabsorção) renal
Comentários: Riscos da infusão IV rápida incluem hipocalcemia, hipotensão, irritabilidade muscular, deposição de cálcio, deterioração da função renal, hiperpotassemia. Prescrições de preparações de fosfato IV devem ser escritas em mmol (1 mmol = 31 mg). Usar com cautela em pacientes com doença cardíaca e insuficiência renal. Não dar com antiácidos contendo magnésio e alumínio ou sucralfato, que se podem ligar com fosfato. Causa diarreia osmótica, pode ser usado como purgante intestinal

Oxitocina (Pitocin)
Indicação: (1) Tratamento e (2) profilaxia de hemorragia pós-parto, também usada para indução do trabalho de parto
Dose típica: (1) 10–40 unidades IV em 1 L solução eletrolítica, correr à velocidade necessária para controlar atonia, (2) 1–3 unidades em *bolus* IV se baixo risco de atonia uterina (p. ex., cesariana eletiva). Doses mais altas (5–10 unidades) ou repetidas podem ser necessárias em trabalho de parto prolongado ou aumentado com oxitocina em decorrência da regulação para baixo dos receptores
Mecanismo: Estimulante uterino, melhora atonia uterina pós-parto

Eliminação: Rapidamente degradada no fígado e rins
Comentários: Similaridade estrutural ao hormônio antidiurético. Pode causar hipotensão (cuidado em hipovolemia), taquicardia, náusea/vômito, ruborização, cefaleia. Raramente, grandes doses podem causar retenção hídrica, hiponatremia. Em atonia refratária com hemorragia, considerar outros uterotônicos: metilergonovina, prostaglandinas F2α (carboprost) e E$_1$ (misoprostol)

Pioglitazona (Actos): Ver tabela Antidiabéticos Orais na página 2H-64.

Prasugrel (Effient)
Indicação: Síndrome coronariana aguda, ↓ eventos cardiovasculares trombóticos (incluindo trombose de *stent*)
Dose típica: 60 mg VO de carga, a seguir 10 mg VO diariamente com aspirina
Mecanismo: Tienopiridina, inibição irreversível da ativação/agregação das plaquetas através de ligação aos receptores a ADP
Eliminação: Pró-droga metabolizada no intestino para o metabólito ativo
Comentários: Menos variabilidade interindividual do efeito que clopidogrel. Descontinuação é associada a ↑ eventos cardiovasculares, especialmente com síndrome coronariana aguda recente. Se possível, descontinuar 7 d antes da cirurgia. Evitar anestesia neuroaxial por 7–10 dias após descontinuação

Proclorperazina (Compazine)
Indicação: (1) Náusea e vômito grave, também usada em psicose
Dose típica: *Adultos:* (1) 2,5–10 mg IV a cada 3–4 h ou 5–10 mg VO a cada 6–8 h (máx. 40 mg/d). ***Ped.:*** (1) 2,5 mg VO (máx. 7,5 mg/d se > 2 anos e 9–14 kg; máx. 10 mg/d se > 2 anos e 14–18 kg; máx. 15 mg/d se 18–39 kg, máx. 20 mg/d se > 39 kg)
Mecanismo: Fenotiazina com mais potência antidopaminérgica que prometazina.
Eliminação: Hepática
Comentários: Pode causar hipotensão, sedação excessiva, sintomas extrapiramidais (reação distônica aguda, tratar com difenidramina); raramente associada à discinesia tardia irreversível ou síndrome neuroléptica maligna (apresentação semelhante à hipertermia maligna). Não para uso em crianças < 2 anos, doença de Parkinson ou psicose relacionada com demência

Prometazina (Phenergan)
Indicação: (1) Tratamento de resgate em náusea e vômito pós-operatórios, (2) sedação, adjunto em anafilaxia
Dose típica: *Adultos:* (1) 6,25–12,5 mg IV/IM/VO, (2) 25–50 mg IV/IM/VO. ***Ped.:*** 0,25–1 mg/kg VO/IV/IM cada 4–6 h
Mecanismo: Fenotiazina; antagonista potente da histamina (H1), também antagoniza receptores dopaminérgicos, α-adrenérgicos, muscarínicos
Eliminação: Hepática
Comentários: Pode causar sedação e depressão respiratória, especialmente com uso de narcóticos ou barbitúricos (usar mais baixa dose efetiva para PONV). Contraindicada em crianças < 2 anos em razão do risco de depressão respiratória fatal. Evitar em Parkinson, glaucoma, BPH. Cautela em doença pulmonar, apneia de sono, convulsões, depressão da medula óssea, alergia a sulfito, idoso. Grave dano tecidual/necrose com extravasamento ou injeção intra-arterial. Pode causar sintomas extrapiramidais (tratar com difenidramina); raramente associada à síndrome neuroléptica maligna (apresentação semelhante à hipertermia maligna). Administrar lentamente para minimizar risco de hipotensão

Prostaglandina E$_1$ (Alprostadil, Prostin VR)
Indicação: Defeitos cardíacos congênitos ductal e restritivos ao fluxo (mantém temporariamente canal arterial patente até correção cirúrgica)
Dose típica: Recém-nascidos: Dose inicial 0,05–0,1 mcg/kg/min. Titular ao efeito (típica 0,1–0,4 mcg/kg/min, máx. 0,6 mcg/kg/min). Diluição usual: 500 mcg/99 mL de NS ou D5W = 5 mcg/mL
Mecanismo: Vasodilatação, inibe agregação de plaquetas, relaxamento do músculo liso vascular e relaxamento dos músculos lisos uterino e intestinal
Eliminação: Metabolismo pulmonar rápido; excreção renal
Comentários: Usada em atresia/estenose pulmonar, atresia tricúspide, tetralogia de Fallot, coarctação/interrupção da aorta, transposição dos grandes vasos. Pode causar hipotensão, apneia (10–12%), ruborização e bradicardia. Diminuir para a mais baixa dose efetiva após observar ↑ na PaO$_2$ (em fluxo sanguíneo pulmonar restrito) ou ↑ no pH, pressão arterial sistêmica (em fluxo sistêmico restrito)

Rosiglitazona (Avandia): Ver tabela Antidiabéticos Orais na página 2H-64.

Sildenafila (Viagra, Revatio)
Indicação: (1) Hipertensão arterial pulmonar. Também indicado em disfunção erétil
Dose típica: 20 mg VO 3 v/dia, 10 mg *bolus* IV 3 v/dia
Mecanismo: Inibe fosfodiesterase tipo 5, aumentando cGMP para possibilitar relaxamento do músculo liso (vasodilatação pulmonar)
Eliminação: Metabolismo hepático (CYP3A4), excreções biliar (83%) e renal (13%)
Comentários: Usado no tratamento de hipertensão pulmonar peroperatória grave e disfunção ventricular direita. Tem efeitos vasodilatadores pulmonar e sistêmico. Evitar em hipotensão, hipovolemia, disfunção autonômica, doença veno-oclusiva. Potencial de hipotensão grave refratária com nitratos orgânicos (nitroglicerina, nitroprussiato, isossorbida)

Sitagliptina (Januvia): Ver tabela Antidiabéticos Orais na página 2H-64.

Sulfato de Protamina
Indicação: (1) Neutralização de heparina, (2) superdose de enoxaparina
Dose típica: (1) Tempo decorrido desde última dose de heparina (ver a tabela abaixo); baseando-se no ACT: 1,3 mg/100 U heparina calculada a partir do ACT. Dar via IV lenta; ≤ 5 mg/min. (2) ~1 mg protamina/1 mg enoxaparina
Mecanismo: Antagonista da heparina. Composto polibásico se combina com heparina poliácida para formar sal inativo estável.
Eliminação: Destino do complexo heparina–protamina é desconhecido
Comentários: Pode causar anafilaxia, reação anafilactoide, hipertensão pulmonar grave (particularmente com infusão rápida após *bypass* cardiopulmonar), depressão miocárdica e vasodilatação periférica com hipotensão súbita (secundária à liberação de histamina) ou bradicardia. O complexo protamina-heparina é ativo como antígeno (particularmente em pacientes recebendo procaína e com alergia a peixe). Reversão transitória da heparina pode ser seguida por heparinização de rebote. Pode causar anticoagulação se dada em excesso em relação à quantidade de heparina circulante (significado controverso). Monitorizar resposta com tempo de tromboplastina parcial ativada ou tempo de coagulação ativada 5–15 min depois da dose. Reverte enoxaparina apenas parcialmente

Posologia de Protamina para Reversão de Heparina	
Tempo Decorrido (Desde Última Dose de Heparina)	Protamina (mg) para Neutralizar 100 U de Heparina
< 30 min	1–1,5
30–60 min	0,5–0,75
60–120 min	0,375–0,5
> 2 h	0,25–0,375

THAM: Ver Trometamina

Trometamina (Acetato de THAM)
Indicação: Acidose metabólica associada à cirurgia de *bypass* cardíaco e parada cardíaca
Dose típica: mL de solução (0,3 M) = Peso Corporal (kg) × Déficit de base (mEq/L) × 1,1, dada por infusão IV
Mecanismo: Agente alcalinizante/tampão orgânico (pH 8,6). Liga ativamente íons H^+. Liga não apenas cátions de ácidos fixos ou metabólicos, mas também íons hidrogênio de ácido carbônico, assim ↑ ânion bicarbonato (HCO_3^-)
Eliminação: Renal
Comentários: Diferentemente do bicarbonato, não eleva pCO_2. Pode ser usado em acidose mista respiratória/metabólica juntamente com ventilação assistida. Também atua como diurético osmótico, aumentando fluxo urinário, pH urinário e excreção de ácidos fixos, dióxido de carbono e eletrólitos. Evitar uso em uremia, anúria (↓ excreção, potencial hiperpotassemia). Grandes doses podem deprimir a ventilação (↑ pH, ↓ CO_2). Pode causar dano tecidual grave, se ocorrerem extravasamento, hipoglicemia

Varfarina (Coumadin)
Indicação: Anticoagulação crônica em trombose venosa profunda, embolia pulmonar, fibrilação atrial, substituição de valva
Dose típica: 2–15 mg/d (tipicamente começar 5 mg VO cada dia a menos que genótipo disponível), individualizar monitorando INR (objetivo varia com indicação)
Mecanismo: Interfere com utilização de vitamina K pelo fígado e inibe síntese de fatores II, VII, IX, X, proteínas C e S, protrombina
Eliminação: Metabolismo hepático (influenciado pela genética do P450, testagem disponível); excreção renal
Comentários: Faixa terapêutica estreita, mas a dose requerida varia amplamente entre os pacientes, afetada por muitos fatores (dieta, múltiplas interações de doses) dentro dos indivíduos. Pode causar sangramento fatal, necrose de pele. Contraindicada em doença grave renal ou hepática, úlcera GI, procedimentos neurocirúrgicos, HTN maligna, gravidez (teratogênica). Trombostática somente, nenhuma lise de trombo existente

Vitamina K (Fitonadiona, AquaMEPHYTON)
Indicação: Indicada em deficiência de fatores da coagulação dependentes da vitamina K, reversão de anticoagulação com varfarina
Dose típica: Ver tabela, não exceder 1 mg/min ao dar infusão IV
Mecanismo: Vitamina K é necessária para síntese dos fatores da coagulação II, VII, IX, X
Eliminação: Metabolismo hepático
Comentários: INR pode diminuir dentro de 4 h, efeitos chegam ao máximo com 24–48 h; altas doses proveem reversão rápida, todavia tornam o paciente refratário à anticoagulação oral adicional (até 7 d depois de dose de 10 mg). Pode falhar com doença hepatocelular. *Bolus* IV rápido pode causar hipotensão profunda, febre, diaforese, broncospasmo, anafilaxia fatal e dor no local de injeção. Reservar administração IV para uso de emergência (sangramento sério ou ameaçando a vida, INR > 20)

Diretrizes sobre Tratamento de Anticoagulação Oral Supraterapêutica	
INR < 5 sem sangramento importante	Dose mais baixa ou omitir
INR 5–9 sem sangramento importante	Se reversão rápida necessária para cirurgia urgente, dar ≤ 5 mg de vitamina K PO, esperar INR ser ↓ em 24 h. Pode dar 1–2 mg adicionais VO se necessário
INR > 9 sem sangramento importante	Dar 2,5–5 mg de vitamina K PO, esperar INR ser significativamente ↓ em 24–48 h
Sangramento sério a qualquer INR elevada	Dar vitamina K 10 mg por infusão IV lenta, suplementar com FFP, concentrado de complexo protrombínico (PCC) ou Fator VIIa recombinante dependendo da urgência, vitamina K pode ser repetida cada 12 h
Sangramento ameaçando a vida	Dar FFP, PCC ou Fator VIIa recombinante com vitamina K, 10 mg por infusão IV lenta. Repetir em 6–8 h, se necessário

Fonte: Adaptada de Pharmacology and management of the vitamin K antagonists: American College of Chest Physicians Evidence-Based Clinical Practice Guidelines (8th Edition). *Chest* 2008 Jun;133(6 Suppl):160S–198S.

Equipamento de Anestesia

ALLAN F. SIMPAO • JENNIFER BARTLETT

Suprimento de Gás

Caminho da Molécula de Oxigênio do Suprimento Canalizado do Hospital ao Paciente
Suprimento do Hospital à SO → entrada do suprimento da tubulação de O_2 → máquina → regulador(es) de pressão de O_2 → fluxômetro → vaporizador → válvula de retenção (em alguns equipamentos) → saída comum de gás → ramo inspiratório do circuito de respiração → válvula unidirecional inspiratória → tubo endotraqueal (ETT) → paciente

Suprimento de Gás Medicinal– Oxigênio (O_2), Óxido Nitroso (N_2O), Ar	
Canalização central (fonte na parede)	Ligada a séries ou bancas de cilindros de alta capacidade tamanho G ou H Sistema de segurança de índice de diâmetro: ↓ risco de ligação cilindro–tubulação
Cilindro tamanho E (cilindro E)	Fonte portátil para transporte; reserva durante falha da tubulação Sistema de segurança de índice de pinos: ↓ risco de ligação cilindro E inadequado–máquina

Propriedades dos Gases Comprimidos e Código de Cores dos Cilindros E			
Características	Oxigênio	Óxido Nitroso	Ar
Cor do cilindro (EUA)	Verde	Azul	Amarelo
Estado físico (temp, ambiente)	Gás	Líquido e gás	Gás
Volume, cilindro cheio (L)	660	1.590	625
Pressão, cilindro cheio (psi)	2.200	750	1.800
Temperatura crítica (°C)	–118	36,5	

Cálculo dos volumes restantes nos cilindros E (lei de Boyle, $P_1V_1 = P_2V_2$ a uma temperatura constante)

- **O_2 e Ar:** Leitura do medidor de pressão reflete o volume de gás no cilindro E. Segundo Boyle: Medidor de O_2 = 300 psi → litros O_2 deixados = 660 L × (300 psi/2.200 psi) = 90 L "Fudge" [psi × 0,3]; medidor de O_2 = 300 psi → → litros de O_2 deixados = (300 = 300 psi × 0,3) = 90 L
- **N_2O:** Se resta N_2O líquido, pressão = 750 psi → pesar cilindro para avaliar volume de N_2O. Litros de N_2O no cilindro = (Peso do cilindro de N_2O em gramas/44 g) × 0,5 L. Apenas gás N_2O no cilindro (~25% N_2O deixado) → pressão cai < 750 psi → calcular segundo Boyle

Equipamento de Anestesia
(*VER APÊNDICE B PARA RECOMENDAÇÕES DE *CHECKOUT*)

Controle de Fluxo na Máquina de Anestesia
Reguladores de Pressão
• Primeiro estágio: Limitar pressões de tubulação (50 psi) e cilindro (45 psi; gradiente de pressão assegura o uso da tubulação quando ambos estão ligados ao equipamento de anestesia
• Segundo estágio: Mantém fluxo de gás a uma pressão constante para os fluxômetros (geralmente ~14 psi)
Válvulas de Fluxo
• Válvulas de retenção: Válvulas unidirecionais em alguns equipamentos para fluxo retrógrado para dentro dos vaporizadores
• Se presentes, deve-se usar teste de pressão negativa para detectar vazamentos do circuito de baixa pressão
• Válvula de jorro de O_2 fornece alto fluxo (~50 L/min) de O_2 para saída comum de gás, contornando fluxômetros e vaporizadores → potencial de barotrauma, especialmente em circuito sem reinalação
Fluxômetros
• Tubos de vidro ocos com diâmetro interno gradualmente ↑ contendo um "flutuador" (p. ex., uma esfera)
• Específico para o agente, conforme viscosidade e densidade do gás; calibrado individualmente para controlar taxa de fluxo
• Fluxos gasosos individuais (O_2, N_2O e ar) se combinam abaixo dos fluxômetros
• Fluxômetro de O_2 deve ser situado abaixo dos outros fluxos de gases (mais perto do paciente) para minimizar o risco de fornecimento de amostra hipóxica em caso de um vazamento de fluxômetro acima
• A baixas taxas de fluxo, fluxo gasoso **laminar** = 3,14 × (raio)^4/(8× comprimento × **viscosidade**)
• A altas taxas de fluxo, fluxo gasoso *turbulento* α (raio)^2 α comprimento α 1/raiz quadrada da densidade
Saída Comum de Gás Fresco
• Saída do equipamento de anestesia: Mistura de gás diluidor e anestésicos voláteis

*Ver Apêndice B para arrumar a SO para um caso de anestesia e outros mnemônicos.

Características para Prevenir Fornecimento de Misturas Gasosas Hipóxicas	
Alarme de pressão de suprimento de O_2	Soa alarme se pressão de suprimento de O_2 for menor que ~30 psi
Válvula de segurança	Interrompe ou ↓ fluxo de N_2O em caso de baixo suprimento de O_2 (< 20 psi)
Ligação mecânica Fluxômetros de O_2 e N_2O	Permite uma proporção máxima de 3:1 de N_2O/O_2 Mantêm FiO_2 mínima de 0,25
Fluxômetro de O_2 correnteza abaixo	Minimiza hipóxia se houver vazamento em outros fluxômetros acima
Analisador de O_2	O *único* monitor de integridade do sistema de baixa pressão abaixo dos fluxômetros

Vaporizadores

Princípios Gerais

- Agente-específicos quanto a pressão de vapor (VP), calor específico e condutividade térmica
  - VP é determinada apenas pela temperatura e propriedades físicas do líquido
- Desvio variável – fluxo total de gás é dividido em fluxos de gás portador e equilíbrio
  - Mostrador de concentração controla proporção de gás entrando e desviando-se da câmara de vaporização
  - Gás portador: Flui sobre agente líquido na câmara de vaporização e satura-se com agente segundo a VP e mostrador de concentração; "empurra" agente para saída comum de gás fresco
  - Gás de equilíbrio: Sai do vaporizador inalterado
  - Dois fluxos se misturam e saem do equipamento pela saída comum de gás fresco

Riscos dos Vaporizadores

- Agente com mais alta VP dentro de vaporizador usado para agente com mais baixa VP → superdose
- Inclinar vaporizador: Agente líquido entra na câmara de desvio → ↑↑ saída → superdose
- Em fluxo muito baixo (não empurrando agente) ou alto (não saturado): Débito é < ajuste do mostrador
- "Efeito de bombeamento: Ventilação com pressão positiva ou uso de válvula de jorro de O_2 → gás comprimido pela retropressão → pressão liberada via câmara de desvio → ↑↑ saída
- Altitude mais alta: ↓ pressão atmosférica = ↑ fração parcial de agente → ↑ débito

Vaporizador de Desflurano (Tec 6)

- Pressão de vapor do desflurano é tão alta (~660 mm Hg), quase ferve à temp. ambiente
- Vaporizador aquece líquido acima do ponto de ebulição → reservatório constante de vapor 2 atm
- Válvula de fechamento só abre quando vaporizador é aquecido e mostrador de concentração está ligado
- Em altitude mais alta, ↓ volume% de vapor → necessário aumentar mostrador ou ocorrerá subdosagem

Ventiladores

Princípios Gerais

- Maioria dos ventiladores de fole tem impulsionada pneumático por O_2
  - Circuito de gás de impulsão: Impulsiona o fole e o ventilador
  - Circuito de gás do paciente: Suprimento de gás para o paciente
- Inspiração: O_2 pressurizado desde o circuito de impulsão enche o espaço dentro do recipiente rígido que contém fole compressível → fole esvaziado
  - Tempo inspiratório: Determinado pelo volume corrente, velocidade de fluxo inspiratório e frequência respiratória ajustados
  - Terminação da inalação: Ciclada por tempo e/ou limitada pela pressão
- Exalação:
  - Fole ascendendo: Subida durante exalação; não subirá se houver desconexão ou vazamento do circuito
  - Fole descendente: Pende durante expiração; enche-se por gravidade mesmo se houver vazamento/desconexão
- Desacoplamento do fluxo de gás fresco (FGF) (alguns ventiladores):
  - Inspiração: FGF → bolsa reservatório; Exalação: Fole se reenche a partir do reservatório e FGF
  - FGF não influencia mais o volume corrente administrado

Riscos do Ventilador

- Vazamentos e desconexões: Locais de conexão (esp. conector Y do paciente!), fole frouxo ou rachado, componentes do sistema incompetentes (p. ex., sistema de remoção, válvula *pop-off*)
  - Detecção: Monitor de **$ETCO_2$** é mais sensível (↓ ou nenhum $ETCO_2$); observação humana
  - Monitores ajustáveis de pressão e volume respiratório: Estabelecer valores alto/baixo adequados
- Excessiva pressão positiva: ↑ risco de barotrauma
  - Jorro de oxigênio durante inalação: Válvula de derramamento de remoção é fechada
  - Sistema de remoção obstruído: Mangueira dobrada ou válvula de derramamento colada
  - Furo no fole: Fornecimento de altas pressões de gás impulsor ao paciente
  - Ventilador colado em modo inspiratório

- Excessiva pressão negativa
  - Aspiração excessiva do sistema de remoção
  - Cateter de aspiração naso ou orogástrico na traqueia
  - Descida rápida do fole pendente
- Discrepâncias de volume corrente estabelecido no equipamento e aplicado
  - Vazamentos, complacência do circuito de respiração, compressão do gás, acoplamento ventilador–FGF (alto FGF pode ↑ volume corrente acima do ajustado, ↑ ventilação min, ↑ pressões inspiratórias máximas [PIPs])
- Estados de ausência de fluxo:
  - Desconexão (ver anteriormente) ou obstrução do ETT ou tubulação do circuito
  - Erro de conexão de mangueira do ventilador à fonte sem gás
  - Inserção de válvula de pressão positiva expiratória final (PEEP) tipo bola em ramo inspiratório

Alarmes do Ventilador
- Alarmes de "desconexão": Baixa PIP, baixo volume corrente exalado, baixo $ETCO_2$
- Alta PIP, alta PEEP, alta pressão sustentada na via aérea, pressão negativa e baixo O_2.

Circuito de Respiração: Conecta o Equipamento de Anestesia ao Paciente

Sistema Circular – Mais Comumente Usado; Evita Rerrespiração de CO_2 Exalado (Ver Fig. 3-1)
Bolsa reservatório:
- Volume gás de reserva

Analisador de oxigênio:
- Mede O_2 inspirado/expirado

Válvula limitadora de pressão ajustável (válvula APL ou *pop-off*):
- Pode ser ajustada para facilitar compressão de bolsa manual para assistir a ventilação dos pulmões do paciente
- Permite descarte de excesso de gás para o sistema de varrição

Mudança bolsa/ventilador:
- Excluir/incluir bolsa reservatório e válvula APL no sistema

Válvula unidirecional inspiratória:
- Aberta durante inspiração e fechada durante expiração
- Evita que gás expiratório se misture com gás fresco no ramo inspiratório

Válvula unidirecional expiratória:
- Aberta durante expiração e fechada durante inspiração
- Gás então ou é descartado pela válvula APL ou passa para absorvedor de CO_2. Absorvedor de CO_2 remove CO_2 do circuito de respiração (neutralização química)
- Absorvente mais comum = cal sodada (Ca, Na, KOH e H_2O)

$$CO_2 + H_2O \rightarrow H_2CO_3$$
$$H_2CO_3 + 2NaOH \rightarrow Na_2CO_3 + 2H_2O + calor$$
$$Na_2CO_3 + Ca(OH)_2 \rightarrow CaCO_3 + 2NaOH$$

Espirômetro:
- Mede volume corrente exalado e frequência respiratória

Medidor de pressão do circuito:
- Mede pressão no circuito da via aérea em cm H_2O

Sistema de Remoção de Gases Residuais – Prevenção da Poluição da OR com Gases Anestésicos	
Nódulo de canalização de coleta, transferência e destinação de gases residuais	
Interface de remoção de gases residuais	*Fechada para a sala* – requer válvula de alívio de pressão *Aberta* – não requer válvula de alívio de pressão
Sistema de destinação	*Passivo* – tubulação de destinação → ducto de ventilação para fora *Ativo* – tubulação de destinação → sistema de vácuo hospitalar

Recomendações do National Institute of Occupational Safety and Health (NIOSH)	
Agentes	**Partes por Milhão (ppm) no Ar Ambiente**
N_2O isoladamente	25 ppm
Agentes halogenados sem N_2O	2 ppm
Agentes halogenados com N_2O	0,5 ppm

Figura 3-1. Sistema circular.

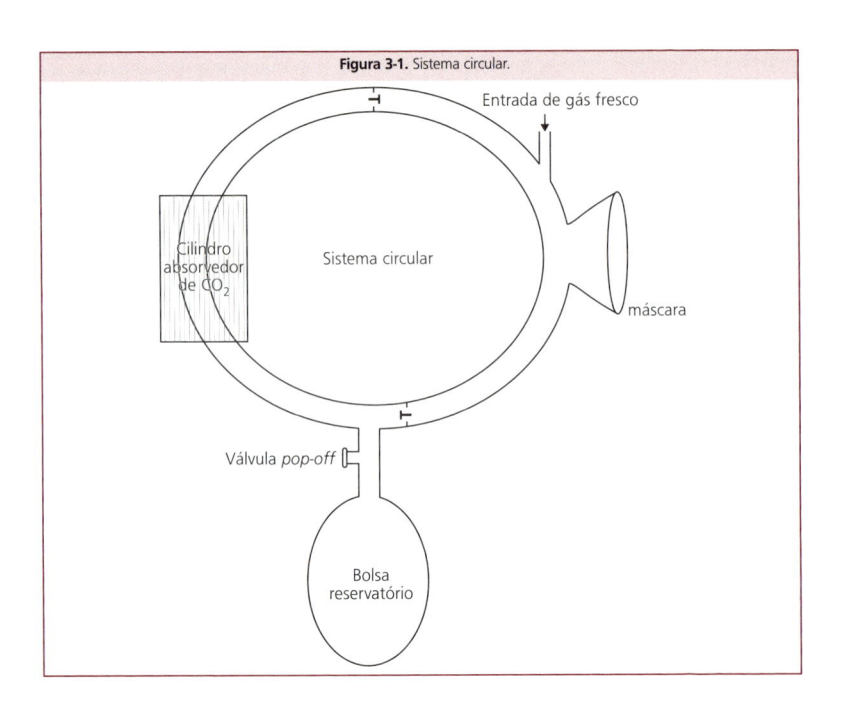

[Diagrama do sistema circular mostrando: cilindro absorvedor de CO_2, sistema circular, entrada de gás fresco, máscara, válvula *pop-off* e bolsa reservatório]

Testes de Vazamento da Máquina de Anestesia

Teste com Pressão Positiva

Testa a integridade do circuito desde os fluxômetros até o paciente, a não ser que válvulas de retenção estejam presentes

1. Ajustar todos os fluxos de gás em zero (ou no mínimo)
2. Fechar válvula APL (válvula *pop-off*) e ocluir conector em Y
3. Pressurizar sistema de respiração a cerca de 30 cm H_2O com fluxo de O_2
4. Assegurar que a bolsa reservatório se infla e a pressão permanece constante durante pelo menos 10 s. Se vazamento estiver presente, checar foles, conexões etc. (ver riscos do ventilador acima)
5. Abrir APL (válvula *pop-off*) e assegurar queda de pressão

Teste com Pressão Negativa

Método adequado para checar vazamento de fluxômetro, se válvulas de retenção estiverem presentes na máquina

1. Verificar que interruptor principal e válvulas de controle de fluxo estejam **off**
2. Conectar bulbo de aspiração à saída comum de gás fresco
3. Espremer o bulbo até completamente colapsado; verificar que o bulbo permaneça colapsado durante > 10 s
4. Abrir um vaporizador de cada vez e repetir o passo 3
5. Remover bulbo de aspiração e reconectar mangueira de gás fresco; girar *off* para abrir vaporizador

Anestesia com Circuito Fechado

- Uso de FGFs exatamente igual à captação de oxigênio e gases anestésicos
- Exige (1) FGF muito baixo, (2) rerrespiração total dos gases exalados após absorção do dióxido de carbono pelo absorvedor de CO_2, (3) válvula APL ou de alívio do ventilador
- Vantagens: ↑ calor e umidificação dos gases, menos poluição e menos uso de agente
- Desvantagens: impossibilidade de mudar rapidamente a concentração de agente; pode fornecer mistura hipóxica/hipercárbica; superdose de anestésico por excessiva concentração do agente

Pressões na Via Aérea

- Pressão na via aérea = resistência da via aérea + pressão alveolar (*i. e.,* complacência do tórax e pulmão)
- PIP = a mais alta pressão no circuito durante a inspiração
- Pressão de platô = pressão durante pausa inspiratória (medindo apenas complacência)

Algumas Causas de Pressões Inspiratória Máxima e de Platô Aumentadas na Via Aérea	
↑ PIP e ↑ Pressão de Platô ↑ Volume Corrente ↓ Complacência Torácica/Pulmonar	↑ PIP e Pressão de Platô Inalteradas ↑ Taxa de Fluxo Gasoso Inspiratório ↑ Resistência da Via Aérea

• *Acima do diafragma:*
  • Edema pulmonar
  • Derrame pleural
  • Pneumotórax de tensão
  • Entubação endobrônquica
  • Pneumonia
	• *Causas mecânicas:*
	  • ETT ou cânula máscara laríngea (LMA) dobrados
	  • Compressão da via aérea
	  • Aspiração de corpo estranho
	  • Paralisia de prega vocal
	  • Massa traqueal ou endobrônquica

• *Abaixo do diafragma:*
  • Insuflação de gás intra-abdominal
  • Tamponamento intra-abdominal
  • Posição de Trendelenburg
  • Ascite
	• *Causas fisiológicas:*
	  • Broncospasmo
	  • Secreções

Tratamento de Pressões Aumentadas na Via Aérea
- Pressões inspiratórias maiores que ~40 cm H_2O devem ser tratadas como anormais
- Checar equipamento anestésico, aparelho na via aérea e o paciente (ver causas, acima)

Abordagem Sistemática para Resolver Problemas de Pressões Aumentadas na Via Aérea
Equipamento de Anestesia
• Checar suprimento de O_2 e todas as conexões, incluindo circuito de respiração e conector em Y • Ventilar manualmente o paciente com bolsa de ressuscitação autoinflável   • Se difícil, obstrução é no aparelho da via aérea e/ou no paciente
Aparelho da Via Aérea
• Averiguar se aparelho na via aérea (tubo) está dobrado ou obstruído • Passar cateter de aspiração macio pelo tubo para remover secreções   • Se difícil passar, desinflar manguito uma vez que hérnia do manguito pode obstruir ETT • Usar broncoscópio de fibra óptica com aspiração afixada para visualizar ETT e remover secreções
Paciente
• Pulmões: Observar expansão torácica bilateral, auscultar tórax bilateralmente • Sons respiratórios só em um lado podem ser decorrentes de entubação endobrônquica ou pneumotórax • Sibilos ou sons respiratórios diminuídos: Broncospasmo, aspiração, edema pulmonar • Pode-se usar broncofibroscópio para avaliar tubo quanto à compressão (p. ex., massa) • Checar pressão de insuflação de gás intra-abdominal; comunicar-se com o cirurgião

Sistemas de Respiração Abertos (Histórico, Tipicamente Não Usados na Medicina Moderna)
- Insuflação: Soprar gás anestésico na face do paciente
- Anestesia de gota aberta: Anestésico volátil gotejado sobre máscara coberta com gaze sobre a face do paciente

Circuitos de Respiração A a E de Mapleson: Cinco Sistemas Descritos nos Anos 1950
- Diferem em tubulação de influxo de gás fresco, máscara, bolsa reservatório e tubulação, e localizações de válvula expiratória
- Caracterizados por (1) sem válvulas dirigindo gases para e a partir do paciente, (2) sem neutralização do CO_2
- Circuito Mapleson **A** mais eficiente para ventilação espont**â**nea **(ver Fig. 3-2)**
- (FGF) = ventilação minuto, que é suficiente para evitar rerrespiração de CO_2)
- Circuito Mapleson **D** = mais eficiente para ventilação controla**D**a
- (FGF força gás alveolar para longe do paciente e na direção da válvula de liberação de pressão)

Circuito de Bain: Modificação do Mapleson D
- Suprimento de gás fresco corre coaxialmente dentro da tubulação expiratória corrugada
- Vantagens: Compacto, portátil, fácil varrição de resíduo, gases exalados aquecem gases inalados
- Desvantagens: Riscos de dobra/desconexão da tubulação coaxial (*i. e.*, entrada de gás fresco)

MONITORES DO PACIENTE

Oximetria de Pulso
- Meio não invasivo contínuo de avaliação da saturação de O_2 arterial
- Dois diodos emissores de luz em 660 nm (absorvida pela Hb) e 940 nm (O_2Hb), e fotorreceptor
- $SaO_2 = O_2Hb\%$ e $Hb\%$ são calculadas a partir da razão de luz absorvida no fotorreceptor
- Exatidão não é afetada por hemoglobina fetal, hemoglobina falciforme e policitemia

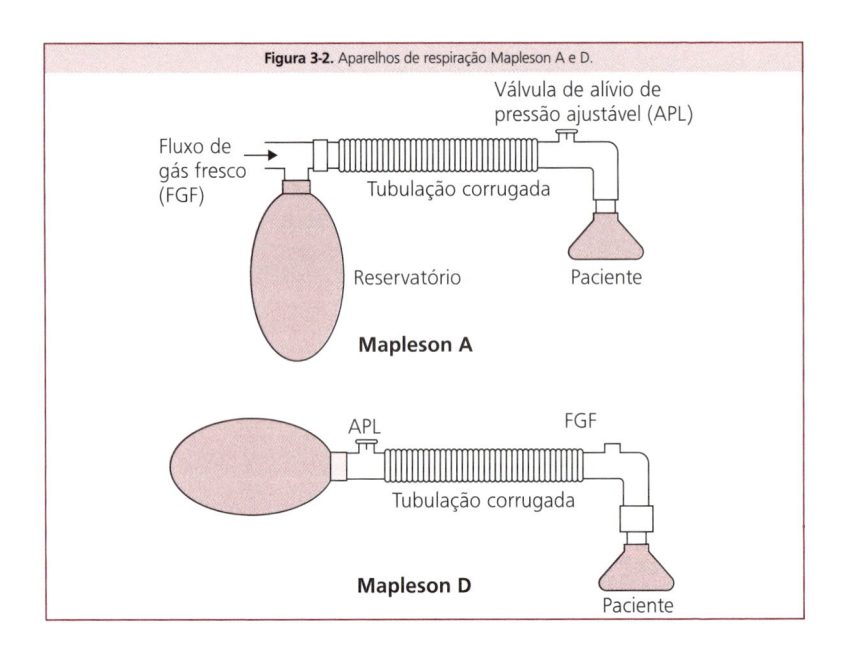

Figura 3-2. Aparelhos de respiração Mapleson A e D.

Fatores Que Produzem Leituras Espúrias de Oximetria de Pulso	
Falsamente altas	Luz ambiente, carboxiemoglobina, anemia, metemoglobina (SaO$_2$ < 85%)
Falsamente baixas	↓ fluxo pulsátil, espessura tecidual, pigmentos, movimento, metemoglobina (se SaO$_2$ > 85%)

Capnografia

- Apresentação visual contínua do traçado de CO_2 exalado; depende de duas pressuposições:
  - Todo o CO_2 é produto de metabolismo tecidual
  - PaCO$_2$ (arterial) é 5–10 mm Hg > PACO$_2$ (alveolar) ≈ ETCO$_2$
- Fornece a seguinte informação:
  - Adequação da ventilação e perfusão
  - Presença de obstrução da via aérea e mau funcionamento do equipamento (baseando-se no traçado)
  - Posicionamento de tubos de luz dupla (por meio de capnômetros separados em cada luz)
- Causas de diminuições abruptas do ETCO$_2$:
  - Entubação esofágica
  - Tubo ou linha de amostragem de gás dobrados, obstruídos ou desconectados
  - Débito cardíaco baixo (p. ex.: embolismo pulmonar, parada cardíaca)
- Causas de aumentos abruptos do ETCO$_2$:
  - Hipoventilação
  - Hipertermia (incluindo maligna)
  - Rerrespiração (p. ex., válvula unidirecional incompetente, absorvedor esgotado)

Quatro Fases do Capnograma Típico (Fig. 3-3)	
Fase 1 (nadir)	Gás exalado do espaço morto anatômico
Fase 2 (ascenso)	Gás alveolar e de espaço morto rico em CO$_2$ leva a ↑↑ do CO$_2$ exalado
Fase 3 (platô)	Concentração constante de CO$_2$ é exalada de todas as regiões pulmonares
Fase 4 (fim do platô)	A tensão de CO$_2$ "corrente final" verdadeira no próprio extremo final da exalação

Ver também Capnografia, Figuras 8-2 e 8-3 no Capítulo 8, Ventilação Mecânica.

Figura 3-3. Capnograma típico.

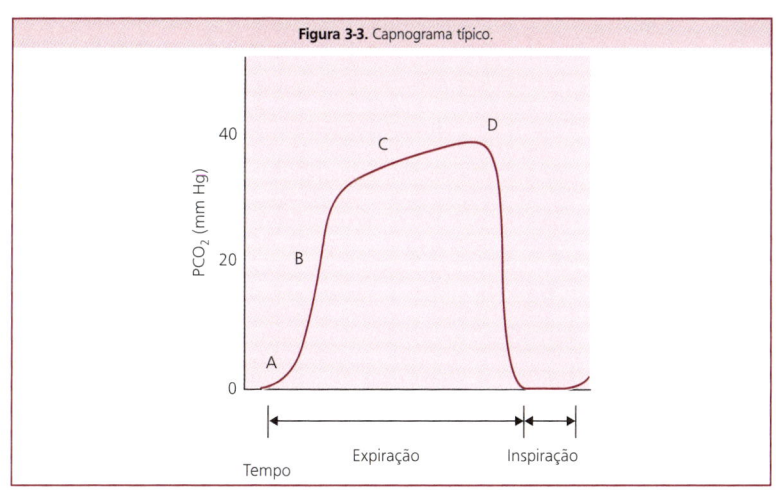

Quatro fases do Capnograma Típico: A, Nadir; B, Ascenso; C, Platô; D, Fim do Platô.

SEGURANÇA ELÉTRICA NA OR

Eletrocirurgia
- Diatermia cirúrgica: Corrente alternada de alta frequência para cortar/cauterizar vasos sanguíneos
  - Unidades eletrocirúrgicas (ESUs) geram corrente de alta frequência; extremidade de pequeno eletrodo → através do pac. → para fora por grande eletrodo (placa de dispersão)
- Mau funcionamento da placa de dispersão: Contato inadequado/gel condutor/desconexão
  - Corrente sairá do paciente através de via alternativa (contatos de ECG, mesa da OR) e pode queimar paciente
- Eletrodos bipolares limitam propagação da corrente a alguns milímetros
- ESU pode interferir com marca-passo e registros de ECG

Riscos de Eletrocussão
- Contato com dois materiais condutivos a diferentes potenciais de voltagem pode completar circuito e resultar em choque elétrico
- Corrente de vazamento está presente em todo equipamento elétrico
  - Limiar para fibrilação na pele é 100 miliampères (acima da magnitude da corrente de vazamento)
  - Corrente muito baixa como 100 microampères aplicada diretamente ao coração pode ser fatal

Macrochoque – Corrente Aplicada na Pele	Microchoque – Corrente Aplicada no Interior do Corpo
100 miliampères = causa fibrilação ventricular	100 microampères = causa fibrilação ventricular
10 miliampères = estímulo doloroso, aversivo	10 microampères = máximo vazamento de corrente
1 miliampère = percepção de choque	

Energia Não Aterrada e Proteção contra Choque Elétrico
- Transformador de isolação: Isola suprimento de energia da OR do potencial de terra
  - Se fio vivo fizer contato com paciente aterrado, transformador de isolação evita fluxo de corrente para o pac.
- Monitores de isolação de linha (LIMs): Monitoram quão bem o suprimento de energia está isolado de terra
  - Alarme soa, se fluxo inaceitável de corrente para terra se tornar possível
  - Alarme *não* interrompe a energia a não ser que ativado disjuntor de circuito de vazamento à terra
  - Circuitos de energia isolados não protegem contra *microchoque*
  - Observação: Novos códigos de edificações não exigiram mais que ORs tenham energia não aterrada

MANEJO DA VIA AÉREA

TARUN BHALLA

Anatomia da Via Aérea	
Faringe	Dividida em nasofaringe, orofaringe e laringofaringe
Epiglote	Separa laringofaringe em hipofaringe (para esôfago) e laringe (para traqueia)
Laringe	(C4–C6); esqueleto laríngeo consiste em 9 cartilagens: 3 pares (corniculadas, aritenoides, cuneiformes) e 3 ímpares (epiglote, tireoide, cricoide); protege entrada do trato respiratório e possibilita fonação
Cartilagem tireoide	Maior e mais proeminente para as paredes laterais e anterior
Membrana cricotireóidea	Conecta cartilagens tireoide e cricoide: ≈ 1 a 1,5 dedo abaixo da proeminência laríngea; quaisquer incisões/punções de agulha devem ser feitas no terço inferior e dirigidas posteriormente (em razão das artérias cricotireóideas e pregas vocais)
Cartilagem cricoide	(C5–C6); em forma de anel de sinete, inferior à cartilagem tireoide, único anel cartilaginoso completo ao longo da árvore laringotraqueal
Aritenoides	Originam-se no aspecto posterior da laringe e fixações posteriores das pregas vocais; podem ser únicas estruturas visíveis em pacientes com uma via aérea "anteriorizada"
Músculos laríngeos	Cricoaritenóideo lateral (adução), cricoaritenóideo posterior (abdução), aritenóideos transversos → abrem/fecham a glote, cricotireóideo, tireoaritenóideo, vocal → controla tensão do ligamento vocal

Inervação da Via Aérea – Sensitiva	
Nervo glossofaríngeo (CN IX)	Terço posterior da língua, orofaringe desde a superfície nasofaríngea até a junção da faringe e epiglote, incluindo valécula; área tonsilar; reflexo de náusea
Nervo laríngeo superior, ramo interno (CN X/vago)	Mucosa desde a epiglote até as pregas vocais (inervação sensitiva da laringe acima das pregas vocais), incluindo base da língua, mucosa supraglótica, articulação cricotireóidea
Nervo laríngeo superior, ramo externo (CN X/vago)	Mucosa subglótica anterior
Nervo laríngeo recorrente (CN X/vago)	Mucosa subglótica, fusos musculares
Nervo trigêmeo (CN V)	Narinas e nasofaringe

Inervação da Via Aérea – Motora	
Nervo laríngeo superior, ramo externo (CN X/vago)	Músculos cricotireóideos → tensionamento das pregas vocais, constritores inferiores da faringe
Nervo laríngeo recorrente (CN X/vago)	Todos os demais músculos intrínsecos da laringe: tireoaritenóideos, cricoaritenóideos laterais, interaritenóideos, cricoaritenóideos posteriores
Glossofaríngeo (CN IX) e laríngeo superior, ramo interno (CN X/vago)	Nenhuma contribuição de inervação motora

Observação: Toda inervação da laringe é por 2 ramos do vago: Nervos laríngeo superior e laríngeo recorrente.

- Lesão do SLN (ramo externo) → rouquidão
- Lesão do RLN → paralisia unilateral → paralisia de prega vocal ipsolateral → voz rouca; paralisia bilateral → estridor e angústia respiratória

Avaliação da Via Aérea
- História
  - Eventos adversos relacionados com manejo prévio da via aérea
  - História de radiação/cirurgia
  - Queimadura/edema/tumor/massa
  - Apneia de sono obstrutiva (ronco)
  - Disfunção da articulação temporomandibular
  - Disfagia
  - Problemas com a fonação
  - Doença da coluna cervical (discopatia, osteoartrite, artrite reumatoide, síndrome de Down)

- Exame físico
  - Escore de Mallampati *(ver também Capítulo 1, Avaliação Pré-Operatória)*
  - Simetria da abertura da boca
  - Dentes frouxos/ausentes/quebrados/implantados
  - Macroglossia (associada à laringoscopia difícil)
  - Palato arqueado alto (associado à dificuldade de visualização da laringe)
  - Tamanho da mandíbula
    - Distância tireomentoniana < 3 dedos sugere má visualização da laringe
  - Exame do pescoço
    - Cirurgia prévia/cicatriz de traqueostomia
    - Massas anormais (hematoma, abscesso, bócio, tumor) ou desvio traqueal
    - Circunferência e comprimento do pescoço
    - Amplitude de movimento (flexão/extensão/rotação)

Sinais de uma Via Aérea Potencialmente Difícil	
• Alteração anatômica da face • Bochechas escavadas • Ausência de dentes • Dentes superiores projetando-se	• Pequena abertura oral • Obesidade • Mandíbula retrognata • Doença facial/cervical
• Abertura da boca < 3 dedos • Distância mento-hioide < 3 dedos	• Distância cartilagem tireoide–assoalho da boca < 2 dedos
• Classes III e IV de Mallampati • Patologia em torno da via aérea superior (abscesso peritonsilar) • Amplitude de movimento limitada	

Anestesia Regional vs. Geral em pacientes com Via Aérea Difícil	
Considerar Regional	**Não Considerar Regional**
Cirurgia superficial	Cirurgia invasiva
Mínima sedação necessária	Importante sedação necessária
Anestesia pode ser dada com local	Anestesia local extensa será necessária ou alto risco de injeção intravascular
Bom acesso à via aérea	Mau acesso à via aérea
Cirurgia pode ser interrompida a qualquer momento	Cirurgia não pode ser parada depois de começada

Adaptada de Barash PG *et al. Clinical Anesthesia*. 5th ed. Philadelphia: Lippincott Williams & Wilkins, 2005. Com permissão.

Aparelhos de Via Aérea
- Cânulas orais e nasais
  - Tipicamente inseridas após à perda de tônus muscular da via aérea superior em pacientes anestesiados → geralmente causado pela queda da língua ou epiglote contra a parede faríngea posterior
  - Comprimento da cânula nasal estimado medindo-se da narina ao meato da orelha
  - Usar cautela na inserção em pacientes em anticoagulação ou com fratura da base do crânio
- Cânula máscara
  - Facilita administração de O_2 (desnitrogenação) bem como gás anestésico usando-se vedação hermética
  - Manter a mascara com a mão esquerda, enquanto a direita gera ventilação com pressão positiva → usar < 20 cm H_2O para evitar insuflação gástrica
  - Técnica só com uma das mãos
    - Adaptar ajustadamente em torno da ponte nasal até abaixo do lábio de baixo
    - Pressão para baixo com polegar esquerdo e dedos indicador, médio e anular; agarrar a mandíbula, enquanto o dedo mínimo é colocado embaixo do ângulo da mandíbula para impulsionar anteriormente
  - Técnica bimanual
  - Usada em situações ventilatórias difíceis
  - Polegares bilaterais mantém a máscara para baixo, enquanto pontas dos dedos desviam a mandíbula anteriormente
  - Pacientes edentulados podem ser um desafio para ventilar (dificuldade para criar uma vedação da máscara) → considerar deixar dentaduras no lugar, cânula oral, tamponamento com gaze na cavidade oral

- **Ventilação difícil com máscara: Manobras para manter patência da via aérea**
  - Pedir ajuda adicional (ter alguém para comprimir a bolsa)
  - Inserir cânulas oral ou nasal
  - Estender pescoço e rotar cabeça
  - Realizar manobra de tração da mandíbula *("jaw thrust")*

Fatores de Risco Independentes para Ventilação Difícil por Máscara
- Presença de barba
- Índice de massa corporal > 26 kg/m²
- Falta de dentes
- Idade > 55
- História de ronco

Fonte: Langeron, O. Prediction of difficult mask ventilation. *Anesthesiology.* 2000;92:1229.

- Cânulas supraglóticas (cânulas máscaras laríngeas)
  - Técnica de inserção:
    - Paciente posicionado em posição olfativa
    - Manguito desinsuflado da LMA é lubrificado e inserido de maneira cega na hipofaringe
    - Manguito é inflado para criar uma vedação em torno da entrada da laringe
    - *(Extremidade repousa sobre esfíncter esofágico superior, margem superior do manguito contra a base da língua, lados jazendo sobre as fossas piriformes)*
  - Indicações
    - Alternativa à entubação traqueal (não como substituto) ou ventilação por máscara
    - Equipamento de resgate/urgência em via aérea difícil prevista/imprevista
    - Conduto para estilete de entubação, broncofibroscópio flexível ou ET de pequeno diâmetro
  - Contraindicações: Doença faríngea, obstrução, alto risco de aspiração, baixa complacência pulmonar (necessidade de pressões inspiratórias máximas > 20 cm H_2O), cirurgias prolongadas
  - Desvantagens: Não protege a via aérea, pode-se deslocar

Modelos de Máscara Laríngea das Vias Aéreas		
Tipo	**Descrição**	**Vantagem**
LMA descartável	Mais comumente usada. Adultos: Tamanho # 3–5	Alternativa à entubação ET
LMA flexível	Parede fina, pequeno diâmetro, cano reforçado com fio metálico que pode ser posicionado fora da linha mediana	Resistente à dobra
LMA ProSeal	Inclui um dreno gástrico, manguito posterior para permitir ventilação com pressão positiva com 40 cm H_2O	Permite ventilação com pressão positiva
LMA Fastrach	Manguito, barra elevadora epiglótica, tubo cânula, cabo, tubo endotraqueal (ETT) flexível	Permite entubação cega em via aérea difícil ± fibroscópio

- Tubos endotraqueais (ETTs)
  - Usados para fornecer gás anestésico diretamente à traqueia e prover ventilação controlada
  - Modificados para uma variedade de aplicações especializadas: Flexíveis, enrolados em espiral, reforçados com fio metálico (armadura), de borracha, microlaríngeos, RAE oral/nasal (pré-formados), tubos de luz dupla
  - Resistência ao fluxo de ar depende do diâmetro, curvatura, comprimento do tubo
  - Todos os ETTs possuem uma linha impressa que é opaca em radiografias

Dimensionamento de Tubo Orotraqueal		
Idade	**Diâmetro Interno (mm)**	**Comprimento do Tubo nos Lábios (cm)**
Bebê de termo completo	3,5	12
Criança	4 + idade/4	14 + idade/2
Adulto		
Mulher	7–7,5	20
Homem	7,5–8,5	22

- Laringoscópios rígidos: Usados para examinar laringe e facilitar entubação traqueal
  - Lâmina de Macintosh (curva): Extremidade inserida na valécula; usar lâmina tamanho 3 para a maioria dos adultos
  - Lâmina de Miller (reta): Extremidade inserida embaixo da superfície laríngea da epiglote: usar lâmina tamanho 2 para a maioria dos adultos
  - Laringoscópios modificados: de Wu, de Bullard e Glidescope para uso em vias aéreas difíceis

- Broncoscópios de fibra óptica flexíveis
  - Indicações: Laringoscopia/ventilação por máscara potencialmente difícil, coluna cervical instável, pouca amplitude de movimento cervical, disfunção da TMJ, anomalias da via aérea congênitas/adquiridas
- Estilete luminoso
  - Estilete maleável com luz emanando da extremidade distal, sobre o qual o ETT é inserido
  - Luzes diminuídas na OR e varinha avançada cegamente
    - Brilho no pescoço lateral → ponta na fossa piriforme
    - Brilho no pescoço anterior → corretamente posicionada na traqueia
    - Brilho diminui significativamente → ponta provavelmente no esôfago
- Entubação traqueal retrógrada
  - Efetuada em pacientes acordados e ventilando espontaneamente
  - Puncionar membrana cricotireóidea com agulha calibre 18
  - Introduzir fio-guia e avançar em direção cefálica (usar fio de 80 cm, 0,025 pol)
  - Visualizar fio com laringoscopia direta e guiar ETT através das pregas vocais
- Bougie
  - Estiletes sólidos ou ocos semimaleáveis geralmente introduzidos de maneira cega dentro da traqueia
  - ETT é colocado sobre o bougie dentro da traqueia; podem-se sentir "estalidos" quando passa sobre anéis traqueais
  - Pode ter luz interna para permitir insuflação de O_2 e detecção de CO_2
- Videolaringoscópios (Glidescope®, Storz® V-Mac™ e McGrath®)
  - Geralmente uma lâmina estilo MAC com uma câmera na extremidade conectada a uma tela de vídeo móvel
  - Assiste em via aérea anterior, útil em paciente obeso; geralmente melhora a vista da abertura glótica; entretanto, às vezes difícil passar o ETT, a não ser que seja usado um estilete curvo

Equipamento Necessário para Entubação
O_2, fonte de ventilação de pressão positiva (ventilador) e reservas (máscara-bolsa-válvula/cilindro-E)
Máscaras faciais
Cânulas orofaríngeas e nasofaríngeas
Tubos traqueais e estiletes
Seringa (10 mL) para insuflação do manguito do tubo endotraqueal
Aspiração
Cabos de laringoscópio
Lâminas de laringoscópio (Mac e Miller)
Travesseiro, toalha, cobertor para posicionamento do paciente
Estetoscópio
Capnógrafo ou detector de CO_2 corrente final

Manejo da Via Aérea: Entubação Orotraqueal

- Elevar altura do leito ao processo xifoide do médico
- Colocar o paciente na *posição olfativa*: Flexão do pescoço, extensão da cabeça; alinha os eixos oral, faríngeo e laríngeo para fornecer a vista mais reta dos lábios à glote
- Pré-oxigenar com O_2 100%
- Induzir anestesia
- Fechar os olhos do paciente para evitar abrasão da córnea
- Segurar laringoscópio na mão esquerda, abrir a boca com os dedos polegar e indicador direitos abrindo como uma tesoura
  → Inserir laringoscópio no lado direito da boca, empurrando a língua para a esquerda
  → Avançar até a glote aparecer no campo visual
  → Nunca usar laringoscópio como uma alavanca em um movimento em torno de um eixo (em vez disso levantar "para cima e para longe")
- Usando a mão direita, passar a ponta do ETT através das pregas vocais sob visualização direta
- Inflar o manguito do ETT com a menor quantidade de ar necessário para criar vedação durante ventilação com pressão positiva
- Confirmar colocação correta do ETT com (1) auscultação torácica, (2) $ETCO_2$, (3) condensação no ETT, (4) palpação do manguito do ETT na incisura esternal

Manifestação mais precoce de entubação brônquica é ↑ pressão máxima (brônquio principal direito comum)

- **Entubação em sequência rápida**
  - Indicação: pacientes em risco ↑ de aspiração (estômago cheio, grávida, GERD, obeso mórbido, obstrução intestinal, esvaziamento gástrico retardado, gastroparesia diabética)
  - Usar um bloqueador neuromuscular de ação rápida: Succinilcolina (1–1,5 mg/kg) ou rocurônio (0,6–1,2 mg/kg)
  - Fazer pressão na cricoide (manobra de Sellick) na indução anestésica
    - Proteção contra regurgitação de conteúdo gástrico para a orofaringe
    - Ajuda a visualizar as pregas vocais durante laringoscopia
  - Entubar paciente quando o bloqueador neuromuscular fizer efeito (30–60 s), **não** ventilar paciente durante este período
  - Pressão na cricoide apropriada deve ser executada com técnica:
    - Desviar laringe para trás, para cima, para direita, com pressão
- **Entubação em sequência rápida modificada**
  - Uma variação da técnica de RSI padrão em que uma cânula máscara é estabelecida **antes** da administração de um agente paralisante
  - Pode também incluir uso de agente não despolarizante (pacientes com ↑ K^+)
    Ehrenfeld, JM et al. Modified rapid sequence induction and intubation: a survey of United States current practice. Anesth Analg. 2012 Jul;115(1):95–101

MANEJO DA VIA AÉREA: ENTUBAÇÃO NASOTRAQUEAL

- Indicações: Procedimentos intraorais, faciais/mandibulares
- Contraindicações: Fraturas da base do crânio, fraturas ou pólipos nasais, coagulopatias subjacentes
- Preparação: Anestesiar e vasoconstringir a mucosa com mistura de lidocaína/fenilefrina ou cocaína → selecionar narina pela qual o paciente pode respirar mais facilmente
- ETT lubrificado é avançado perpendicular à face embaixo da concha inferior através da narina escolhida → dirige bisel lateralmente afastado das conchas
- Avançar ETT até ser possível visualizar extremo na orofaringe sob laringoscopia direta → usar pinça de Magill com mão direita para avançar/direcionar nas pregas vocais.

MANEJO DA VIA AÉREA: ENTUBAÇÃO COM FIBROSCÓPIO FLEXÍVEL ACORDADA

- *Equipamento:* Cânula de Ovassapian/Williams/Luomanen, anestésicos tópicos, vasoconstritores, antissialagogos, aspiração, escópio de fibra óptica com ETT lubrificado
- *Indicações:* Patologia da coluna cervical, obesidade, tumores de cabeça e pescoço, história de via aérea difícil
- *Pré-medicação:* Sedação (midazolam, fentanil, dexmedetomidina, cetamina)
- *Técnica:*
  - **Gastar tempo necessário para anestesia tópica da via aérea** (a chave do sucesso; ver a tabela abaixo)
  - Colocar cânula oral especial ou pegar a língua com gaze
  - Manter fibroscópio na linha mediana enquanto avança até a epiglote aparecer
  - Avançar o escópio embaixo da epiglote usando antero/retroflexão, conforme necessário
  - Uma vez visualizadas as pregas vocais, avançar para a traqueia
  - Estabilizar o equipamento enquanto ETT é avançado para a traqueia → se for encontrada resistência, rotar tubo ETT 90°
  - Depois da inserção, visualizar carina com escópio para evitar entubação endobrônquica

Bloqueios Nervosos para Anestesiar a Via Aérea
Anestesia tópica para língua/orofaringe
• Cetacaine *spray* (combinação tetracaína/benzocaína)
→ toxicidade de benzocaína ocorre a ≈ 100 mg; pode levar à metemoglobinemia (tratar com azul de metileno)
• Lidocaína viscosa: 2–4 mL, agitar na boca e engolir
• Lidocaína nebulizada: 4%, 4 mL durante 5–10 min (ou atomizador)
• Lidocaína geleia: 2% no abaixador de língua, chega ao máximo em 5–10 min
Bloqueio de nervo laríngeo superior (inervação sensitiva da epiglote, aritenoides e pregas vocais)
• Desviar lateralmente osso hioide para o lado do bloqueio, dirigir agulha calibre 22 para porção lateral do osso hioide
• Retirar ligeiramente e caminhar para fora do osso inferiormente (abaixo de cada corno maior)
• Avançar através da membrana tireóidea (pode sentir perda de resistência)
• Aspirar e injetar 2 mL de lidocaína 2% superficial e profunda à membrana
Bloqueio transtraqueal (nervo laríngeo recorrente)
• Penetrar membrana critireóidea com um cateter calibre 22 ponta plástica e seringa de 10 mL
• Depois de aspirar ar, remover agulha e conectar uma seringa com 4 mL de lidocaína 4%
• Injetar ao término da expiração para anestesiar glote e traqueia superior

Bloqueio do nervo laríngeo recorrente
- Mirar no corno menor ipsolateral da cartilagem tireoide no sulco traqueoesofágico
- Inserir agulha perpendicular ao paciente dirigindo-a medialmente, fazendo contato com corno menor da cartilagem tireoide
- Uma vez atingido, retirar agulha ligeiramente e injetar

Bloqueio do nervo glossofaríngeo (terço posterior da língua)
- Injetar 2 mL de lidocaína 1–2% no arco glossofaríngeo

Conduta Prática com a Via Aérea Difícil Imprevista	
Plano A	• Laringoscopia padrão com lâmina de escolha • Se impossível entubar → fazer segunda tentativa com uma lâmina diferente • Fazer não mais que 2 tentativas (evitar ↑ risco de sangramento oral, secreções e edema)
Plano B	• Laringoscopia direta e inserção de vela ou cateter de entubação • Confirmar colocação (1) usando mão no pescoço anterior para palpar avanço do cateter através da glote; (2) depois disto, 40 cm de cateter deve alcançar a carina e fornecer resistência (nenhuma resistência será encontrada se no esôfago); (3) se usando cateter de entubação, pode conectar ao monitor de $ETCO_2$
Plano C	• Inserção de LMA (descartável, Fastrach™ ProSeal™) • ETT de 5,0 ou 6,0 se adaptará por LMA descartável (± auxílio fibroscópico)
Plano D	• Terminar anestesia e acordar paciente • Efetuar entubação fibroscópica acordada • Efetuar via aérea cirúrgica (traqueostomia)

Adaptada de: Morgan GE, Mikhail MS, Murray MM. *Clinical Anesthesiology*, 4th ed.

Procedimentos Transtraqueais

- Indicações: Acesso traqueal de emergência quando uma via aérea não pode ser apanhada por via nasal/oral
- **Ventilação a jato transtraqueal percutânea**
  - Meio simples e relativamente seguro de sustentar um paciente durante uma situação crítica
  - Ligar cateter IV calibre 12, 14 ou 16 a uma seringa parcialmente cheia com soro fisiológico
  - Avançar agulha através da membrana cricotireóidea com aspiração constante até obter ar
  - Avançar angiocateter, desconectar seringa, afixar fonte de oxigênio
    - O_2 a alta pressão (25–30 psi, insuflação de 1–2 s, 12/min com agulha calibre 16 → fornecerá aproximadamente 400–700 mL
    - O_2 a baixa pressão (bolsa-válvula-máscara 6 psi, saída de gás comum 20 psi)
- **Cricotireoidotomia**
  - Contraindicações: pacientes < 6 anos (parte superior da traqueia não completamente desenvolvida) → incisão através da membrana cricotireóidea ↑ risco de estenose subglótica
  - Esterilizar polo
  - Identificar membrana cricotireóidea
  - Incisão transversa com lâmina #11 ≈ 1 cm em cada lado da linha mediana
  - Virar lâmina 90° para criar espaço para passar ETT
  - Inserir ETT caudalmente, inflar manguito, confirmar sons respiratórios

Técnicas de Extubação

- Extubação efetuada quando o paciente estiver em plano anestésico profundo (fase 3) ou acordado (fase 1)
  - Extubação durante anestesia leve (fase 2) pode → laringospasmo/comprometimento da via aérea
- Via aérea do paciente deve ser agressivamente aspirada enquanto sob O_2 100% antes da extubação
- Antes da extubação, o paciente deve estar acordado, obedecendo a comandos e o bloqueador neuromuscular revertido
- Desprender esparadrapo do ETT, desinflar manguito, remover ETT, enquanto fornecendo pequena quantidade de pressão positiva
  - Remove secreções na extremidade distal do ETT
- Colocar máscara no paciente com 100% O_2 enquanto verifica ventilação espontânea e adequada
- Considerar o uso de 1,5 mg/kg de lidocaína IV 1–2 min antes da manipulação da via aérea e extubação (amortecerá reflexos da via aérea)

- Extubação profunda
  - Indicada para prevenir ↑ BP, ICP, IOP ou broncospasmo (em asmáticos)
  - Contraindicada em paciente em ↑ risco de aspiração ou que podem ter uma via aérea difícil

ALGORITMO DE VIA AÉREA DIFÍCIL

Originalmente publicado em março de 1993 e revisado em 2003, o Algoritmo de Via Aérea Difícil da ASA (Figura 4-1) é planejado para facilitar manejo de via aérea difícil e reduzir resultados adversos

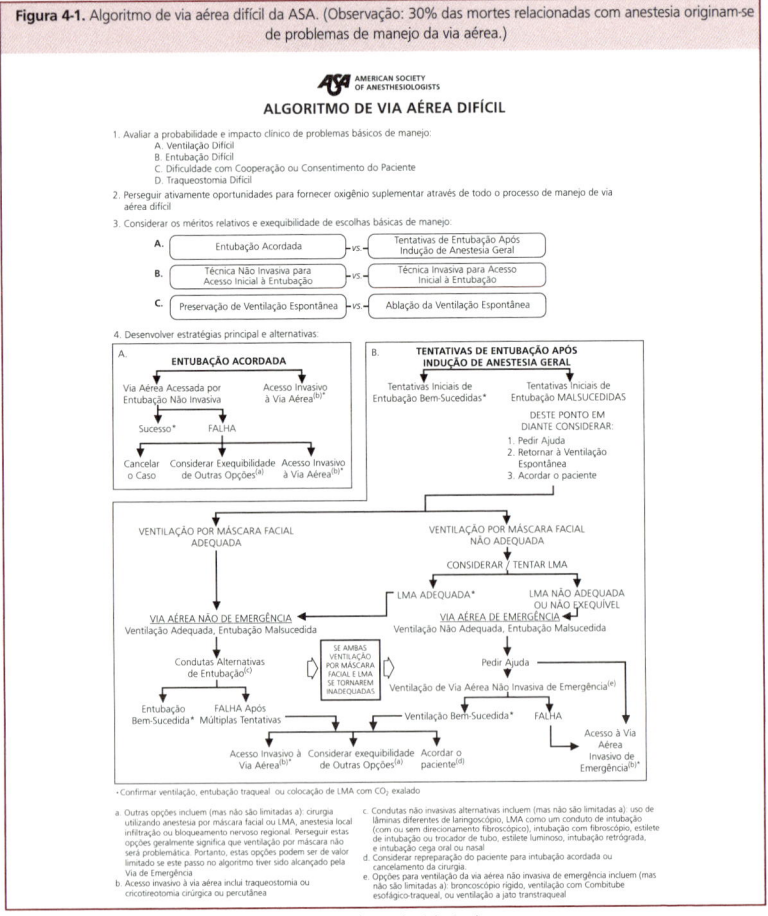

Figura 4-1. Algoritmo de via aérea difícil da ASA. (Observação: 30% das mortes relacionadas com anestesia originam-se de problemas de manejo da via aérea.)

AMERICAN SOCIETY OF ANESTHESIOLOGISTS

ALGORITMO DE VIA AÉREA DIFÍCIL

1. Avaliar a probabilidade e impacto clínico de problemas básicos de manejo:
   A. Ventilação Difícil
   B. Entubação Difícil
   C. Dificuldade com Cooperação ou Consentimento do Paciente
   D. Traqueostomia Difícil
2. Perseguir ativamente oportunidades para fornecer oxigênio suplementar através de todo o processo de manejo de via aérea difícil
3. Considerar os méritos relativos e exequibilidade de escolhas básicas de manejo:

   A. Entubação Acordada -vs.- Tentativas de Entubação Após Indução de Anestesia Geral
   B. Técnica Não Invasiva para Acesso Inicial à Entubação -vs.- Técnica Invasiva para Acesso Inicial à Entubação
   C. Preservação de Ventilação Espontânea -vs.- Ablação da Ventilação Espontânea

4. Desenvolver estratégias principal e alternativas:

A. ENTUBAÇÃO ACORDADA
- Via Aérea Acessada por Entubação Não Invasiva
  - Sucesso* / FALHA
    - Cancelar o Caso
    - Considerar Exequibilidade de Outras Opções(a)
    - Acesso Invasivo à Via Aérea(b)*
- Acesso Invasivo à Via Aérea(b)*

B. TENTATIVAS DE ENTUBAÇÃO APÓS INDUÇÃO DE ANESTESIA GERAL
- Tentativas Iniciais de Entubação Bem-Sucedidas*
- Tentativas Iniciais de Entubação MALSUCEDIDAS
  - DESTE PONTO EM DIANTE CONSIDERAR:
    1. Pedir Ajuda
    2. Retornar à Ventilação Espontânea
    3. Acordar o paciente

VENTILAÇÃO POR MÁSCARA FACIAL ADEQUADA / VENTILAÇÃO POR MÁSCARA FACIAL NÃO ADEQUADA
CONSIDERAR / TENTAR LMA
LMA ADEQUADA* / LMA NÃO ADEQUADA OU NÃO EXEQUÍVEL

VIA AÉREA NÃO DE EMERGÊNCIA
Ventilação Adequada, Entubação Malsucedida

VIA AÉREA DE EMERGÊNCIA
Ventilação Não Adequada, Entubação Malsucedida

SE AMBAS VENTILAÇÃO POR MÁSCARA FACIAL E LMA SE TORNAREM INADEQUADAS

- Condutas Alternativas de Entubação(c)
  - Entubação Bem-Sucedida*
  - FALHA Após Múltiplas Tentativas
    - Acesso Invasivo à Via Aérea(b)*
    - Considerar exequibilidade de Outras Opções(a)
    - Acordar o paciente(d)

- Pedir Ajuda
- Ventilação de Via Aérea Não Invasiva de Emergência(e)
  - Ventilação Bem-Sucedida*
  - FALHA
    - Acesso à Via Aérea Invasivo de Emergência(b)*

* Confirmar ventilação, entubação traqueal. ou colocação de LMA com CO_2 exalado

a. Outras opções incluem (mas não são limitadas a): cirurgia utilizando anestesia por máscara facial ou LMA, anestesia local infiltração ou bloqueamento nervoso regional. Perseguir estas opções geralmente significa que ventilação por máscara não será problemática. Portanto, estas opções podem ser de valor limitado se este passo no algoritmo tiver sido alcançado pela Via de Emergência.
b. Acesso invasivo à via aérea inclui traqueostomia ou cricotireotomia cirúrgica ou percutânea
c. Condutas não invasivas alternativas incluem (mas não são limitadas a): uso de lâminas diferentes de laringoscópio, LMA como um conduto de intubação (com ou sem direcionamento fibroscópico), intubação com fibroscópio, estilete de intubação ou trocador de tubo, estilete luminoso, intubação retrógrada, e intubação cega oral ou nasal
d. Considerar repreparação do paciente para intubação acordada ou cancelamento da cirurgia.
e. Opções para ventilação da via aérea não invasiva de emergência incluem (mas não são limitadas a): broncoscópio rígido, ventilação com Combitube esofágico-traqueal, ou ventilação a jato transtraqueal

(Reproduzida com permissão de *The American Society of Anesthesiologists*.)

TÉCNICAS DE ANESTESIA

BENJAMIN D. UNGER • KURT F. DITTRICH

INTRODUÇÃO

- A escolha da técnica anestésica deve ser com base nas necessidades cirúrgicas, comorbidades, preocupações e estado psicológico do paciente
- Comunicação com o paciente e a equipe cirúrgica é essencial para determinação de um plano ideal

ENTREVISTA E AVALIAÇÃO DO PACIENTE

- Discutir opções anestésicas com o paciente e obter percepção das suas preocupações
- Educar o paciente pode ajudar a aliviar quaisquer concepções errôneas. Perguntar sobre quaisquer procedimentos e experiências que eles possam ter tido no passado
- Responder a todas as perguntas: Boa disposição à beira do leito pode reduzir ansiedade pré-operatória

PRÉ-MEDICAÇÃO

- Objetivos: ↓ ansiedade, prover analgesia para técnicas regionais/colocação de monitores invasivos/acesso IV, ↓ secreções (cirurgia oral/entubação fibroscópica), ↓ probabilidade/risco de aspiração, controlar frequência cardíaca/PA
- Medicações orais geralmente administradas 60–90 min e medicações IM 30–60 min antes da chegada na OR

Classe/Droga	Dose Adulta (mg)	Início/*Máximo* (min)	Observações
Benzodiazepínicos – ansiólise, sedação e amnésia (nenhuma garantia contra lembrança, nenhuma analgesia)			
Diazepam (VO)	5–20	*30–60 em adultos, 5–30 em crianças*	Cruza a placenta; altamente ligado à proteína (↑ potência em pac. com ↓ albumina)
Lorazepam (IM)	3–7	*30–40*	Entre os benzodiazepínicos, lorazepam tem o mais retardado início e mais longa ação (pode causar sedação prolongada)
Lorazepam (IV)	Titular doses 1–2,5 mg		
Midazolam (IM)	0,05–0,1 mg/kg	5–10; *30–60*	Início rápido e curta duração; administrado 1 h antes da cirurgia
Midazolam (IV)	Titular 1–2,5 mg	1–2	
Barbitúricos – principal vantagem = custo; principalmente induzem sedação; nenhuma analgesia, podem causar desinibição; depressão cardiorrespiratória leve às doses usuais de pré-medicação			
Secobarbital (VO, IM)	50–200	60–90	Sedação por 4 h, desempenho pode ser prejudicado por 10–22 h
Pentobarbital (VO, IM)	50–200		Ação prolongada; não apropriado para procedimentos curtos
Opioides – tratam dor associada à experiência pré-operatória (anestesia regional, linhas centrais); fornecem pouca ansiólise, podem causar disforia; considerar O_2 suplementar			
Morfina (IM, IV)	5–14	15–30; *45–90*	Dura 4 h
Meperidina (IM)	50–150	Imprevisível	Dura 2–4 h
Anti-Histamínicos			
Difenidramina (VO, IM)	25–75		Sedação; pode-se usar com cimetidina e esteroides para proteger contra liberação de histamina de reações alérgicas

(*Continua*)

Anticolinérgicos – úteis para secar secreções orais (cirurgia oral, entubação fibroscópica)				
Atropina (IM)	0,3–0,6			
Escopolamina (IM)	0,3–0,6			
Glicopirrolato (IM)	0,1–0,3			Agente menos sedante (não cruzam a barreira hematoencefálica
Antagonistas H_2				
Cimetidina (VO, IM, IV)	300			
Ranitidina (VO)	50–200			
Famotidina (VO)	20–40			
Antiácidos				
Citrato de sódio (VO)	10–20 mL			
Estimulador da Motilidade Gástrica				
Metoclopramida (VO, IM, IV)	5–20			
Antieméticos				
Ondansetron (IV)	4–8 mcg/kg			
Granisetron (IV)	3 mcg/kg			

Adaptada de: Moyers JR, Vincent CM, "Chapter 21. Preoperative Medication". In: Barash PG, Cullen BF, Stoelting RK, eds. *Clinical Anesthesia*. 4th ed. Philadelphia, PA: Lippincott Williams & Wilkins; 2001:551–565.

Posologia de Pré-Medicação Pediátrica				
Medicação	Via	Dose (mg/kg Exceto onde Assinalado)	Início/*Duração* (min)	Observações
Midazolam	VO/VR	0,25–0,75 (máx. 20 mg)	20–30; *90*	
	Gotas/*spray* nasal	0,2–0,5	10–20	Pode ser via preferida em bebês
	IV	0,5–5 anos: 0,05–0,1 > 5 anos: 0,025–0,5	2–3; *45–60*	
Diazepam	VO	0,2–0,3	60–90	Absorção GI confiável; ação prolongada
Cetamina	VO	3–8	20-25	
	IM	4–5	5; *45*	
	IM	2–3 (usando alta conc. 50 mg/mL misturada com midazolam 0,1 mg/kg)		Esta combinação pode prolongar recuperação
Clonidina	VO	2–4 mcg/kg	> 90 min	Pode necessitar O_2 suplementar; nenhuma amnésia e pode ↓ MAC (*Anesth Analg*. 2002;94:1479–1483)
Fentanil pirulito	VO transmucosa	10–20 mcg/kg		Não tão efetivo quanto midazolam; pode causar prurido facial, depressão respiratória e PONV

Adaptada de Bozkurt P. Premedication of the pediatric patient– anesthesia for the uncooperative child. *Curr Opin Anaesthesiol*. 2007;20:211–215.

TÉCNICAS DE ANESTESIA: OBJETIVOS

- **Tratamento anestésico monitorado (MAC):** Ansiólise, sedação, analgesia e monitorização por pessoal de anestesia capaz de prever e reagir a alterações na condição e estado/necessidades anestésicas do paciente
- **Anestesia geral:** Pac. não responsivo à estimulação importante; frequentemente exige suportes da via aérea, ventilatório e/ou cardiovascular
- **Técnicas neuroaxiais:** Espinal/epidural isoladamente ou combinada com as técnicas acima para analgesia intraop. e pós-op. para tórax, abdome e extremidade inferior
- **Bloqueio nervoso periférico:** Mínimos efeitos fisiológicos tornam estas técnicas úteis, especialmente em um pac. com comorbidades importantes

TRATAMENTO ANESTÉSICO MONITORADO VS. ANESTESIA GERAL: DEFINIÇÕES DA ASA

- **MAC:** Serviço de anestesia que envolve profundidades variadas de sedação, analgesia e ansiólise, mas, o que é mais importante, exige que o prestador seja "preparado e qualificado para converter para anestesia geral quando necessário"
- **Anestesia geral:** Estado quando "o paciente perde consciência e a capacidade de responder propositadamente... independentemente de ser necessária instrumentação da via aérea"

Continuum de Profundidade de Sedação (Definição da ASA)				
	Sedação Mínima (Ansiólise)	Sedação Moderada/Analgesia ("Sedação Consciente")	Sedação Profunda/Analgesia	Anestesia Geral
Responsividade	Resposta normal à estimulação verbal	Resposta propositada[a] à estimulação verbal ou tátil	Resposta propositada[a] após estimulação repetida ou dolorosa	Não despertável mesmo com estímulo doloroso
Via aérea	Não afetada	Nenhuma intervenção necessária	Intervenção pode ser necessária	Intervenção frequentemente necessária
Ventilação espontânea	Não afetada	Adequada	Pode ser inadequada	Frequentemente inadequada
Função cardiovascular	Não afetada	Geralmente mantida	Geralmente mantida	Pode estar prejudicada

[a]Afastamento reflexo de um estímulo doloroso NÃO é considerado uma resposta propositada.

Drogas Comumente Usadas para Sedação Consciente			
Nome da Droga	Dose em *Bolus* de Indução	Velocidade de Infusão de Manutenção	*Bolus* Intermitente de Manutenção
Benzodiazepínicos			
Midazolam	1–5 mg		1–2 mg
Início rápido e curta duração; muitas vezes dadas isoladamente ou como adjuvante ansiolítico a *bolus* de narcótico, infusão de remifentanil e/ou infusão de propofol			
Analgésicos Opioides			
Alfentanil	3–8 mcg/kg	0,25–1 mcg/kg/min	3–5 mcg/kg a cada 5–20 min
Fentanil	25–50 mcg		25–50 mcg
Remifentanil		0,025–0,1 mcg/kg/min	25 mcg
Evitar grandes *bolus* (risco de rigidez da parede torácica); ↓ dose quando dados com midazolam ou propofol			

(*Continua*)

Hipnóticos			
Propofol	0,25–0,5 mg/kg	2–4 mg/kg/h (30–70 mcg/kg/min	0,3–0,5 mg/kg (300–500 mcg/kg)
Facilmente titulável, recuperação rápida, efeitos antieméticos; dor à injeção			
Dexmedetomidina	1 mcg em 10 min	0,2–0,7 mcg/kg/h	–
Alguma analgesia com pouca depressão respiratória; bradicardia e hipotensão efeitos colaterais comuns; pode ter sedação prolongada; pequenas doses de midazolam e fentanil inicialmente podem ajudar a reduzir o *bolus* inicial e sedação prolongada			
Cetamina	0,1 mg/kg	2–4 mcg/kg/min	–
Manutenção do sistema cardiovascular e impulso respiratório tornam a cetamina atraente; evitar em pacs. com CAD, HTN incontrolada, CHF e aneurisma arterial			

Adaptada de Hillier SC. "Chapter 47. Monitored Anesthesia Care". In: Barash PG, Cullen BF, Stoelting RK, eds. *Clinical Anesthesia*. 4th ed. Philadelphia, PA: Lippincott Williams & Wilkins; 2001:1247.

FLUMAZENIL (PARA ANTAGONISMO A EFEITOS DE BENZODIAZEPÍNICOS)

- Dose inicial recomendada = 0,2 mg
- Se nível desejado de consciência não alcançado em 45 s, repetir dose de 0,2 mg
- Dose de 0,2 mg pode necessitar ser repetida cada 60 s até máx de 1 mg
- Observação: Estar ciente do potencial de ressedação em razão da curta meia-vida

INDUÇÃO INALACIONAL

- Permite indução sem acesso IV, uma vez que colocação de IV pode ser provocadora de ansiedade
- Início de anestesia mais rápido em crianças que em adultos (relação da ventilação alveolar para FRC é em proporção inversa ao tamanho corporal; *i. e.*, bebês e crianças têm proporção aumentada da ventilação alveolar para a FRC)

Técnica Pediátrica
- Em bebês e crianças que toleram uma máscara:
  - Começar com óxido nitroso 70% em máscara no paciente
  - Introduzir agente volátil apenas depois de 3 a 5 min de N_2O/O_2
  - Diminuir N_2O e aumentar porcentagem de O_2 à medida que agente potente é adicionado
- Em crianças ansiosas – indução rápida (em tão pouco quanto 4 respirações):
  - Frequentemente requer envolvimento de múltiplas pessoas e/ou pais
  - Carregar circuito com 70% N_2O, O_2 e 8% de sevoflurano
  - Aplicar máscara firmemente na face do paciente, enquanto monitora via aérea o tempo todo
  - Com perda de consciência, aumentar porcentagem de O_2 e diminuir N_2O
  - Diminuir concentração de sevoflurano durante minutos seguintes à medida que o agente se equilibra
  - Suportar ventilação, conforme necessário
  - Colocar IV (frequentemente com um assistente para assegurar atenção apropriada à via aérea)

Observação: Indução com sevoflurano foi associada à bradicardia, especialmente em pacientes com síndrome de Down
(*J Clin Anesth*. (22):8, Dec 2010,592–597)

Indução Inalatória Adulta
- Considerar em adultos em que colocação de IV é extremamente provocadora de ansiedade/difícil
- Desvantagens: Pode causar ↑ tosse, soluções, e possivelmente ↑ risco de náusea/vômito
- Carregar circuito com sevoflurano 8% e N_2O 70% (geralmente requer 3 ciclos de encher/esvaziar de um circuito de anestesia ocluído)
- Instruir paciente para expirar completamente e a seguir inspirar da máscara até a capacidade vital e prender
- Se ainda consciente e incapaz de prender a respiração mais tempo, instruir para tomar respirações profundas adicionais

INDUÇÃO INTRAMUSCULAR

- Pode ser técnica útil para:
  - Pacientes não cooperantes em que colocação de IV/indução inalatória impossível
  - Perda de controle do paciente e/ou da via aérea durante tentativa de indução inalatória
  - Agitação/desinibição com pré-medicação
  - Necessidade de indução em sequência rápida sem acesso venoso

- Posologia IM típica:
  - Cetamina 6,5–10 mg/kg, solução 10%
  - Atropina 0,02 mg/kg, para reduzir secreções
  - Succinilcolina 3–4 mg/kg, incluída para indução em sequência rápida

Observação: Atropina e succinilcolina podem ser combinadas na mesma seringa; administrar midazolam após colocação de IV para prevenir delírio de emersão de cetamina

INDUÇÃO RETAL

Características
- Conveniente em crianças sadias com idade suficiente para terem ansiedade de separação, mas ainda não suficientemente maduras para cooperar (8 meses a 5 anos de idade)
- Pais e criança familiarizados com a via retal para outras medicações (*i. e.*, acetaminofeno)
- Evita agulha para indução IM/IV e luta envolvida com indução inalatória

Técnica
- Cortar cateter de aspiração 14-F de 10 cm e lubrificar
- Colocar cateter no reto do paciente e administrar medicação através de seringa
- Fazer seguir à medicação um *bolus* de ar para impulsionar droga restante da luz do cateter
- Instruir pai/cuidadora para segurar nádegas juntas durante pelo menos 2 min
- Prever defecação e fornecer ao cuidador um lençol impermeável
- Soluço inofensivo pode ocorrer
- Monitorização constante pelo pessoal de anestesia necessária o tempo todo
- Paciente deve ser levado para área de procedimento tão logo obtida sedação suficiente
- Manter atenção principal em suportar via aérea do paciente

Agentes Típicos e Posologia para Indução Retal			
Medicação	Dose (mg/kg)	Início (min)	Comentários
Tiopental (10%)	40	5–15	Soluços comuns
Metoexital (1–10%)	25–30	5–15	Soluços comuns; contraindicado em pacs. com risco de convulsão
Cetamina (5%)	6–10	7–15	Causa liberação de catecolamina com ↑ pressão intraocular e intracraniana; disforia potencial tratada com benzodiazepínico

Adaptada de Wetzel RC, Maxwell ZG. "Chapter 79. Anesthesia for Children". *Principles and Practice of Anesthesiology.* 2nd ed. St. Louis, MO: Mosby; 1998. 2094–2097.

Fases da Anestesia		
Fase I	Amnésia	Tempo desde a indução da anestesia até a perda de consciência
Fase II	Período excitatório	Respiração irregular, ↑ risco de laringospasmo, vômito e arritmias
Fase III	Anestesia cirúrgica	Pupilas constringidas, respiração regular, ausência de movimento
Fase IV	Superdose	Hipotensão, apneia, pupilas dilatadas/não reativas

COMPONENTES DA ANESTESIA

- Um anestésico pode conter qualquer um ou todos os seguintes componentes: **Ansiólise, analgesia, hipnose, amnésia, paralisia**
- Agentes inalatórios e venosos fornecem ansiólise e hipnose, pouca ou nenhuma analgesia (exceto a cetamina e óxido nitroso) (*Anesthesiology* 2008;109(4):707–722)
- Narcóticos fornecem analgesia, pouca ou nenhuma hipnose/sedação

TÉCNICA DE "ANESTESIA BALANCEADA"

- Uma técnica de anestesia geral com base no conceito de que a administração de uma mistura de pequenas quantidades de vários depressores neuronais soma as vantagens, mas não as desvantagens dos componentes individuais da mistura
  Um "equilíbrio" das virtudes de diferentes agentes permite usar menor quantidade de cada um
- Permite emersão mais rápida e menos risco de colapso cardiovascular
- Uso de bloqueadores neuromusculares pode aumentar o risco de percepção intraoperatória

MONITORIZAÇÃO DO BLOQUEADOR/PARALISIA NEUROMUSCULAR

Técnica
Estimulador nervoso periférico (PNS) estimula eletricamente o nervo motor do músculo adutor do polegar (n. ulnar), do m. orbicular do olho (n. facial), o n. tibial posterior, n. fibular

Sequência de Quatro (TOF)
Quatro estímulos dados a uma frequência de 2 Hz a cada 5 s
→ Potencialmente provocando 4 contrações *(twitches)* (T1–T4)
→ Proporção TOF T4:T1 indica o grau de bloqueio neuromuscular
→ Agentes não despolarizantes:
  Produzem redução progressiva na magnitude de T1–T4; o número de contrações provocadas indica o grau de bloqueamento. Com recuperação, as contrações aparecem em ordem inversa
→ Agentes despolarizantes (succinilcolina):
  Produzem contrações iguais, porém reduzidas, denominadas "fade" (sem fadiga)

Estimulação Tetânica
Estimulação tetânica: Conceito de que acetilcolina é esgotada por estimulações sucessivas:
→ A extensão do *fade* é relacionada com o grau de bloqueio neuromuscular
→ Nenhum *fade* = nenhum bloqueio neuromuscular
→ Resposta sustentada ao tétano presente quando relação TOF é > 0,7

Estimulação por Duplo Surto
- Dois surtos de três estímulos a 50 Hz com cada triplo surto separado por 750 ms
- Diminuição na segunda resposta indica bloqueio residual
- Proporção é relacionada com a razão TOF, porém mais fácil de interpretar confiavelmente

Contagem Pós-Tetânica
- Estímulo tetânico a 50 Hz dado por 5 s, seguido por estímulo a 1,0 Hz 3 s mais tarde
- Número de respostas detectáveis prediz o tempo para recuperação espontânea
- Resposta de *fade* aparece mais cedo que sequência de quatro
- Pode ser usada sob paralisia profunda para estimar tempo até recuperação e potencial de uso de agentes de reversão

Bloqueamento de Fase II com Succinilcolina
- Membranas pós-juncionais repolarizadas, mas ainda não respondendo à acetilcolina
- Assemelha-se a bloqueamento por agentes não despolarizantes (obtém *fade* de TOF, estim. tetânica)
- Mecanismo desconhecido, ocorre quando a dose de succinilcolina excede 3–5 mg/kg IV
- Agentes de reversão (neostigmina) podem ou não antagonizar bloqueio de fase II

Avaliação Clínica do Bloqueio	
Resposta de Contração	**Correlato Clínico**
95% de supressão de contração isolada a 0,15–0,1 Hz	Condições adequadas para entubação
90% de supressão de contração isolada; contagem de uma contração em TOF	Relaxamento cirúrgico com anestesia por óxido nitroso–opioide
75% de supressão de contração isolada; contagem de três contrações em TOF	Relaxamento adequado com agentes por inalação
25% de supressão de contração isolada	Capacidade vital diminuída
Relação em ratio > 0,75; tétano sustentado a 50 Hz por 5 s	Levantamento da cabeça por 5 s; capacidade vital = 15–20 mL/kg; força inspiratória = –25 cm H_2O; tosse efetiva
Relação em ratio > 0,9	Senta-se sem auxílio; resposta intacta do corpo carotídeo à hipoxemia; função faríngea normal
Relação em ratio > 1,0	Taxa de fluxo expiratório, capacidade vital e força inspiratória normais. Diplopia desaparece

Fonte: Levine, W et al. *Clinical Procedures of the Massachusetts General Hospital.* 8th ed. Philadelphia, PA: Lippincott Williams & Wilkins; 2010. Com permissão.

PERCEPÇÃO

- Complicação em que o paciente retoma consciência durante anestesia geral e é capaz de lembrar eventos mais tarde. Importante distinguir objetivos de Anestesia Geral daqueles de Tratamento Anestésico Monitorado

- Experiência dos pacientes varia de lembrança benigna de conversa a transtorno de estresse pós-traumático (PTSD) envolvendo sono perturbado, pesadelos, *flashbacks* e ansiedade geral

- Consequências psicológicas negativas podem durar anos depois do evento
- Se ocorrer percepção, os pacientes frequentemente respondem favoravelmente a uma explicação completa, pedido de desculpas e tranquilização de que não estão loucos. Consulta psicológica deve ser considerada cedo se o paciente for favorável

Frequência de Percepção (de um estudo prospectivo de 11.785 anestesias gerais)
- 0,15% de todos os casos
- 0,18% com paralisia
- 0,10% sem paralisia

Populações de Pacientes em Risco Aumentado de Percepção
- Vítimas de trauma: 11–43%
- Cirurgia cardíaca: 1,1–1,5%
- Casos obstétricos sob anestesia geral: 0,4%
- História de abuso de substância
- Episódio prévio de percepção intraoperatória
- História de entubação difícil ou entubação difícil prevista
- Pacientes de dor crônica usando altas doses de opioides, ansiolíticos ou psicoestimulantes
- Estado físico ASA IV ou V
- Pacientes com reserva hemodinâmica limitada

De: Sandin RH, Enlund G, Samuelsson P. et al. Awareness during anesthesia: A prospective case study. *The Lancet*. 2000;355:707–711.

Diretrizes para Prevenção e Tratamento de Percepção Intraoperatória	
Prevenção	**Tratamento**

- Checar fornecimento de agentes anestésicos ao paciente
- Considerar pré-medicação com amnésicos
- Dar dose adequada de agentes de indução
- Evitar paralisia muscular até que ela seja necessária, mesmo então evitar paralisia total
- Suplementar anestesia de N_2O e opioide com ≥ 0,6 MAC de agente volátil
- Administrar ≥ 0,8 MAC quando agentes voláteis forem usados isoladamente
- Usar amnésicos, quando anestesia leve for único esquema tolerado pelo pac.
- Informar o paciente sobre possibilidade de percepção
- Considerar monitorização de função cerebral (BIS)
	- Efetuar entrevista detalhada com paciente
	  Verificar relato do paciente
	  Simpatizar e pedir desculpas
	  Explicar o que aconteceu
	  Tranquilizar sobre não repetição no futuro
	- Oferecer apoio psicológico
	- Registrar entrevista no prontuário do paciente
	- Informar cirurgião do paciente, enfermeira e escritório de administração de riscos do hospital
	- Visitar paciente diariamente durante hospitalização e manter contato por telefone depois
	- Não retardar encaminhamento a psicólogo ou psiquiatra

De: Ghoneim MM, Weiskopf RB. Awareness during anesthesia. *Anesthesiology*. 2000;92:597–602. Com permissão.

MONITORIZAÇÃO DA FUNÇÃO CEREBRAL, PROFUNDIDADE DE ANESTESIA E PERCEPÇÃO
- Monitores de função cerebral analisam sinais de EEG e os traduzem em um número entre 0 e 100 que corresponde à profundidade anestésica
- Dois aparelhos são disponíveis atualmente (BIS da Aspect, SEDLine da Masimo)
- Posição da ASA: BIS não rotineiramente indicado e decisão de usar deve ser tomada caso a caso pelo clínico individual. Quando comparado à monitorização da concentração de agente anestésico corrente final (ETAC), BIS não parece reduzir a incidência de percepção intraoperatória (*N Engl J Med* 2011;365:591–600, August 18, 2011)

Interpretação do Número do Monitor de Função Cerebral Durante GA	
> 60	Risco aumentado de percepção durante GA
40–60	Profundidade anestésica apropriada
< 40	Profundidade excessiva de anestesia

MONITORIZAÇÃO DA FUNÇÃO CEREBRAL E ANALGESIA
- O número se correlaciona melhor com o componente hipnótico da anestesia provida por benzodiazepínicos, propofol e agentes voláteis potentes
- N_2O, narcóticos em baixa dose e bloqueios neuroaxiais e nervosos periféricos têm pouco efeito sobre o número (*Estes agentes ↓ quantidade de hipnótico adicional necessária para manter o número constante, quando os pacientes são expostos a estímulos nocivos*)

- Cetamina confunde o número e contraindica seu uso. Uso de Óxido Nitroso (isolado) pode resultar em correlação inacurada do BIS e do nível de sedação e hipnose (A & A *August 2006 vol. 103 no. 2:385–389*)

Vantagens e Desvantagens Potenciais da Monitorização da Função Cerebral	
Vantagens	**Desvantagens**
• Pode ↓ risco de percepção • Evita profundidade anestésica excessiva → Emersão e recuperação mais rápidas → Redução dos custos em drogas → Possível queda de mortalidade a longo prazo	• Custo do equipamento • Dá falsa sensação de segurança

De: Sigl JC, Chamoun NG. An introduction to bispectral analysis for the electroencephalogram, *J Clin Mon Comput*. 1994:392–404.

ANESTESIA INTRAVENOSA TOTAL (TIVA)

- Anestesias TIVA geralmente incluem hipnótico (propofol) + analgésico (remifentanil)
- Drogas de infusão IV devem estar conectadas o mais próximo possível aos cateteres pacs. IV *(Minimizam espaço morto onde medicações por infusão podem-se acumular)*
- TIVA pode ser mais suscetível a erros de posologia
- Necessário sempre monitorizar quanto a: linhas venosas que estejam infiltradas/dobradas. Desconexões e erros de posologia

Vantagens da TIVA sobre a Indução e Manutenção por Inalação
• Indução suave com mínima tosse/soluços • Mais fácil controle da profundidade anestésica • Emersão mais rápida, previsível • Mais baixa incidência de PONV • Condições operatórias ideais para cirurgia neurológica com fluxo sanguíneo cerebral e taxa metabólica cerebral reduzidos; permite neuromonitorização intraoperatória • ↓ toxicidade para órgãos e poluição atmosférica • Evita efeitos colaterais do N_2O (expansão de espaços aéreos fechados e supressão da medula óssea)

Indicações Comuns da TIVA
• Anestesia para endoscopia da via aérea, cirurgias laríngea e traqueal • Anestesia em localizações distantes ou durante transporte • Pacientes suscetíveis à hipertermia maligna • História de importante PONV

Vantagens de Infusões Contínuas em Comparação a Doses em *Bolus* Intermitentes
• Evitar oscilações na concentração de droga • Minimização de relativo excesso ou insuficiência de posologia • Fornecem profundidade estável de anestesia • Reduzem incidência de efeitos colaterais (instabilidade hemodinâmica) • Tempos de recuperação mais curtos • ↓ necessidades totais de drogas por 25–30%

Esquemas Posológicos Típicos de Agentes IV Usados como Anestésicos Gerais			
Droga	***Bolus* de Indução**	**Velocidade de Infusão de Manutenção**	***Bolus* Intermitente de Manutenção**
Tiopental	5–7 mg/kg	–	–
Etomidato	0,2–0,3 mg/kg	–	–
Propofol	2–3 mg/kg	6–10 mg/kg/h (100–180 mcg/kg/min)	–
Fentanil	50–100 mcg	0,5–4 mcg/kg/h	25–50 mcg
Alfentanil	0,5–1,5 mg	1–3 mg/h	0,2–0,5 mg
Remifentanil	1–2 mcg/kg	0,1–0,25 mcg/kg/min	–
Sufentanil	0,2 mcg/kg	0,2–0,4 mcg/kg/h	–
Cetamina	0,1–0,2 mg/kg	5–10 mcg/kg/min	–

De: Urman RD, Shapiro FE. "Chapter 9. Anesthetic Agents. Which One?" *Manual of Office-Based Anesthesia Procedures*. Philadelphia, PA: Lippincott Williams & Wilkins: 2007:63.

Titulação de Infusões de Manutenção

- Titular para intensidade prevista das respostas observadas a estímulo cirúrgico
- Necessidades de drogas são as mais altas de todas durante entubação endotraqueal
- Necessidades ↓ durante preparação cirúrgica e colocação dos campos
- Velocidades de infusão devem ser ↑ alguns minutos antes da incisão na pele
- Movimento do paciente e alterações na hemodinâmica devem guiar titulação das infusões
- Depois do começo da cirurgia: Se nenhuma resposta por 10–15 min, ↓ velocidade de infusão em 20%; se houver resposta, administrar *bolus* e ↑ velocidade de infusão
- Opioide deve ser administrado para obter analgesia
- Hipnótico deve ser titulado às necessidades individuais e estímulo cirúrgico
- Velocidades de infusão necessitam ser tituladas para baixo para restaurar respiração espontânea ao fim da cirurgia

DIRETRIZES PARA USAR PROPOFOL

Indução de Anestesia Geral
- 2–3 mg/kg IV (reduzido em paciente recebendo opioides/outras pré-medicações, idade > 50)

Manutenção de Anestesia Geral
- 80–150 mcg/kg/min IV combinado com N_2O ou um opioide
- 120–200 mcg/kg/min IV se agente único
- Considerar reduzir dose após 2 h (propofol acumula-se)
- Desligar infusão 5–10 min antes do momento desejado de emersão (pode dar *bolus* 1–2 mL conforme necessário para manter pac. adormecido até emersão)

Sedação
- 10–50 mcg/kg/min IV

EXTUBAÇÃO E EMERSÃO

Critérios Comuns de Extubação

- Frequência respiratória regular
- SpO_2 estável
- Reversão adequada da paralisia (levantamento sustentado de cabeça/perna durante 5 s); capaz de proteger via aérea
- Volumes correntes > 4 mL/kg
- Retorno da consciência (obedecendo a comandos)
- CO_2 corrente final estável em níveis fisiológicos

Indicações de Entubação Pós-Op. Continuada

- Epiglotite
- Edema localizado da via aérea superior secundário à cirurgia ou trauma
- Cirurgia causando lesão de nervo laríngeo recorrente
- Edema da via aérea superior por infusão de volume maciço intraoperatório (especialmente combinado com posicionamento prolongado em Trendelenburg ou pronação)
- Hemodinâmica instável ou sangramento continuado
- Comprometimento neurológico (GCS < 8)

Extubação Profunda

Indicações:	Asma, ↑ risco de sangramento intracraniano, suturas cosméticas delicadas, globo ocular comprometido, gás intravítreo
Contraindicações:	Estômago cheio, apneia de sono obstrutiva, via aérea difícil
Vantagens:	↓ tosse e "corcoveio" ↓ esforço sobre suturas da incisão ↓ risco de ↑ pressão intracraniana ou intraocular
Desvantagens:	Perda de estimulação levando à apneia Laringospasmo Aspiração

ANESTESIA REGIONAL

TANJA S. FREY • PETER WU

ANESTESIA ESPINAL/SUBDURAL

Anatomia Neuroaxial
- Medula espinal estende-se desde a base do crânio → L1-L2 em adultos/L3 em bebês
- Saco dural se estende desde a base do crânio → S2 em adultos/S3–S4 em bebês
- Marcos anatômicos   Extremidade da escápula (T7/8)
  Crista ilíaca (L4 ou L4/5)
  Corno sacral (S5)
- Processos espinhosos torácicos – angulados caudais (em relação aos corpos vertebrais)
- Processos espinhosos lombares – angulados horizontais
- "Forma de S da coluna vertebral": Cifose torácica (convexa) em T4; lordose lombar (côncava) em L3
- **Acesso na linha mediana** – ordem dos tecidos encontrados:
  Pele → tecido subcutâneo → ligamentos supraespinosos e interespinosos → ligamento amarelo → espaço epidural → dura-máter → espaço subdural → aracnoide-mater → espaço subaracnóideo (= espaço intratecal) contendo CSF
- **Acesso paramediano** (inserção da agulha 1–2 cm lateral à linha mediana):
  Contorna ligamentos supraespinosos e interespinosos e processos espinhosos; considerar no caso de espaços intervertebrais estreitados, ligamentos calcificados, epidural torácica (processos espinhosos agudamente angulados, superpostos, espaços intervertebrais estreitados)

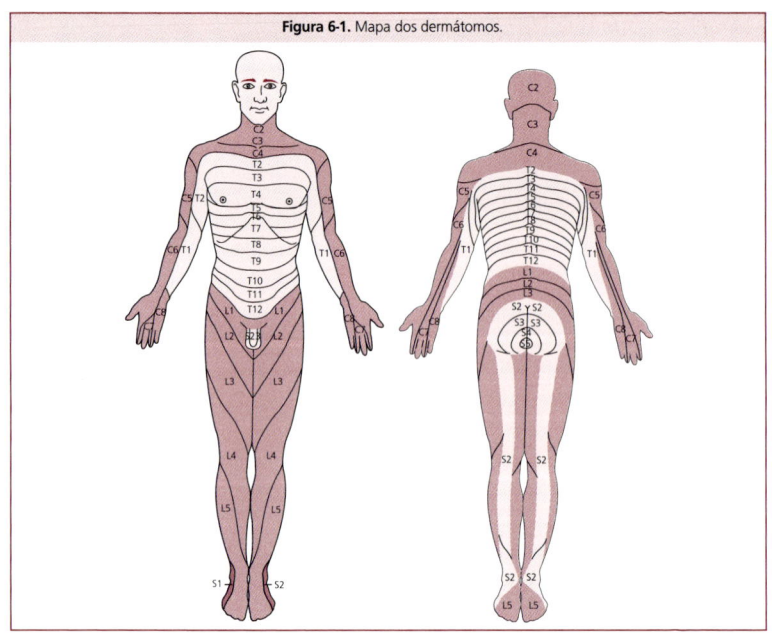

Figura 6-1. Mapa dos dermátomos.

(De: Barash PG, Cullen BF, Stoelting RK. *Clinical Anesthesia*. 4th ed. Philadelphia, PA: Lippincott Williams & Wilkins; 692. Com permissão.)

Efeitos Fisiológicos

- **Neurológicos:** Ordem do bloqueio nervoso
  Pequenas fibras C simpáticas → pequenas fibras sensitivas (Aδ) (dor e temp.) → grandes fibras sensitivas (Aβ) (propriocepção e tato) → grandes fibras motoras (Aα)
  Bloqueio das fibras simpáticas pré-ganglionares excede o bloqueio sensitivo (espinal > epidural) frequentemente por até dois dermátomos, com o grau de bloqueio determinado pela altura do bloqueio
- **Cardiovasculares**
  Simpatectomia (espinal > epidural) → perda de tônus vascular → hipotensão e taquicardia reflexa (ocasionalmente vasoconstritora do corpo superior com ativação barorreceptora pode causar bradicardia paradoxal)
  Níveis supraT4 bloqueiam fibras cardioaceleradoras (T1–T4) → bradicardia paradoxal → CO diminuído e ainda mais hipotensão
  Grandes volumes de anestésico local usados para epidurais → mais alta absorção sistêmica → efeitos depressores cardíacos diretos
- **Pulmonares**
  Reflexo de tosse prejudicado, bloqueamento alto ↓ uso de músculos resp. acessórios (intercostais, abdominais) → usar cautela em pacientes com reserva pulmonar limitada
  Inalterada: Função inspiratória (a menos que bloqueados centros respiratórios [C3–C5]), alterações TV, MV, Vd, PFT: VC ↓ ou inalterado, ↓ ERV, ↓ taxa de fluxo expiratório
- **GI**
  Simpatectomia → hiperperistalse (parassimpáticos sem oposição) → N/V (evitados por trat. da hipotensão [líquidos, vasoconstritores], atropina, se bloqueio torácico alto)
- **GU**
  Bloqueio sacral → bexiga atônica (considerar cateterismo); fluxo sanguíneo renal geralmente mantido
- **Neuroendócrinos**
  Evitar resposta de estresse cirúrgica (aum. catecolaminas, vasopressina, GH, renina, angiotensina, glicose, ADH, TSH) com bloqueio sensitivo adequado, quase completo com cirurgia abaixo do umbigo (possível efeito cardioprotetor de epidural torácica/analgesia em pacientes com doença cardiovascular/cardíaca)

Contraindicações ao Bloqueio Neuroaxial

- **Absolutas** (cf. NYSORA – New York School of Regional Anesthesia)
  Recusa do paciente/infecção no local da punção de agulha, coagulopatia (hipovolemia grave [não corrigida], ↑ ICP, alergia verdadeira a LA amida e éster
- **Relativas** (cf, NYSORA)
  Anormalidades anatômicas graves ou cirurgia prévia das costas, pacientes não cooperante, doença neurológica (esclerose múltipla), infecção distal ao local de inserção de agulha e sepse (considerar com profilaxia antibiótica prévia), doença cardíaca grave (estenose aórtica/mitral), coagulação anormal (endógena ou iatrogênica), paciente anestesiado (cervical, torácico)

Diretrizes de Anestesia Regional e Anticoagulação seg. ASRA (Sumário)	
Classe de Medicação	**Recomendação**
Agentes Antiplaquetas	
Aspirina, outras NSAIDs	Sem contraindicações a não ser em paciente com coagulopatia subjacente ou em combinação com medicações adicionais alterando hemostasia
Clopidogrel	Aguardar 7 dias antes de inserção de agulha
Ticlopidina	Aguardar 14 dias antes de inserção de agulha
Inibidores de GP IIb/IIIa	Evitar bloqueio neuroaxial até que função das plaquetas tenha se recuperado
Abciximab	Aguardar 24–48 h antes de inserção de agulha
Epitifibatide, Tirofiban	Aguardar 4–8 h antes de inserção de agulha
Heparina de Baixo Peso Molecular	
Baixa dose (profilática)	Aguardar 10–12 h (para baixa dose) ou 24 h (para alta dose) antes de inserção de agulha
Enoxaparina em alta dose (terapêutica) 1 mg/kg a cada 12 h ou 1,5 mg/kg por dia; dalteparina 120 U/kg a cada 12 h ou 200 U/kg por dia, tinzaparina 175 U/kg/d	Posologia pós-op 2 v/dia e alta dose cada dia: Nenhuma anestesia regional recomendada. Remover cateter 2 h antes 1ª dose, que deve ser não mais cedo que 24 h pós-op.
	Aplicação pós-op cada dia: Remover cateter 10–12 h após última dose e 2 h antes de dose subsequente

(*Continua*)

Heparina e outras Medicações	
Subcutânea (SQ)	Sem contraindicação com aplicação 2 v/d e posologia diária total < 10.000 unidades, aguardar 4 h antes de inserção de agulha, 24 h antes de dose subsequente (sem recomendações para aplicação 3 v/d ou posologia diária total > 10.000 unidades)
Heparina intraop (procedimentos vasculares)	Retardar heparina 1 h após inserção de agulha, remover cateter 2–4 h após última dose e 1 h antes de dose subsequente; re-heparinização possível 1 h após remoção do cateter
Heparinização completa intraop (procedimentos cardíacos/*bypass*)	Aguardar > 1 h após inserção de agulha antes de heparinização completa (retardar cirurgia por 24 h após punção sanguínea)
Heparina IV pré-procedimento	Descontinuar 2–4 h antes de inserção de agulha e avaliar estado da coagulação
Heparina > 4 dias	Avaliar contagem de plaquetas antes de remover cateter
Varfarina	Descontinuar 5 d antes de inserção de agulha e < 1,5 antes de remoção de cateter
Trombolíticos Urocinase, Estreptocinase, Alteplase, Reteplase	Contraindicação absoluta
Inibidores diretos de trombina (desirudina, lepirudina, bivalirudina, argatroban)	Dados insuficientes sugerem evitar técnicas neuroaxiais
Inibidores diretos orais de trombina e fator Xa (em desenvolvimento; p. ex., dabigatran, rivaroxaban)	Dados insuficientes e meia-vida prolongada sugerem evitar técnicas neuroaxiais
Fondaparinux	Risco de hematoma espinal desconhecido; passagem de única agulha e colocação de agulha atraumática poderiam ser seguros; evitar cateter de demora
	Primeira dose > 2 h após remoção de cateter
	Meia-vida longa 21 h
Medicação herbácea	Nenhuma evidência de descontinuação obrigatória antes de inserção de agulha; risco de hematoma (espinal/epidural) desconhecido, estar ciente de potenciais interações de drogas
Favor observar que estas recomendações agora também incluem bloqueios de plexos e nervos periféricos de acordo com a última atualização	

Adaptado de *Reg Anesth Pain Med.* 2010;35:64–101.

Posicionamento do Paciente para o Bloqueio

- Objetivo para o bom posicionamento: Alargar espaços intervertebrais
  → Joelhos flexionados em direção ao abdome, mento flexionado sobre o tórax, ombros relaxados
- *Posição sentada* – mais fácil de identificar linha mediana, pode criar bloqueio em sela, se usando solução hiperbárica
- *Posição de decúbito lateral* – usar se paciente incapaz de sentar
  → Pode bloquear preferencialmente 1 lado (se usando solução hipo ou hiperbárica)
- *Posição de canivete em pronação* – boa para cirurgia anorretal (se escolhida solução hipobárica)

Complicações da Anestesia Neuroaxial
Comuns à Anestesia Espinal e à Epidural
- Lombalgia
- Prurido
- Hipotensão
- Retenção urinária
- Lesão nervosa
- Infecção
- Hematoma
- Hipoventilação

Outras Complicações Espinais

- **Sintomas neurológicos transitórios (TNS)** – mais comuns com procedimentos ambulatoriais, posição de litotomia, espinais com lidocaína. Sintomas: Início retardado de dor e/ou disestesia na região lombar, nádegas, coxas posteriores (pode durar até 7 d)
- **Síndrome da cauda equina** – ocorre com administração repetida de anestésico local concentrado. Sintomas: Disfunção intestinal/vesical e/ou comprometimento neurológico; procurar consulta neurológica imediata
- **Cefaleia pós-espinal** – (ver cefaleia pós-punção dural adiante)
- **Espinal alta/total** – bloqueamento supracervical pode causar colapso cardiovascular, apneia, perda de consciência; tratamento suportivo/entubação pode ser necessária

Outras Complicações Epidurais

- **Cefaleia pós-punção dural (PDPH)** – por punção dural inadvertida (punção molhada); geralmente autolimitada (< 7 d). Tratamento inicial: Hidratação, cafeína (500 mg), NSAIDs, enfaixamento abdominal. PDPH persistente ou intolerável (> 24 h): Remendo sanguíneo epidural > 90% efetivo
- **Lesão de medula espinal** – pode ocorrer, se punção ocorrer em nível acima de onde termina medula espinal
- **Toxicidade de anestésico local** – tonteira, zumbido, excitação do CNS, convulsões, parada cardíaca pode ocorrer por absorção sistêmica ou injeção intravascular de anestésico local. Tratamento é de suporte. Considerar emulsão de Intralipid 20% para parada cardíaca refratária.

ANESTESIA ESPINAL

- Início rápido e confiável de anestesia do corpo inferior por injeção de anestésico local dentro do espaço intratecal
  - Bloqueia fibras da medula espinal e radículas nervosas
  - Geralmente injeção única, embora possam ser usados cateteres contínuos
- Considerar repor volume intravascular prévio (500–1.000 mL de líquido) para reduzir efeitos de simpatectomia rápidos
- Agulhas:
  - Pequeno calibre (> 24 G), agulhas ponta de lápis (de Sprotte, de Whitacre) reduzem o risco de PDPH → Muitas vezes necessitam introdutor (19 G) para penetrar tecidos superficiais
  - Grosso calibre (< 22 G), agulhas cortantes (de Quincke, de Greene) → Usadas em espinais difíceis para penetrar ligamentos fibróticos ou calcificados
- Introduzir agulha (técnica mediana ou paramediana) nos interespaços L2–L5 até ser sentido "pop" dural ou se CSF fluir livremente quando removido estilete
- Acesso de Taylor: punção executada em L5–S1 inserindo-se agulha 1 cm medial e caudal à espinha ilíaca posterossuperior ipsilateral e dirigindo-a cefalomedialmente na direção da linha mediana

Fatores que Afetam a Difusão de Anestésico no Espaço Intratecal	
Baricidade	Densidade do anestésico local em relação ao CSF; misturar medicação com glicose ou água estéril resulta em soluções hiperbáricas ou hipobáricas (respectivamente)
	• Isobárica (densidade = CSF) – resulta em bloqueio no nível em que a medicação é injetada
	• Hiperbárica (densidade > CSF) – resulta em difusão da medicação com a gravidade no espaço intratecal
	• Hipobárica (densidade < CSF) – resulta em difusão da medicação contra a gravidade no espaço intratecal
Posição do Paciente	Gravidade pode ajudar no espalhamento da medicação dentro do espaço intratecal quando são usadas soluções hipo ou hiperbáricas
Curvatura Espinal	Cifose torácica em T4 impede migração da medicação na direção da região cervical, quando paciente está em posição supina
Outros fatores: Dose, volume, temperatura da medicação injetada, idade, pressão abdominal aumentada, gravidez, direção do bisel da agulha	
Sem efeito: Peso, altura, sexo, barbotagem	

- Duração da anestesia espinal:
  - Dependente do tipo e dose do anestésico local usado
  - Duração pode ser prolongada com vasoconstritores (fenilefrina/epinefrina)

Características dos Anestésicos Locais para Anestesia Espinal (Ver também Capítulo 2D)

Anestésico Local	Concentração	Duração do Bloqueio	
		Puro	c/Vasoconstritor
Procaína	10	30–50	50–75
Lidocaína	1–2,5	45–60	75–90
Mepivacaína	2	50–70	80–120
Bupivacaína	0,5–0,75	90–120	140
Tetracaína	0,5	90–150	180–300
Ropivacaína	0,5–0,75	60–90	90–120
Cloroprocaína	2–3	30–60	

Nível de Bloqueio Sensitivo e Dose Necessária para Procedimentos Cirúrgicos

Nível Sensitivo	Tipo de Cirurgia	Anestésico Local e Dose
T4 (mamilo)	Cirurgia abdominal superior Cesariana	Tetracaína, bupivacaína ou ropivacaína **Dose:** 8–16 mg
T6–T7 (xifoide)	Cirurgia abdominal inferior Apendicectomia Herniorrafia	**Dose:** Lidocaína 75–100 mg, bupivacaína ou ropivacaína 10–14 mg
T10 (umbigo)	Cirurgia de quadril TURP Parto vaginal	**Dose:** Lidocaína 50–75 mg, tetracaína 6–10 mg, bupivacaína ou ropivacaína 8–12 mg
L1 (ligamento inguinal)	Extremidade inferior	**Dose:** Tetracaína, bupivacaína ou ropivacaína, 6 mg
L2–L3 (joelho)	Cirurgia do pé	**Dose:** Tetracaína, bupivacaína ou ropivacaína, 6 mg
S2–S5	Hemorroidectomia	**Dose:** Lidocaína 30–50 mg

Tabela adaptada de: Stoelting RK, Miller RD, *Basics of Anesthesia.* 5th ed. New York, NY: Churchill Livingstone; 2006.

Anestesia Espinal Contínua (CSA)

- "Anestesia espinal titulável" combinando benefício de anestesia espinal com injeção única (início rápido) e anestesia epidural (técnica contínua) (mantém nível e duração do bloqueio durante a cirurgia, titular o efeito à resposta do paciente)
- Doses mais baixas de LA para técnica contínua podem ser usadas
- Útil em pacientes com doença sistêmica grave (p. ex., estenose aórtica/mitral grave)
- Técnica a mesma que para anestesia epidural única com perfuração intencional da dura-máter e inserção de cateter epidural dentro do espaço intratecal (cateter de menor calibre, geralmente 22 G usado para diminuir possibilidade de PDPH, microcateteres < 24 G foram retirados do mercado)
- Controvérsia sobre risco aumentado de síndrome de cauda equina (maioria dos relatos sobre combinação com microcateteres e uso de lidocaína hipobárica)
- Após confirmação da colocação de cateter intratecal por aspiração de CSF lentamente administrar *bolus* com dose intratecal usual para anestesia espinal
- Marcar cateter meticulosamente como cateter espinal para evitar aplicação de medicação errada
- Manejo contínuo possível com aplicação de *bolus* intermitente e titulação ao efeito ou infusão contínua de baixa dose
- Cateteres espinais geralmente não são deixados no lugar pós-operatoriamente

ANESTESIA EPIDURAL

- Início mais lento, espalhamento segmentar mais controlado da anestesia usando maiores quantidades de medicação (aproximadamente 10× mais que as doses espinais) injetadas no espaço epidural
- Geralmente uma técnica de cateter contínua; pode mirar dermátomos selecionados (diferentemente da espinal)
  - Epidurais torácicas → cirurgias torácicas e abdominais superiores
  - Epidurais lombares → analgesia para trabalho de parto, cirurgias abdominais inferiores, pélvicas, de extremidade inferior

Identificação do Espaço Epidural	
Técnica de Perda de Resistência (LOR)	• Encaixar agulha epidural no ligamento • Conectar seringa de baixo atrito (cheia de ar/soro fisiológico) à agulha epidural • Aplicar pressão constante/intermitente à seringa à medida que a agulha é lentamente avançada • Quando agulha passa através do ligamento amarelo (para dentro do espaço epidural), o êmbolo será avançado facilmente (indicando uma perda de resistência)
Técnica de Gota Pendente	• Gota de líquido colocada sobre o cubo da agulha epidural (uma vez encaixada no ligamento amarelo) • Avançar agulha até o líquido ser sugado para dentro do cubo da agulha (indica espaço epidural)

- Colocação do cateter e verificação do espaço epidural:
  - Enfiar cateter epidural 3–5 cm para dentro do espaço epidural
  - Aspirar cateter para avaliar inserção intravascular/intratecal (procurar sangue/CSF)
  - Considerar dose de teste epidural (3 mL de lidocaína 1,5% com epinefrina 1:200.000) → mostra se cateter intratecal (espinhal densa) ou intravascular (taquicardia, zumbido)
- Medicações
  - Anestesia cirúrgica: Alta conc. anestésico local (lidocaína 2%, bupivacaína 0,5%)
  - Analgesia dor pós-op./trabalho de parto: Conc. diluída de anestésico local + opioide (bupivacaína 0,1% + fentanil 0,005%) (combinação fornece sinergismo, e reduz efeitos colaterais [bloqueio motor, prurido])
  - Adjuvantes podem suplementar bloqueio (clonidina, epinefrina, fenilefrina)

Características de Anestésicos Locais para Anestesia Epidural				
Anestésico Local	Concentração (%)	Início (min)	Duração, Simples (min)	Duração, c/Epinefrina (min)
Cloroprocaína	2–3	3–10	30–90	60–90
Lidocaína	1–2	5–15	60–120	90–180
Bupivacaína	0,25–0,5	10–20	120–240	150–240
Ropivacaína	0,2–0,5	10–20	120–240	150–200

De: Stoelting RK, Miller RD. *Basics of Anesthesia*. 5th ed. New York, NY: Churchill Livingstone; 2006.

- Fatores que afetam a qualidade do bloqueio epidural
  - Volume injetado, vasoconstritores, local de injeção e parturientes
  - Bicarbonato de sódio pode acelerar início do bloqueio (↑ local não ionizado → mais fácil difusão neuronal)
    1 mEq para cada 10 mL lidocaína/cloroprocaína
    0,1 mEq para cada 10 mL de bupivacaína (para evitar precipitação)
  - Posição do paciente não tem nenhum efeito (diferentemente da anestesia espinal)
- Manejo
  - Técnica contínua, bolus ou analgesia epidural controlada pelo paciente (AECP)
  - Velocidade da infusão contínua depende das características do pac e tipo de solução usado (infusões contínuas frequentemente correm a 4–10 mL/h com uma dose de bolus cada 5–15 min)
- Resolução de problemas epidurais
  - Bloqueio unilateral – fornecer bolus de medicação, puxar para trás ou substituir cateter
  - Bloqueio em focos avaliar quanto a possível bloqueio subdural, substituir cateter, se necessário
  - Impossibilidade de enfiar cateter – verificar espaço epidural com perda de resistência, a seguir avançar agulha 1 mm e tentar novamente
  - Impossibilidade de remover cateter – mudar posição do pac. (flexionando, estendendo, rotando a coluna vertebral); tentar cuidadosamente mais tarde outra vez, NUNCA puxar usando força excessiva!

Doses de Opioides Epidurais			
Droga	Dose (mg)	Início (min)	Duração (h)
Alfentanil	2	5	1
Sufentanil	0,005–0,010	3–5	2–4
Fentanil	0,05–0,10	5–20	3–5
Metadona	5–8	10–20	6–8
Hidromorfona	1	15–20	7–15
Meperidina	30–100	5–10	4–20
Morfina	3–5	30–60	12–24

Técnica Espinal–Epidural Combinada (EEC)

- *Vantagens*
  - Combina um bloqueio de início rápido (espinal) com a capacidade de fornecer manejo contínuo (epidural)
- *Equipamento*
  - Bandeja epidural com agulha Tuohy especificamente desenhada (tem furo atrás para inserção de agulha espinal); alternativamente, pode usar agulha de Tuohy regular com agulha espinal de tamanho apropriado
- *Dose de medicação espinal*
  - Anestesia cirúrgica: Dose normal (ver tabela anterior)
  - Analgesia para trabalho de parto: Opioide baixa dose + anestésico local (fentanil 25 mcg + bupivacaína 2,5 mg)
- *Técnica*
  - Proceder como se estivesse colocando uma epidural
  - Colocar agulha espinal através da agulha epidural para além da dura (uma vez identificado espaço epidural)
  - Uma vez obtido CSF, injetar medicação, remover agulha espinal e enfiar cateter epidural
- *Desvantagens*
  - Impossibilidade de dose de teste do cateter epidural (não há garantia se epidural funcionará após desaparecimento da espinal)
  - Incidência ligeiramente ↑ de prurido, depressão respiratória ou bradicardia fetal transitória

Anestesia Caudal

- Anestesia epidural efetuada ao nível sacral junto aonde o saco dural termina
- *Indicações*
  - Comumente usada em crianças para anestesia abdominal superficial baixa, perineal ou sacral
  - Pode ser usada para anestesia no segundo período do trabalho de parto, perineal ou sacral em adultos
  - Mais difícil em adultos em decorrência dos marcos anatômicos obscuros
- *Anatomia*
  - *Hiato sacral* – abertura posterior para o canal sacral ao nível de S5 (entrada identificada pelos cornos sacrais). Hiato sacral pode também ser identificado como terceira ponta de um triângulo equilátero usando espinhas ilíacas posterossuperiores (PSIS) como as duas outras pontas
  - *Membrana sacrococcígea* – equivalente ao ligamento amarelo (sobrejacente à entrada do hiato sacral, pode calcificar-se em adultos)
- *Posicionamento:* Lateral ou prono
- *Técnica*
  - Inserir agulha entre cornos sacrais em ângulo de 45° até ser encontrada ligeira ↓ na resistência (significando penetração da membrana sacrococcígea)
  - Redirigir agulha paralela ao sacro e inserir outro 1–1,5 cm
  - Seringa deve ser aspirada quanto a CSF/sangue e dose de teste deve ser dada
  - Cateter pode ser enfiado (similar a uma epidural)
- *Medicações*
  - Dose pediátrica: 0,5–1 mL de bupivacaína 0,125–0,25% +/– epinefrina
  - Dose adulta: 15–20 mL de anestésico local
- *Complicações:* Semelhantes àquelas da anestesia epidural

Bloqueios Nervosos Periféricos

Introdução
- Bloqueios de nervos periféricos dependem de anestésicos injetados em torno de nervos/feixes nervosos específicos para impedir transmissão sensitiva de volta para a medula espinal/CNS
- Usa inclusive anestesia cirúrgica +/– anestesia geral, analgesia pós-operatória ou tratamento de dor aguda/crônica

Preparação e Materiais
1. Monitores padrão do paciente (SpO_2, ECG, manguito de pressão arterial)
2. Medicações sedativas e oxigênio
3. Bandeja e luvas estéreis
4. Agulha de bloqueio – ponta curta, bisel rombo, ponta de conta ou isolada
5. Cateter de infusão e agulha de bloqueio de tamanho apropriado (se efetuando bloqueio nervoso contínuo)
6. Anestésico local (LA)

7. Método de localização de nervo (*i. e.*, estimulador nervoso, máquina de ultrassom etc.)
8. Equipamento de emergência de via aérea e medicações de entubação

Técnicas de Localização Nervosa	
Parestesia	Agulha de bloqueio usada para provocar parestesia quando fizer contato com nervo. Injeção deve causar parestesia aumentada transitória; dor intensa dilacerante indica injeção intraneural (para, imediatamente, retirar agulha, reavaliar)
Estimulação nervosa	Agulha isolada conectada a estimulador de nervo provoca contrações musculares no padrão de inervação do nervo-alvo. Girar corrente para baixo lentamente de > 1 mA para < 0,5 mA conquanto retendo abalo muscular
Dirigida por ultrassom	Sensor de ultrassom usado para visualizar nervo-alvo, agulha de bloqueio e anestésico local
Infiltração/bloqueio de campo	Anestésico local injetado em estreita proximidade ao nervo a ser bloqueado, baseando-se na sua relação constante com marcos anatômicos

- *Contraindicações* – similares àquelas para bloqueamento neuroaxial
- *Complicações* comuns a todos os bloqueios nervosos:
  - Lesão de nervo, toxicidade de anestésico local, infecção, hematoma
  - Técnica estéril deve ser usada para qualquer bloqueio para reduzir risco de infecção
  - Aspirar com a seringa cada 5–10 mL quanto a sangue/CSF para evitar injeção intravascular/intratecal de anestésico local

Ultrassom Básico
- Imagem ultrassônica (US) com base em transdutor emitindo ondas sonoras para dentro do tecido e recebendo som refletido ou dispersado de volta para o receptor
- Ondas de ultrassom são ondas sonoras de alta frequência acima de 20 kHz
- Frequências úteis em anestesia regional são na faixa de 4–17 MHz
- Tecidos com diferente impedância acústica interagem com ondas sonoras incidentes, causando atenuação, reflexão, refração e dispersão
- Quanto maior a ecogenicidade do tecido, mais brilhante ele é em sonograma
- Estruturas com maior conteúdo de água (p. ex., vasos sanguíneos) aparecem hipoecoicas (escuras ou negras) porque as ondas de ultrassom são transmitidas por estas estruturas facilmente com pouca reflexão
- Estruturas com baixo conteúdo de água (p. ex., osso, tendões) aparecem hiperecoicas (brilhantes), porque a transmissão de ondas de ultrassom é bloqueada, e o sinal forte retornado ao transdutor dá a estas estruturas uma aparência branca
- Estruturas de densidade e impedância acústica intermediária aparecem cinzentas na tela e são ditas isoecoicas

Seleção de Transdutor
- Frequência determina a profundidade de penetração no tecido
- Estruturas profundas (> 4 cm) exigem transdutores de baixa frequência (faixa de 3–7 MHz): Boa penetração, mais baixa resolução axial
- Estruturas superficiais (0,5–4 cm) requerem transdutores de alta frequência (faixa de 10–15 MHz): penetração diminuída, alta resolução axial

Plano de Imagens
- Eixo curto (transverso/axial): Estruturas cilíndricas são apresentadas em corte transversal, produzindo uma imagem circular
- Imagem de eixo longo: Mostra objeto longitudinalmente, apresenta curso dos objetos cilíndricos como lineares (uso limitado em anestesia regional guiada por ultrassom, mas pode ajudar a confirmar colocação de cateter para técnicas de bloqueio nervoso contínuo ao longo de um nervo selecionado)
- Técnica intraplanar (IP) (mais comumente usada): Agulha introduzida dentro do plano de imagem mostra agulha como linha ecogênica. Apenas parte de agulha dentro deste plano de escaneamento muito fino pode ser vista; possibilidade de avançar agulha mais longe do que pretendido quando a ponta deriva do plano de visualização
- Técnica fora do plano (OPP): Agulha é introduzida de fora do plano de imageamento e cruza o plano de escaneamento, ponta ou haste da agulha mostrada como ponto ecogênico
- Técnica de plano oblíquo: Objeto visto em eixo curto, agulha introduzida dentro do plano de imagem

Aparência Ultrassonográfica dos Nervos
- Fascículos nervosos aparecem hipoecoicos, rodeados por epineuro hiperecoico (aparência como favo de mel em eixo curto)
- Nervos mudam de forma e ecotextura ao longo do seu trajeto (p. ex., nervos proximais, como raízes e troncos do plexo braquial, aparecem monofasciculares hipoecoicos, mas se tornam hiperecoicos e polifasciculares na periferia)
- Podem aparecer redondos, ovais ou triangulares e podem imitar outras estruturas (p. ex., vasos, tendões, fáscia, músculo)

Considerações Gerais para Melhora da Qualidade e Segurança
- Conhecimento adequado de anatomia e equipamento
- Evitar retenção de ar entre o transdutor e a cobertura estéril; resultará em sombreamento em razão da pouca impedância do ar para ondas de US
- Posicionamento e monitorização do paciente como para técnicas de bloqueio convencionais
- Marcos de anatomia de superfície usados em técnicas convencionais não guiadas por imagem podem ser usadas para dirigir colocação inicial do transdutor de US; ajustamentos adicionais feitos de acordo com a imagem de US
- Evitar proximidade estreita a ossos (p. ex., clavícula) uma vez que isto pode produzir artefatos e comprometer qualidade de imagem
- Avançar agulha apenas sob imagem em tempo real e nunca se a ponta não for visualizada
- Estimulação nervosa pode confirmar posição da agulha, mas não parece melhorar a taxa de sucesso de bloqueio
- Injeção do LA deve ser feita incrementalmente, muitas vezes em múltiplos locais, com avaliação contínua da distribuição do LA
- Espalhamento circunferencial em torno dos nervos produz bloqueio da condução rápido e completo
- Injeções devem ser feitas lentamente com aspiração frequente e manutenção de baixas pressões de injeção (< 20 psi) a fim de evitar injeções intravasculares e intraneurais
- Se a distribuição de LA não puder ser visualizada após dose de teste de 1–2 mL, a injeção deve ser suspensa. Aspirar e reavaliar colocação da ponta da agulha para excluir injeção intravascular
- Remover bolhas de ar da seringa ou tubulação; ar é altamente ecogênico e pode degradar acentuadamente a qualidade da imagem após injeção inadvertida
- Soluções contendo bicarbonato também podem obscurecer a imagem por causa do seu conteúdo de dióxido de carbono

BLOQUEIOS DO PLEXO CERVICAL SUPERFICIAL E PROFUNDO

- *Anatomia*
  - Ramos ventrais de C1–C4 (que se dividem em ramos superficial e profundo)
    - Ramo superficial → quatro nervos principais (fornece sensibilidade cutânea do pescoço da linha da mandíbula a T2)
    - Ramo profundo → alça cervical = alça formada pelos nervos C1–C3 (fornece funções sensitiva e motora às estruturas mais profundas do pescoço, incluindo nervo frênico, músculos em fita e músculos pré-vertebrais)
- *Indicações*
  - Cirurgia do pescoço incluindo dissecção ganglionar linfática, traqueostomia, endarterectomia carotídea, cirurgia da tireoide
- *Bloqueio de plexo cervical superficial*
  - Inserir agulha de bloqueio no ponto médio da borda posterior do esternocleidomastóideo
  - Injetar 15–20 mL de anestésico local em leque em direções cranial e caudal
  - Complicações: Paralisia de músculo trapézio pode ocorrer por bloqueio do CN XI
- *Bloqueio de plexo cervical profundo*
  - Traçar uma linha desde o processo mastoide até o processo transverso de C6 (tubérculo de Chassaignac)
  - Traçar uma segunda linha paralela que é 1 cm inferior a ela e marcar pontos que são a 2 4 e 6 cm do processo mastoide, que correspondem aos processos transversos C2, C3 e C4
  - Em cada ponto, inserir agulha de bloqueio em um ângulo ligeiramente caudal até o processo transverso ser encontrado
  - Retirar ligeiramente a agulha, caso haja contatado com o osso, e injetar 5 mL; repetir em outros níveis
  - Alternativamente, pode-se fazer uma injeção em C4 com pressão caudal mantida para facilitar alastramento em direção cefálica
  - Complicações/efeitos colaterais: síndrome de Horner, bloqueio de nervo frênico e laríngeo superior, convulsão, injeção intratecal/epidural/intravascular (p. ex., artéria vertebral)

BLOQUEIOS DE NERVOS INTERCOSTAIS

- *Anatomia*
  - Nervos intercostais originam-se dos ramos ventrais de T1–T11
  - Cada nervo emite 5 ramos, incluindo ramos comunicantes cinzento e branco, cutâneos dorsal, lateral e anterior

- Nervos correm ao longo do aspecto inferior das costelas em sulco com artéria e veia intercostais (de superior a inferior veia, artéria, nervo intercostais)
- Ramos cutâneos anterior e lateral facilmente bloqueados no ângulo posterior da costela imediatamente lateral ao grupo muscular sacroespinal
- Bloqueio pode ser realizado na linha axilar média (pode perder ramo cutâneo lateral)
- *Indicações*
  - Não fornece anestesia adequada para cirurgia (exceto para procedimentos muito superficiais na parede torácica)
  - Fornece analgesia suplementar para fratura de costela, procedimentos torácicos, mastectomia, procedimentos abdominais superiores
- *Técnica*
  - Posicionamento: Pronação, sentado ou decúbito lateral
  - Palpar margem inferior da costela a ser bloqueada no seu ângulo posterior (6–8 cm lateral à linha mediana)
  - Inserir agulha em ângulo 20° cefálico até agulha fazer contato com a porção inferior da costela
  - Redirecionar ligeiramente até agulha deslizar por baixo da costela
  - Avançar agulha outros 3 mm (um *pop* fascial pode, às vezes, ser sentido)
  - Depois de aspiração negativa, injetar 3–5 mL de anestésico local
- *Complicações*
  - Pneumotórax – pacientes com reserva pulmonar limitada são uma contraindicação relativa
  - Toxicidade de anestésico local – risco sobe grandemente à medida que aumenta o número de níveis bloqueados

BLOQUEIOS DE PLEXO BRAQUIAL

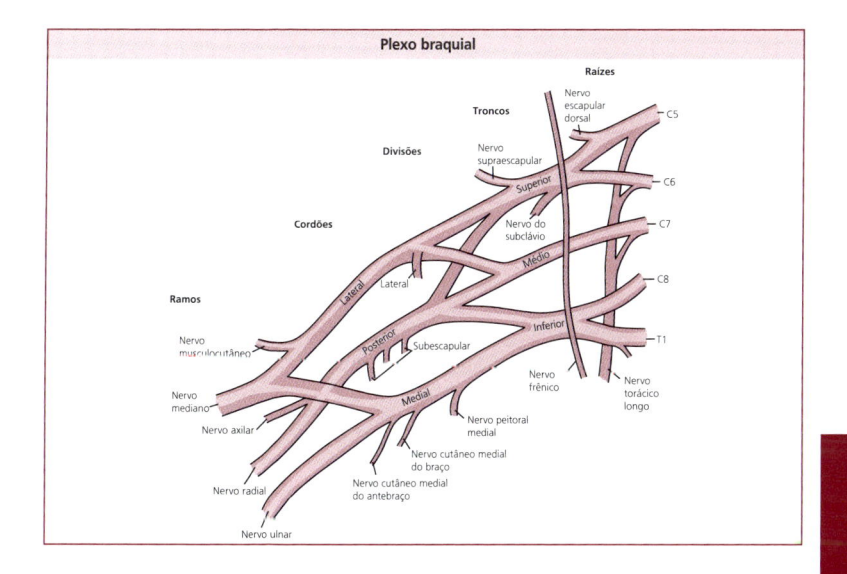

- Plexo braquial: Raízes nervosas de C5–T1: Troncos → Divisões → Cordões → Ramos

Plexo braquial

Raízes – Nervo escapular dorsal – C5, C6, C7, C8, T1
Troncos – Superior, Médio, Inferior
Divisões – Nervo supraescapular, Nervo do subclávio
Cordões – Lateral, Posterior, Medial
Ramos – Nervo musculocutâneo, Nervo mediano, Nervo axilar, Nervo radial, Nervo ulnar, Subescapular, Nervo frênico, Nervo peitoral medial, Nervo cutâneo medial do braço, Nervo cutâneo medial do antebraço, Nervo torácico longo

- Pode-se bloquear plexo braquial injetando 25–40 mL de anestésico local em certas áreas ao longo do seu trajeto (ver tabela abaixo, Bloqueios de Plexo Braquial)
- Podem-se também efetuar bloqueios de nervos individuais para bloqueio seletivo ou como bloqueios de resgate (injetar 3–5 mL de anestésico local)
  - **Radial**
    - Cotovelo: Agulha inserida lateral ao tendão bíceps até ela fazer contato com epicôndilo lateral, retirar ~0,5 cm antes de injetar LA
    - Punho: Anestésico local injetado em anel subcutaneamente começando da pulsação da artéria radial anteriormente para o extensor radial do carpo posteriormente ao nível da estiloide radial bem como injeção de 2–3 mL LA lateral à artéria radial
    - Contração muscular/inervação; Músculos extensores do antebraço → extensão do punho
  - **Mediano**
    - Cotovelo: Agulha inserida medial à pulsação da artéria braquial 1–2 cm proximal ao sulco do cotovelo
    - Punho: Agulha inserida entre tendão palmar longo e flexor radial do carpo até perfurar a fáscia profunda
    - Contração muscular/inervação: Flexores do antebraço, $1^{o}/2^{o}$ lumbricais da mão e eminência tenar → flexão do punho, oposição do polegar
  - **Ulnar**
    - Cotovelo: Agulha inserida no sulco ulnar imediatamente proximal ao epicôndilo medial; retirar ligeiramente antes de injetar
    - Punho: Agulha inserida entre tendão flexor ulnar do carpo e artéria ulnar ao nível do processo estiloide
    - Contração muscular/inervação: Coracobraquial, braquial e bíceps braquial → flexão/supinação do cotovelo
  - **Musculocutâneo**
    - Injetar anestésico local dentro da substância do coracobraquial
    - Contração muscular/inervação: Coracobraquial, braquial e bíceps braquial → flexão do cotovelo/supinação

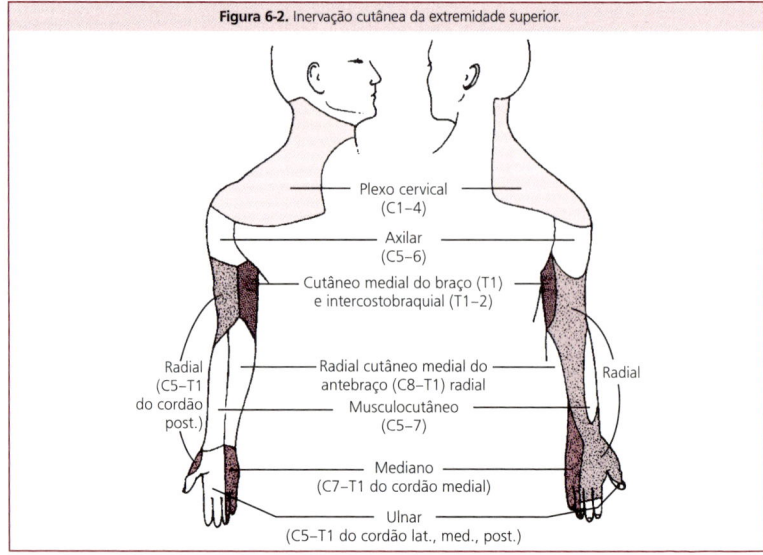

Figura 6-2. Inervação cutânea da extremidade superior.

Plexo cervical (C1–4)
Axilar (C5–6)
Cutâneo medial do braço (T1) e intercostobraquial (T1–2)
Radial (C5–T1 do cordão post.)
Radial cutâneo medial do antebraço (C8–T1) radial
Musculocutâneo (C5–7)
Radial
Mediano (C7–T1 do cordão medial)
Ulnar (C5–T1 do cordão lat., med., post.)

(De: Dunn PD, et al. Clinical Anesthesia Procedures of the MGH. 7th ed. Philadelphia, PA: Lippincott Williams & Wilkins; 79–280. Com permissão.)

Bloqueios do Plexo Braquial

Bloqueio	Indicações	Técnica, Marcos e Inserção da Agulha	Contração Muscular	Comentários
Interescalênico	Cirurgia do ombro ou do braço	Nível da cartilagem cricoide (C6) no sulco interescalênico entre músculos escaleno anterior e médio	Deltoide, tríceps, bíceps ou peitoral; diafragma (frênico) → agulha demasiado anterior; trapézio (CN XI) → agulha demasiado posterior	Complicações e efeitos colaterais são semelhantes ao bloqueio de plexo cervical profundo. Pneumotórax também possível se bloqueio demasiado baixo. Este bloqueio perde raízes inferiores do plexo braquial em distribuição ulnar

Acesso guiado por US:

- Paciente semissentado ou supino, braços aduzidos, cabeça voltada para o lado contralateral
- Aplicar transdutor linear de alta frequência (10–15 MHz) em eixo curto
- Identificar artéria carótida e veia jugular interna e diferenciar por compressão com transdutor (veia é colapsável)
- Deslizar transdutor lateralmente, visualizar raízes e troncos
- Plexo braquial geralmente encontrado 0,5–1,5 cm abaixo da superfície da pele e pode ser acessado com agulha no plano ou fora do plano, dependendo da que pareça ser a trajetória mais segura da agulha
- Acesso OOP (fora do plano): Inserir agulha calibre 22 de 2,5–5 cm de bisel curto a partir de fora do plano de imageamento ou de cranial a caudal ou de lateral a medial (mais alto risco de complicações, em razão da proximidade do pulmão, artérias carótida e vertebral, bem como a medula espinal e ponta da agulha não visualizada o tempo todo)
- Acesso IP (intraplanar): Inserir agulha calibre 22 de 5 a 7,5 cm dentro do plano de imageamento sob visualização em tempo real, de posterior a anterior, ou de anterior a posterior (mais seguro inserir agulha lateral ao sensor de US)
- Injeção incremental de 25–30 mL de solução LA, mirando as raízes mais profundas (C8, T1) primeiro. Se espalhamento em torno das raízes mais superficiais for incompleto, anestésico deve ser reservado, agulha reposicionada para obter espalhamento em torno do plexo braquial inteiro

IJ, veia jugular interna; CA, artéria carótida; SCM, músculo esternocleidomastóideo; ASM, músculo escaleno anterior; MSM, músculo escaleno médio

(Continua)

Supraclavicular	Todos os tipos de cirurgia da extremidade superior, exceto ombro	*Acesso clássico*: 1 cm superior ao ponto médio da clavicular em um ângulo paralelo à cabeça e pescoço do pac. *Acesso "fio de prumo"*: Interseção da borda lateral do músculo esternocleidomastóideo e clavícula em ângulo perpendicular à pele	Qualquer contração muscular na mão	Pneumotórax pode ocorrer por causa da proximidade estreita da cúpula pleural. Bloqueio de nervo frênico e síndrome de Horner são efeitos colaterais comuns
	Acesso guiado por US: • Paciente semissentado, ereto, ou supino, braços aduzidos e cabeça voltada para o lado oposto • Clavícula e borda lateral da cabeça clavicular do músculo esternocleidomastóideo fornecem referência para colocar transdutor de alta frequência • Aplicar transdutor em eixo curto • Troncos/divisões visualizadas como cachos de uvas hipoecoicos entre músculos escalenos anterior e médio, cefalicamente à artéria subclávia • Pulmão ou pleura pode ser vista profunda à primeira costela • Este bloqueio acarreta um risco mais alto de punção vascular inadvertida e pneumotórax (acesso IP preferível para minimizar risco) • Acesso OOP: Inserir agulha calibre 22 de 2,5–5 cm, avançar em direção craniocaudal similar ao acesso clássico (risco mais alto de pneumotórax) • Acesso IP: transdutor de US pode ser colocado imediatamente superior e paralelo à clavícula, avançar agulha de lateral a medial • Outro acesso: Colocar transdutor de US em ângulo de 90° com a clavícula; inserir agulha perto da cabeça clavicular do músculo esternocleidomastóideo (assemelha-se ao acesso "fio de prumo", avançar agulha de anterior a posterior • Injeções incrementais de 25–30 mL de solução de anestésico local é feita até que o plexo braquial mostre espalhamento circunferencial			

Infraclavicular	Cirurgia de cotovelo, antebraço, punho, mão	Acesso coracoide (Técnica de Raj): 2 cm medial e inferior ao processo coracoide em um ângulo perpendicular à pele	Qualquer contração muscular na mão	Risco de pneumotórax é baixo (pleura tipicamente não se estende tão longe lateralmente)
	Acesso guiado por US: • Paciente supino, braço ipsolateral abduzido e rotado externamente (braço pode também ser mantido neutro ou aduzido) • Transdutor linear (5–10 MHz) colocado imediatamente medial ao processo coracoide em eixo curto • Identificar artéria subclávia/axilar embaixo do músculo peitoral maior e menor (mais fácil se transdutor junto da margem inferior da clavícula) • Função Doppler pode ser útil para: distinguir artéria e veia subclávia (ambas quase incompressíveis nesta localização) • Cordões podem aparecer hiper ou hipoecoicos e tomar uma posição lateral, medial, posterior em relação à artéria • Acesso OOP: Inserir agulha calibre 20 ou 22 de 7,5–10 cm bisel curto em ângulo de 45° ou mais agudo e lentamente avançada de medial a lateral na direção da artéria subclávia e seus cordões circundantes (cordão medial às vezes difícil de encontrar entre a artéria e veia subcláveas) • Acesso IP: Acesso paracoracoide vertical (lateral) ou clássico • Acesso lateral: Colocar transdutor imediatamente medial ao processo coracoide em plano parassagital. Se braço estiver abduzido, entrada da agulha é ~2 cm medial e 2 cm caudal ao aspecto mais proeminente do processo coracoide. Agulha calibre 22 de 2,5–5 cm é avançada de cranial a caudal na direção dos cordões que rodeiam as artérias subclávia/axilar • Acesso clássico: Colocar transdutor imediatamente abaixo do ponto médio da clavícula em plano parassagital; introduzir agulha entre clavícula e transdutor e avançar em direções caudal e lateral dentro do plano de imageamento			
	Procedimentos abaixo do cotovelo	Injeção perivascular de anestésico local em torno da artéria axilar na axila usando estimulação de nervo ou acesso transarterial. Localização dos nervos em relação à artéria: Radial (posterior), ulnar (inferior), mediano (superior)	Mirando nervos individuais a serem bloqueados: Radial = extensão do punho, mediano = flexão do punho, ulnar = fechamento da mão/adução do polegar	Complicações associadas à punção arterial; não adequado para cirurgia do ombro. Perde nervo musculocutâneo Necessitará bloquear nervo musculocutâneo, se for necessária cobertura do antebraço lateral

(Continua)

REGIONAL 6-15

Acesso guiado por US:

- Paciente supino, braço abduzido ~90° e rotado externamente
- Marcos de superfície: Pulso da artéria axilar, músculos coracobraquial e peitoral maior
- Transdutor linear de alta frequência (10–15 MHz) colocado alto na axila para imagear nervos e vasos em eixo curto
- Artéria axilar é visualizada facilmente com nervos mediano, ulnar e radial imediatamente adjacentes a ela (geralmente 1–2 cm abaixo da pele)
- Nervo musculocutâneo é fora do feixe neurovascular e perfura o músculo coracobraquial imediatamente lateral à artéria axilar
- Acesso OOP: Avançar agulha calibre 22 bisel curto, 2,5–5 cm, em ângulo de 45° com a pele de distal a proximalmente
- Acesso IP: Avançar agulha calibre 22 de 5 a 10 cm lateral a medialmente, começando na margem do transdutor ou através do músculo peitoral maior distal
- Injeção de LA deve circundar cada nervo identificado e espalhar-se na bainha axilar, geralmente melhor começar com injeções profundas (nervo radial) primeiro

AA, artéria axilar; M, nervo mediano; U, nervo ulnar; R, nervo radial; MCN, nervo musculocutâneo

Bloqueio de Nervos Digitais (Extremidade Superior)

- Anatomia: nervos mediano e ulnar → nervos digitais comuns (localizados no aspecto ventrolateral bilateral de cada dedo)
- Indicações: Cirurgia de dedo (p. ex., trauma, amputação)
- Duas técnicas:
  1. Bloqueio de nervos digitais volares e dorsais
     → Pronar a mão, inserir agulha no aspecto dorsolateral da base do dedo
     → Mirar anteriormente na direção da base da falange
     → Avançar até fazer contato com a falange
     → Retirar agulha de contato ósseo
     → Aspirar, então injetar 2–3 mL de local (simples)
     → Repetir em cada lado da base do dedo
  2. Bloqueio digital transtecal
     → Supinar a mão
     → Inserir agulha em ângulo de 45° para dentro da bainha do tendão flexor, ao nível do sulco palmar distal
     → Aspirar, a seguir injetar 2–3 mL de local (simples) enquanto aplica pressão proximal
- Anestésicos locais: Qualquer anestésico local simples (**sem epinefrina**)
- Complicações: Injeção intravascular, hematoma, isquemia de dedo, lesão nervosa, infecção

Bloqueios de Extremidade Inferior

- Extremidade inferior inervada pelos plexos lombar (L1–L4) e sacral (L4–S3)
- **Plexo lombar:** Dá origem aos nervos ílio-hipogástrico, ilioinguinal, genitofemoral, femoral, obturador e cutâneo femoral lateral
  - Com a exceção do nervo femoral, bloqueios de nervos individuais são comumente efetuados por infiltração sem estimulação nervosa
  - O **bloqueio do compartimento do psoas/plexo lombar** obtém bloqueio do plexo lombar inteiro. Complicações do bloqueio podem incluir injeção epidural, subdural ou intratecal, hematoma retroperitoneal e/ou lesão visceral
  - O **bloqueio 3 em 1** depende da dispersão de um grande volume de anestésico local (30–40 mL) para realizar bloqueamento dos nervos femoral, obturador e cutâneo femoral lateral
- **Plexo sacral:** Dá origem ao nervo isquiático
- Nervo isquiático divide-se em nervos tibial e fibular comum na fossa poplítea
- Nervo tibial dá origem ao nervo tibial posterior e contribui para o nervo sural
- Fibular comum divide-se em nervos fibulares superficial e profundo, contribui para o nervo sural
- **Bloqueios de combinação**
  - Os bloqueios 3 em 1 + isquiático ou plexo lombar + isquiático podem fornecer anestesia essencialmente para toda a extremidade inferior (3 em 1 + isquiático pode não pegar as partes mais proximal e medial da coxa)
  - A articulação do joelho é inervada por múltiplos nervos (femoral [anterior], obturador [medial], cutâneo femoral lateral [lateral] e isquiático [posterior]) → um bloqueio de combinação seria necessário para prover anestesia completa para cirurgia
  - Vantagens sobre bloqueamento neuroaxial: anestesia de membro unilateral, ↓ risco de simpatectomia (hipotensão, retenção urinária), e evitar hematoma neuroaxial em paciente sob anticoagulação
  - Desvantagem: Como anestesia da extremidade inferior inteira geralmente exige > 1 bloqueio, anestesia neuroaxial é uma alternativa prática

Bloqueios de Extremidade Inferior

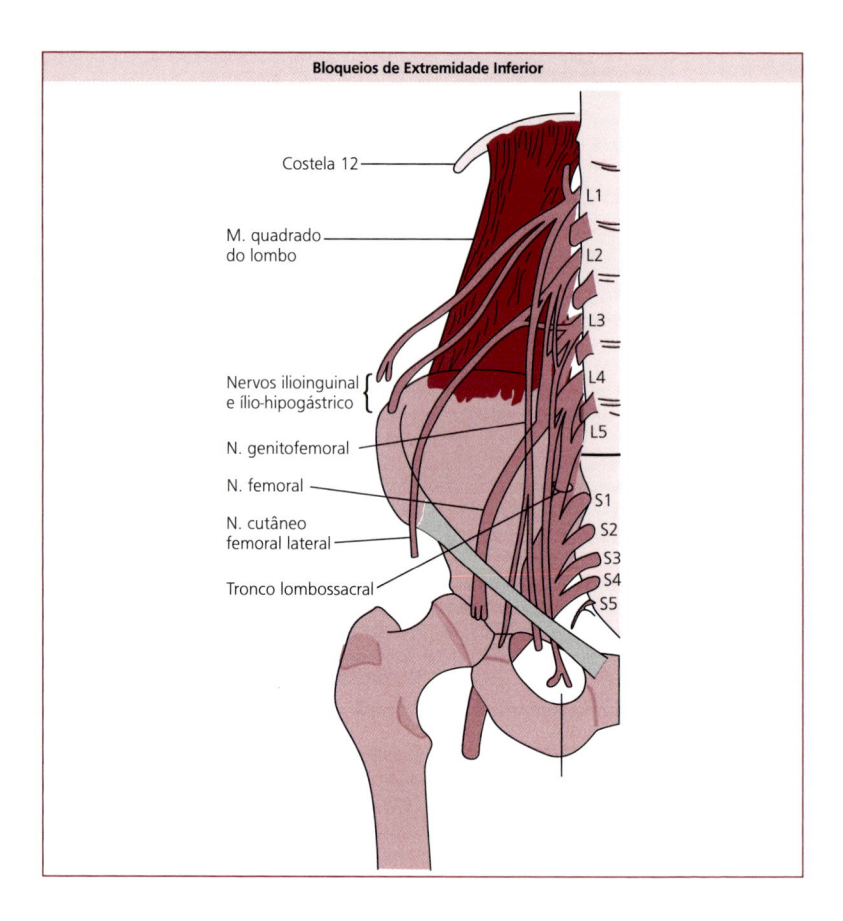

- Costela 12
- M. quadrado do lombo
- Nervos ilioinguinal e ílio-hipogástrico
- N. genitofemoral
- N. femoral
- N. cutâneo femoral lateral
- Tronco lombossacral

L1, L2, L3, L4, L5, S1, S2, S3, S4, S5

Figura 6-3. Inervação cutânea da extremidade inferior.

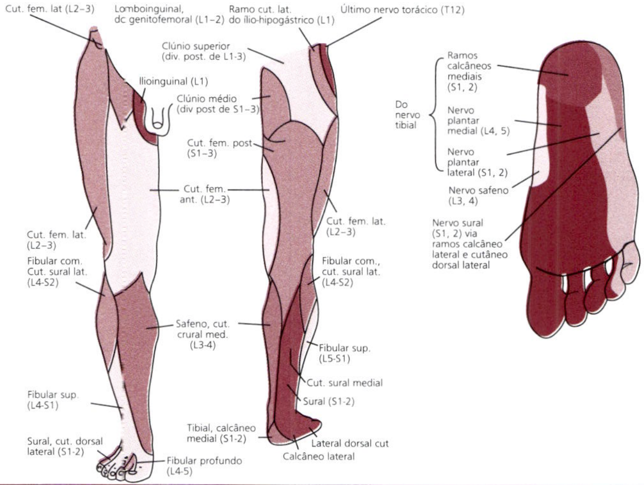

Adaptada de: Gray H. *Anatomy of the Human Body.* Philadelphia, PA: Lea & Febiger; 1918.

Bloqueios do Plexo Lombar

Bloqueio	Indicações	Técnica, Marcos Anatômicos e Inserção da Agulha	Comentários
Ilioinguinal/Ílio-Hipogástrico	Procedimentos inguinais e genitais	Inserir agulha 3 cm medial e inferior à espinha ilíaca anterossuperior em um ângulo avançando posteriormente para fazer contato com a espinha ilíaca. Injetar 10 mL de solução enquanto retira a agulha	Uso em conjunção com bloqueio genitofemoral para herniorrafia inguinal
Genitofemoral	Procedimentos inguinais e genitais	*Ramo genital* – injetar 2–3 mL imediatamente lateral ao tubérculo púbico. *Ramo femoral* – injetar 5 mL subcutaneamente abaixo do ligamento inguinal lateral à artéria femoral	Uma vez que o ramo genital reside dentro do canal inguinal, o bloqueio é frequentemente suplementado pelo cirurgião
Cutâneo Femoral Lateral	Procedimentos superficiais na coxa anterolateral incluindo enxerto de pele	Inserir agulha perpendicular à pele 2 cm medial e caudal à espinha ilíaca anterossuperior até pop ser sentido através da fáscia lata	Comumente efetuado como parte de um bloqueio 3 em 1
Obturatório	Procedimentos na coxa medial, alívio de espasmo muscular adutor, prevenção de reflexo obturatório durante TURBT (ressecção transuretral de tumor da bexiga) da parede lateral	Agulha inserida 1,5 cm lateral e caudal ao tubérculo púbico até fazer contato com ramo púbico. Caminha a agulha para fora do ramo púbico em direção lateral/caudal e avançar outros 3 cm	Comumente efetuado como parte de um bloqueio 3 em 1 para obter anestesia/analgesia para procedimentos no joelho, quadril ou coxa medial; reflexo obturatório não suprimido com espinal para TURBT (pode levar à súbita adução da perna e perfuração da parede vesical com ressectoscópio)
Femoral	Procedimentos na coxa anterior; analgesia para procedimentos em fratura da diáfise femoral e no joelho	Lateral à artéria femoral no sulco inguinal; estimulador de nervo pode ser usado para provocar uma contração patelar/quadríceps; contração do sartório → agulha demasiado medial e superficial	O bloqueio mais comum efetuado para artroplastia total de joelho para analgesia pós-op. Manter dedo sobre o pulso femoral para evitar ocorrência de punção arterial

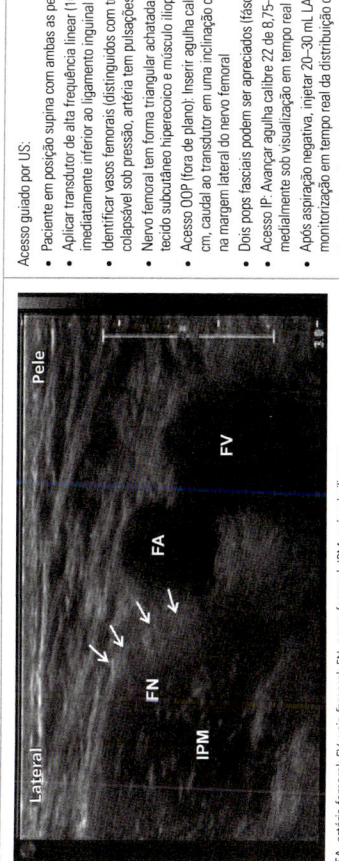

FA, artéria femoral; FV, veia femoral; FN, nervo femoral; IPM, músculo iliopsoas

		Acesso guiado por US: • Paciente em posição supina com ambas as pernas estendidas • Aplicar transdutor de alta frequência linear (10–15 MHz) em eixo curto imediatamente inferior ao ligamento inguinal • Identificar vasos femorais (distinguidos com transdutor, veia é colapsável sob pressão, artéria tem pulsações) • Nervo femoral tem forma triangular achatada; situado na junção entre tecido subcutâneo hiperecoico e músculo iliopsoas hipoecoico • Acesso OOP (fora de plano): Inserir agulha calibre 22 bisel curto, 5–7,5 cm, caudal ao transdutor em uma inclinação cefálica de 45°, mirando na margem lateral do nervo femoral • Dois pops fasciais podem ser apreciados (fáscia lata e fáscia ilíaca) • Acesso IP: Avançar agulha calibre 22 de 8,75–10 cm lateralmente e medialmente sob visualização em tempo real • Após aspiração negativa, injetar 20–30 mL LA incrementalmente sob monitorização em tempo real da distribuição da solução • Posição da agulha pode ter que ser ajustada para produzir espalhamento circunferencial	
Bloqueio 3 em 1 (Femoral, Obturatório, Cutâneo Femoral Lateral)	Procedimentos na coxa anterior; analgesia para procedimentos em fratura da diáfise femoral e no joelho	Efetuado similarmente ao bloqueio de nervo femoral com agulha inserida em um ângulo mais cefálico de 45° com a pele. Pressão mantida inferior e medial ao local de injeção para facilitar espalhamento ao longo da fáscia e lateralmente	Espalhamento de anestésico pode não ser confiável levando à incidência aumentada de falha do bloqueio (esp. obturatório); estende a área de cobertura do bloqueio de nervo femoral na coxa, pode ser efetuado com um bloqueio isquiático para obter anestesia da perna total
Compartimento do Psoas/Plexo Lombar	Procedimentos na coxa anterior; analgesia pós-op para procedimentos no quadril e joelho	Decúbito lateral ou posição prona – 4 cm lateral à linha mediana em uma linha traçada conectando o topo das cristas ilíacas; se processo transverso contatado, caminhar com agulha para fora em uma direção cefálica	Contração muscular – quadríceps; estimular apenas até 0,5 mAmp (< 0,5 mAmp pode causar epidural). Pode ser efetuado com um bloqueio isquiático para obter anestesia da perna total

REGIONAL 6-21

Bloqueios de Extremidade Inferior

Bloqueio	Indicações	Técnica, Marcos Anatômicos e Inserção da Agulha	Contração Muscular	Comentários
Isquiático	Cirurgia da extremidade inferior, comumente usado em combinação com outros bloqueios	*Acesso clássico* (posição de decúbito lateral) – 5 cm inferior ao ponto médio de linha traçada da espinha ilíaca posterior ao trocanter do fêmur. *Acesso anterior* (posição supinal) – 8 cm caudal a partir da linha perpendicular traçada do ponto médio de uma linha conectando espinha ilíaca anterossuperior ao tubérculo púbico em um ângulo perpendicular à pele	*Hamstrings*, panturrilha, pé ou dedos do pé; para acesso anterior somente, os *hamstrings* podem ser estimulados diretamente → redirigir ligeiramente medial ou lateral; patelar (femoral) → agulha demasiado superficial	Acesso anterior é um bloqueio profundo e exige um comprimento de agulha de aproximadamente 150 mm
	Acesso guiado por US: • Paciente em posição semiprona/decúbito lateral com perna de baixo estendida, perna a ser bloqueada flexionada • Traçar linha entre trocanter maior e tuberosidade isquiática; marcar ponto médio e traçar linha perpendicular caudal ao sulco subglúteo; ponto de entrada da agulha ~4 cm caudal ao ponto médio • Aplicar transdutor curvo de alta frequência (3–5 MHz) em plano transverso ao nervo isquiático sobre região subglútea • Nervo jaz lateral aos músculos semitendíneo/bíceps femoral. • Acesso OOP: Inserir agulha isolada calibre 22 de 5–7,5 cm caudal ao transdutor, perpendicular a todos os planos • Acesso IP: Injetar 20–30 mL de LA e observar alastramento circunferência hipoecoico em torno do nervo hiperecoico • Posição da agulha pode ter que ser ajustada para produzir espalhamento circunferencial			
Poplíteo	Cirurgia distal ao joelho (panturrilha, tornozelo e pé). Muitas vezes combinado com um bloqueio safeno para cirurgia de tornozelo e pé	*Acesso intertendinoso clássico* (posição prona) – 6 cm superior e 1 cm lateral ao ponto médio de linha traçada do tendão bíceps femoral (lateral) ao semitendíneo (medial) no sulco poplíteo. *Bloqueio safeno* efetuado injetando-se anel de anestésico subcutaneamente em torno do aspecto medial da tuberosidade tibial	Panturrilha, pé ou dedos do pé	Nervo isquiático se divide em nervos tibial e fibular comum a este nível. Executar bloqueio demasiado perto do sulco poplíteo pode levar ao bloqueio incompleto de qualquer dos dois nervos

Acesso dirigido por US:

- Paciente em pronação com travesseiro colocado embaixo do tornozelo da extremidade a ser bloqueada para acesso OOP e supino ou prono para acesso IP
- Acesso OOP: Aplicar transdutor linear de alta frequência (10–15 MHz) em eixo curto ligeiramente acima do sulco poplíteo
- Identificar artéria poplítea; nervo tibial geralmente situa-se imediatamente superficial e pode ser rastreado retrogradamente até se unir com o nervo fibular comum, no ponto da bifurcação do nervo isquiático
- Inserir agulha calibre 22 bisel curto de 5–7,5 cm com uma angulação de 45° cefálica
- Acesso IP: Vantagem de permitir ao paciente permanecer supino; perna ipsolateral é elevada para deixar suficiente espaço embaixo da coxa para explorador de US
- Agulha calibre 20 ou 22 de 7,5–10 cm é inserida no aspecto lateral da coxa de lateral a medial, entre os músculos vasto lateral e bíceps femoral
- Aprox. 30 mL LA deve mostrar espalhamento circunferencial em torno do nervo isquiático ou dos componentes tibial e fibular comum

Tornozelo	Cirurgia do pé	Bloqueio de infiltração de cinco nervos individuais ao nível cefálico dos maléolos (usar 3–5 mL para cada injeção). *Fibular profundo* – lateral ao pulso tibial anterior entre os tendões extensor longo do hálux e tibial anterior. *Fibular superficial* – infiltrar anestésico subcutaneamente desde local de inserção da agulha fibular, profundo, na direção do maléolo lateral. *Safeno* – infiltrar anestésico subcutaneamente desde local de inserção da agulha fibular, profundo, na direção do maléolo medial. *Tibial posterior* – inserir agulha anteriormente na direção do maléolo medial, imediatamente medial ao tendão Calcâneo. *Sural* – inserir agulha anteriormente na direção do maléolo lateral, imediatamente lateral ao tendão Calcâneo	Não usada	4 dos 5 nervos bloqueados são ramos terminais do nervo isquiático (safeno é do femoral)

Bloqueio Simples do Transverso do Abdome (Bloqueio TAP)

Anatomia
- Inervação da parede abdominal anterior pelos nervos espinais T7–L1 (incluindo nervos intercostais T7–11, nervo subcostal T12 e nervos ílio-hipogástrico e ilioinguinal L1)
- Divisões anteriores de T7–11 entram na parede abdominal entre o músculo oblíquo interno e o transverso do abdome, suprem e perfuram o reto do abdome e terminam como ramos cutâneos anteriores; emitem os ramos cutâneos laterais a meio caminho no seu trajeto, que se dividem ainda mais em ramos anteriores e posteriores que suprem o músculo oblíquo externo, bem como o latíssimo do dorso
- Ramo anterior de T12 comunica-se com o nervo ílio-hipogástrico; seu ramo cutâneo lateral perfura os músculos oblíquos interno e externo, desce sobre a crista ilíaca e inerva sensibilidade à parte da frente da região glútea
- O nervo ílio-hipogástrico (L1) divide-se entre o oblíquo interno e o transverso do abdome próximo da crista ilíaca nos ramos cutâneo lateral e anterior, o primeiro inervando parte da pele da região glútea, enquanto o último supre a região hipogástrica
- O nervo ilioinguinal (L1) se comunica com o nervo ílio-hipogástrico entre o oblíquo interno e o transverso do abdome próximo à parte anterior da crista ilíaca. Ele inerva a parte superior e medial da coxa e parte da pele que cobre a genitália

Indicações
- Bloqueio de campo abdominal para tratamento de dor aguda e crônica
- Cirurgia abdominal inferior incluindo apendicectomia, reparo de hérnia, cesariana, histerectomia abdominal e prostatectomia. Eficácia em cirurgia laparoscópica também foi demonstrada
- Bloqueios bilaterais podem ser usados para incisões medianas ou cirurgia laparoscópica (não exceder doses seguras recomendadas de LA)
- Tecnicamente não difícil, mas efetuada com pontos finais cegos, tornando o sucesso imprevisível
- Bloqueios TAP dirigidos por US foram descritos para localizar melhor as estruturas e depositar LA com precisão melhorada
- Controvérsia na literatura a respeito da dispersão e nível de bloqueio atingidos com uma única injeção TAP esp. cefalicamente a T10
- É razoável esperar um bom efeito analgésico na região entre T10 e L1 em seguida a uma única injeção posterior. Aumento com uma injeção subcostal ajudará a atingir um bloqueio mais alto até T7

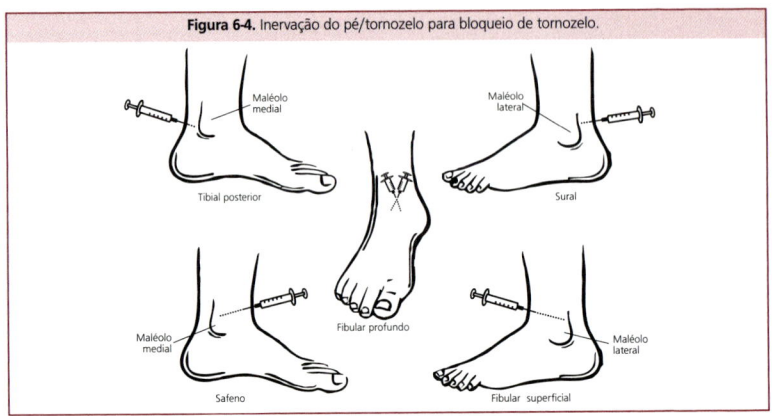

Figura 6-4. Inervação do pé/tornozelo para bloqueio de tornozelo.

(Cortesia de James Bell.)

Técnica
- Objetivo: Depositar LA no plano entre os músculos oblíquo interno e transverso do abdome mirando nervos espinais neste plano (bloqueio de condução da inervação da pele, músculos e peritônio parietal abdominais)

Convencional
- Ponto de entrada é o triângulo lombar de Petit entre a margem costal inferior e a crista ilíaca (limites: anteriormente músculo oblíquo externo, posteriormente latíssimo do dorso, inferiormente crista ilíaca)
- Esta técnica depende de sentir duplos *pops* quando a agulha atravessa os músculos oblíquo externo e oblíquo interno. Uma agulha romba tornará mais apreciável a perda de resistência

Dirigida por US
- Com o paciente em posição supina um explorador de ultrassom de alta frequência (10–15 MHz) é colocado em um plano transverso à parede abdominal lateral em linha axilar média, entre a margem costal inferior e a crista ilíaca
- Técnica IP: Avançar a agulha adentro do plano entre músculos oblíquos interno e transverso do abdome. 2 mL de soro fisiológico pode ser usado para confirmar posição da agulha após o que 20 mL de LA é injetado
- Para analgesia prolongada além da duração de uma injeção única de LA, um cateter pode ser introduzido para dentro do plano do transverso do abdome
- Depois de abrir o plano com soro fisiológico 2 mL, cateter é introduzido 3 cm além da ponta da agulha; posição verificada pela injeção de *bolus* LA (20 mL); infusão de LA diluído é iniciada a uma velocidade de 7–10 mL/h
- TAP subcostal é modificação da técnica original em que explorador de US é colocado imediatamente abaixo e paralelo à margem costal. A agulha é introduzida a partir do lado lateral do músculo reto em uma técnica IP e 10 mL LA injetado dentro do plano transverso do abdome para estender analgesia provida por bloqueio TAP posterior acima do umbigo

Complicações
- Poucas descritas com técnica cega (incluindo injeção intraperitoneal, intra-hepática, hematoma intestinal e paralisia transitória de nervo femoral, injeções intravasculares e toxicidade de anestésico local especialmente com injeções bilaterais)
- Sem complicações até esta data com técnicas guiadas por US

ANESTESIA REGIONAL INTRAVENOSA (BLOQUEIO DE BIER)
- *Indicações*
  - Procedimentos curtos em extremidades durando menos de 1–1,5 h (p. ex., liberação de túnel do carpo)
- *Materiais*
  - Torniquete duplo
  - Faixa de Esmarch
  - Agulha IV pequena (calibre 22–24) no braço a ser bloqueado (a ser removida após o bloqueio)
  - Acesso IV adicional no braço não operatório (para administração de outras medicações)
  - 40–50 mL de lidocaína simples 0,5%
- *Técnica*
  - Elevar braço acima do corpo e exsanguinar braço (distal → proximal) usando uma faixa de Esmarch
  - Inflar manguito proximal 100 mm Hg mais alto que PA sistólica (ou grosseiramente 300 mm Hg)
  - Remover faixa, injetar 40–50 mL de lidocaína simples 0,5% através da agulha pequena e remover IV
  - Incentivar cirurgiões a começar operação tão logo seja possível
  - Se ocorrer dor de torniquete, inflar manguito distal e a seguir liberar manguito proximal; isto fornecerá 20–30 min adicionais de anestesia. Informar cirurgiões do tempo limitado restante
- *Complicações/problemas*
  - Toxicidade de anestésico local pode ocorrer se torniquete tiver defeito/for desinflado cedo demais
  - Se cirurgia terminar em < 20 min, manter torniquete outros 10 min; alternativamente, liberar e reinflar torniquete após 10 s
  - Estar preparado para realizar uma anestesia geral/MAC, caso a cirurgia seja prolongada ou bloqueio insuficiente

MONITORIZAÇÃO PEROPERATÓRIA

FRANCIS X. DILLON

OXIMETRIA DE PULSO

Base: Dois comprimentos de onda absorvidos diferentemente por Hb e Hb–O_2. Fluxo arteriolar pulsando subtraído do sangue venoso não pulsátil → dá a saturação arterial

Curva de dissociação da Hb–O_2: Relaciona % de saturação da Hb com a PaO_2 (Fig. 7-1)

Desvio para a direita: Descarregamento periférico de O_2 aumentado. Causas:
- ↑ Temperatura, ↑ H^+ (efeito Bohr), ↑ CO_2, ↑ 2,3-difosfoglicerato, Hb adulta

Desvio para a esquerda: Mais alta afinidade Hb–O_2 e descarregamento de O_2 inibido. Causas:
- ↓ Temperatura, alcalose (efeito Bohr), ↓ CO_2, ↓ 2,3-difosfoglicerato, Hb fetal, monóxido de carbono, metaemoglobinemia

Informação no Traçado do Oxímetro de Pulso
- Ondas equivalem à frequência cardíaca
- Incisura dicrótica = fechamento da valva aórtica (amortecida se frio, aterosclerótica ou sob pressores)
- Envoltório de altura varia com a respiração, se hipovolêmico
- SpO_2 de 90% = PaO_2 60 mm Hg; SpO_2 de 98% = PaO_2 90 mm Hg (leituras de SpO_2 < 90 são imprecisas)

Indicações de Monitorização com Oximetria de Pulso

- Sedação para endoscopia, ECT ou TEE
- Desmame de O_2/ventilador a baixo fluxo
- Monitorização durante anestesia geral e na PACU
- Monitorização após bloqueios neuroaxiais com opioides
- Documentação em estudo de sono do índice de apneia-hipopneia (OSA)
- Observação na enfermaria em seguida a cirurgia em pacientes com OSA
- Monitorização ambulatorial de hipertensão pulmonar ou CHF

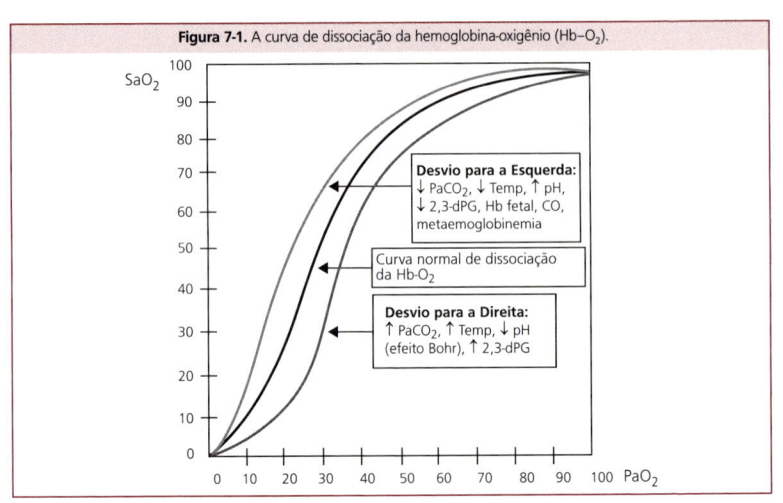

Figura 7-1. A curva de dissociação da hemoglobina-oxigênio (Hb–O_2).

Desvio para a Esquerda: ↓ $PaCO_2$, ↓ Temp, ↑ pH, ↓ 2,3-dPG, Hb fetal, CO, metaemoglobinemia

Curva normal de dissociação da Hb-O_2

Desvio para a Direita: ↑ $PaCO_2$, ↑ Temp, ↓ pH (efeito Bohr), ↑ 2,3-dPG

(Cortesia de S. Shah, MD, com permissão.)

Riscos da Oximetria de Pulso

Risco	Condição Predisponente	
Necrose de dedo ou orelha	Hipotermia	Esparadrapo/enrolamento demasiado apertado
	Isquemia	Edema
	↓ Débito cardíaco	Monitorização prolongada
	Uso de pressores	Imaturidade
	Falta de terra/falha elétrica	Prematuridade
	Correntes induzidas por MRI	Sepse

Artefatos e Correções de Oximetria de Pulso

Artefato	Leitura de SpO_2	Correção/Observações
Baixa perfusão (hipotermia, pressores, aterosclerose)	Abaixa	Necessário restaurar perfusão e fluxo pulsátil; pode aquecer passivamente (não aquecer ativamente)
Movimento	Abaixa/oblitera	Mover sensor para orelha
Verniz de unhas	Abaixa	Remover verniz ou virar sensor 90°; cores preta, púrpura, azul piores
Vasopressores	Abaixa	Considerar dobutamina (↑ perfusão das extremidades)
Carboxiemoglobina (exposição a CO)	Eleva	↑ FiO_2; O_2 hiperbárico; usar cooximetria de cor laranja
Metemoglobinemia (benzocaína)	Abaixa	Administrar corante azul de metileno
Hemoglobinopatias	Abaixa	Tratamento de suporte; transfusão
Anemia (grave)	Eleva	Considerar transfusão; em pacientes anêmicos, SpO_2 100% ainda pode significar distribuição de O_2 importantemente ↓
Acidose	Abaixa	Corrigir; muda curva Hb–O_2 para direita
Alcalose	Abaixa	Corrigir; muda curva Hb–O_2 para esquerda
Bypass cardiopulmonar	Abaixa/oblitera	Restaurar fluxo pulsátil após CPB

MONITORIZAÇÃO NÃO INVASIVA DE PRESSÃO ARTERIAL (ESFIGMOMANOMETRIA OSCILOMÉTRICA)

Base: Manguito de ar inflado em torno de extremidade, transdutor lê oscilações a partir da pulsação sistólica
- Pressão de insuflação elevada acima da sistólica e a seguir desinflada até aparecerem oscilações
- Amplitude máx. de oscilações = sistólica; amplitude mín. de oscilações = diastólica
- Traçados analisados por *software,* não exibidos (cada aparelho tem seu próprio algoritmo)

Causas de Artefatos
- Movimento, obesidade, má perfusão, hipotensão, extrema hipertensão, bradicardia
- Tamanho errado de manguito: Manguito pequeno demais dá ↑ leitura de pressão
- Pulso irregular: Fibrilação atrial, PVCs, *pulsus bisferiens* (cardiomiopatia hipertrófica), *pulsus alternans* (derrame pericárdico), *pulsus paradoxus* (tamponamento), *pulsus parvus et tardus* (estenose aórtica)

Complicações
- Necrose de pele, lesão de tecido mole, flebite, neuropatia (fibular, radial), síndrome de compartimento (bíceps), petéquias, equimose, infiltração/oclusão de linha IV, interferência com oximetria de pulso

MONITORIZAÇÃO DE TEMPERATURA

Base: Termistores (resistores com resistência inversamente proporcional à temperatura) quantificam temperatura

Causas de Perda Operatória de Temperatura	
Fatores da anestesia:	↓ Ponto ajustado hipotalâmico (em torno de 34,5°C) ↓ Geração de calor (anestesia → lentificação metabólica) ↓ Termogênese muscular por relaxamento dos músculos Ventilação causa perdas de calor e umidade
Perda de calor na OR:	Perda por convecção, radiação, evaporação Perda por condução (paciente em contato com superfícies frias, úmidas) Irrigação de cavidades (p. ex., peritônio) e vísceras (p. ex., bexiga)

Complicações da Hipertermia
- Eliminação de drogas mais rápida e menos previsível
- Desarranjos celulares e metabólicos (hipercarbia, acidose)
- CNS mais vulnerável à lesão quando quente em oposição a frio

Complicações da Hipotermia (abaixo de 36°C)
- ↑ Duração da hospitalização, ↑ infecções de feridas, problemas de coagulação, ↑ tremor, ↑ disritmias, ↑ eventos mórbidos cardíacos, ↑ perda sanguínea intraoperatória, ↑ necessidade de transfusão alogênica, ↑ norepinefrina, ↑ tremor, desconforto térmico, ↑ duração da permanência na PACU

Artefatos: Relacionados com acolocação do sensor (temperatura central *vs.* periférica)

Riscos: Trauma (pela colocação do sensor), infecção, choque (equipamento aterrado)

Colocação: "Temperatura central" (esofágica, PA) mais significativa que "temperatura da casca" (reto, axila)

Hipertermia Maligna
- Temperatura, ↑ de 0,5°C em 15 min é significativo e deve suscitar preocupação
- Administração *precoce* de dantrolene é a única terapia efetiva (ver Apêndice C)

Monitorização de Pressão Arterial (ABP)

Base: Árvore circulatória – cateter intra-arterial – sistema mecânico líquido-transdutor
- Modelado por equação diferencial: Inclui frequência natural e razão de amortecimento
  - Razão de amortecimento < 1, subamortecido, resulta traçado "tocando"
  - Razão de amortecimento = 1, criticamente amortecido, não "tocando" e fidelidade preservada
  - Razão de amortecimento > 1, superamortecido, baixa fidelidade, perde informação de alta frequência (*i. e.*, incisura dicrótica)
- Tubulação mais longa e mais fina, ↑ viscosidade, dobras e flexões: Todas causam ↑ resistência e amortecimento
- Traçado arterial tem informação de mais alta frequência mais próximo da aorta (↑ amortecimento ao longo de artérias distais)
  - Linha arterial central (p. ex., femoral) melhor que radial para transmitir informação de alta frequência
- Mecânica do sistema transdutor da linha arterial:
  - Tubulação curta, rígida, com líquido incompressível (soro fisiológico) sendo usado tipicamente (↓ efeito de amortecimento)
  - Medidor de deformação ligado a um diafragma muda resistência com tensão (pressão)
  - Ponte de Wheatstone "amplifica" alteração na resistência e é calibrada
  - Alta frequência do sistema mecânico → maior acurácia da medição
  - Líquido denso eleva frequência do sistema → maior acurácia (*soro fisiológico melhor que ar; sangue melhor que soro fisiológico*)
- Fontes de degradação do sinal
  - Comprimento excessivo da tubulação, calibre demasiado fino da tubulação, excesso de encaixes (torneiras), grandes bolhas de ar (*frequência lenta de resposta e aumento da razão de amortecimento*)
  - Altura pode causar aumento/diminuição na leitura da linha arterial: 30 cm de queda do transdutor = 22,4 mm Hg aumento na pressão exibida

Irrigação Segura de uma Linha Arterial
- Virar torneira (para cima geralmente) de tal modo que o transdutor fique aberto ao ar
- Irrigar Luer-lok para limpá-la de sangue (segurar gaze perto da torneira para apanhar sangue)
- Virar torneira de tal modo que o cabo fique horizontal (*i. e.*, na posição inicial)
- Em curtos surtos de 2 s ou menos, puxar linha de borracha ou espremer válvula para jorrar na linha de volta na direção do pac.
- Assegurar que a linha inteira esteja afinal limpa de sangue (sem bolha presente)
  - *Se a linha for lavada continuamente (não em ondas de 2 s), a artéria pode-se encher com soro fisiológico e fluir retrogradamente (cabeça de pressão do transdutor é de 300 mm Hg) para o arco aórtico e embolizar (soro fisiológico/ar) para a carótida comum e cérebro*

Riscos da Monitorização da Linha Arterial

- Embolização: Pelo mecanismo de lavagem; limitar lavagem < 2 s para evitar fluxo retrógrado
- Trombose: Risco ↑ com duração da colocação; catastrófica se artéria terminal (braquial)
- Lesão de nervo: Nervos estritamente relacionados com as artérias anatomicamente
- Lesão vascular: Fístula AV, hematoma, dissecção, cateter ou fio retido, lesão de artéria femoral levando à hipotensão e morbidade importante
- Perda de membro: Injeção inadvertida de droga (i. e., tiopental, fenergan) → lesão vascular grave → amputação ou síndrome de dor crônica como sequelas

Indicações da Monitorização de Pressão Arterial

- Necessidade cirúrgica de controle atento da BP (procedimentos neurocirúrgicos/vasculares)
- Medição da pressão arterial média crucial para avaliar pressão de perfusão cerebral ou pressão de perfusão coronariana (CPP)
- Avaliação de oxigenação crítica (p. ex., cirurgia pulmonar com isolamento de pulmão, cirurgia cardíaca)
- Hipertensão grave ou lábil
- Prevista hipotensão (sepse, choque cardiogênico, hipovolemia)
- Prevista perda sanguínea maciça e necessidade de transfusão
- Necessidade de amostragem de sangue arterial frequente
  - Diagnóstico e tratamento de acidose/alcalose
  - Necessários valores laboratoriais frequentes (glicemia, K^+, hemoglobina)
- NIBP não invasiva não é possível
  - Pacientes obesos em que pressões de manguito de NIBP são confiáveis
  - Casos prolongados em que trauma de manguito de NIBP pode ser importante
  - Casos em que posicionamento do braço torna manguito potencialmente traumático (toracotomia)
  - Manguito de NIBP sujeito à compressão/artefato de movimento (casos com os braços ao longo do corpo)

Local de Canulização Arterial	Desvantagem
Temporal superficial	Possível embolização cerebral retrógrada
Radial	Pode ser pequena, tortuosa, ou insuficientemente anastomosada com artéria ulnar
Ulnar	Pode ser pequena, tortuosa, ou insuficientemente anastomosada com artéria radial
Braquial	Uma artéria terminal: Risco de trombose do membro, remover tão logo seja possível
Femoral	Ateromatosa, profunda, propensa à perda sanguínea maciça, perda de membro, infecção e fístula AV e formação de aneurisma
Dorsal do pé	Pequena e em ângulo difícil de canulizar; traçados frequentemente amortecidos
Tibial posterior	Tortuosa e em ângulo difícil de canulizar; traçados frequentemente amortecidos

Cateteres Venosos Centrais e Monitorização de Pressão Venosa Central (CVP)

Usos: Monitorização (CVP e saturação de O_2 sanguínea central – representante da SvO_2). Administração central de drogas/líquidos/hemocomponentes (pode ser via mais segura para vasoativas). Terapia de substituição renal (CVVH/HD) e colocação de cabo de marca-passo temporário.

Riscos da Colocação de Linha Central
- Pneumotórax, hemotórax, trombo, êmbolo trombótico
- Punção arterial, hematoma, formação de fístula AV
- Lesão de plexo braquial ou nervosa
- Infecção incluindo sepse sistêmica, trombo séptico, endocardite
- Nó ou quebra de cateter, fio retido, erosão através do vaso, endocárdio, miocárdio
- Lesão de ducto torácico, quilotórax
- Microchoque, arritmias

Artefatos
- Posicionamento (p. ex., canivete) pode afetar CVP
- Compressão abdominal/afastamento cirúrgico pode impedir CVP e retorno sanguíneo
- Insuflação de CO_2 no abdome (laparoscopia) pode elevar artificialmente a CVP

- Infusão rápida de solução venosa pode elevar artificialmente a CVP
- Fístula AV no braço pode causar artificialmente alta CVP

Indicações da Monitorização da CVP
• Monitorização de pressões centrais (RA e CVP)
• Monitorização de sobrecarga RV
• Tratamento de infarto RV
• Infusões vasoativas/quimio (evitar isquemia/lesão venosa e de tecido mole)
• Infusão rápida de líquido/transfusão
• Uso de eletrodos de marca-passo transvenoso ou passagem de um cateter de PA

Traçado Normal da CVP e ECG Correspondente (Fig. 7-2)

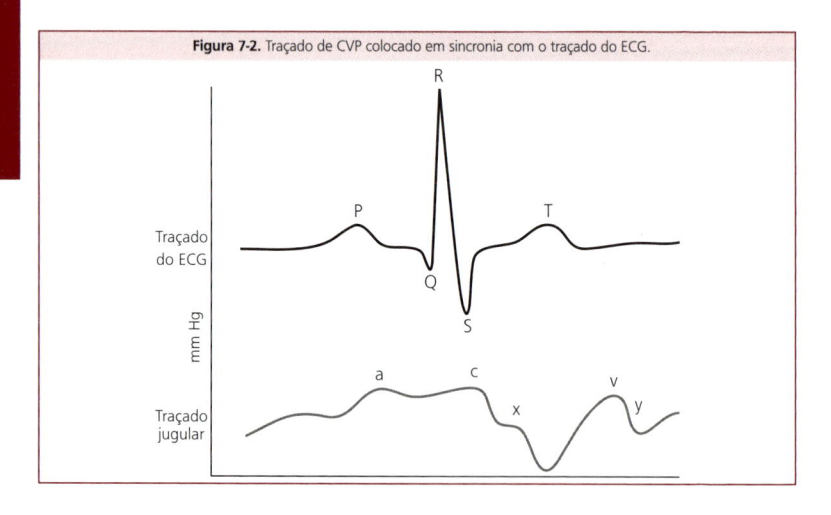

Figura 7-2. Traçado de CVP colocado em sincronia com o traçado do ECG.

Características do Traçado de CVP			
Característica do Traçado	Resulta de	Observação
Onda "a"	Distensão venosa pela contração do RA	A maior pulsação visível, especialmente durante inspiração
Onda "c"	Proeminência da valva tricúspide para dentro do RA durante sístole isovolêmica do RV	Chamada onda "c" porque coincide com (e é acentuada pelo) pulso carotídeo
Descenso "x"	(1) Relaxamento atrial e (2) desvio caudal da valva tricúspide durante a sístole do RV	Ocorre durante a sístole, acentuado na pericardite constritiva
Onda "v"	Volume de sangue aumentado no RA durante a sístole ventricular quando a TV é fechada	Sistólica tardia, acentuada com regurgitação tricúspide
Descenso "y"	Abertura da valva tricúspide e subsequente influxo rápido de sangue para dentro do RV	Rápido e profundo com TR; lento com TS ou mixoma atrial, ambos os quais causam retardamento da ejeção do RA

Anormalidades dos Traçados de CVP					
Anormalidade	Onda "a" ausente	Onda "a" grande	Onda "a" de canhão (Ocasionais grandes pulsações a intervalos *irregulares*)	Ondas "c–v" ventricularizadas (assemelham-se a ondas "a" mas são frequentes, e a intervalos *regulares*)	Ondas "M" ou "W" (descensos "x" diminuídos e "y" proeminentes)
Causa	Ausência de contração atrial	Contração atrial dissinérgica ou obstrução da valva tricúspide	Contração atrial contra uma valva tricúspide fechada	Refluxo de sangue para dentro do átrio direito na sístole	Fluxo rápido para fora do átrio na diástole
Associada a	Fibrilação atrial	Bloqueio AV de 1° grau grave, estenose tricúspide	PVC, ritmo de marca-passo, ritmo juncional	Regurgitação tricúspide	Pericardite constritiva

Medição do Débito Cardíaco (Ver Também Apêndice A)

- Equação de Fick: $CO = VO_2 \div (CaO_2 - CvO_2)$ onde:
  - VO_2 = consumo de oxigênio = captação de O_2 dos gases inspirados em L/min
  - CaO_2 = conteúdo de O_2 no sangue arterial em litros O_2/L sangue
  - CvO_2 = conteúdo de O_2 no sangue venoso em litros O_2/L sangue
- Saturação de O_2 venosa misturada (SvO_2):
  - Dá uma indicação da oxigenação tecidual
  - SvO_2 normal é 75% (faixa 60–80%); mais alta sob anestesia, até 90%
  - CaO_2 (em mL/L sangue) = [13,4 × conc. Hb (em mg/dL) × SaO_2 100] ÷ [0,031 × PaO_2 (em mm Hg)]
  - CvO_2 (em mL/L sangue) = [13,4 × conc. Hb (em mg/dL) × SvO_2 100] ÷ [0,031 × PvO_2 (em mm Hg)]

Causas de Baixo Venoso Misturado		Causas de Alto Venoso Misturado	
Baixo Fornecimento de O_2	**↑ Uso de O_2**	**Baixo Uso de O_2**	**Outras**
• Hipóxia • Anemia • ↓ Débito cardíaco • Alcalose • Metemoglobinemia	• Febre • ↑ Estados metabólicos • Tremor	• Envenenamento por CN • Hipotermia	• Fornecimento prejudicado de O_2 aos tecidos (sepse, queimaduras) • Regurgitação mitral

Nota: Se cateter de PA estiver encunhado (em contato com sangue arterial), venoso misturado será alto.

- Técnica de termodiluição
  - Assegurar que a ponta do cateter está na artéria pulmonar principal
  - Injetar rapidamente 10 mL de soro fisiológico ou D5W 5% pela porta de CVP
  - Termistor monitoriza alteração de temperatura e relata área embaixo da curva

Débito Cardíaco Erroneamente Baixo	Débito Cardíaco Erroneamente Alto
• Grande volume injetado • *Shunt* da direita para a esquerda • Ponta do cateter demasiado proximal	• Pequeno volume injetado • *Shunt* da esquerda para a direita • Cateter encunhado • Regurgitação tricúspide

Considerações sobre Inserção e Monitorização de Cateter de PA de Termodiluição

- Decisão de inserção: Muitos questionam a utilidade da medição da PA, maioria de clínicos não treinados ou não informados sobre fatos e medições básicas de PA, TEE ou TTE pode ser superior para demonstrar função cardíaca, PA acarreta importante risco infeccioso

- Análise risco–benefício crítica: Necessário saber o que você está procurando medir
  - **Pressões de enchimento intraoperatórias** → para determinar quantidade exata de pré-carga necessária
    1. Útil em COPD (sensível a excesso de líquido), grande perda em 3º espaço, hipertensão pulmonar, insuficiência RV ou LV
    2. PA olha pressões de enchimento LV (em adição a pressões de enchimento RV, via CVP)
  - **SVR**
    1. Transplantação de fígado quando doença hepática causou *shunt* crônica, SVR ↓
    2. Sepse, SVR pode ser demasiado ↓ para perfusão global adequada
    3. Retalhos livres/cirurgia plástica em que frio periférico pode fazer SVR ↑
    4. Pressores/inotrópicos infundidos quando SVR pode-se tornar demasiado ↑
    5. CHF quando SVR pode ser relativamente ↑
  - **Débito cardíaco** (casos cardíacos, CHF ou grandes líquidos)
    1. Curva de Frank–Starling (CO em função da pré-carga) mostra se pac. está em CHF ou hipovolêmico
       - Plotar pressão diastólica PA (no eixo dos *x*) vs. CO (eixo dos *y*) em papel de gráfico
    2. Titular dopamina *vs.* dobutamina *vs.* amrinona para melhorar CO
    3. Fornecer amostra de sangue de O_2 venoso misturado real para avaliar saturação e fornecimento de O_2
- Local de inserção *(ver a tabela abaixo)*
  - Considerar passar uma bainha de PA com obturador (plugue) ou CVP inserido na luz
    - Permite uso opcional de PA mais tarde, se circunstâncias justificarem (p. ex., oligúria, hipotensão)

Locais de Acesso Percutâneo para Colocação de Cateter de CVP ou de PA					
Localização da Veia	**Periférica Braço (Braquial ou Cefálica)**	**Veia Jugular Externa (EJV)**	**Veia Jugular Interna (IJV)**	**Subclávia**	**Femoral**
Vantagens	Fácil acesso; boa para acesso a longo prazo (PICC)*	Fácil acesso	Fácil acesso	Mais confortável, melhor para colocação a longo prazo, pac. pode deambular facilmente	Sem risco de pneumotórax; fácil acesso durante CPR
Desvantagens	Cateter pode não passar através de vaso pequeno; pode não dar bom traçado de CVP	Cateter pode não passar em razão do ângulo da EJV ao se juntar à SCV; difícil punção venosa para dentro da EJV; pode não dar bom traçado de CVP, pode lesar plexo braquial	Próximo da traqueia e carótida; difícil curativo com atadura, desconfortável para acesso a longo prazo e para higiene	Clavícula pode bloquear acesso; artéria subclávia próxima; pneumotórax ou hemotórax possível	Riscos de infecção e trombose ↑; paciente necessita ser imobilizado
Taxa de infecção	↓	↓	↔	↓	↑
Risco de pneumotórax	Impossível	Baixo	Baixo	Possível, fazer CXR depois da colocação	Impossível
Lesão linfática possível	Não	Não	Não	Sim; ducto torácico pode ser lacerado se acesso v. subclávia E.	Não
Risco de trombose	↓	↓	↔	↔	↑

*PICC, cateter central inserido perifericamente.

- Dicas para colocação de cateter de PA *(ver Capítulo 11, sobre Procedimentos em Anestesia)*
  - Calibrar cuidadosamente ("zeragem"): Decisões sobre função LV dependem de alguns mm Hg!
  - Checar balão e válvula para assegurar que o balão retém ar (1 cm) quando a válvula é fechada
  - Passar à profundidade 20 cm e assegurar traçado de CVP antes de inflar (1 mL somente) o balão
  - Ter certeza de que o paciente está na horizontal, não com cabeça baixa, quando "flutuando" cateter de PA
  - Conhecer e prever traçados e localizações da extremidade distal
    - ≈20 cm é CVP, pode inflar balão com 1 cm de ar
    - ≈30 cm é RV, pressão muito maior, sem incisura dicrótica
    - ≈40 cm é PA, diastólica c vários mm Hg ↑ e incisura aparece
    - ≈45 (perto PCWP) algum amortecimento e ↑ na pressão ocorrerão:
      - Deixar extremidade balão ocluir enquanto você avança muito lentamente o cateter
      - Quando você apanhar traçado encunhado (ver Fig. 7-3), desconectar circuito de respiração
      - Ler PCWP média (aproximadamente equivalente à LVEDP; normal 4–15 mm Hg)
      - Reconectar circuito, desinflar balão, observar retorno do traçado de PA
      - Retirar cateter 1–2 cm para segurança e não reinsuflar *in situ*
      - Se você quiser outra PCWP, opção mais segura é retirar para 20 cm e reflutuar
  - **Perfuração de PA:** Provável quando nenhum padrão encunhado evidente após inserção profunda
    - Circunstâncias que predispõem à perfuração de PA: Isquemia de músculo papilar, estenose ou regurgitação mitral, hipertensão pulmonar ou *shunt* intrapulmonar, insuficiência LV. *Cuidado: Após ver ausência de padrão de cunha definitivo, tentativas repetidas para avançar cateter podem perfurar PA*
    - Muitas vezes cateter de PA dará um bom padrão de cunha (o traçado continua a parecer como PA mesmo apesar de o cateter estar na PA e dever ter se encunhado). *Cuidado: Enrolamento ou encunhamento falso-negativo pode ocorrer, predispondo à ruptura da PA*

Razões Comuns para Cateterismo de PA
• Avaliar pressão RV
• Diagnosticar e tratar hipertensão pulmomar
• Avaliar hipotensão: Sepse *vs.* choque cardiogênico com base no CO e SVR
• Tratar disfunção grave de órgãos/sepse grave
• Administrar líquidos judiciosamente (COPD/hipertensão pulmonar/queimaduras/insuficiência renal)
• Diagnosticar e tratar oligúria intraoperatória
• Tratar MI com choque
• Construir uma curva de Starling de CO *vs.* pré-carga
• Tratar doença valvar cardíaca com ajustamento apropriado de pré-carga e pós-carga
• Avaliar terapia vasoativa por medições seriadas de CO e SVR
• Tratar pacientes com vasoespasmo cerebral após SAH (pode envolver hipertensão induzida, hemodiluição e hipervolemia sob monitorização de cateter de PA)
• Tratar pacientes cardíacos após cirurgia cardíaca

Possíveis Contraindicações ao Cateterismo de PA	
Pneumectomia prévia/planejada (Ruptura de PA provavelmente seria fatal)	Cabo de marca-passo existente
Prótese tricúspide, prótese pulmonar, estenose tricúspide, estenose pulmonar	Terapia com varfarina, heparina, antiplaquetas (p. ex., clopidogrel ou alta dose de aspirina)
Massa atrial ou ventricular D; trombos murais documentados ou crescimento valvar	Disritmias atriais (considerar eco para excluir trombo atrial)
Cardiopatia cianótica ou *shunt* D para E	Flutuar durante CPB
Alergia ao látex (se componentes do c. PA forem de látex)	AS apertada (até tórax ser aberto, uma vez que flutuar → Fibrilação atrial → Perda do chute atrial → colapso CV)
Bloqueio bifascicular ou LBBB recente Disritmias ventriculares graves	Regurgitação mitral, que tornar impossível encunhar (predispõe à ruptura)
Cateter revestido com heparina em paciente HIT[+]	Endocardite

Figura 7-3. Progressão típica do traçado do cateter de PA flutuando através das câmaras cardíacas.

RA → RV → PA → PCWP

Dicrótica aparece

Diastólica aumenta ao entrar na PA

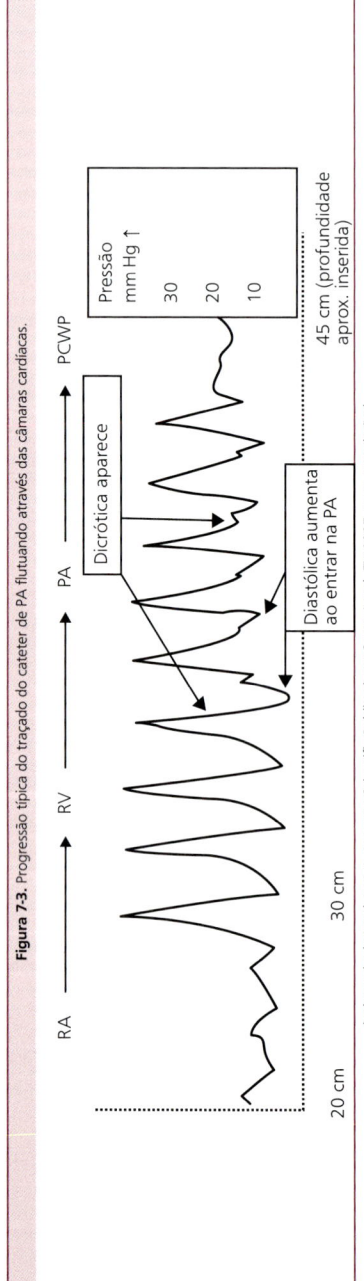

Pressão mm Hg ↑
30
20
10

20 cm
30 cm
45 cm (profundidade aprox. inserida)

(Adaptada de Mathews, L. Internet Scientific Publications: Sugar Land, TX:2007, com permissão.)

TRAÇADOS DE PA NORMAIS A MEDIDA QUE O CATETER É PASSADO DA CVP (RA) PARA RV PARA PA PARA PCWP

Variáveis Hemodinâmicas e Traçados do Cateter de PA					
Distância (cm) Passada desde a Ponta do Cateter →					
Referência de Nível da Passagem do Cateter	0	20 ou mais	30 ou mais	40 ou mais	45 ou mais
Traçado típico	CVP amortecida	Característica, não amortecida, CVP com ondas a, c, x, v, y	Onda de RV sem incisura dicrótica; diastólica baixa essencialmente igual ao RA	Onda de PA com incisura dicrótica e diastólica elevada sobre valor RVD	Amortecida, diminuiu o traçado encunhado
Pressões típicas (mm Hg)	0 (Cateter deve ler zero ao nível LA)	CVPm = RAM = 2–6	RSV = 15–25 RVD = 0–8 RVM = 5–14	PAS = 15–25 PAD = 8–15 PAM = 10–20	PAOP = PCWP ≈ LAM = 6-12
Dificuldades típicas encontradas nesta fase da passagem	Ponta pode recurvar ou refletir sobre si própria, causando pressões muito altas eventualmente equilibrando com a pressão	Ponta pode atravessar RA e continuar abaixo IVC (em vez de entrar no RA), dando traçado CVP bem além de 20 cm	Cateter pode enrolar no RV dando um traçado de RV bem além de 40 cm, cuidado, dar nó pode ocorrer neste contexto	*Cuidado com ruptura de artéria pulmonar!* Insuficiência mitral ou *shunt* intrapulmonar pode tornar impossível obter uma "encunhada"	*Cuidado com infarto pulmonar!* Cateter não deve ser deixado encunhado; desinflar balão e restaurar traçado de PA
Correção sugerida	Desinsuflar, retirar, reflutuar	Desinflar, retirar, reflutuar: considerar direcionamento fluoroscópico	Desinflar, retirar, reflutuar: considerar direcionamento fluoroscópico	Deixar cateter em posição PA se você acredita que ele foi inserido suficientemente longe; usar diastólica pulmonar como representante da PAOP	Desinflar e retirar cateter de PA vários centimetros se permanecer ou se tornar encunhado; ter certeza de que traçado de PA retorna

Ondas "V" em um Traçado de Cunha Pulmonar

Geralmente um sinal de regurgitação mitral grave (captada transmissão de grandes ondas de pressão do LV através de valva mitral incompetente, para dentro do LA e vasos pulmonares)

Complicações da Colocação de Cateter de PA

Complicação	Considerar	Correção
Disritmias ventriculares	Arritmias podem ocorrer na colocação do cateter PA, geralmente autolimitadas	Lidocaína 50–100 mg IV durante a passagem; checar níveis de Mg, K e pH
Êmbolo pulmonar	↑ risco quando usado cateter de PA, em comparação a CVP	Tirar cateter PA quando não mais necessário; heparina, aspirina, outra anticoagulação para tromboprofilaxia conforme indicado
Cateter não encunhado; dá traçado de PA inalterado mesmo apesar de inserido além de 45–50 cm	Considerar enrolamento do cateter no RV; certificar-se de que pac. está supino; considerar possibilidade de *shunt* intrapulmonar, congestão ou MR (todos os quais podem obliterar traçado de cunha apesar do cateter estar corretamente colocado)	Desinflar, reinserir com pac. supino; considerar radiografia de tórax ou uso de fluoroscopia; considerar assistência de um colega
Durante inserção, pressão sobe monotonamente até sair da escala	Cateter pode pegar em uma veia central e dobrar de volta sobre si próprio bloqueando a luz	Considerar desinflar, reinserir enquanto pac. está supino; considerar radiografia ou fluoroscopia
Bom traçado de CVP, mas cateter não mostra nenhum traçado de RV apesar de inserido profundamente (30 cm)	Cateter pode ter atravessado RA e estar indo abaixo pela IVC; cateter pode ter dificuldade para passar através de uma valva tricúspide pequena ou estenótica ou enrolando-se no RA	Considerar desinflar, reinserir enquanto pac. está supino; considerar radiografia ou fluoroscopia; certificar-se de que o balão não está inflado com mais de 1 mL de ar (pode impedir passagem através da valva)
Cateter não passa depois de 20–25 cm, parece colado ou preso; dá traçado CVP que é amortecido/sai da escala	Cateter pode estar indo acima pelo braço ou para trás pela IJV para dentro do sistema venoso intracraniano	Desinflar, retirar cuidadosamente, reinserir com cabeça ou braço reposicionado, ou inserir cateter em outra veia
Cateter dá boa leitura de traçado do RV mas não passa para dentro da PA com o comprimento esperado ou além (40–45 cm)	RV pode ser anormalmente grande, e cateter pode não ter atingido valva pulmonar; valva pulmonar pode ser pequena ou estenótica	Avançar mais alguns centímetros cuidadosamente; não superinsuflar balão; considerar direcionamento fluoroscópico ou radiográfico
Cateter se encunha (morfologia do traçado muda, e envoltório é menor) mas não convincentemente	RV pode ser grande e cateter PA pode estar se enrolando no RV; *shunt* D para E intracardíaco não diagnosticado deve ser considerado. Considerar *shuntagem* intrapulmonar, MS ou MR; não incomum em pac. com *shuntagem* sistêmica (insuficiência hepática crônica)	Considerar parar tentativas de encunhar e procurar acompanhar PAD em lugar de PCWP
Cateter se desempenha perfeitamente antes e depois do encunhamento e deflação, mas com o tempo parece ter se encravado outra vez por si próprio sem ter sido avançado manualmente	Cateter pode ter aquecido e flutuado distalmente (com balão desinflado), desse modo encunhando a ponta dentro de arteríola pulmonar menor. *(Este é um cenário para ruptura de PA!)*	**NÃO REINFLAR** balão! Retirar o cateter para 20 cm, e se CVP for boa, reflutuar o cateter
Morfologia do traçado de PA muda ciclicamente ou o envoltório varia com PEEP ou durante o ciclo respiratório	Provável hipovolemia; quando pressão na via aérea ↑, ocorre compressão da PA → morfologia e magnitude do traçado podem mudar	Administrar líquido, acompanhar PAD e observar traçado

Hemoptise maciça observada no tubo traqueal ou choque grave se desenvolve subitamente	**Ruptura da PA**	Não manipular cateter; ressuscitar como uma equipe: Pedir ajuda (cirurgião torácico/cardíaco); extubar e inserir tubo de luz dupla; parar sangramento do pulmão afetado inserindo cateter de Fogarty para dentro da luz em que é visto sangramento; vigiar alterações de complacência e obter radiografia, se choque ocorrer sem hemoptise; CPB pode ser necessário durante reparo de PA
Cateter de PA está fixado e não pode ser retirado	Ou ocorreu nó do cateter, alguma fixação mecânica ocorreu com a bainha, ou cateter foi inadvertidamente suturado no lugar	Não puxar com mais força – isto pode ser muito perigoso. Consultar radiologista intervencionista ou cirurgião para diagnóstico e tratamento
PCWP foi amortecida apropriadamente quando encunhada, mas com alterações isquêmicas posteroinferiores no ECG, ondas grandes são vistas na posição encunhada	Considerar isquemia no músculo papilar posterior da valva mitral; isto pode ter levado a grandes ondas "v" quando o músculo isquêmico causou regurgitação súbita na valva anteriormente sadia	Tratar isquemia ou infarto subjacente à medida que se tornar exequível; redução da pós-carga, contrapulsação com balão intra-aórtico, suporte inotrópico e diurese podem ser necessários

Valores Normais de Variáveis Hemodinâmicas		
Variável	**Valor**	**Unidades**
HR	60–100	batimentos/min
SBP	90–140	mm Hg
DBP	60–90	mm Hg
MAP	70–105	mm Hg
RAP (= CVP)	2–6	mm Hg
RSVP	15–25	mm Hg
RVDP	0–8	mm Hg
RVMP	5–14	mm Hg
PASP	15–25	mm Hg
PADP	8–15	mm Hg
PAMP	10–20	mm Hg
PAOP = PCWP	6–12	mm Hg
PCWP ≈ LAP		

Sumário de Variáveis Hemodinâmicas Derivadas

Variável	Fórmula	Valor Aproximado	Unidades
CO	CO = SV × HR	4–8	L/min
SV	SV = CO ÷ HR	60–100	mL/batimento
SVI	SVI = CI ÷ HR	33–47	mL/m^2-batimento
BSA	BSA = W^{0,425} × H^{0,725} × 0,007184 (fórmula de Dubois e Dubois)	1,73	BSA em m^2; W em kg; H em cm
CI	CI = CO ÷ BSA	2,31–4,62	L/min
SVR	SVR = (80 × [MAP − CVP]) ÷ CO	900–1.500	dyn-s/cm^5
SVRI	SVRI = 80 × (MAP − CVP) ÷ CI	1.600–2.400	dyn-s/cm^5-m^2
PVR	PVR = 80 × (MPAP − PAWP) ÷ CO	< 250	dyn-s/cm^5
PVRI	PVRI = 80 × (MPAP − PAWP) ÷ CI	255–285	dyn-x/cm^5-m^2

Sumário de Variáveis Hemodinâmicas Derivadas Avançadas

Variável	Fórmula	Valor Aproximado	Unidades
Trabalho sistólico LV = LVSW	SV × (MAP − PAWP) × 0,0136	58–104	g-m/batimento
Índice de trabalho sistólico LV = LVSWI	SVI × (MAP − PAWP) × 0,0136	50–62	g-m/m^2-batimento
RVSW	SV × (MPAP − RAP) × 0,0136	8–16	g-m/batimento
RVSWI	SVI × (MPAP − RAP) × 0,0136	5–10	g=m/m^2-batimento
CPP	DBP − PAWP	60–80	mm Hg
RVEDV	SV/EF	100–160	mL
RVESV	EDV − SV	50–100	mL
RVEF	SV/EDV	40–60	%

Ventilação Mecânica

FRANCIS X. DILLON

Introdução e Visão Geral

Modos Comuns de Ventilação
- Controle de volume (VC): Um volume predeterminado é fornecido em um dado intervalo
- Controle de pressão (PC): Uma pressão predeterminada é fornecida em um dado intervalo

Vantagens da Ventilação Espontânea vs. Pressão Positiva

- Se tosse for impossível (paciente entubado, sedado), pulmões podem-se tornar atelectásicos
  - Ocorra dentro de minutos e secreções podem-se acumular
  - Presença de ETT ou traqueostomia oblitera PEEP intrínseca *(paciente não são capazes de tossir efetivamente → predispõe a atelectasia, retenção de secreções)*
  - Incidência cumulativa de pneumonia associada a ventilador (VAP) é aproximadamente 1–3% por dia de entubação
- PEEP, aspiração e manobras de recrutamento alveolar se contrapõem à atelectasia
- Extubação tão logo seja exequível permite que ocorra tosse e respirações normais
- Uso de oxigênio suplementar:
  - $FiO_2 \leq 50\%$ → geralmente não tóxica; O_2 puro tem que ser dado durante > 16 h para toxicidade
  - Usar O_2 suplementar pós-op pode prevenir infecções de ferida
  - Pacs. de COPD podem tolerar O_2 suplementar sem se tornarem apneicos

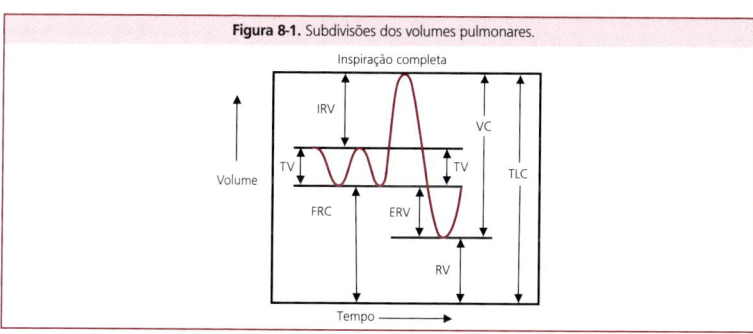

Figura 8-1. Subdivisões dos volumes pulmonares.

FRC, capacidade residual funcional; IRV, volume de reserva inspiratório; TV, volume corrente; ERV, volume de reserva expiratório; RV, volume residual; VC, capacidade vital; TLC, capacidade pulmonar total.

Capnografia

CO_2 identificado no gás expirado por propriedades espectrográficas (usando espectroscopia infravermelha, de Raman ou de massa)

Usos e Indicações da Capnografia
• Detecção de entubação esofágica
• Detecção de desconexão do circuito de respiração, extubação inadvertida ou ventilação insuficiente
• Detecção de hiperventilação
• Detecção de altas taxas metabólicas (*i. e.,* hipertermia maligna ou sepse)
• Detecção de baixas taxas metabólicas (*i. e.,* hipotermia, estados de débito cardíaco diminuído)
• Detecção de embolia pulmonar
• Detecção de broncospasmo/obstrução da via aérea
• Cálculo de Vd/Vt ou ventilação do espaço morto (necessários $PaCO_2$ e $P_{ET}CO_2$) $V_D/V_T = [(PaCO_2 - P_{ET}CO_2)/PaCO_2]$; V_D/V_T normal = 0,30

Riscos da Capnografia
- Detectores IR *in-line* antigos podem-se aquecer, causando lesão térmica facial
- Pode falhar em detectar desconexão, se máquina incapacitada por secreções, ou alarmes desarmados

VENTILAÇÃO 8-2

CAPNÓGRAFOS

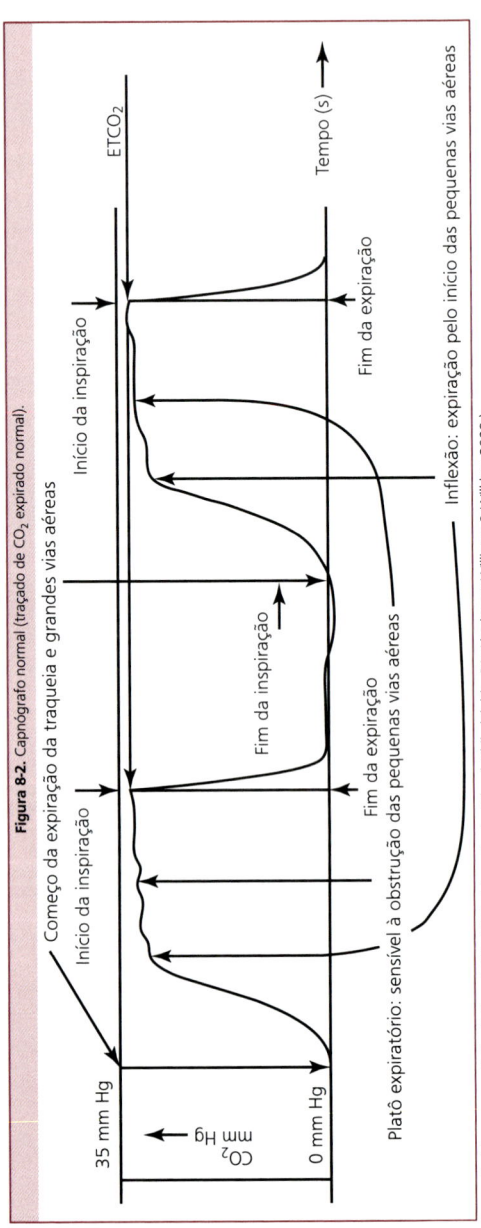

Figura 8-2. Capnógrafo normal (traçado de CO_2 expirado normal).

(Reproduzida com permissão de Barash PG. *Clinical Anesthesia*. 6th ed. Philadelphia, PA: Lippincott Williams & Wilkins, 2009.)

O₂ Suplementar a Baixo Fluxo: Meios Típicos de Administração

Método de O₂ a Baixo Fluxo	Aparelho	Fluxo de O₂ (L/min)	FiO₂	Capnografia Exequível	Umidificado	Complicações	Comentários
O₂ cânula nasal	Cânula nasal ligada a fluxômetro padronizado	0 1 2 3 4 5 6 7	0,21 0,25 0,29 0,33 0,37 0,41 0,45 0,49	Sim com cânulas especialmente desenhadas; conectar à porta de amostragem do capnógrafo	Não	Nasofaringe ressecada; deglutição de ar, sangramento, sinusite	Pacs. podem respirar pela boca ou ter constrição nasal, sinusite, tamponamento, tubo nasogástrico etc (acrescentar 4% FiO₂ para cada L aumento de O₂)
Máscara facial com Venturi	Diluidores Venturi ligados à tubulação	10+	0,30–0,50	Não	Sim	Mais alta FiO₂ só 0,50	FiO₂ fixa diluidores arrastam ar ambiente
Máscara facial simples		10+	0,55	Não	Não	Ressecamento da mucosa	
Máscara facial sem reinalação com bolsa reservatório		10+	0,80	Não	Não	Ressecamento da mucosa	
Ambu (bolsa-válvula-máscara)	Possui adaptador de 15 mm para conectar máscara padrão ou tubo ET	10+	1,0	Não	Não	Respirações espontâneas difíceis de ver na bolsa	Respiração espontânea ou respirações pelos cuidadores; PEEP exequível
Tenda de oxigênio		10–15	0,50	Sim	Sim	Risco de combustão	Usada em pediatria

ALÇAS DE FLUXO-VOLUME

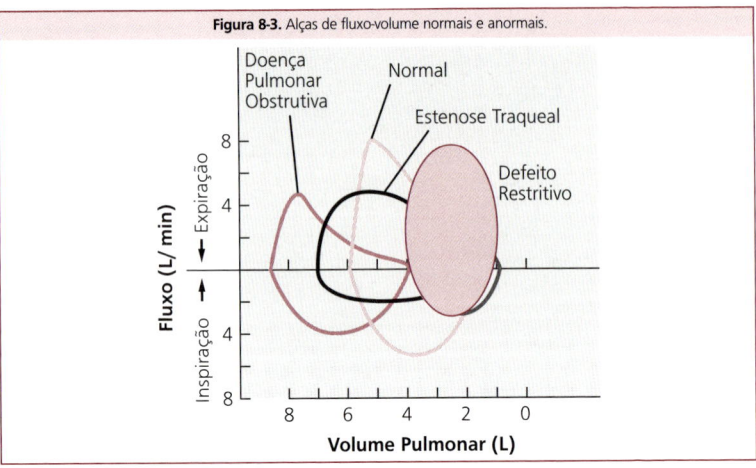

Figura 8-3. Alças de fluxo-volume normais e anormais.

(Cortesia do Prof. David Sainsbury, University of Adelaide, Australia.)

VENTILAÇÃO MECÂNICA: ESTRATÉGIAS PROTETORAS

Estratégias Atuais para Prevenir Volutrauma, Barotrauma, Atelectrauma, Isquemia Traqueal e Toxicidade de O_2

- Hiperdistensão alveolar (volutrauma), em vez de pressão excessivamente ↑ nas vias aéreas (barotrauma), pode ser mais lesiva para o pulmão
- Volumes correntes menores (6 mL/kg) são recomendados com maior frequência respiratória
- Níveis mais altos de $PaCO_2$ permitidos (hipercapnia permissiva) ao tratar lesão pulmonar aguda e ARDS

Ajustes Específicos
- TV 6 mL/kg (evita volutrauma: trauma por hiperdistensão dos alvéolos)
- Pressão de platô < 30 cm H_2O (evita barotrauma: trauma por pressão excessiva)
- PEEP > 6–10 cm H_2O (evita trauma atelectásico: repetido fechamento alveolar ao término da expiração)
- FiO_2 < 50% para prevenir toxicidade de O_2

Efeitos da Pressão Positiva Expiratória Final (PEEP)	
Sistema Pulmonar	
Vantagens	*Observações*
Melhora hipoxemia	Hipoxemia causada por ARDS, pneumonia, edema pulmonar, afogamento, atelectasia
Abre vias aéreas durante todo o ciclo resp.	Recrutando alvéolos e maiores segmentos pulmonares
↑ FRC	Melhorando ainda mais a oxigenação
Melhora complacência pulmonar	↓ ainda mais risco de barotrauma e hipotensão
↓ Trabalho inspiratório da respiração	Melhorando ainda mais a oxigenação, esp. efetiva se paciente estiver retendo ar (auto-PEEP)
Evita perda do recrutamento	Protege contra atelectasia esp. durante cirurgias longas
Trata auto-PEEP (secund. a retenção nas vias aéreas ↓ fase expiratória na asma/COPD)	Diagnosticar isto olhando curva de fluxo-tempo no ventilador (fluxo não retornando a zero antes da inspiração = auto-PEEP)

Evita trauma atelectásico (fechamento repetitivo dos alvéolos ao término da expiração)	Trauma por atelectasia se correlaciona com ↑ citocinas séricas e marcadores de lesão pulmonar
Permite ↓ FiO_2	Pode ↓ risco de toxicidade de O_2
Desvantagens	**Observações**
Pode causar barotrauma	Tipos de barotrauma incluem pneumoperitônio, pneumomediastino, pneumopericárdio, pneumotórax, enfisema subcutâneo, pneumotórax de tensão, todos os quais podem causar choque
Pode aumentar pneumotórax	Contraindicada mesmo se um pequeno pneumotórax estiver presente sem cateter ou tubo de tórax
Pode piorar desequilíbrio de $\dot{V}/\dot{Q}$	Esp. aumentando Zona 1 de West (ápice do pulmão) onde pressão alveolar > pressão arterial > pressão venosa
↑ Ventilação de espaço morto (V_D/V_T)	Aumenta trabalho sem O_2 para pac.
Pode piorar vazamento de fístula broncopleural	Contraindicada em fístula broncopleural
Pode causar vazamento importante após cirurgia traqueal/pulm.	Contraindicada em cirurgia traqueal recente, lobectomia ou pneumectomia a menos que presente tubo de tórax
Pode levar à ↑ administração IV	
Sistema Cardiovascular	
Vantagens	**Observações**
Se bem-sucedida, melhora $AaDO_2$ e fornecimento de O_2 aos tecidos e miocárdio	
Trata obstrução da via aérea (OSA)	OSA associada à hipoxemia, disritmias, infarto do miocárdio, extremamente sensibilidade a opioides, morte
↓ Pós-carga LV	Oposto ao seu efeito sobre a pós-carga RV
Desvantagens	**Observações**
↓ Pré-carga ventricular esquerda e direita	Mecanismo principal de redução do CO
↓ Retorno venoso	Mecanismo principal de redução do CO
↑ CVP	Torna difícil avaliar situação hídrica e pré-carga com CPV
↑ Pós-carga RV	Piora insuficiência RV em certos indivíduos
↓ Complacência ventricular	Faz septo interventricular salientar-se dentro do LV (↓ CO)
Piora hipotensão na hipovolemia	Tal como em hemorragia, desidratação, sepse
Sistema Nervoso Central	
Vantagens	**Observações**
↑ Fornecimento de O_2 ao CNS	Se de fato PEEP for efetiva para tratar hipoxemia
Trata OSA	OSA ↑ grandemente risco de derrame, MI, arritmias
Desvantagens	**Observações**
↑ Pressão intracraniana	Ao ↑ CVP ao ↑ diretamente pressão CSF
↓ Pressão de perfusão cerebral	Ao ↓ MAP e ↑ CVP
↑ Risco de embolização para dentro da circulação esquerda	Pode ↑ risco de abrir um forame oval patente oculto ao explorador (causando súbito *shunt* D para E, hipoxemia, embolização)
Sistemas Hepático, Renal, Neuroendócrino	
Vantagens	**Observações**
↓ Fluxo sanguíneo renal e hepático (↓ CO)	Pode afetar eliminação de drogas
Desvantagens	**Observações**
↑ Secreção de ADH	Vários efeitos, mas predominantemente ajuda a reter água livre (pré-carga)

VENTILAÇÃO 8-6

Visão Geral dos Modos de Ventilação

Modo de Ventilação	Vantagem	Desvantagem	NMB Necessário ou Exequível?	Disparado pela Respiração?	Sincronizado à Respiração?	Permitida Respiração Espontânea?
Modos Simples para Uso na OR						
Controle de volume (VC)	Simples; fornece TV e FR fixos	Pode dar pressão excessiva, se complacência diminuir	Exequível	Não: Respirações temporizadas pelo ventilador	Não	Sim, mas pac. pode hiperventilar
Controle de pressão (PC)	Simples, fornece pressão de platô e FR fixos	Pode dar volume inadequado, se complacência diminuir	Exequível se ventilador for ciclado por tempo	Não	Não	Sim, mas pac. pode hiperventilar
Modos Simples para Suporte a mais Longo Prazo na ICU						
Controle auxiliar (AC)	Fornece TV ou pressão mínimos fixos com cada respiração disparada	Cada respiração disparada significa uma respiração de ventilador fornecida	Exequível e pode ser útil para o paciente	Sim	Sim	Sim, mas como cada respiração é suportada pelo ventilador, hiperventilação pode ocorrer
Ventilação obrigatória intermitente (IMV)	Como AC, mas também permite períodos de ventilação espontânea	Períodos de respiração espontânea não bem tolerados sem PS	Não se desejadas respirações espontâneas	Não	Não	Sim
Modos Usados para Desmame na ICU e PACU						
Suporte de pressão (PS)	Aumenta respiração espontânea; bom para desmamar	Subótimo, se nenhum impulso respiratório confiável	Nenhuma das duas opções	Sim	Sim	Sim, tem que ocorrer ou não haverá PS
Ventilação obrigatória intermitente espontânea (SIMV)	Sincronizada à respiração	Nenhuma	Exequível – mas sem RR espontânea, isto é simplesmente AC	Não	Sim	Sim
Modos Usados para Tratar Hipoxemia Grave ou Lesão Pulmonar na ICU						
Relação inversa (IR) – relação I:E invertida, ≥ 1	Para hipoxemia grave; pode ser usada em contexto de PC no VC	Mal tolerado em pacs. acordados; barotrauma possível se eles tossirem	Pode ser necessário, se sedação pesada for insuficiente	Não	Não	Não
Controle de pressão regulado pelo volume (PRVC)	Pode-se ajustar RR, TV alvo, limite sup. pressão insp.; ventilador ajusta pressão de resp. a resp. de acordo com complacência; menos barotrauma	Tempo inspiratório mais longo pode levar a mais auto-PEEP	Exequível, mas não benéfico, se não houver respiração espontânea	Sim	Sim	Sim

Ventilação com liberação de pressão na via aérea (APRV)	Permite respiração espontânea e risco reduzido de barotrauma	Como no PC, TV pode variar dependendo da complacência	Nenhuma das duas opções	Não	Sim: Este modo é como PCAP em um alto nível, permitindo respirações espontâneas com liberação intermitente da PCAP
Pressão positiva contínua na via aérea (PCAP) ou pressão positiva expiratória final (PEEP)	↑ oxigenação sem suporte ativo; demonstra desmame	Requer bom impulso e esforço respiratório	Nenhuma das duas opções	Não	Sim. PEEP e PCAP são semelhantes; PCAP ocorre durante respiração espontânea; PEEP ocorre durante ventilação com pressão positiva
Pressão positiva em dois níveis na via aérea (BIPAP)	Permite respiração espontânea em pacs. hipoxêmicos	Pressão média mais baixa na via aérea do que APP; menos barotrauma	Nenhuma das duas opções	Não	Sim: Esta é semelhante à APRV, mas com uma fase expiratória mais longa
Ventilação de alta frequência (HFV)	Diferentes tipos usados para tratar hipóxia e preservar CO	Não amplamente disponível ou comumente usada		Sim	

Ventilação PRVC, HFOV (= oscilatória), PRVC e APRV permite significativo ↑ na pressão média nas vias aéreas (recrutam mais alvéolos e melhoram AaDO₂) e permitem ao pac. respirar espontaneamente; vantagem = menos sedação e relaxamento muscular necessários.

BiPAP vs. PCAP

- CPAP = fornecimento de pressão positiva contínua de ar durante todo o ciclo respiratório
- BiPAP = dois níveis de pressão de ar positiva, inspiratório (disparado por esforço inspiratório) e expiratório (presente durante todo o resto do ciclo respiratório) *(pressão expiratória é mais baixa para facilitar a exalação)*

Descontinuação da Ventilação Mecânica

SIMV mais OS é um Modo Comum de Desmame em Muitas UTIs
- Começar com suporte total (IMV ≈ 10), mais PS 10–15 cm H_2O, PEEP 5–10
- Diminuir 1–2 respirações por minuto até que IMV = 0
- Agora desmamar PS 1–2 cm H_2O de cada vez até que PS/PEEP seja 5/5 cm H_2O ou mais baixa (para pacientes menos condicionados, você pode necessitar ir tão baixo quanto OS/PEEP = 2/5)
- Ao mesmo tempo gradualmente reduzir FiO_2 de acordo com SaO_2 ou PaO_2 (mais sensível a alterações de oxigenação)

Critérios de Extubação Usados em Muitas ICUs	
Critério	*Observações*
5 s elevação da cabeça (correlaciona-se com NIP [press. insp. neg.] de 50 cm H_2O): Melhor indicador da força da via aérea superior	Levantamento consciente da cabeça sob comando, não por tosse, é ótimo
$PaO_2/FiO_2 > 120$ ou equivalentemente, $PaO_2 > 60$ sob FiO_2 de 0,50	Necessidade de O_2 deve ser 50% ou mais baixa antes que extubação seja considerada; FiO_2 40% é melhor
Suporte PEEP < 6 cm com oxigenação adequada	Retirada súbita de PEEP pode causar queda na PaO_2
CNS intacto (GCS ≥ 12)	Ver Escala de Coma de Glasgow, Capítulo 20
Capacidade de manter $PaCO_2 < 50$ mm Hg e $7,30 < pH < 7,50$	Sepse, hipertermia, hiperalimentação, ↑ produção de CO_2; estas causas podem ser atacadas; alcalose metabólica por perdas GI ou diuréticos pode causar retenção de CO_2; tratar alcalose com NaCl e KCl em líquido IV ou outras medidas
Capacidade de manter respiração espontânea sem cansar	Extubação de pacientes crônicos de PS de ≥ 5 cm H_2O pode fazê-los cansar após extubação
Capacidade de expelir secreções sem obstruir bronquíolos	Avaliar secreções antes da extubação, lembrar efeitos colaterais anticolinérgicos de opioides
Nenhum risco franco de aspiração pulmonar (nenhuma obstrução intestinal continuada ou alto débito NG/OG)	Aspiração pode ocorrer com reflexos intactos de via aérea, se obstrução intestinal for grave ou sangramento GI for intenso
Hb, débito cardíaco e estabilidade cardiovascular adequados	Hb ≥ 8,5–10 permite adequada capacidade de transporte de O_2 (para $AaDO_2$) e viscosidade (para manter SVR e, portanto, BP)
Dor está controlada adequadamente para permitir respiração espontânea sem imobilização excessiva	Considerar anestésicos locais intercostais, intervertebrais, epidurais ou intrapleurais ou bloqueio subaracnóideo para possibilitar respiração profunda e tosse

LÍQUIDOS, ELETRÓLITOS E TERAPIA TRANSFUSIONAL

ARANYA BAGCHI

TERAPIA HÍDRICA

Compartimentos Líquidos
- *Água corporal total (TBW)* ≈ 60% peso corp. em homens, 50% em mulheres (TBW inversamente proporcional à quantidade de tecido adiposo no corpo)
- *Líquido intracelular (ICF)* ≈ 2/3 e *líquido extracelular (ECF)* ≈ 1/3 da TBW
  - *Volume líquido intersticial (IFV)* ≈ 2/3 do ECF
  - *Volume plasmático (PV)* ≈ 1/3 do ECF

Avaliação do Estado de Volume
- *Hipovolemia* pode incluir:
  - *Depleção de volume* (perda de Na e água do ECF)
  - *Desidratação* (perda de água do ICF)
- Avaliação precisa da situação de volume é difícil: considerar quadro clínico inteiro
- Uma abordagem sistemática à estimativa do volume sanguíneo está mostrada na Fig. 9-1 adiante

Déficits de Volume
- *Déficits de ICF (perdas de água livre):* Perdas insensíveis da pele e sistema resp., perda de água livre pelos rins (diabetes *insipidus*, central ou nefrogênico)
  - Caracterizados por desidratação celular, ↑ osmolalidade e Na plasmáticos
  - Não se apresentará como colapso circulatório agudo; corrigir gradualmente com água livre
- *Déficits de ECF:* Perda sanguínea, perdas GI (vômito, diarreia) e alterações distribucionais (ascite, queimaduras, "formação de 3º espaço")
  - Labs: ↑ relação BUN/Cr, ↓ excreção de Na urinário (< 20 mEq/L) e urina conc.
  - Pode causar instabilidade circulatória rápida; tratar expeditamente com cristaloides isotônicos, coloides ou sangue

Reposição de Volume
- Incremento esperado de volume plasmático:
$$\Delta PV = \text{volume infundido} \times (PV \text{ básico}/V_d \text{ de líquido infundido})$$
- Condutas tradicionais para reposição de líquido (usando cristaloides isotônicos):
  Reidratação = manutenção + déficit + 3º espaço + perdas
  - Manutenção (mL/h): fórmula 4-2-1 (4 mL/kg/h pelos 1º 10 kg; 2 mL/kg/h pelos 10 kg seguintes; 1 mL/kg/h além disso)
  - Déficit (mL): Manutenção × horas NPO; 50% dados na 1ª h e 25% na 2ª e 3ª horas
  - Terceiro espaço (mL/h): Dependendo da magnitude da lesão cirúrgica – 4 mL/kg/h (branda), 6 mL/kg/h (moderada), 8 mL/kg/h (grave)
  - Perdas: Perda sanguínea reposta com ×3 cristaloide, ou 1× coloide; outras perdas (líquido ascítico) repostas de acordo com a composição eletrolítica estimada
- Crítica à conduta tradicional
  - Leva a hiper-ressuscitação; estudos sugerem conduta mais restritiva de reposição de líquido → associada a resultados melhorados (*Ann Surg.* 2003;238:641)
  - Não ajustada à resposta dinâmica do paciente individual ao estresse da cirurgia
  - Subestima quantidade de cristaloide necessária para repor perdas sanguíneas, estudos em animais sugerem proporções de 4:1 a 5:1 necessárias (*Arch Surg.* 1969;98:281)

Cristaloides e Coloides
- Nenhuma evidência de superioridade de coloides ou cristaloides *(pode haver algumas vantagens em usar cada um em subgrupos específicos de pacientes.)*
- Líquidos IV podem ter propriedades pró-inflamatórias (*Ressuscitation* 2004;60:91)
  (LR, SF e hetamilo → mostraram ↑ ativação dos neutrófilos; sangue, sol. cloreto de sódio hipertônica 7,5% e albumina não tiveram este efeito)

Figura 9-1. Avaliação do estado de volume.

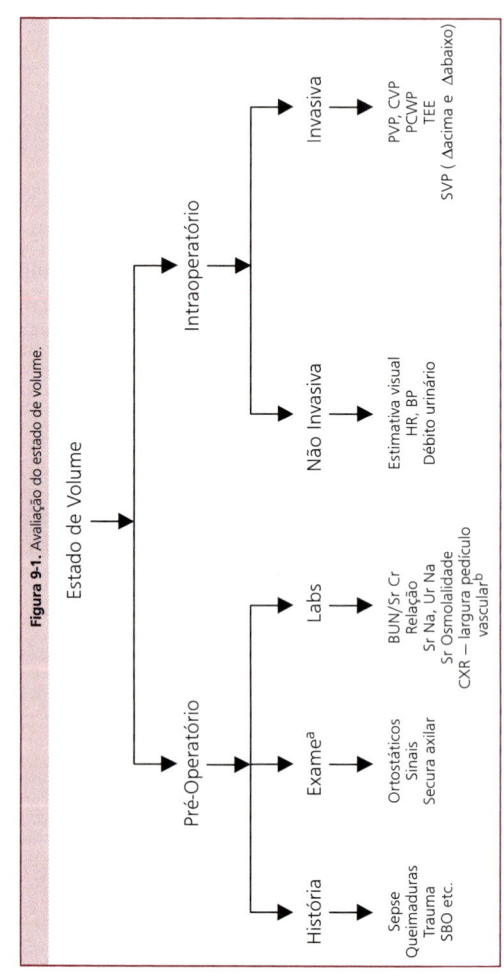

```
                           Estado de Volume
                                  │
                  ┌───────────────┴───────────────┐
            Pré-Operatório                 Intraoperatório
                  │                                │
        ┌─────────┼─────────┐             ┌────────┴────────┐
     História   Exame^a    Labs       Não Invasiva      Invasiva
        │         │          │              │                │
     Sepse    Ortostáticos  BUN/Sr Cr   Estimativa visual  PVP, CVP
     Queimaduras  Sinais    Relação     HR, BP             PCWP
     Trauma    Secura axilar Sr Na, Ur Na Débito urinário  TEE
     SBO etc.              Sr Osmolalidade                 SVP (Δacima e Δabaixo)
                           CXR – largura pedículo
                                  vascular^b
```

^a Apenas sinais ortostáticos (Δ postural na HR > 30 bpm, vertigem postural) e secura axilar são preditivos de hipovolemia devida à perda sanguínea (*JAMA* 1999;281:1022). O turgor cutâneo, a tempo de enchimento capilar e oligúria não são úteis.
^b A largura do pedículo vascular na CXR se correlaciona com a volemia (*Chest* 2002;121:942).
SBO, obstrução intestinal; PVP, pressão venosa periférica; TEE, ecografia transesofágica; SVP, variação da pressão sistólica no traçado da linha A nos pacientes em ventilação mecânica.

Composições de Cristaloides e Coloides					
Líquido	Na (mEq/mL)	K (mEq/mL)	Osm (mOsm/mL)	pH	Outros
Líquido extracelular	140	4,5	290	7,4	Cl = 108 Lactato = 5 mEq/L
D5W	0	0	252	4,5	Glicose 50 g/L
NS 0,9	154	0	308	6	Cl = 154
LR	130	4	273	6.5	Ca = 3 mEq/L Lactato = 28 mEq/L HCO_3 = 27 mEq/L Cl = 110
Albumina 5%	145 ± 15	< 2,5	330	7,4	COP = 32–35 mm Hg
Hetamilo 6%	154	0	310	5,9	COP = 30 mm Hg
D51/4 SF	39	0	320	4,2	Cl = 39
PlasmaLyte	140	5	294	7,4	Cl = 98
Cloreto de Sódio 3%	513	0	1.025	5,6	Cl = 513

Fonte: Kaye AD, Kucera. IJ, Intravascular fluid & electrolyte physiology. In: Miller RD, ed. *Miller's anesthesia*, 6th ed. Philadelphia, PA: Elsevier; 2005.

Pressão coloidosmótica (COP) = pressão osmótica líquida exercida pelas proteínas plasmáticas

Necessidades de Eletrólitos Adultas Diárias	
Eletrólito	Necessidades Diárias
Na	60–150 mEq
K	70–150 mEq
Cl	60–150 mEq
Mg	8–24 mEq
Fos	7–10 mmol/1.000 kcal

Vantagens/Desvantagens de Coloides e Cristaloides		
Solução	Vantagens	Desvantagens
Coloide Albumina, Hetamilo, Dextrana	↓ Volume infundido ↑ Tempo no volume plasmático *(manutenção da pressão oncótica)* ↓ Edemas periférico e cerebral Mantém osmolalidade plasmática ↑ Fornecimento de O_2 ↓ Resposta inflamatória	↑ Custo Coagulopatia Edema pulmonar *(em estados de vazamento capilar)* ↓ GFR *(obstrução tubulorrenal)* Reações alérgicas possíveis *(dextrana > hetamilo > albumina)*
Cristaloide	↓ Custo ↑ Fluxo urinário Repõe IFV	Melhora hemodinâmica transitória Edema periférico *(diluição da proteína)* Edema pulmonar *(sobrecarga e hídrica)* Coagulopatia dilucional

Fonte: Prough DS, Wolf SW, Funston SJ and Svensen CH. Acid-base, fluids and electrolytes. In: Barash PG, Cullen BF, Stoelting RK, eds. *Clinical Anesthesia*, 5th ed. Philadelphia, PA: Lippincott Williams & Wilkins, 2005.

Notas sobre Líquidos Específicos

- *Dextrose (glicose) 5%* – usada para repor água livre, isotônica ao plasma, mas rapidamente se torna água livre (glicose é metabolizada); usada para tratar perdas por desidratação; uso intraoperatório limitado
- *Ringer lactato (LR)* – solução mais amplamente usada; lactato metabolizado no fígado para CO_2 e água; **inadequado** para pacs. com **dç. hepática terminal**; misturar LR com concentr. RBCs
  → leva à coagulação (2° ao conteúdo de cálcio do LR)
  → curiosamente, LR pode ser superior a SF em pacientes recebendo transplante renal, em razão de mais baixa incidência de acidose e hiperpotassemia *(Anesth Analg 2005;100:1518–1524)*
- *Soro fisiológico (sol. NaCl 0,9%) (NS)* – amplamente usado na OR; útil em neurocirurgia em razão da sua osmolalidade; largamente usado em pacientes com insuficiência renal; administração de grandes volumes de NS leva à acidose hiperclorêmica
- *Sol. NaCl hipertônica (3%, 7,5% e 23,4%)* – dois usos bem definidos: (1) expansão do volume intravascular em choque hipovolêmico, embora uma experiência recente não tenha mostrado evidência de benefício com NaCl hipertônico (7,5%) *(Ann Surg. 2011;253:231–241)*, (2) reduzir volume sanguíneo cerebral e ICP. Enquanto não disponíveis dados de alta qualidade, evidência atual sugere que NaCl hipertônico é mais eficiente que manitol para reduzir ICO em lesão cerebral traumática (TBI) *(Crit Care Med. 2011;39:553–559)*

- *Albumina* – conc. 5% e 25% disponíveis; meia-vida circulatória normalmente 16 h (tão curta quanto 2–3 h em condições fisiopatológicas); confeccionadas de sangue humano de diversos doadores; mínimo/nenhum risco de transmitir infecções; albumina 5% = isotônica com plasma; preocupações de que albumina ↑ mortalidade são infundadas (*SAFE study. N Engl J Med* 2004;350:;2247). Entretanto, análise de subgrupos do estudo SAFE sugere que albumina pode ser associada a piores resultados em pacientes com traumatismo craniano. Um acompanhamento dos pacientes de TBI no estudo SAFE sugeriu que resultados aos 24 meses permaneceram inferiores no grupo de albumina (*N Engl J Med.* 2007;357:874-884). Embora o fundamento fisiológico não esteja claro, albumina deve provavelmente ser **evitada em pacientes com TBI grave**. Há alguns dados que suportam a combinação de *bolus* de albumina 25% e furosemida em pacientes com hipoproteinemia com lesão pulmonar aguda em uma tentativa de aumentar COP e melhorar oxigenação (*Crit Care Med.* 2005;33:1681–1687)
- *Hidroxietilamido (hetamido)* – coloide sintético de alto peso molecular, ↑ COP do plasma até 2 d; disponível como solução 6% em NS ou LR; excretado pelo rim; efeitos colaterais → eleva amilase sérica, rçs. anafilactoides, coagulopatia (inibe plaquetas, diminui fator VIII e FvW); para minimizar inibição plaquetária → restringir dose a 20 mL/kg/d. Deve ser evitado em pacientes com sepse uma vez que eles podem ser associados a um risco significativamente aumentado neste contexto (*N Engl J Med.* 2008;358:125–139)
- *Dextrana* – dextrana 40 e dextrana 70 (números referem-se à massa molecular média da solução); efeitos colaterais incluem reação anafilactoide, ↑ tempo de sangramento, interferência com prova cruzada sanguínea; raros casos de edema pulmonar não cardiogênico; obstrução renal/insuficiência renal aguda
  - Dextrana 40 → usada em cirurgia vascular para prevenir trombose;
  - Dextrana 70 → usada para mesmas indicações que albumina 5%
- *Voluven (HES* 130/0.5) – Voluven é um hetamido relativamente novo com baixo peso molecular e baixo grau de substituição que teoricamente pode ser associado a um menor risco de sangramento em comparação a amidos mais antigos. Entretanto isto pode não ser verdade desde que alguns dos estudos relatando um risco mais baixo de sangramento foram retirados em razão da má conduta científica, e um estudo recente *in vitro* não encontrou um risco de sangramento significativamente mais baixo (*Intensive Care Med.* 2011;37:1725–1737). À luz do recente estudo multicêntrico escandinavo de tetramilo em pacientes em sepse ou choque séptico (a experiência 6S) e a prévia experiência VISEP, o uso de soluções de hidroetilamilo deve ser considerado contraindicado em pacientes em sepse (*N Engl J Med* 2012.DOI: 10.1056/NEJMoa1204242). É improvável, portanto, que Voluven represente um avanço importante em ressuscitação.

Abordagem à Análise Acidobásica

Checar pH arterial
  pH < 7,40 (ácido)
  → CO_2 > 40 acidose respiratória
    → Hipoventilação (p. ex., superdose)
    → Obstrução (COPD)
    → Impulso respiratório diminuído (EtOH, drogas)
    → Doença neuromuscular
  → PCO_2 < 40 acidose metabólica
    → Checar *gap:* Na – (bicarb + Cl)
      → ap normal (12 ± 2)
        → Bicarb diminuído
        → Diarreia
        → Acidose tubular renal
      → Gap aumentado (> 12)
        → **M**etanol
        → **U**remia
        → **D**KA (cetoacidose diabética)
        → **P**araldeído
        → **I**NH (isoniazida)
        → **L**áctica, acidose
        → **E**tilenoglicol (anticongelante)
        → **S**alicilatos
  pH > 7,40 (alcalêmico)
  → PCO_2 < 40 alcalose respiratória
    → Hiperventilação
  → PCO_2 > 40 alcalose metabólica
    → Vômito
    → Diuréticos
    → Abuso de antiácido
    → Aldosterona aumentada

Distúrbios Acidobásicos Primários				
Distúrbio Primário	**Problema**	**pH**	**PaCO$_2$**	**HCO$_3$**
Acidose metabólica	Ganho de H$^+$ ou perda de HCO$_3$	↓	↓	↓
Alcalose metabólica	Ganho de HCO$_3$ ou perda de H$^+$	↑	↑	↑
Acidose respiratória	Hipoventilação	↓	↑	↑
Alcalose respiratória	Hiperventilação	↑	↓	↓

Acidobásico: Regras de Compensação	
Distúrbio Primário	**Fórmula**
Acidose metabólica	↓ PaCO$_2$ = 1,25 × Δ HCO$_3$ (também, PaCO$_2$ = últimos dois dígitos do pH)
Alcalose metabólica	↑ PaCO$_2$ = 0,75 × Δ HCO$_3$
Acidose resp. aguda	↑ HCO$_3$ = 0,1 × Δ PaCO$_2$ (também ↓ pH = 0,008 × Δ PaCO$_2$)
Acidose resp. crônica	↑ HCO$_3$ = 0,4 × Δ PaCO$_2$ (também ↓ pH = 0,003 × Δ PaCO$_2$)
Alcalose resp. aguda	↓ HCO$_3$ = 0,2 × Δ PaCO$_2$
Alcalose resp. crônica	↓ HCO$_3$ = 0,4 × Δ PaCO$_2$

Fonte: Adaptada de Sabatine MS, ed. *Pocket Medicine*, 3rd ed. Philadelphia, PA: Lippincott Williams & Wilkins; 2008, chapters 1–4.

Eletrólitos

Hiponatremia (Na$^+$ < 135 mEq/L)
- *Etiologia* (ver Fig. 9-2 abaixo)

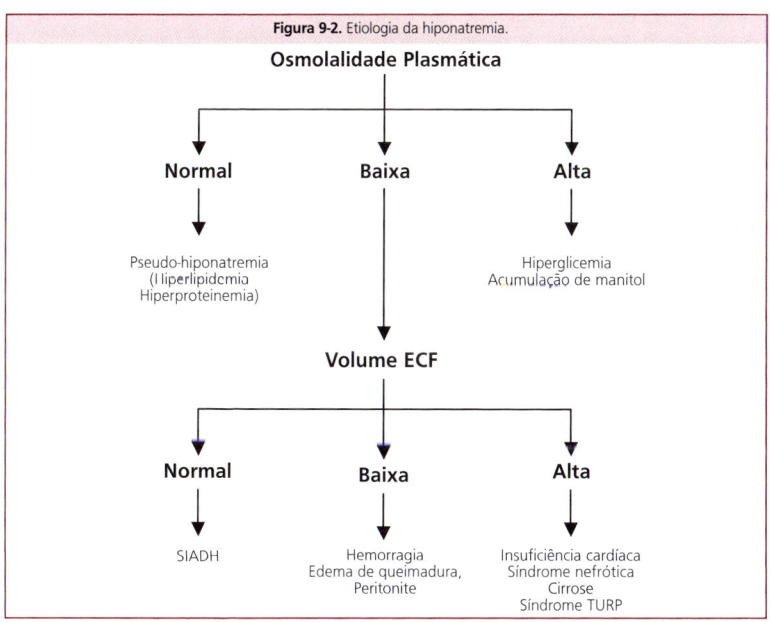

Figura 9-2. Etiologia da hiponatremia.

Osmolalidade Plasmática

- Normal → Pseudo-hiponatremia (Hiperlipidemia, Hiperproteinemia)
- Baixa → Volume ECF
- Alta → Hiperglicemia, Acumulação de manitol

Volume ECF:
- Normal → SIADH
- Baixa → Hemorragia, Edema de queimadura, Peritonite
- Alta → Insuficiência cardíaca, Síndrome nefrótica, Cirrose, Síndrome TURP

Modificada de Braunwald E, Fauci AS, Kasper DL, e Hauser SL, eds. *Harrison's Principles of Internal Medicine*, 15th ed. New York, NY: McGraw-Hill, 2001.

- *Sintomas* – náusea, vômito, fraqueza, cãibras musculares, perturbações visuais
    ↓ nível de consciência, agitação, convulsões, coma
    Edema cerebral → quando Na^+ < 123 mEq/L
    Sintomas cardíacos quando Na^+ < 100 mEq/L
- *Tratamento* – hiponatremia leve → restrição de água livre ± diuréticos de alça hiponatremia grave com sintomas neurológicos → Na^+ de sol. NaCl hipertônica 3% dose (mEq) = [IBW (kg) × (140 Na^+) (mEq/L)] × 0,6 × (0,85 em mulheres) velocidade de correção → não exceder 0,6–1 mEq/L/h ou 8 mEq/L ao longo de 24 h *(correção muito rápida → mielinólise pontina central)*
- Tratamento de SIADH
    - Restrição de água livre; demeclociclina usada para casos crônicos
    - Pode-se usar diurético de alça + reposição hídrica com sol. NaCl hipertônica

Guia para o Uso de Sol. de Cloreto de Sódio Hipertônica
1. Calc. déficit de Na que necessita ser preenchido para alcançar Na de 120
2. Calc. n° de litros de NaCl 3% (513 mEq Na/L) necessário para preencher déficit de Na
3. Calc. velocidade de infusão para realizar reposição a 0,5 mEq/L/h

Hipernatremia (Na^+ > 145 mEq/L)

- *Etiologia* (ver Fig. 9-3 abaixo)
- *Sintomas* – sede, letargia, alterações de estado mental → coma/convulsões
    - Hipernatremia desenvolvendo-se lentamente = geralmente bem tolerada
    - Hipernatremia grave aguda → desidratação celular → retração cerebral → vasos meníngeos são lacerados → hemorragia intracraniana
- *Tratamento* – Restaurar osmolalidade e volume normais pela correção do déficit de água; água pode ser reposta PO (mais seguro) ou por infusão IV de água livre ou cristaloides hipotônicos

$$\text{Déficit de água livre (L)} = [([Na^+] - 140)/140 \times TBW (L)]$$

baixar Na plasmático 0,5 mEq/L/h; não mais que 12 mEq/L/24 h *(correção demasiado rápida → edema cerebral agudo)*
- Diabetes insipidus central – tratado com DDAPV intranasal
- Diabetes insipidus nefrogênico – pode ser reversível, se identificada a causa
- Poliúria sintomática – tratada com restrição de Na e diuréticos tiazídicos

Hiperpotassemia (K^+ < 3,5 mEq/L)

Principais Causas de Hipopotassemia	
Mecanismos	Causas
Ingestão inadequada	Alcoolismo, hiperaldosteronismo, inanição, anorexia nervosa
Perdas renais	Diuréticos, alcalose metabólica crônica, ↓ Mg^{2+}, acidose tubular renal
Perdas GI	Vômito, diarreia, adenoma viloso
Desvio de K^+ do ECF para o ICF	Agonistas β_2, insulina, alcalose aguda, terapia com vit. B_{12}, superdose de lítio

Fonte: Kaye AD e Kucera IJ. Intravascular fluid and electrolyte physiology. In: Miller RD, ed. *Miller's Anesthesia*, 6th ed. Philadelphia, PA: Elsevier, 2005.

- *Sintomas* – fadiga, cãibras musculares, fraqueza progressiva, levando à paralisia; ↑ risco de arritmias; pode aumentar toxicidade digitálica; causar encefalopatia hepática
- *ECG* – Ondas U, ectopia ventricular, ± QT prolongado
- *Tratamento* – K^+ IV (até 40 mEq/L, via IV periférica, 100 mEq/L via linha central) por infusão a 20 mEq/h a não ser que presente paralisia/arritmia ventricular; suplementação oral raramente realizável na OR/ICU
    Tratar causa subjacente; evitar soluções de glicose (↑ insulina → ↓ ainda mais o K^+)

Hiperpotassemia (K^+ > 5,5 mEq/L)

- *Etiologia* (Tabela abaixo)

Etiologia da Hiperpotassemia	
Mecanismos	Causas
Pseudo-hiperpotassemia	Lise da amostra, acentuada leucocitose ou megacariocitose
Equilíbrio interno de K^+ alterado	Acidose, hipoaldosteronismo, hipertermia maligna
Equilíbrio externo de K^+ alterado	Insuficiência renal, drogas (ACEi, ARB, NSAIDs diuréticos poupadores de K^+)
Iatrogênicos diversos	Hiperpotassemia induzida por succinilcolina, isquemia–reperfusão

Fonte: Kaye AD, Kucera IJ. Intravascular fluid and electrolyte physiology. In: Miller RD, ed. *Miller's Anesthesia*, 6th ed, Philadelphia, PA: Elsevier, 2005.

Figura 9-3. Etiologia da hipernatremia.

Etiologia da Hipernatremia

- ↓aporte de água
  - Sede prejudicada (Coma, Hipernatremia)
  - Perda de água extrarrenal
    - Sudorese
- ↑perda de água
  - Diabetes Insípido
    - Central (CDI)
    - Nefrogênico (NDI)
- ↑aporte de sódio
  - Alimentações NG hipertônicas
  - Administração de NaHCO₃
  - Diurese osmótica (de soluto)
    - Administração de manitol
    - DKA
    - NKHC

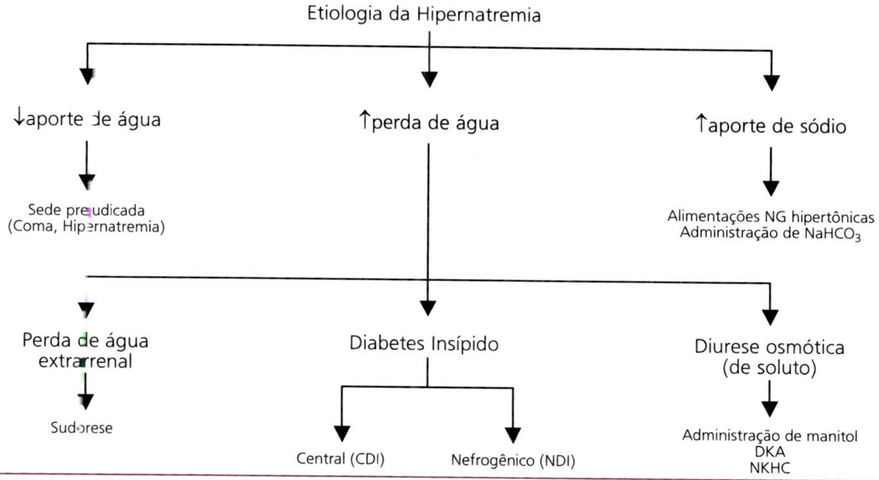

DKA, cetoacidose diabética; NKHC, coma hiperosmolar não cetótico; NDI, diabetes insípido nefrogênico.

- *Sintomas* – toxicidade cardíaca é o mais sério
- *Alterações ECG* – ondas T pontudas → intervalo PR e duração QRS prolongados → perda de ondas P → alargamento do complexo QRS → ondas senoidais (QRS e onda T fundidos) → fibrilação ventricular/assistolia
- *Tratamento* – hemodiálise no pac. com insuficiência renal e hiperpotassemia ameaçando a vida

Tratamento da Hiperpotassemia			
Intervenção	Dose	Início	Comentário
Gluconato de cálcio Cloreto de cálcio	1–2 amp. IV	Poucos minutos	Efeito transitório Estabiliza membrana celular
Insulina	Insulina reg 10 U IV 1–2 amps. D50W	15–30 min	Efeito transitório
Bicarbonato (NaHCO$_3$)	1–3 amps. IV	15–30 min	Impele K$^+$ para dentro das células em troca por H$^+$
β$_2$-agonistas	Albuterol 10–20 mg inal. ou 0,5 mg IV	30–90 min	Efeito transitório Impele K$^+$ para dentro das células
Kayexalate	30–90 g VO/VR	1–2 h	↓ K$^+$ corporal total Troca Na$^+$ por K$^+$ no tubo digestório
Diuréticos	Furosemida ≥ 40 mg IV	30 min	↓ K$^+$ corporal total
Hemodiálise	Para ↑ K$^+$ insuficiência renal ameaçando a vida		↓ K$^+$ corporal total

Fonte: Adaptada de Sabatine MS, ed. *Pocket Medicine*, 3rd ed. Philadelphia, PA: Lippincott Williams & Wilkins; 2008.

Hipocalcemia (Ca^{2+} < 8,4 mg/dL)
- Níveis de Ca^{2+} devem ser corrigidos para a conc. de albumina sérica (ou usar o cálcio ionizado)
  [Ca^{2+}] Corrigida = [Ca^{2+}] + {0,8 × (4 − [albumina])}
- *Etiologia* – hipoparatireoidismo, pseudo-hipoparatireoidismo, hipomagnesemia, **baixos níveis de vitamina D**, hiperfosfatemia (vista em síndrome de lise tumoral ou rabdomiólise), presença de agentes quelantes de cálcio
  - Causas comuns na OR: (1) Hiperventilação, (2) transfusão de sangue > 1,5 mL/kg/min
- *Sintomas* – hipocalcemia aguda → ↑ excitabilidade nervo/músculo → parestesias/tetania (sinais de Chvostek e Trousseau), laringospasmo, hipotensão e arritmias
- *Tratamento* – tratar hipomagnesemia (se presente) primeiro
  - Infusão de gluconato Ca^{2+} (2 g em 50–100 mL soro fisiológico) ao longo de 10–15 min → Seguida por infusão de cloreto de cálcio ou gluconato de cálcio (0,5–1,5 mg/kg/h de cálcio **elementar**)
  - 1 g de gluconato de cálcio = 93 mg cálcio elementar;
    1 g de cloreto de cálcio = 272 mg cálcio elementar

Hipercalcemia (Ca^{2+} > 10,3 mf/dL)
- *Etiologia* – hiperparatireoidismo primário, malignidade, intoxicação pela vit. D ou A, imobilização, drogas (tiazidas)
- *Sintomas* – hipercalcemia branda à moderada frequentemente assintomática; osteopenia com fraturas patológicas, nefrolitíase, sintomas GI e neurológicos (fraqueza, confusão, estupor, coma)
  "*Stones, bonés, abdominal groans e psychic overtones*" (cálculos, ossos, resmungos abdominais e sobretons psíquicos)
- *Tratamento* – tratamento 1ª linha = correção da hipovolemia com soro fisiológico
  - Bisfosfonatos, calcitonina e agentes ↓ Ca^{2+} (mitramicina e glicocorticoides)
  - Pacs. com fraqueza muscular → recebem ↓ doses de relaxantes musculares

Hipomagnesemia (Mg^{2+} < 1,3 mEq/L)
- *Etiologia* – nutricional (ingestão inadequada, PTN, alcoolismo crônico), ↑ excreção renal (hipercalcemia, diurese osmótica), drogas (diuréticos, aminoglicosídeos, anfotericina B); comum em pacientes gravemente doentes
- *Sintomas* – fraqueza muscular respiratória, arritmias (torsades de pointes)
- *Tratamento* – 1–2 g de MgSO$_4$ em 15 min, seguido por infusão 24 h (6 g em 1 L)
  ↓ doses e monitorização frequente dos pacientes com insuficiência renal

Hipermagnesemia (Mg^{2+} > 2,5 mEq/L)
- *Etiologia* – geralmente iatrogênica, vista durante tratamento de pré-eclâmpsia, paciente em uso de antiácidos/laxativos contendo Mg^{2+}; insuficiência renal ↑ risco
- *Sintomas* – anormalidades neuromusculares, PR prolongado, ↑ QRS (5–10 mEq/L), RPTs diminuídos (10 mEq/L), fraqueza e insuficiência respiratória (10–15 mEq/L), hipotensão, bradicardia e parada cardíaca (> 20–25 mEq/L)
- *Tratamento* – cálcio IV (1–2 g gluconato de cálcio em 10 min); ventilação mecânica para insuf. resp.; marca-passo temporário para bradiarritmias importantes, diálise pode ser necessária, se estiver presente insuficiência renal

Hipofosfatemia (PO_4^{3-} < 2,8 mg/dL)
- *Etiologia* – má-absorção (deficiência vit. D, alcoolismo crônico), ↑ excreção renal (hiperparatireoidismo, diurese osmótica, pós-transplante renal), desvios transcelulares (admin. insulina, alcalose resp., tratamento de desnutrição)
- *Sintomas* – anormalidades musculares (fraqueza, função diafragmática prejudicada, rabdomiólise), anorm. neurológicas (parestesias, disartria, confusão, convulsões, coma), anorm. hematológicas (hemólise e disf. plaq.)
- *Tratamento* – fosfato IV para dç. grave/aguda
  - Fosf. Na ou Ka 0,08–0,16 mmol/kg em 500 mL soro meio-fisiológico ao longo de 6 horas
  - Fosfato, cálcio e potássio séricos monitorizados cada 8 h
  - Parar repleção IV quando possível terapia oral
  - Deve-se evitar hiperfosfatemia (pode levar à hipocalcemia)

Hiperfosfatemia (PO_4^{3-} > 4,5 mg/dL)
- *Etiologia* – geralmente secundária à ↓ excreção renal (insuficiência renal, hipoparatireoidismo, terapia com bisfosfonato); desvios transcelulares (rabdomiólise, hemólise, síndrome de lise tumoral) e ↑ ingestão (intoxicação pela vit. D, catárticos c. fósforo)
- *Sintomas* – atribuíveis à hipocalcemia *(ver acima)* e calcificação metastática de tecidos moles (quando produto cálcio–fósforo > 70)
- *Tratamento* – corrigir insuficiência renal, diálise na insuficiência renal, antiácidos ligadores de fósforo

TERAPIA TRANSFUSIONAL

Testes de Tipagem Sanguínea
- Incompatibilidade ABO → razão mais comum de reação transfusional (> 99%)
- **Tipagem ABO, Rh**
  - 0,2% probabilidade de reação transfusional após este teste
  - Pacs. Rh-negativos produzem Ab's anti-Rh *somente* depois de serem expostos ao antígeno Rh
- **T/S (tipagem e triagem)**
  - Plasma do receptor (pode conter anticorpos) + solução estoque de RBCs (antígenos conhecidos) → observar quanto à reação (testando receptor quanto à presença de Ab's)
  - Probabilidade de 0,06% de reação transfusional após este teste
- **T/C (tipagem e prova cruzada)**
  - Plasma do receptor (pode conter anticorpos) + RBCs doadores → observar quanto á aglutinação (sugere incompatibilidade)
  - Pode detectar anticorpos M, N, P, Lewis, Rh, Kell, Kidd, Duffy
  - Probabilidade de 0,05% de reação transfusional após este teste

Transfusão de Emergência
- Dar sangue ***tipo-específico*** ou ***tipo O***
- Pacs. Rh-negativos devem receber globulina anti-Rh (se receberem sangue Rh-positivo)
- Após 8–10 unidades de sangue total tipo O, **não mudar** para sangue tipo-específico (A, B ou AB): Reação hemolítica possível (em razão de Ab's anti-A e anti-B no sangue tipo O transfundido)

Sangue do Receptor			Reações Com RBCs do Doador			
Antígenos ABO	Anticorpos ABO	Tipo Sanguíneo ABO	Doador é Tipo O	Doador é Tipo A	Doador é Tipo B	Doador é Tipo AB
–	Anti-A Anti-B	O	C	I	I	I
A	Anti-D	A	C	C	I	I
B	Anti-A	B	C	I	C	I
A e B	–	AB	C	C	C	C

C, compatível; I, incompatível.

Produtos de Sangue Comuns

Eritrócitos (RBC)
1 unidade ≈ 300 mL: 180 mL RBCs, 130 mL solução de armazenamento (Hct ≈ 55%); ↑ Hct do pac. 3%/unidade
Indicações (diretrizes de prática, poucas RCTs)
- Pacs. agudamente doentes, hospitalizados
- Idade < 40, Hct < 24
- Idade 40–60, Hct < 27
- Idade 60–70, Hct < 30
- Sangramento agudo: Geralmente não necessários para queda Hct < 6%
- Anemia crônica sem doença cardiovascular subjacente importante, Hct < 21

Concentrado de Eritrócitos (PRBC)
- Usado para ↑ capacidade de transporte de O_2 do sangue
- 1 unidade de PRBCs pode ↑ hematócrito 2–3%; PRBCs devem ser ABO e Rh-compatíveis
- *Leucorreduzidos* → para prevenir reações transfusionais febris não hemolíticas
- *Lavados* → prevenir reação transfusional alérgica mediada por Ab's do receptor
- Pacs. sem sangramento ativo ou isquemia cardíaca em evolução, transfusão geralmente não necessária com hcts > 21%

(*The TRICC Study, NEJM.* 1999;340:409–417)

Equação do Conteúdo de O_2 no Sangue Arterial
$$(\text{Hemoglobina} \times 1{,}36) \times SpO_2 + PaO_2 \times (0{,}003)$$
Faixa normal hemoglobina adulta: Homem = 13–18 g/dL; mulher = 12–16 g/dL
PaO_2 normal (pressão parcial O_2 arterial) = 80–100 mm Hg
Significado:
1. À medida que a hemoglobina cai, o conteúdo de O_2 cai
2. Hb faz a maior contribuição para o conteúdo de O_2 no sangue

→ Transfusão pode ser de maior benefício do que ligeira elevação na PaO_2 em pacientes cronicamente hipoxêmicos

Hemocomponentes Disponíveis				
Componente	**Conteúdo**	**Indicações**	**Volume**	**Vida Útil**
RBCs Total	RBCs e WBCs, detritos de plaquetas, plasma, fibrinogênio	Reposição de volume de eritrócitos e volume plasmático	450 ± 50 mL	Heparina 48 h ADSOL 42 d ACD 21 d CPD 28 d CPDA-1 35 d
Concentrado RBCs	RBCs, WBCs, plasma, detritos de plaquetas	Reposição de volume de eritrócitos	200 mL	Idem sangue total
RBCs congelados	Sem plasma, mínimos WBCs e detritos de plaquetas	Reposição de volume de eritrócitos em circunstâncias especiais	160–190 mL	Congelados: 3 anos Degelados 24 h
Plaquetas	Plaquetas, baixos WBCs, algum plasma	Contagem de plaquetas menor que 50.000–100.000, sinais clínicos de trombocitopenia dilucional e/ou disfunção das plaquetas	30–50 mL/unidade	Férese: 24 h Temp. amb.: 5 d Cong. c. DMSO: 3 a
Plasma fresco congelado	Proteínas plasmáticas, todos os fatores da coagulação	Sangramento por deficiências de fatores, deficiência de antitrombina III, transfusões maciças, reversão de varfarina	200–250 mL	Degelado: 6–24 h Congelado: 1 a
Crioprecipitado	Fatores VIII, XIII, fibrinogênio, fibronectina, fator de von Willebrand	Hemofilia A, doença de von Willebrand, deficiência de fibrinogênio	25 mL/unidade	Degelado: 4–6 h Congelado: 1 a
Concentrado de fator VIII	Fator VIII, fibrinogênio, fator de von Willebrand	Hemofilia A (hemofilia clássica)	Liofilizado (necess. reconstituição)	2–8°C: 1 a Temp. amb.: 3 meses

Concentrados de fator IX (Konyne, Proplex)	Fator II, VII, IX, X	Hemofilia B (doença de Christmas)	Liofilizado (necess. reconstituição)	2–8°C: 1 a Temp. amb.: 1 mês
Albumina 25% (5%)	Albumina	Expansão de volume, manutenção da pressão oncótica intravascular	250 ou 500 mL (50 mL)	3–5 a
Fração proteína plasmática	Albumina, alfaglobulina, betaglobulina	Expansão de volume, manutenção da pressão oncótica intravascular	250 mL	3–5 a

Fonte: Ritter DF, Sarsnic MA. Transfusion therapy, part I. *Prog Anesthesiol.* 1989;3:1–14.

Sangue Total
- Em grande parte substituído pela terapia com componentes (uso mais eficiente)
- Exceções incluem cirurgia cardíaca pediátrica complexa e hospitais militares em zonas de guerra (*J Trauma.* 2006;60(6):S59)

Plaquetas
- Um único 6-pacote de plaquetas ≈ 300 mL; geralmente ↑ contagem de plaquetas por ≈ 30.000
- Unidades multidoadas e de doador único têm igual efetividade hemostática
- Armazenadas à temperatura ambiente durante até 5 d (↑ risco de infecção bacteriana após 5 d)
- Contém todos os fatores da coagulação plasmáticos (exceto fatores V e VIII → encontrado no FFP)
- Sem necessidade de compatibilidade ABO
  - Mulheres Rh-negativas em idade reprodutiva devem receber plaquetas Rh-negativas

Limiares Transfusionais de Plaquetas Sugeridos	
< 10.000	Profilaxia (baseando-se em estudos em pacientes de câncer *N Engl J Med* 337(26):1870–1875
< 20.000	Qualquer sangramento ou pré-procedimento; pacs. com distúrbio de coagulação concomitante
< 50.000	Sangramento importante ou durante cirurgia; antes de cirurgia do CNS ou grande ocular; sangramento com trauma; sangramento pré-traqueal; após *bypass* cardiopulmonar prolongado
Dar plaquetas na ITP com sangramento ameaçando a vida dos tratos GI/GU ou do CNS; sangramento de membrana mucosa geralmente precede hemorragia fatal	

Contraindicações: TTP/HUS e HIT
Complicações
- Duração da sobrevida (meia-vida normal = 3 ± 0,2 d): Sepse, esplenomegalia, ITP, TTP, HUS, DIC, AIDS, ou drogas (heparina, vancomicina, quinidina, penicilinas, cefalosporinas, sulfa)

Refratariedade a plaquetas
- *Definição* – plaquetas ↑ < 7.000/μL quando medidas 15–60 min após duas transfusões de plaquetas separadas
- *Causas* – não imunes (drogas, infecção, esplenomegalia): Ab's anti-HLA ou antiplaquetas
- *Tratamento* – pedir plaquetas ABO-compatíveis, checar incremento pós-transfusão, checar **p**orcentagem de **a**nticorpos **r**eativos a HLA (**PRA**), fazer tipagem HLA, e consultar medicina de transfusão; se sangramento mucoso difuso → considerar ácido aminocaproico (Amicar)

Plasma Fresco Congelado (FFP)
- Contém todos os fatores da coagulação
- Duração do efeito < 7 h (meia-vida do fator VII ≈ 7 horas)
- Usado para restaurar fatores da coagulação no contexto de
  - Transfusão maciça (> 1 volume sanguíneo em 24 h)
  - Doença hepática (muitas vezes em dose de 10–15 mL/kg)
  - Reversão urgente de anticoagulação induzida com varfarina (5–8 mL/kg)
- FFP deve ser ABO-compatível; expansão de volume *não é* um uso apropriado de FFP

Indicações da Transfusão de FFP	
INR > 2,0	Transfusão profilática antes de procedimentos invasivos ou em pacientes sangrando ativamente
INR 1,5–2,0	FFP *pode* ser de valor em pacs. sangrando ativamente; benefício incerto como profilaxia pré-procedimento; improvável que corrija valor da INR sem n° maciço de unidades de FFP (*Transfusion* 2006;46:1279)
INR < 1,5	FFP não indicado

Complicações
- Sobrecarga de volume, lesão pulmonar aguda relacionada com transfusão (TRALI)

Contraindicações
- Reações anafilactoides conhecidas a produtos de plasma (pacientes com anticorpos anti-IgA)

Crioprecipitado
- Contém vWF, fator VIII, fibrinogênio, fator XIII; dose usual = 8–10 unidades
- Compatibilidade ABO *preferida*, não exigida

Indicações
- Hipofibrinogenemia, doença de von Willebrand (vWD) (não responsiva a DDAPV) e hemofilia

Contraindicações
- Pacs. com hipofibrinogenemia (< 100 mg/dL) por coagulopatias generalizadas podem ter outros defeitos em adição a fibrinogênio, devem receber FFP em seu lugar

Albumina
- 5% = isoncótica; 25% = hiperoncótica; 12,5 g albumina total (em preps. 5% e 25%)

Indicações
- Suporte de pacs. em choque, grandes queimados
- Cirrose, peritonite bacteriana espontânea (SBP) ou após paracentese de grande volume
- Grande estudo de pacs. de ICU (n = 6,997) mostrou ausência de vantagem da albumina em comparação com soro fisiológico para suporte inicial de volume (*N Eng J Med.* 350;2247–226)

Fator VII (NovoSeven, eptacog alfa)
- Usado em sangramento incontrolável em pacientes cirúrgicos e de hemofilia
- Inicia coagulação somente nos locais onde fator tecidual (TF) também está presente (TF é exposto ao sangue na lesão de vasos)
- Risco aumentado de DVT, PE, MI
- Pode melhorar resultados em hemorragia intracerebral aguda

DDAPV
- Liberação de reservas endoteliais de fator VIII e aumenta VIII: vWF
- Útil na vWD (tipos 1 e 2a) e alguns casos de hemofilia A

CÁLCULO DA PERDA SANGUÍNEA PERMISSÍVEL

Perda sanguínea permissível estimada = EBV × $(H_{inicial} - H_{baixo})/H_{inicial}$
$H_{inicial}$ = Hct inicial
H_{baixo} = mais baixo Hct final aceitável
Volume sanguíneo estimado (EBV) = peso (kg) × volume sanguíneo médio

Volume Sanguíneo Médio	
Recém-nascidos prematuros	95 mL/kg
Recém-nascidos de termo completo	85 mL/kg
Bebês	80 mL/kg
Homens adultos	75 mL/kg
Mulheres adultas	65 mL/kg

Estimativa da Perda Sanguínea em Compressas Cirúrgicas	
Tipo de Compressa	Capacidade de Líquido
Compressa 10 × 10 cm	10 mL
Compressa Ray-Tech	10–20 mL
Compressa grande	100 mL

COMPLICAÇÕES DA TRANSFUSÃO

Complicações da Transfusão Maciça
- ↑ K^+, ↓ Ca^{2+} (preservativo citrato liga Ca^{2+})
- Trombocitopenia dilucional (pode necessitar de FFP e plaquetas)
- Alcalose metabólica (devida a HCO_3 formando citrato)
- Hipotermia

Complicações Infecciosas
Tecnologia de ácido nucleico (NAT) para triagem de produtos de sangue → ↓ significativamente a incidência de hepatite e HIV relacionadas com transfusão

Complicações de Transfusão: Risco Estimado			
Não Infecciosas	Risco (por unidade)	Infecciosas	Risco (por Unidade)
Febris	1:100	CMV	Comum
Alérgicas	1:100	Hepatite B	1:220.000
Hemolíticas retardadas	1:1.000	Hepatite C	1:1.600.000
Hemolíticas agudas	< 1:100.000	HIV	1:1.800.000
Hemolíticas fatais	< 1:250.000	Bactérias (PRBCs)	1:500.000
TRALI	1:5.000	Bactérias (plaquetas)	1:12.000

(Goodnough LT, Brecher ME, Kanter MH and AuBuchon. *N Engl J Med*. 1999;340:438; Busch MP, Kleinman SH, Nemo GJ. *JAMA*. 2003;289–959.)

- *Hepatite B:* ≈ 35% dos indivíduos infectados demonstram dç. aguda ≈ 1–10% se tornam cronicamente infectados
- *Hepatite C:* Até 85% dos pacientes infectados sofrem infecção crônica → 20% desenvolvem cirrose, 1–5 carcinoma hepatocelular
- *Infecção bacteriana:* Causas mais comuns de mortes relacionadas com transfusão (1 em 2.000 receptores de plaquetas adquire uma infecção → 10–25% destes desenvolvem sepse grave; mortalidade da sepse associada à transfusão ≈ 60%)
- *Outras infç.:* Dçs. virais (citomegalovírus, vírus do Nilo ocidental), protozoárias (malária, toxoplasmose), bacterianas (Lyme) e por príons (Creutzfeldt-Jakob)

Complicações Coagulopáticas
Tipicamente vistas no contexto de transfusões de sangue maciças
- *Trombocitopenia dilucional* → tratar com plaquetas, se ocorrer sangramento microvascular
- *Coagulação intravascular disseminada (DIC)* (ver adiante, páginas 9–21)
- *Baixos níveis de fator V e VIII* → diminuição a 15% e 30% dos valores normais, respectivamente, no sangue armazenado; contribuem para hemostasia inadequada após transfusão maciça; dar FFP no contexto de sangramento com APTT prolongado e contagem normal de plaquetas

Reações Transfusionais
- *Reação transfusional hemolítica aguda*
  - Em decorrência de incompatibilidade ABO ou de antígeno principal
  - Geralmente em razão de erro de transcrição, incidência de 1:250.000 transfusões
  - Sintomas: Calafrios, febre, dor torácica, no flanco → muitas vezes mascarada pela anestesia; pode-se ver apenas hipotensão, sangramento inexplicado e hemoglobinúria

Tratamento de uma Suspeitada Reação Transfusional Hemolítica
1. Parar transfusão
2. Tratar hipotensão com líquidos e/ou vasopressores
3. Manter débito urinário (75–100 mL/h) com líquidos, manitol e furosemida
4. Alcalinizar a urina (dar 40–70 mEq bicarb. por 70 kg peso corp.) para prevenir precipitação
5. Enviar sangue não usado e amostra fresca do paciente para o banco de sangue (para refazer tipagem, triagem, prova cruzada
6. Enviar amostra de sangue ao lab para Hb livre, haptoglobina, teste de Coombs e triagem de DIC
7. Considerar corticosteroides

- *Reações transfusionais não hemolíticas*
  - Etiologia: Geralmente de natureza febril ou alérgica; causadas por anticorpos contra WBCs ou proteínas plasmáticas doadoras
  - Sinais: Febre, placas de urticária, taquicardia e branda hipotensão
  - Tratamento: Excluir reação transfusional hemolítica e contaminação bacteriana, tratamento/suporte sintomático
  - Prevenção: PRBCs leucorreduzido e PRBCs lavados podem ↓ incidência

LÍQUIDOS 9-14

Diagnóstico e Tratamento das Reações Transfusionais

Tipo	Observações	Sintomas/Sinais	Causa	Tratamento
Reação Transfusional não Hemolítica Febril	• Mais comum (1:200–500) • 15% terão uma 2ª reação	Febre (1°C acima pré-transfusão), calafrios, ± dispneia branda dentro 1–6 h após transfusão	RBCs: Ab HLA classe I contra leucócitos doadores. Plaq.: Citocinas dependentes de armazenagem	• Parar transfusão e excluir reação hemolítica, infecção grave • Dar antipiréticos, meperidina IM em pacientes com calafrios e tremores • Usar hemocomponentes leucorreduzidos no futuro
Reação Alérgica Simples	• 1:333–500	Placas de urticária ± prurido	Alérgenos transfundidos no plasma causam desgranulação dos mastócitos	• Pausar transfusão • Se apenas placas ± prurido, pode continuar mesma unidade • Dar anti-histamínico se pac. sintomático • Improvável recidivar no futuro, considerar pré-medicação com anti-histamínico e usar células lavadas, se houver reações repetidas
Lesão Pulmonar Aguda Relacionada com Transfusão	• 1:5.000 • 1–6 h após início da transfusão • CPV é normal • Parecida com ARDS • Morte ~ 10%	Angústia respiratória aguda, hipoxemia, hipotensão, febre, edema pulmonar	Anticorpos doadores aglutinam neutrófilos hospedeiros causando lesão pulmonar	• Parar transfusão • "ABCs", O_2, ventilação mecânica, diurese, esteroides • Se houver recuperação, não estará em risco aumentado de episódios recorrentes após transfusões de outros doadores
Reação Transfusional Hemolítica Aguda	• 1:15.000, fatal em 1:250.000 a 1:600.000 • Resulta em DIC, choque, insuficiência renal aguda	Febre, calafrios, N/V, plasma róseo, dor no flanco, urina rósea, vermelha ou castanha, ou qualquer combinação dos sintomas acima	Destruição de RBCs doadores por Abs pré-formados do receptor. Geralmente secundária à incompatibilidade ABO	• Parar transfusão, deixar IV conectada para tratamento • Começar NS a 100–200 mL/h • Lasix 40–80 mg IV inicialmente, a seguir titular para déb. ur. >100 mL/h durante 24 h • Do outro braço obter teste de antiglobulina direta (será positivo), hemogr. compl., eletról., nova amostra banco de sangue • Pode necessitar pressores; vigiar hiperpotassemia
Reação Transfusional Anafilática	• 1:20.000 a 1:50.000 • Início rápido	Anafilaxia rápida incluindo hipotensão, angioedema, angústia respiratória	Em decorrência da presença de Abs anti-IgA específicos em pequeno subconjunto de pacientes IgA deficientes	• Parar imediatamente transfusão • "ABCs", vasopressores podem ser necessários • Epinefrina 0,3 mL de solução 1:1000 SQ • Metilprednisolona • Evitar usando sangue deficiente em IgA, RBCs ultralavados ou desglicerolizados
Sepse	• 1:500.000 com PRBCs • 1:12.000 com plaquetas	Febres altas, calafrios, náusea sem diarreia e hipotensão	Em decorrência da contaminação bacteriana de produto (armazenagem mais longa aumenta o risco)	• Parar transfusão • Enviar bolsa, tubulação, componente restante para Serv. Transf. Sangue • Colher hemoculturas • Iniciar antibióticos de amplo espectro

Reação Transfusional Hemolítica Retardada	• 1:2.000 • Vista após transfusões múltiplas, transplantação, gravidez • 2–10 d pós-transfusão	Queda lenta do Hct, febre leve, aumento na bilirrubina não conjugada, esferócitos	Resposta anamnéstica de Ab pela reexposição a Ag de PRBCs estranhos inclusive antígenos Rh	• Nenhum na ausência de hemólise intensa • Informar paciente e Serv. Transf. Sangue de modo a que transfusões futuras evitem antígenos implicados
Púrpura Pós-Transfusional	• Incomum • Principalmente em mulheres multíparas • 5–10 d após transfusão de produtos contendo plaquetas	Trombocitopenia grave durando dias a semanas	Resposta anamnéstica de anticorpo pela reexposição a antígeno PlA-1	• Terapia preferida é IVIG em altas doses 1 g/kg/d × 2 d • Somente células lavadas ou células PlA-1-negativas no futuro em consulta com Serv. Transf. Sangue
Doença Enxerto-*versus*-Hospedeiro (GVHD) Associada à Transfusão	• Rara e quase sempre fatal • Ocorre em pacientes com imunodeficiência ou em casos de hospedeiro homozigoto e doador heterozigoto • Desenvolve-se 4 d–1 mês após transfusão • Não induzida por FFP, crio ou eritrócitos desglicerolizados	Febre, erupção (maculopapular), dor RUQ, > LFTs, diarreia, anorexia, pancitopenia Diagnóstico: 1. Biópsia 2. Tipagem HLA dos linfócitos circulantes	Ataque alógeno ao tecido hospedeiro por linfócitos doadores ativados Diferença de GVHD pós-BMT é alta incidência de pancitopenia. Maioria morre de infecção	• Nenhuma terapia real • Maioria dos casos (> 90%) são fatais • Sucesso episódico com vários agentes *(Br. J Haematol.* 117[2]:275 • Evitar usando produtos irradiados

Lesão Pulmonar Aguda Relacionada com Transfusão (TRALI)
- Edema pulmonar não cardiogênico ocorrendo dentro de 4 h de produto de sangue *(mais comumente administração de FFP)*
- Mecanismo – reação entre anti-HLA ou Ab's antileucócitos doadores e leucócitos do receptor
- Tratamento – parar transfusão, tratamento suportivo
- Resultados – mortalidade ≈ 5–10%, maioria dos pacs. se recupera dentro de 96 h

Complicações Metabólicas
- Intoxicação por citrato – incomum a não ser que sangue transfundido > 150 mL/70 kg/min
  - Hipotermia, dç. hepática, transplante de fígado e hiperventilação ↑ risco
  - Monitorizar cálcio ionizado durante transfusões rápidas
  - Tratar hipocalcemia com gluconato Ca (30 mg/kg) ou carbonato Ca (10 mg/kg)
- Hiperpotassemia – improvável a velocidades de transfusão < 120 mL/min
  - Raramente tem significado clínico

Complicações Imunes – Imunomodulação Relacionada com Transfusão *(TRIM)*
- Imunossupressão, que pode ser refletida em efeitos benéficos (sobrevida melhorada de aloenxerto renal pós-transplante renal) ou efeitos nocivos (taxa aumentada de recorrência tumoral)
- Mecanismos não estão claros, mas podem incluir deleção clonal de linfócitos aloreativos, indução de anergia e peptídeos HLA solúveis dirigidos contra imunidade adaptativa (*Blood Reviews* 2007;21:327–348)

Substitutos de Eritrócitos e Transportadores de Oxigênio Sintéticos
- Estes incluem perfluorocarbonetos e transportadores de oxigênio à base de Hb *(HBOCs)*
- Vantagens incluem fácil disponibilidade, compatibilidade universal, longa vida útil, baixo risco de complicações infecciosas ou imunes, opções atraentes em Testemunhas de Jeová etc.
- Infelizmente nenhum é clinicamente disponível neste momento
- PFCs: A primeira geração PFC Fluosol DA foi aprovada como adjunto à angioplastia coronariana, em 1989, mas retirado, em 1994. PFCs de segunda geração não atingiram testes de fase III nos EUA
- HBOCs: Embora esta seja uma área de pesquisa ativa, os compostos atualmente disponíveis causam importantes efeitos colaterais (HTN, risco aumentado de MI e mortalidade), provavelmente relacionados com as propriedades removedoras de óxido nítrico (NO) da Hb livre (*JAMA*, 2008;299:2304–2312)

COAGULAÇÃO

Distúrbios da Coagulação
Vias da coagulação extrínseca *vs.* intrínseca
- Via acessória (intrínseca): Fatores VIII, IX, XI, XII
- Via extrínseca: Fatores III, VII
- Via comum: Fatores V, X, trombina (II), fibrina (I)

Hemostasia Primária	Hemostasia Secundária
- Constrição dos vasos lesados - Exposição do colágeno subendotelial - Adesão e agregação de plaquetas sobre a superfície danificada - Formação do tampão hemostático primário	- Formação de trombina catalisada pela superfície das plaquetas ativadas - Formação de trombina via ativação de fator VII por fator tecidual - Conversão de fibrinogênio → fibrina catalisada pela trombina - Formação do coágulo de fibrina e sua estabilização

Estudos da Coagulação
História completa = melhor ferramenta para detectar presença de um distúrbio da coagulação
- *Tempo de protrombina (PT)* – medida da via extrínseca da coagulação (fatores II, V, VII, X)
  - Sensível à deficiência de fator VII
  - Razão normalizada internacional (INR) padroniza valores do PT para permitir comparação interlaboratorial
  - Valores normais de PT ≈ 11–13,2 s
- *Tempo de tromboplastina parcial (PTT)* – teste da via intrínseca da coagulação (fatores VIII–XII)
  - Elevado em pacs. sob heparina e pacs. com outros anticoagulantes circulantes (anticorpos ao fator VII, anticoagulante de lúpus)
  - Valores normais de PTT ≈ 25–37 s

- *Tempo de coagulação ativada (ACT)* – tempo de coagulação de sangue total modificado
  - Via acessória (intrínseca) ativada adicionando-se caulim ou terra diatomácea
  - ACT normal ≈ 110–130 s
  - Pode ser efetuado na OR (teste no ponto de tratamento)
- *Tempo de sangramento* – ensaio grosseiro da função das plaquetas; pouco reprodutível, raramente usado
- *Fibrinogênio* – nível normal ≈ 170–410 mg/dL
  - Pode ser esgotado em hemorragia maciça ou DIC
  - Um reagente de fase aguda; pode estar elevado após trauma ou inflamação
  - Nível-objetivo de fibrinogênio > 100 mg/dL para pacs. com sangramento grave/transfusão maciça
- *Produtos de degradação de fibrina (FDP)* – fabricados pela ação da plasmina sobre o fibrinogênio
  - ↑ em DIC, fibrinólise primária e doença grave do fígado (em razão de remoção prejudicada)
  - Influenciam o tempo de coagulação ao interferirem com polimerização de monômeros de fibrina e prejudicarem a função das plaquetas
- *D-dímero* – fragmento específico produzido quando plasmina digere fibrina com ligações cruzadas
  - ↑ na DIC, embolia pulmonar e no período pós-op. imediato
- *Tromboelastograma (TEG)*
  - Teste viscoelástico que caracteriza a formação e a resistência do coágulo sanguíneo durante todo o período de coagulação e fibrinólise
  - Avalia sistema da coagulação, função das plaquetas e fibrinólise

Anormalidades nos Testes de Triagem em Coagulopatias Herdadas e Adquiridas			
PT	PTT	Herdadas	Adquiridas
↑	↔	Deficiência de fator VII	Deficiência de vit. K; doença hepática; inibidores do fator VII
↔	↑	Hemofilias, vWD	Inibidores de fatores; Ab antifosfolipídico
↑	↑	Deficiência: Fibrinogênio, fator II, fator V	DIC; doença hepática; inibição de fibrinogênio, fator II, V ou X

Fonte: Adaptada de Sabatine MS, ed. *Pocket Medicine*, 3rd ed. Philadelphia, PA: Lippincott Williams & Wilkins; 2008.

LÍQUIDOS 9-18

Efeitos de Alguns Agentes Comumente Usados sobre os Parâmetros da Coagulação

Agente	Tempo de Sangramento	Tempo de Protrombina	Tempo de Tromboplastina Ativada	Tempo de Coagulação Ativada	Tempo até Efeito Máximo	Tempo até Hemostasia Normal Pós-Terapia	Comentários
Aspirina	↑↑↑	—	—	—	Horas	1 semana	Função das plaquetas não acuradamente predita pelo tempo de sangramento
Outras NSAIDs	↑↑↑	—	—	—	Horas	3–5 dias	Função das plaquetas não acuradamente predita pelo tempo de sangramento
Heparina regular intravenosa	↑	↑	↑↑↑	↑↑↑	Minutos	4–6 h	Monitorizar tempo de coagulação ativada ou tempo de tromboplastina ativada
Heparina regular subcutânea	↑	↑	↑↑	↑↑	1 h	4–6 h	Tempo de tromboplastina ativada pode permanecer normal. Monitorizar atividade de anti-Xa
Heparina de baixo peso molecular subcutânea	—	—	–/↑	–/↑	12 h	1–2 dias	Tempo de tromboplastina ativada pode permanecer normal. Monitorizar atividade de anti-Xa
Agentes trombolíticos	↑↑↑	↑	↑	—	Minutos	1–2 dias	Frequentemente administrados ao mesmo tempo que heparina intravenosa

↑, aumento clinicamente insignificativo; ↑↑, possivelmente aumento clinicamente significativo; ↑↑↑, aumento clinicamente significativo.

Características dos Anticoagulantes

	Varfarina	Heparina Não Fracionada	Heparina de Baixo Peso Molecular	Inibidores do Fator Xa	Inibidores Diretos da Trombina
Nº de alvos na cascata	Muitos	Muitos	Poucos	Poucos	Poucos
Especificidade de atividade	Inespecífica	Inespecífica	Específica	Específica	Específica
Nº de doses diárias	1	2–3	1–2	1	1–2
Via	VO	IV, SC	SC	SC, VO	IV, VO, SC
Monitorização	INR	aPTT, cont. plaq.	Cont. plaq., anti-Xa	Nenhum	aPTT, função hepática
Variabilidade na resposta	Alta	Alta	Baixa	Nenhuma	Baixa
Risco de HIT	Nenhum	2–5%	1–2%	Nenhum	Nenhum
Outras notas	Inibe fatores II, VII, IX, X, proteína C	Liga antitrombina III			

Fonte: Adaptada de Nutescu EA, Shapiro NL, Chevalier A and Amin AN. *Cleve Clin J Med.* 2005;72(Suppl 1):S2–S6.

Propriedades e Antídotos para Anticoagulantes e Fibrinolíticos

Anticoag.	$t_{1/2}$	Labs	Tratamento para Superdose sem Sangramento Excessivo[a]
UFH	60–90 min RES	↑ PTT	Protamina IV 1 mg/100 U heparina não fracionada (UFH) (máx. 50 mg). Para infusões, dose para reverter = 2× velocidade de UFH dada por h
Bivalirudina	25 min, R	↑ PTT	Diálise
Lepirudina	80 min, R	↑ PTT	Diálise
Argatroban	45 min, F	↑ PTT	? Diálise
Enoxaparina	8 min, R	(anti-Xa)	? Protamina (reversão incompleta)
Fondaparinux	24 min, F	(anti-Xa)	? Diálise
Varfarina	36 min, F	↑ PT	*Sem sangramento:* INR > 5:Vit. K 1–5 mg VO (superior a SC, IV a 24°; 2,5 mg para INR 6–10; 5 mg para INR > 10 (Archives 2003;163:2469) *Sangrando:* Vit, K 10 mg IV + FFP 2–4 unidades IV a cada 6–8 h
Fibrinolítico	20–90 min, FR	↓ fbrngn ↑ FDP	Crioprecipitado, FFP, ± ácido aminocaproico

[a]Passo inicial deve ser suspensão imediata do antic. Decisão de dialisar deve levar em conta tempo para anticoagulante ser metabolizado (notando insuficiência renal/hepática) sem diálise *versus* potenciais sequelas de sangramento enquanto aguardando. R, rim; F, fígado; RES, sistema reticuloendotelial.

Inibidores das Plaquetas

Aspirina
- Inativa *irreversivelmente* enzima ciclo-oxigenase (COX)
- Obtêm supressão da produção de prostaglandina e tromboxano

Ibuprofeno
- NSAID que inibe *reversivelmente* COX

Clopidogrel
- Bloqueio *irreversível* do receptor a adenosina difosfato (ADP) nas membranas celulares das plaquetas

Abciximab
- Inibidor da agregação das plaquetas (inibe glicoproteína IIb/IIIa)

Dipiridamol
- Inibe adesão das plaquetas

Doenças Hemorrágicas (Coagulopatias)
- *Hemofilia clássica (hemofilia A, deficiência de fator VIII)*
  - Caráter recessivo ligado ao sexo, 1:5.000 nascidos vivos masculinos

- PTT prolongado, mas PT normal e função normal das plaquetas
- Episódios de sangramento relacionados com o nível de atividade de fator VIII
  - < 1% sangramentos espontâneos
  - 1–5% sangramento após pequenos traumas
  - > 5% sangramento infrequente
- Tratamento: Reposição de fator VIII (crioprecipitado, fator VIII liofilizado ou recombinante)
- Níveis de atividade de 20–40% recomendados antes da cirurgia
- Meia-vida do fator VIII ≈ 8–12 h
- 20% dos pacientes eventualmente desenvolvem anticorpos ao fator VIII
  - Tratados com alta dose de fator VIII, fator IX ativado ou plasmaférese
- Alta incidência de hepatite e HIV (dada a exposição a hemocomponentes)
- *Doença de Christmas (hemofilia B, deficiência de fator IX)*
  - Ligada ao sexo, ocorrendo quase exclusivamente em homens, incidência 1:100.000
  - Apresentação semelhante à hemofilia A
  - Tratamento: Concentrado de fator IX, rFVIIIa ou FFP
  - Para hemostasia cirúrgica → requeridos níveis de atividade de fator IX de 50–80%
  - Meia-vida do fator IX = 24 h
- *Doença de von Willebrand (vWD)*
  - Anormalidades do fator de von Willebrand (vWF)
    - Glicoproteína produzida por megacariócitos e células endoteliais
    - vWF estabiliza fator VIII e forma ligações cruzadas entre plaquetas e células endoteliais
  - vWD é classificada como tipo 1 (clássica), tipo 2 (variante) e tipo 3 (grave)
    - vWD tipo 1 = herdada como dominante autossômica
  - A mais comum doença hemorrágica herdada, prevalência = 1%
  - Pacs. se apresentam com tendência hemorrágica variável; epistaxe frequentemente característica de apresentação
  - Achado laboratorial mais comum = tempo de sangramento prolongado
  - Tratamento: Desmopressina (0,2 mcg/kg em 50 mL soro fisiológico ao longo de 30 min) ou crioprecipitado; desmopressina tem meia-vida ≈ 8–12 h

Trombocitopenia Induzida pela Heparina (HIT)

Visão Geral da Trombocitopenia Induzida pela Heparina		
Característica	**Tipo I**	**Tipo II**
Mecanismo	Efeito direto da heparina	Imunomediada (Ab)
Incidência	20%	1–3%
Início	Após 1–4 d de heparina	Após 4–10 d; pode ocorrer cedo (< 24) se exposição prévia nos últimos 100 d; pode ocorrer depois de suspensa a heparina
Nadir de plaquetas	> 100.000/μL	30–70.000/μL ou 50% de diminuição do valor básico
Sequelas	Nenhuma	Eventos trombóticos (HITT) em 30–50%
		Raros problemas hemorrágicos
Manejo	Continuar heparina; observar	**Parar heparina**; começar terapia de anticoagulação alternativa

Fonte: Adaptada de Sabatine MS, ed. *Pocket Medicine*, 3 rd ed. Philadelphia, PA: Lippincott Williams & Wilkins; 2008.

- HIT tipo II = trombocitopenia imunomediada desencadeada por anticorpos IgG contra complexos de fator 4 da heparina (PF4) (anticorpos a PF4)
  - Anticorpo ligado → estimula ativação das plaquetas → trombocitopenia, agregação de plaquetas e trombose
  - Muito mais pacs. desenvolvem anticorpo do que a síndrome
  - 50% dos pacs. de cirurgia cardíaca expostos à heparina desenvolveram Ab's ao PF4
    - Apenas 1% vão a clínica HIT
    - Risco *reduzido* com o uso de heparina de baixo peso molecular
    - Risco *eliminado* com o uso de fondaparinux ou inibidores diretos da trombina (lepirudina, argatroban)
- Tratamento da HIT tipo II: Suspender toda exposição à heparina, incluindo jorros de heparina em tubulação
  - Iniciar anticoagulação alternativa
    - Argatroban (1–2 mcg/kg/min)
    - Lepirudina (0,4 mg/kg *bolus*, a seguir infundir a 0,15 mg/kg)
  - Na ausência de anticoagulação alternativa, 40% dos pacs. desenvolverão complicações trombóticas, com resultante amputação em 10–20% e morte em 30–50%

- *Anticoagulação oral:* Não começar até contagem de plaquetas >100.000/μL
  - Varfarina deve-se superpor a inibidores diretos da trombina (uma vez que a Varfarina reduz níveis de proteína C antes da protrombina, causando estado hipercoagulável transitório)
- Duração ideal da terapia é desconhecida, considerar > 6 semanas

Coagulação Intravascular Disseminada (DIC)
Consequência da ativação anormal, difusa, dos sistemas da coagulação e fibrinolítico

Causas de DIC	
Agudas	**Crônicas**
• Sepse, ARDS	• Malignidade
• Choque	• Doença hepática
• Trauma	• Feto morto retido
• Obstétrica (p. ex., embolia de líquido amniótico)	• Balão intra-aórtico
• Reação transfusional hemolítica	• *Shunt* peritoneovenoso
• Queimaduras extensas	• Dissecção/aneurisma da aorta

- *Patogênese*
  - Deposição excessiva de fibrina em toda a microvasculatura e consumo de fatores da coagulação
  - Ativação disseminada das plaquetas e fibrinólise
- *Características clínicas*
  - Petéquias, equimoses, babação de locais cirúrgicos
  - Trombose difusa → isquemia de órgãos vitais ameaçando a vida
- *Características laboratoriais*
  - Níveis elevados de D-dímeros, PT e PTT
  - Medições seriadas revelam nível cadente de fibrinogênio e contagem de plaquetas
  - FDPs (mas inespecíficos)
  - Esfregaços do sangue periférico → esquistócitos (por trauma microvascular aos RBCs)
- *Tratamento*
  - Reconhecimento e tratamento da causa subjacente de DIC
  - FFP ou crioprecipitado para manter fibrinogênio > 50 mg/dL e repor fatores da coagulação
  - Plaquetas devem ser mantidas > 25.000–50.000/μL
  - Considerar heparina em pacs. com DIC predominantemente trombótica
  - Inibidores de fibrinólise (ácido aminocaproico, aprotinina) **não** recomendados

Deficiência de Vitamina K
- Vitamina K é necessária ao fígado para elaborar protrombina (fator II); fatores VII, IX, X; proteína C; proteína S. Deficiência pode levar à coagulopatia e ↑ PT/INR
- Tratamento: Vitamina K 2,5–10 mg SC/IM/PO ou 1–10 mg IV a ≤ 1 mg/min

Anemia Falciforme (ver também Capítulo 29, Dor Crônica)
- Hemoglobina anormal (HbS) resulta em afoiçamento → hemólise crônica, crises vaso-oclusivas
- Efeitos em órgãos terminais: Infartos renal e pulmonar, cirrose hepática, derrames, isquemia óssea

Manejo Pré-Operatório da Anemia Falciforme
• Assegurar hidratação adequada
• Evitar fatores que causam afoiçamento (hipoxia, hipotermia, desidratação, acidose, policitemia, infecção)
• Considerar transfusão simples pré-op. para HCT ≈ 30%
• Considerar exsanguinotransfusão para manter HbS < 40% (também pode ↓ viscosidade sanguínea)

PROBLEMAS INTRAOPERATÓRIOS COMUNS

RANDY FAYNE

HIPOXEMIA

$PaO_2 < 60$ mm Hg ou $SpO_2 < 90\%$

Diagnóstico Diferencial
- Desequilíbrio de ventilação/perfusão ($\dot{V}/\dot{Q}$)
  - A mais comum causa fisiopatológica de hipóxia
  - Resulta de diminuições na ventilação alveolar em relação à perfusão do pulmão
  - Exemplos: Hipoventilação/*shunt*/defeito de difusão (pneumonia, pneumonite, edema pulmonar), êmbolos pulmonares/gordurosos
- Colocação incorreta de tubo endotraqueal
  - Endobrônquica, esofágica, orofaríngea
- Inadequações do suprimento de oxigênio
  - Falha de equipamento, alta altitude
- Hipoventilação alveolar ($\downarrow PaO_2$ com $\uparrow PaCO_2$)
  - COPD, ajustes do ventilador inadequados, asma, bronquite, broncospasmo
  - Superdose de droga (benzodiazepínicos, narcóticos, relaxantes musculares)
  - Anormalidade neuromuscular (miastenia grave, Guillain–Barré, poliomielite)
- *Shunt* cardíaco anatômico direita → esquerda
- *Shunt* intrapulmonar
  - ↓ Ventilação em regiões pulmonares perfundidas
    → *Shunt* de sangue venoso para dentro do sistema arterial sem ser oxigenado
  - O_2 terapia incapaz de melhorar PaO_2
- Anormalidade de difusão
  - Transferência prejudicada de O_2 dos alvéolos através da membrana alveolocapilar
  - Sarcoidose, pneumopatia intersticial
  - ↓ Capacidade de transporte de O_2-hemoglobina (mudança da curva de dissociação da hemoglobina para a esquerda)
- Hipotermia/alcalose/hipocarbia/envenenamento por CO

Investigações
- Checar traçado do oxímetro de pulso e colocação do sensor
- Auscultar pulmões
- Inspecionar tubo endotraqueal e circuito
- Ventilar bolsa para observar excursão do tórax
- Colher gasometria

Opções de Tratamento
- Colocar paciente sob FiO_2 100%
- Assegurar que os ajustes de ventilador são apropriados

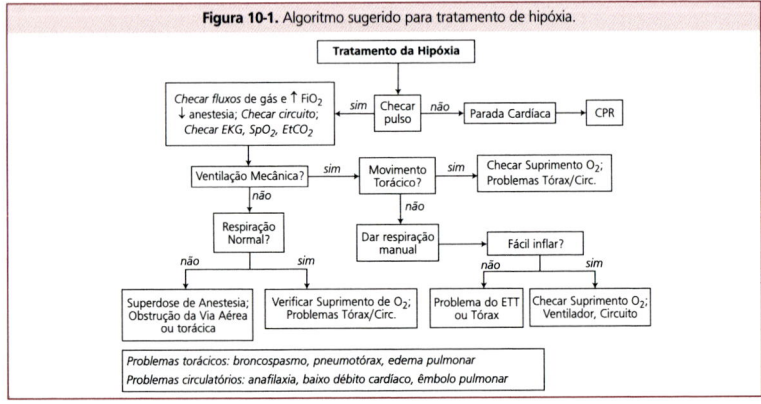

Figura 10-1. Algoritmo sugerido para tratamento de hipóxia.

(Adaptada de Murphy, Fale. *Pocket Reference to Anesthesia*, 2nd ed.)

- Considerar broncoscopia
- Considerar ventilação com bolsa
- Tratar problema subjacente

BRONCOSPASMO

Causas
- Doença reativa preexistente das vias aéreas (asma)
- Manipulação da via aérea superior (endoscopia oral)
- ETT com anestesia inadequada
- ETT causando estimulação carinal ou brônquica (entubação endobrônquica)
- Excessiva liberação de histamina (morfina, atracúrio) ou β-bloqueio
- Anafilaxia
- Edema pulmonar

Investigações
- Examinar ETT quanto ao desimpedimento (secreções, dobras e posição correta)
- Examinar quanto à sibilância, movimento de ar
- Capnógrafo → mostra ascensão expiratória
- Altas pressões máximas na via aérea, hipóxia e hipercarbia
- **Excluir:** Pneumotórax, êmbolo pulmonar e edema pulmonar

Tratamento
- ↑ FiO_2
- ↑ Profundidade anestésica (agentes inalacionais são broncodilatadores)
- ↑ Tempo expiratório, ↓ RR uma vez que isto ajuda a diminuir retenção de ar
- Dar albuterol nebulizado via ETT (não efetivo em broncospasmo grave/via aérea perdida)
- Epinefrina IV/SC (esp. para anafilaxia) → Titular até o efeito
- Aminofilina (tratamento de segunda linha – *bolus* 6 mg/kg, a seguir 0,5 mg/kg/h)
- Hidrocortisona (a longo prazo)

HIPOTENSÃO

MAP < 60 mm Hg ou redução de 20–25% da básica

Diagnóstico Diferencial
- Pré-carga diminuída
  - ↓ Volume sanguíneo (hemorragia, reidratação inadequada, terceiro espaço)
  - ↓ Retorno venoso (mudança na posição do paciente, p. ex., Trendelenburg)
  - Tamponamento pericárdico, pneumotórax, compressão cirúrgica de estruturas venosas, pneumoperitônio por laparoscopia, PEEP excessiva
- Pós-carga diminuída
  - Sepse, drogas vasodilatadoras (anestésicos), reação anafilática, lesão neurológica
- Contratilidade diminuída
  - MI, arritmias, CHF, efeito anestésico, desequilíbrios eletrolíticos

Investigações
- Examinar manguito de BP quanto ao ajustamento
- Examinar tendências de BP pré-operatórias
- Calcular balanço hídrico (incluindo perda sanguínea)
- Assegurar que o local IV está intacto e não infiltrado
- Examinar traçado de linha arterial quanto à variação respiratória

Opções de Tratamento
- Administrar *bolus* de líquido
- ↓ Agentes anestésicos
- Administrar vasopressores (fenilefrina 40–199 mcg/efedrina 5–10 mg)
- Administrar outros vasoativos/inotrópicos (norepinefrina, dobutamina, milrinona, dopamina)
- Considerar monitorização invasiva (CVP, linha arterial, cateter de PA, ecocardiograma)

HIPERTENSÃO (HTN)

BP > 140/90 mm Hg ou MAP > 25–25% acima do valor básico

Diagnóstico Diferencial
- HTN primária
  - HTN sem causa conhecida (70–95% da hipertensão)

- HTN secundária
  - Dor/estímulos cirúrgicos (anestesia inadequada, dor de torniquete), estimulação por ETT, distensão vesical
  - Hipercarbia, hipóxia, hipervolemia, hipertermia
  - Patologia intracraniana (↑ ICP, herniação, hemorragia)
  - Problemas endócrinos (feocromocitoma, síndrome de Cushing, hipertireoidismo, hiperparatireoidismo)
  - Abstinência de álcool
  - Hipertermia maligna
  - Administração inadvertida de droga vasoativa
  - Abstinência de medicação anti-hipertensiva
- Considerar cronologia da HTN com eventos do caso:
  → HTN antes da indução
    - Retirada de medicações anti-hipertensivas, hipertensão essencial, dor
  → HTN pós-indução
    - Efeito de laringoscopia, colocação inadequada de ETT, hipercarbia por entubação esofágica, colocação errada de tubo de gastrostomia dentro da traqueia, dor, hipóxia
  → HTN durante o caso
    - Controle inadequado da dor, hipercarbia, pneumoperitônio, sobrecarga hídrica, drogas (vasopressores), distensão vesical, dor de torniquete

Investigações/Opções de Tratamento
- Examinar tamanho e colocação do manguito de BP, traçada da linha arterial
- Rever eventos anestésicos/cirúrgicos do caso
- Checar a possibilidade de hipóxia/hipercarbia
- Checar nível de agente no vaporizador
- Administrar anti-hipertensivos (β-bloqueadores/vasodilatadores)

HIPERCARBIA

↑ Níveis de CO_2 (medidos por gasometria ou análise de gás corrente final) (valores normais 38–42 mm Hg)

Diagnóstico Diferencial
- ↑ Produção de CO_2
  - Hipertermia maligna
  - Sepse
  - Febre/tremor
  - Tireotoxicose
- ↓ Eliminação de CO_2
  - Ventilação minuto reduzida
    Mecânica pulmonar alterada (atelectasia, pneumoperitônio com CO_2, afastadores cirúrgicos impedindo expansão pulmonar)
    Obstrução da via aérea (secreções, obstrução por muco)
    Ajustes inadequados de ventilador (↓ volumes, ↓ fluxos de gás fresco)
    Sedação excessiva
  - Espaço morto aumentado
    Mau funcionamento do ETT (dobra, entubação endobrônquica)
    Absorvedor de CO_2 esgotado
  - Efeitos de drogas (relaxantes musculares/narcóticos/benzodiazepínicos)
- Considerar cronologia da ↑ CO_2 com eventos do caso:
  → ↑ CO_2 ao início de um caso
    - Colocação inadequada de ETT, ajustes inadequados do ventilador, sedação excessiva de paciente respirando espontaneamente
  → ↑ CO_2 pós-indução/durante o caso
    - MH, síndrome neurolépticca maligna (NMS), ajustes inadequados do ventilador, tireotoxicose, liberação de torniquete, absorvedor de CO_2 esgotado
  → ↑ CO_2 durante o despertar
    - Reversão inadequada de relaxantes musculares, efeitos residuais de narcóticos/anestésicos, causas neurológicas, distúrbios eletrolíticos, hipoglicemia

Investigações/Opções de Tratamento
- Examinar oxímetro de pulso
- Assegurar ajustes apropriados de ventilador
- Examinar absorverdor de CO_2 quanto ao esgotamento
- Considerar gasometria (ABG)
- Se respirando espontaneamente: Respiração assistida, superficializar sedação
- Se sob ventilação mecânica: Aumentar ventilação minuto

Hipocarbia

↓ Níveis de CO_2 (medidos por gasometria ou análise de gás corrente final)

Diagnóstico Diferencial
- Hiperventilação
- ↓ Taxa metabólica (hipotermia, hipotireoidismo)
- Embolia pulmonar
- Êmbolo de ar
- Parada cardíaca (hipoperfusão)
- Deslocamento do ETT/desconexão do circuito

Investigações/Opções de Tratamento
- Checar circuito de respiração
- Checar pressão arterial, frequência cardíaca, SpO_2
- Checar/modificar ajustes do ventilador
- Tratar causa subjacente

↑ Pressões Máximas na Via Aérea

Diagnóstico Diferencial
- Problema do circuito (válvula colada, válvula de PEEP no circuito errado, dobrada)
- Problema do ETT (dobrado/mordido, obstruído com muco, mau posicionamento)
- Induzidas por droga (rigidez de parede torácica por opiáceo, paralisia/anestesia inadequada, MH)
- ↓ Complacência pulmonar (asma, insuflação, pneumotórax, aspiração)

Tratamento
- Checar tubos, ventilar manualmente, FiO_2 100%
- Auscultar pulmões, aspirar ETT, proteger com bloco de mordida, considerar paralisia muscular

Oligúria

Produção de urina < 0,5 mL/kg/h (ver também Capítulo 22, Sistema Renal)

Diagnóstico Diferencial
- Pré-renal: Depleção de líquido intravascular
- Origem renal: Falta de perfusão renal (drogas nefrotóxicas/vasculite)
- Pós-renal: Obstrução/ruptura ureteral, obstrução de cateter de Foley

Investigações/Opções de Tratamento
- Examinar monitores de sinais vitais para estabelecer estabilidade hemodinâmica
- Examinar/irrigar cateter de Foley quanto à obstrução/colocação inadequada
- Rever possíveis drogas nefrotóxicas e suspender
- Examinar administração de líquidos/perda sanguínea/manipulação cirúrgica
- Considerar desafio hídrico para tratar oligúria pré-renal
- Tratar causa subjacente

Isquemia/Infarto do Miocárdio

Lesão do músculo cardíaco por desequilíbrio entre suprimento e demanda de O_2 do miocárdio

Etiologia
- Aterosclerose (responsabiliza-se por 90% dos MIs)
- Aneurisma coronariano
- Espasmo de artéria coronária
- Demanda de O_2 supera suprimento (p. ex., estenose aórtica)
- Alterações da viscosidade sanguínea (policitemia)
- Fontes embólicas (vegetações de endocardite)

Investigações
- Derivação II – melhor para detecção de arritmia (associação da RCA e sistema nodal)
- Derivação V_5 – melhor para detecção de isquemia (LAD e áreas anterior/lateral do coração)
- Derivações II e V_5 juntas detectarão > 90% dos eventos isquêmicos
- Depressão do segmento ST de ≥ 0,1 Mv
  (geralmente padrão subendocárdico → em razão da coronária obstruída parcialmente)
- Elevação do segmento ST de ≥ 0,2 mV
  (geralmente padrão transmural → em decorrência da coronária trombosada)
- Inversões de onda T, e ondas Q
- Arritmias

- Hipotensão
- TEE (método mais sensível para determinar isquemia inicial)
- CK, CK-MB, troponinas, consulta cardiológica (para possível intervenção coronariana)

Opções de Tratamento
Objetivo: Manter equilíbrio aceitável de suprimento e demanda de O_2 miocárdicos (Nota: Se ↑ pós-carga, pré-carga, contratilidade e frequência cardíaca → ↑ demanda de oxigênio miocárdica)
- Manter BP dentro dos níveis pré-operatórios
- Confirmar colocação correta das derivações ECG, considerando ECG de 5 ou 12 derivações
- Notificar cirurgião sobre a isquemia e coordenar completamente do procedimento cirúrgico
- Colocar paciente sob FiO_2 100% e assegurar ventilação adequada
- Considerar redução de agentes anestésicos
- Considerar administração de β-bloqueador se taquicárdico
- Avaliar estabilidade da BP e considerar monitorização invasiva (linha arterial/CVP/PA)
- Se hipotenso com alterações isquêmicas ECG ↑ BP com pressores para ↑ pressão de perfusão miocárdica
- Considerar hidratação e agentes inotrópicos para suportar contratilidade miocárdica
- Considerar anticoagulação (aspirina, heparina)
- Obter parecer de cardiologia intraoperatório para coordenar tratamento

HIPERTERMIA MALIGNA (VER APÊNDICE C)

- Definição: Síndrome genética do hipermetabolismo músculoesquelético após exposição a um agente desencadeador
- Mecanismo: ↓ Recaptação de Ca^{2+} ionizado pelo retículo sarcoplasmático
  → Acumulação de Ca^{2+} intracelular/potencialização da contração muscular
  → ↑ Metabolismo aeróbico/anaeróbico
- Drogas relacionadas (gatilhos): Succinilcolina, agentes voláteis potentes (sevoflurano, desflurano, isoflurano)
- Drogas não relacionadas: N_2O, narcóticos, anestésicos locais, bloqueadores neuromusculares não despolarizantes (cisatracúrio, vecurônio, rocurônio), agentes de indução IV (propofol, cetamina, etomidato, barbitúricos)
- Prevenção: Em pacientes MH-suscetíveis, usar um equipamento "limpo" (remover vaporizadores, trocar absorvedor de CO_2, lavar com alto fluxo de O_2 durante 20 min)

Diagnóstico Diferencial
- Síndrome neuroléptica maligna (NMS)
- Tireotoxicose
- Reações de MAOI
- Feocromocitoma
- Monitor alterado na avaliação do CO_2 expirado

Apresentação Clínica/Investigação
- Pode ocorrer a qualquer tempo durante uma anestesia e no pós-operatório (até 24 h)
- Sinais iniciais: ↑ níveis de CO_2 corrente final apesar de ajustamento da ventilação, taquicardia
- Sinais tardios: ↑ temp., rabdomiólise e mioglobinúria, acidoses metabólica e respiratória, rigidez, disritmias, HTN, parada cardíaca, espasmo de masseter, hipoxemia, hiperpotassemia
- Testes laboratoriais: gasometria (ABG) (checar acidemia, CK elevada, mioglobinúria, K^+ elevado, ↑ diferença entre CO_2 venoso misturado e CO_2 arterial

Tratamento
- Pedir ajuda e notificar cirurgião
- Descontinuar agentes desencadeadores
- Hiperventilar com FiO_2 100%
- Administrar dantroleno (2,5 mg/kg IV)
  → Repetir dantrolene até MH controlada (até 10 mg/kg IV)
  → Pode necessitar administrar durante até 72 horas após episódio
- Monitorar ABG, sinais vitais, CK sérica
- Tratar acidemia com bicarbonato de sódio
- Esfriar paciente com líquidos IV, irrigação com água fria no estômago e bexiga para temp. < 38°C
- Tratar arritmias e promover função renal com líquidos/manitol/furosemida
- Contatar Hotline de Hipertermia Maligna conforme necessário. No Brasil, na UNIFESP: 011 5575-9873

BRADICARDIA

Frequência cardíaca < 60 bpm

Diagnóstico Diferencial
- Formação alterada do impulso (↑ tônus vagal ou ↓ automaticidade do nó SA)
- Agentes farmacológicos (β-bloqueadores, bloqueadores dos canais de Ca, colinérgicos, narcóticos, anticolinesterases, α_2-agonistas)
- Causas patológicas (hipotermia, hipotireoidismo, síndrome de seio doente, hipoxemia)
- Isquemia miocárdica
- Estímulos cirúrgicos/da anestesia (tração do olho, anestesia neuroaxial, laringoscopia)
- Bradicardia reflexa

Investigações/Tratamento
- Confirmar colocação correta das derivações de ECG
- Checar sinais vitais quanto à estabilidade hemodinâmica
  → Se estáveis, considerar anticolinérgicos/efedrina
  → Se instáveis, ↑ FiO_2 para 100%, abortar anestesia, administrar epinefrina/atropina/CPR, considerar colocação de aparelho marca-passo
- Tratar causa subjacente

TAQUICARDIA

Frequência cardíaca > 100 bpm

Diagnóstico Diferencial

Taquicardia + Hipertensão
- Dor/anestesia superficial/ansiedade
- Hipovolemia, hipercapnia, hipóxia, acidose
- Drogas: Drogas vagolíticas (pancurônio, meperidina), cetamina, efedrina, epinefrina, drogas anticolinérgicas (atropina/glicopirrolato), desflurano, isoflurano, β-agonistas, vasodilatadores → taquicardia reflexa (hidralazina), cafeína
- Anormalidades eletrolíticas: Hipomagnesemia, hipopotassemia, hipoglicemia
- Isquemia miocárdica
- Anormalidades endócrinas: Feocromocitoma, hipertireoidismo, carcinoide, crise suprarrenal
- Distensão vesical

Taquicardia + Hipotensão
- Anemia
- Insuficiência cardíaca congestiva
- Cardiopatia valvar
- Pneumotórax
- Problemas imunorrelacionados (anafilaxia, reações transfusionais)
- Isquemia miocárdica
- Sepse
- Embolia pulmonar

Opções de Tratamento
- Assegurar oxigenação e ventilação adequadas
- Verificar colocação das derivações de ECG
- Avaliar BP e preparar para tratar dependendo do cenário
- Considerar colocação de linha arterial
- Avaliar situação de volume se existir hipotensão e tratar de acordo
- Avaliar profundidade da anestesia
- Tratar causa subjacente

RETARDO DO DESPERTAR

Diagnóstico Diferencial
- Efeitos residuais de drogas (agentes voláteis, opioides, bloqueadores neuromusculares)
- Complicações neurológicas (convulsão com estado pós-ictal, AVE, infecção, efeito tumoral)
- Metabólica (anormalidades de eletrólitos, hipoglicemia, hiperglicemia, insuficiência renal)
- Insuficiência respiratória (em decorrência de hipercarbia/hipóxia)
- Colapso cardiovascular
- Hipotermia
- Sepse

Investigações/Opções de Tratamento
- Checar quanto à paralisia neuromuscular com monitor de sequência de quatro e assegurar que relaxantes musculares tenham sido revertidos
- Assegurar que não existem hipóxia e hipercarbia (checar gasometria)
- Checar glicose/eletrólitos e repor de acordo (excluir hipoglicemia e hipo/hipernatremia)
- Considerar reversão de opioide com Naloxona 40 mcg IV e repetir a cada 2 min até 0,2 mg
- Considerar reversão de benzodiazepina com Flumazenil 0,2 mg IV a cada 1 min até 1 mg
- Checar quanto à hipotermia e aquecer, se temperatura corporal for menos de 34°C
- Considerar imagem neurológica, se exame físico neurológico justificar
- Tratamento de suporte

ANAFILAXIA
Reação de hipersensibilidade tipo 1 (IgE) grave com desgranulação de mastócitos/basófilos

Diagnóstico Diferencial
- Anafilactoide – não mediada por IgE, nenhuma sensibilização prévia ao antígeno é necessária
- Reações vasovagais generalizadas, urticária/generalizada, exacerbações de asma
- Infarto do miocárdio, acidente vascular encefálico

Manifestações Clínicas
- Colapso cardiovascular, taquicardia, arritmias
- Broncospasmo, edemas pulmonar e laríngeo, hipoxemia
- Erupção cutânea, ruborização da pele, edema periférico/facial

Opções de Tratamento
- Remover estímulo (se conhecido)
- Oxigênio, considerar entubação
- Dar volume, se hipotenso
- Hidrocortisona 250 mg a 1 g IV ou metilprednisolona 1–2 g IV
- Para situações de descompensação rápida dar epinefrina 20–100 mcg *bolus* IV seguida por infusão se necessário (pode dar 0,5–1 mg IV para colapso cardiovascular)
- Difenidramina 50 mg IV/ranitidina 50 mg IV
- Norepinefrina 4–8 mcg/min
- Bicarbonato de sódio 0,5–1 mEq/kg para acidose persistente
- Considerar entubação (se paciente não entubado)
- Avaliar via aérea quanto a edema antes da extubação

Prevenção
- Pré-medicar com difenidramina (bloqueador H_1), ranitidina (bloqueador H_2), prednisona

ALERGIA AO LÁTEX

Incidência/Fatores de Risco
- Pacientes com espinha bífida e anormalidades congênitas geniturinárias
- Profissionais de saúde (domésticos, trabalhadores em laboratórios, dentistas, enfermeiras, médicos)
- Trabalhadores da indústria da borracha
- Pacientes atópicos (asma, rinite, eczema)
- Pacientes que foram submetidos a múltiplos procedimentos

Mecanismo
- Resposta imune mediada por IgE

Avaliação Pré-Operatória
- Nenhuma testagem diagnóstica de rotina indicada (RAST e testes cutâneos usados ocasionalmente)

Equipamento/Considerações sobre Drogas
- Administração pré-op. de rotina de bloqueadores H_1 e H_2 não recomendada geralmente

Considerações Anestésicas
- Evitar produtos que possam conter látex *(luvas, torniquete, manguito de pressão arterial, máscara facial, tubo ETT, cateter PA, tubulação IV com portas de injeção de látex, rolhas de borracha em frascos de medicação)*
- Notificar equipe inteira da OR (enfermeiras, cirurgião) e colocar sinal grande na porta da OR

Tratamento
- Reação ao látex pode-se apresentar como anafilaxia (> 20 min após exposição)
- Sintomas incluem hipotensão, broncospasmo, erupção cutânea
- Tratamento similar ao tratamento de anafilaxia (ver acima) *(remover agente ofensor, dar O_2 100%, ressuscitação hídrica, epinefrina, corticosteroides, difenidramina, aminofilina)*

Aspiração ou Vômito de Ácido Gástrico à Indução da Anestesia
- Pode causar pneumonite química

Manifestações Clínicas
- Sinais iniciais: Tosse, falta de ar, sibilância, hipóxia e cianose
- Sinais tardios: Febre, acidose metabólica, infiltrado RML e RLL na CXR

Tratamento
- Se possível, colocar paciente em posição de cabeça baixa
- Virar a cabeça do paciente para o lado, se vomitando ativamente enquanto inconsciente, e aspirar agressivamente
- Administrar O_2 100%
- Considerar colocação de um cateter de aspiração para dentro da traqueia para remover material particulado grande
- Fazer broncoscopia rígida (mas não lavagem)
- Fazer radiografia de tórax
- Antibióticos (cobertura para estafilococos, pseudomonas) e esteroides geralmente não recomendados

Complicações de Laringoscopia e Entubação

Causas
- Uso inexperiente de laringoscópio
- Dificuldade para colocar ETT
- Dentição existente em mau estado

Complicações Gerais
- Estimulação fisiológica, hipercarbia, hipóxia, lesão dentária (causa principal de reclamações por negligência)
- Trauma da via aérea, paralisia de prega vocal, luxação de aritenoide, ulceração/edema da mucosa glótica
- Mau funcionamento ou má posição do tubo

Complicações Específicas
- Crupe pós-entubação em crianças secundário a edema de traqueia/laringe
- Lesão de nervo laríngeo recorrente por compressão do manguito do ETT → paralisia de prega vocal
- Laringospasmo por estimulação do nervo laríngeo superior
- Contração muscular involuntária/incontrolada das pregas vocais
- Causada por secreções faríngeas ou estimulação direta do ETT durante extubação
- Tratamento: (1) ventilação com delicada pressão positiva, (2) succinilcolina (0,25–1 mg/kg para relaxar músculos laríngeos)
- Edema pulmonar de pressão negativa
- Pode ocorrer durante forte esforço inspiratório causado por grande gradiente de pressão negativa intratorácica contra pregas vocais fechadas
- Prevenção: Colocar bloco de mordida antes da emersão
- Tratamento: Manter via aérea, administrar O_2, considerar PEEP/reentubação

Procedimentos em Anestesia

KAI MATTHES

Acesso Venoso Periférico

Indicações
- Administração venosa (IV) de drogas e líquidos

Técnica
- Aplicar garrote em extremidade (proximal ao local de acesso)
  - Alternativamente pode-se usar manguito de BP – inflar entre pressões sistólica e diastólica
- Escolha da veia, idealmente em uma bifurcação
  - Veias antecubitais fornecem melhor fluxo do que veias periféricas
  - Drogas irritantes (p. ex., propofol) são menos dolorosas à injeção
    - Fluxo pode ser interrompido, se o braço for flexionado (posicional/emergência)
    - Punção acidental da artéria braquial possível em decorrência da proximidade estreita
    - Tentativas de canulização devem ser de veias distais para proximais
  - Evitar infiltrado de tentativa prévia em local proximal
    - Desinfecção da pele: Álcool (aumenta visibilidade da veia em razão do efeito vasodilatador)
- Anestesia local: Infiltração da pele com lidocaína, creme/fita anestésica local para crianças
- Fixação da veia: Aplicar tensão na pele com sua mão não dominante
- Punção da veia: ângulo de 20–30° para penetrar pele, ângulo de 10–20° para avançar cateter
- *Flash* na câmara IV sinaliza ponta da agulha no vaso (ocorrerá antes que cateter esteja na veia)
- Avançar aparelho inteiro 2–3 mm, então avançar cateter plástico para dentro do vaso
- Remover e proteger descarte da agulha de metal
- Fixar cateter plástico com fita adesiva transparente sobre o local de acesso, data e hora da IV
- Avaliar posição do cateter por teste líquido quanto à potencial infiltração

Complicações
- Infiltração de líquido/droga (sinais incluem edema, parestesia ou dor)
  - Imediatamente desconectar linha IV
  - Avaliar quanto à possível necrose tecidual/síndrome de compartimento
- Injeção intra-arterial
  - Imediatamente desconectar linha IV
  - Objetivo: Aumentar vasodilatação e prevenir vasoconstrição
    - Injetar 10 mL soro fisiológico 0,9%, 10 mL lidocaína 1% com 5.000 unidades de heparina
    - Considerar bloqueio de gânglio estrelado, uso de vasodilatadores arteriais (bloqueadores dos canais de Ca^{2+})

Acesso Arterial
(Ver também Capítulo 7, sobre Monitorização Peroperatória)

Indicações
- Necessidade de monitorização contínua da BP
- Cirurgia em pacientes com comorbidades graves (ASA III–V)
- Procedimento com grande perda sanguínea
- Necessidade de amostras frequentes de sangue arterial

Técnica: Artéria Radial
- Teste de Allen para avaliar fluxo colateral da artéria ulnar é confiável
- Escolher mão não dominante do paciente a menos que haja contraindicação cirúrgica
- Fixar a mão sobre prancha de punho
- Desinfecção da pele: álcool ou clorexidina
- Localização do pulso: Palpar (a 1–2 cm do punho entre cabeça óssea do rádio e tendão flexor radial do carpo); também se pode usar ultrassom para localizar a artéria
- Anestesia local: Infiltrar com lidocaína medial e lateral à artéria
- Fixação da artéria: Aplicar tensão sobre a pele na direção da periferia
- Punção arterial: ângulo de 30–45° para penetrar a pele
- *Flash* na câmara sinaliza localização intra-arterial da ponta da agulha
  - Técnica de transfixação:
    - Avançar agulha inteira mais 2–3 mm
    - Remover e proteger agulha para descarte
    - Lentamente retirar cateter plástico mantendo um ângulo raso com a pele até ocorrer fluxo pulsátil
    - Inserir fio-guia e avançar cateter sobre o fio (técnica de Seldinger)

- Técnica sobre a agulha:
  - Avançar cateter por si próprio uma vez obtido *flash*
  - Remover e proteger agulha para descarte
- Fixar cateter plástico com fita adesiva transparente sobre local de acesso
- Avaliar fluxo arterial por conexão ao transdutor
- Nota: Se tentativa de canulização não tiver sucesso, **não tentar** artéria ulnar ipsolateral; em vez disso, encontrar extremidade alternativa (risco de necrose da mão)

Técnica: Artéria Braquial
- Palpar artéria braquial no lado ventral do braço entre bíceps e tríceps (próximo da fossa antecubital)
- Executar a mesma técnica de canulização descrita para artéria radial acima
- Complicações incluem isquemia da extremidade superior, lesão de plexo braquial

Técnica: Artéria Axilar
- Palpar artéria axilar no sulco entre bíceps e tríceps lateral ao peitoral menor
- Executar a mesma técnica de canulização descrita para artéria radial acima
- Complicações incluem isquemia da extremidade superior, lesão de plexo braquial

Contraindicações
- Infecção local
- Fluxo sanguíneo periférico diminuído
- Fluxo sanguíneo colateral insuficiente

Complicações
- Sangramento, coágulo sanguíneo, espasmo ou laceração arterial, isquemia periférica ou necrose da mão

---

Acesso Venoso Central
(Ver Também Capítulo 7, sobre Monitorização Peroperatória)

Indicações
- Nutrição parenteral total (TPN)
- Administração de drogas hiperosmolares ou irritantes
- Administração de vasopressores
- Necessidade de medições de CVP, PA, SvO_2, CO
- Acesso vascular periférico limitado
- Hemodiálise
- Necessidade de marca-passo transvenoso

Contraindicações
- Veia jugular interna
  - Local infectado, estenose de artéria carótida, ↑ICP, local de acesso no campo cirúrgico
- Veia subclávia
  - Local infectado, pneumo ou hemotórax contralateral, intervenção torácica contralateral
  - Tentativas contralaterais de canulizar via subclávia, ↓ função pulmonar do pulmão contralateral
  - Coagulopatia, enfisema (relativa)

Técnica: Veia Jugular Interna (IJ)
- Posicionamento: Trendelenburg (fornece distensão venosa para evitar embolia de ar)
- Técnica asséptica: Capote estéril, máscara facial, luvas, desinfecção da pele e campo corporal total
- Localização: Ultrassom para localizar artéria carótida e IJ (ou palpação se US não disponível)
- Local: Infiltrar pele com anestésico local se paciente acordado
- Canulização
  - Técnica com ultrassom – agulha calibre 18 sob visualização direta
  - Técnica com palpação (ver Fig. 11-1)
    - Colocar agulha-achadora calibre 24 a 8–10 mm lateral ao pulso carotídeo na bifurcação da cabeça medial e a lateral do músculo esternoclidomastóideo com agulha apontada para o mamilo ipsolateral e ângulo de 30–45° com a pele
    - Uma vez aspirado sangue venoso, puncionar IJ com agulha calibre 18 no mesmo local, ângulo e profundidade
- Aspirar sangue venoso, desconectar seringa e avaliar quanto a fluxo sanguíneo venoso não arterial
  - Alguns clínicos usarão transdutor para assegurar colocação não arterial
- Avançar fio-guia através da agulha calibre 18 (nunca perder controle do fio-guia)
- Retirar agulha calibre 18 mantendo fio-guia no lugar
  - Alguns clínicos verificarão localização do fio-guia por observação com TEE ou US

- Fazer uma incisão de 8–10 mm na pele paralela ao fio-guia
  - Lado afiado do bisturi aponta para 2h (RIJ) ou 10h (LIJ)
- Inserir dilatador sobre fio-guia e a seguir remover dilatador
- Inserir cateter sobre fio-guia (técnica de Seldinger) para dentro da veia
- Aspirar e lavar todas as luzes de cateter
- Avaliar quanto a fluxo venoso conectando a transdutor
- Obter CXR se possível para excluir complicações relacionadas com o procedimento (p. ex., pneumotórax)

Técnica: Veia Subclávia (SC)
- Veia subclávia não colapsada em estado hipovolêmico (suspensa da clavícula e peitoral)
- Posicionamento: Trendelenburg (fornece distensão venosa para prevenir embolia aérea)
- Técnica asséptica: Capote estéril, máscara facial, luvas, desinfecção da pele e campo corporal total
- Infiltrar pele com anestésico local (p. ex., lidocaína) se pac. acordado
- Punção: agulha calibre 18 na linha hemiclavicular (ângulo de 30–45° com a pele) até atingir clavícula (ver Fig. 11-1)
  - Uma vez contato com osso, avançar agulha embaixo da clavícula na direção da articulação esternoclavicular
  - Aspirar sangue venoso, avançar fio-guia
- Continuar inserção de linha central conforme descrito para IJ acima

Técnica: Veia Femoral (Fem)
- Técnica asséptica: Capote estéril, máscara facial, luvas, desinfecção da pele e campo corporal total
- Local: Infiltrar pele com anestésico local (p. ex., lidocaína) se paciente acordado
- Localização: Palpar artéria femoral (Fem medial à artéria)
- Punção: agulha-achadora calibre 24 (ângulo de 30–45° com a pele) 1–2 cm abaixo do ligamento inguinal
  - Aspirar sangue venoso, inserir agulha calibre 18 usando a mesma posição e ângulo
  - Avançar fio-guia
- Continuar inserção de linha central conforme descrito para IJ acima

Complicações
- Canulização arterial, hematoma, pneumotórax (SC > IJ), quilotórax (LIJ ou LSC)
- Hemotórax, infecção, sepse (Fem > SC > IJ), Tromboflebite (Fem > SC > IJ)
- Lesão nervosa (síndrome de Horner, lesão de plexo braquial), embolia aérea

COLOCAÇÃO DE LINHA CENTRAL GUIADA POR ULTRASSOM
Inserção de linhas centrais com direcionamento US comprovou aumentar a segurança:
- Menor número de passagens de agulha com taxa aumentada de sucesso
- Tempo reduzido para cateterismo
- Menos complicações
- Benefício é mais evidente para IJ do que SC ou Fem, e para operadores inexperientes

Técnica de Avaliação Única
- US Doppler para localizar artéria e veia
- Confirmar localização e desimpedimento do vaso, marcar a pele, e a seguir efetuar cateterismo da maneira usual

Visualização em Tempo Real da IJ
- Direcionamento ultrassônico bidimensional para IJ com um transdutor de 7,5–10 MHz protegido por uma bainha estéril
- Sensor US na mão não dominante para obter uma vista do vaso-alvo
- Veia identificada pela localização anatômica e sua compressibilidade. Artéria aparece brandamente pulsátil
- Direcionamento US com vista transversa (eixo curto) ou longitudinal (eixo longo)
- ***Vista transversa:*** Mais fácil de aprender, identificação simultânea da artéria e veia
- ***Vista longitudinal:*** Visualização da ponta da agulha o tempo todo, pode reduzir perfuração da parede posterior da veia
- Transdutor com manga estéril é mantido perpendicular à superfície da pele com a veia no centro da tela de US
- Vaso é puncionado sob visão direta com uma agulha calibre 18 colocada ao centro do transdutor (vista transversa) precisamente sobre a pele (endentação da pele pela ponta da agulha é visível antes de puncionar a pele, a seguir a passagem da agulha pode ser visualizada como ela entra na veia)

Figura 11-1. Marcos anatômicos para cateterismo de veia jugular interna e subclávia.

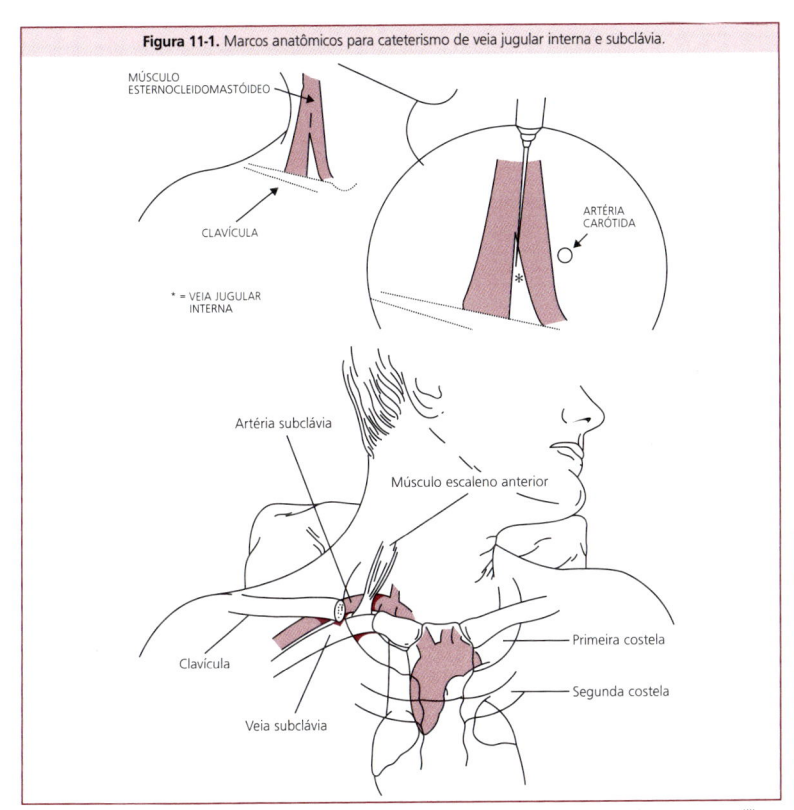

(Reproduzida com permissão de Wachter RM, Goldman L, Hollander H. Hospital Medicine. Philadelphia: Lippincott Williams & Wilkins, 2005: Figuras 27.16 e 27.18.)

- Em pacientes pediátricos, uma agulha calibre 20–24 pode ser usada para a primeira canulização e a seguir trocada com uma agulha maior sobre um fio-guia
- Proceder como descrito na técnica com marcos anatômicos padrão acima, mas fazer confirmação da localização intravenosa do fio-guia com vista longitudinal antes da dilatação do vaso

Visualização em Tempo Real da SC

- Transdutor é colocado no sulco infraclavicular ao nível do terço médio ou lateral da clavícula
- Veia e artéria axilares são avaliadas ao saírem do canal ósseo formado pela clavícula e a primeira costela
- Artéria é mais comumente cefálica à veia e incompressível, e não varia de diâmetro com a respiração
- Vista transversa ou longitudinal para inserção de agulha guia conforme descrito acima
- Prosseguir como descrito com a técnica de marcos anatômicos seguida por confirmação da localização do fio-guia na veia

Inserção de um Cateter de Artéria Pulmonar (PAC)
(Ver também Capítulo 7, sobre Monitorização Peroperatória)

Indicações
- Tratamento de infarto miocárdico complicado (insuficiência ventricular, choque cardiogênico)
- Avaliação de angústia respiratória (edema pulmonar cardiogênico vs. não cardiogênico, HTN pulmonar primária (1ª) vs. secundária (2ª)
- Avaliação do choque
- Avaliação das necessidades hídricas no paciente em estado crítico (hemorragia, sepse, insuficiência renal aguda, queimaduras)
- Tratamento pós-op. de pacientes cardíacos
- Necessidade de marca-passo cardíaco

Contraindicações
- Prótese mecânica de valva tricúspide ou pulmonar
- Massa cardíaca direita (trombo e/ou tumor)
- Endocardite em valva tricúspide ou pulmonar

Técnica
- Acesso venoso central conforme descrito acima
- Posicionamento: Flutuação do cateter de PA é mais fácil em horizontal ou ligeiramente inverso Trendelenburg *em contraste com colocação de linha central (Trendelenburg)*
- Técnica asséptica: Roupa estéril, máscara facial, luvas, desinfecção da pele e campo corporal total
- Arrumação PAC
- Calibrar ("zerar") PAC, checar PAC quanto a dano, testar insuflação/desinsuflação do balão
  - Conectar todas as luzes a torneiras, lavar para eliminar bolhas
  - Checar resposta de frequência da ponta do PAC tocando a ponta
  - PAC enfiado pela manga estéril antes da inserção dentro da cânula
- PAC inserido percutaneamente em grande veia (IJ, SC, femoral) por meio de uma bainha introdutora
  - RIJ: Caminho mais curto e mais direto
  - LSC: Ângulo agudo para entrar na SVC (em comparação a RSC ou LIJ)
  - Fem: Locais distantes, difícil se câmaras cardíacas direitas aumentadas *(muitas vezes direcionamento fluoroscópico necessário)*
- Inserir dentro do introdutor mantendo curva pré-formada *(Acesso RIJ: Côncava-cefálica)*
- Uma vez PAC entre no RV, um quarto de volta no sentido horário move a ponta anteriormente *(permite passagem mais fácil para dentro da PA)*
- Depois de inserir PAC até marca de 20 cm (marca de 30 cm se usada via femoral), inflar balão com ar (1–1,5 mL)
- **Sempre inflar balão antes de avançar e sempre desinsuflar balão antes de retirar**
- Enquanto avançando, traçados serão observados (monitorização de pressão da luz distal):
  - RA $\approx$ 25 cm (RIJ)
  - RV $\approx$ 30 cm ($\uparrow$ pressão sistólica que RA, ausência de incisura dicrótica)
  - PA $\approx$ 40 cm ($\uparrow$ pressão diastólica, $\downarrow$ pressão sistólica)
  - PCWP $\approx$ 45 cm (algum amortecimento e $\downarrow$ pressão com oclusão da PA)
- Obter pressão encunhada capilar pulmonar
  - Desconectar circuito de respiração
  - Determinar volume de ar no balão necessário para obter um traçado de PECP *(volume < meio balão máx. pode indicar ponta demasiado longe distal)*
  - Ler PCWP (correlaciona-se com LVEDP $\approx$ 4–15 mm Hg é normal)
  - Reconectar circuito de respiração, desinflar balão, observar retorno do traçado de PA
  - Pressão diastólica PA geralmente se correlaciona bem com pressão PCWP *(deve ser usada como parâmetro para avaliar enchimento ventricular esquerdo)*
  - Retirar PAC ligeiramente (1–2 cm) para prevenir ruptura da PA por migração distal da ponta
  - Fixar manga do cateter uma vez obtida a PCWP (assegurar que *padrão PCWP é reproduzível antes de remover campo estéril)*
- Resolução de problema de cateter enrolado/com nó:
  - Prevenção: Retirar PAC lentamente para $\downarrow$ risco de dar nó no cateter sobre si mesmo
  - Usar fluoroscopia se necessário para remover um nó
  - Remover PAC e introdutor como uma unidade se impossível desfazer um nó
  - Fazer CXR para checar posição do PAC

Complicação: Perfuração de PA
- Predisposta quando **nenhum padrão de cunha evidente após inserção profunda**
- Circunstâncias que predispõem à perfuração de PA: *Isquemia de músculo papilar, estenose ou regurgitação mitral, HTN pulmonar, shunt intrapulmonar, insuficiência LV*

- Cuidado, se nenhum padrão de cunha definitivo for observado *(repetidas tentativas de avançar PAC podem levar à perfuração da PA)*
- Enrolamento ou real cunha falso-negativa pode ocorrer e predispor à ruptura de PA

DESCOMPRESSÃO DE UM PNEUMOTÓRAX (TORACOSTOMIA COM AGULHA)

Indicação
- Pneumotórax de tensão (sintomas: Hipotensão, ↓ SpO_2, ↓ sons respiratórios e timpânico à percussão no lado afetado; traqueia e mediastino desviados na CXR)

Técnica
- Inserir uma cânula ou agulha de grosso calibre dentro do 2º espaço intercostal na linha hemiclavicular
- Liberar pressão na cavidade pleural *(converte pneumotórax de tensão → pneumotórax simples)*
- Inserção subsequente de tubo de tórax geralmente necessária para tratar pneumotórax

Complicações
- Laceração pulmonar (esp. se nenhum pneumotórax de tensão presente)
- Reacumulação de ar no espaço pleural *(pode não ser detectada, se toracostomia de agulha se tornar deslocada)*

INSERÇÃO DE UM TUBO NASOGÁSTRICO (NGT)

Indicação
- Descompressão e esvaziamento do estômago (após RSI [indução em sequência rápida], antes de laparoscopia, cirurgia GI)
- Aspiração de líquido gástrico (lavagem para detectar sangue intragástrico no contexto de sangramento GI)
- Alimentação por tubo
- Administração de droga

Contraindicações
- Fratura da base do crânio (esp. ossos nasais)
- Esôfago ou via aérea obstruída

Técnica
- Medir comprimento do tubo (ponta do nariz do paciente à orelha e para baixo até o processo xifoide)
- Lubrificar extremidade do tubo plástico sendo inserido na fossa nasal anterior
- Avançar o tubo através da cavidade nasal e para dentro da garganta
- Passar faringe rapidamente com pressão contínua delicada para ir para dentro do estômago
  (se paciente acordado, incentivar deglutição)
  (se paciente dormindo, considerar uso de laringoscópio para visualizar entrada no esôfago)
- Confirmar a inserção com RX de tórax (mais seguro), aspiração ou injetando ar (ausculta do estômago)

Complicações
- Colocação errada (endotraqueal, intracraniana)
- Perfuração esofágica
- Aspiração pulmonar, pneumotórax
- Erosão/sangramento nasal, sinusite, dor de garganta

TRATAMENTO DA DOR AGUDA

NALINI VADIVELU • CHRISTIAN WHITNEY

Ver também Urman RD, Vadivelu N. Pocket Pain Medicine. Lippincott, Williams & Wilkins, 2011.

MECANISMOS NORMAIS DE DOR E VIAS DA DOR

- Vias da dor desde a periferia: Começam em nociceptores periféricos → terminal no cérebro
- Nociceptores presentes na pele, mucosa, músculos e articulações
  - Estimulados por estímulos mecânicos, químicos, térmicos
  - Agentes inflamatórios (bradicininas, citocinas, prostanoides) podem sensibilizar os nociceptores
- **Dor somática** = dor musculoesquelética; disposta em dermátomos
- **Dor visceral** = dor a partir de órgãos (bexiga, intestino, ovários)

Dor Neuropática
Definição: Dor causada por uma lesão/disfunção do sistema nervoso
- Em decorrência de alteração patológica nas vias da dor (periféricas ou centrais)
- Subtipos: Inflamatório ou não inflamatório
  - Dor inflamatória inclui dor de câncer, síndrome de dor regional complexa, neurite de herpes-zóster (cobreiro)
  - Dor não inflamatória inclui neural pós-herpética, dor de coto, neuralgia trigeminal
- Geralmente se desenvolve após lesão parcial
- Neurônios sensitivos primários não lesados podem mudar de fenótipo

Avaliação da Dor
- Descrição da dor: Latejante, queimação, surda (indistinta), contínua, esmagando, fulgurante
- Cronologia: Quando começou a dor, duração, início (súbito/gradual), fatores de exacerbação ou de alívio, variação diurna, sinais acompanhantes, frequência
- Localização e irradiação da dor

Avaliação da Dor
- **Escala de graduação numérica:** paciente marca na linha de 1 a 10 a intensidade da dor (0 = nenhuma dor, 10 = pior dor imaginável)
- **Escala de graduação de "faces":** Principalmente utilizada com crianças < 3 anos de idade; também pacientes adultos com barreiras de linguagem, comprometimento cognitivo
- **Escalas de dor multidimensionais:** Avaliam efeito da dor sobre o humor o funcionamento diário; inventário breve de dor (BPI) é uma dessas escalas

Figura 12-1. Escala de Wong–Baker de graduação de faces de graduação da dor.

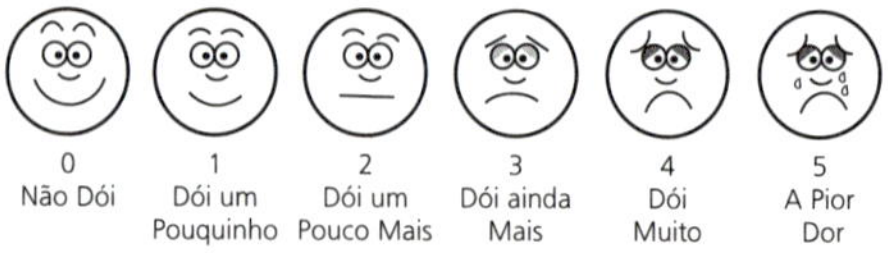

0	1	2	3	4	5
Não Dói	Dói um Pouquinho	Dói um Pouco Mais	Dói ainda Mais	Dói Muito	A Pior Dor

(De: Hockenberry MJ, Wilson D. Wong's Essentials of Pediatric Nursing. 8th ed. St. Louis, MO: Mosby; 2009. Usada com permissão. Copyright Mosby.)

TRATAMENTO DA DOR AGUDA

Dor aguda = dor que ocorre como resultado direto de dano ao tecido, < 3 meses de duração
- Pode ocorrer como resultado de trauma, lesão cirúrgica, trabalho de parto, infecção ou inflamação
- Dor pós-operatória → inflamação é uma causa importante

Efeitos Fisiológicos Adversos da Dor Aguda Incontrolada	
Cardíacos	HTN, taquicardia, arritmias, MI
Pulmonares	Atelectasia, desequilíbrio de $\dot{V}/\dot{Q}$, pneumonia
Endócrinos	Catabolismo proteico, hiperglicemia, retenção hídrica
Imunes	Comprometimento da função imunitária
Coagulação	Hipercoagulação, ↑ adesão das plaquetas
GI	Íleo
GU	Retenção urinária

Tratamento
- Inclui meds. opioides e não opioides
- Opioides comumente usados – podem ser dados via parenteral, úteis imediatamente pós-op

Rotação de Opioides
- Definição: Uso de diferentes opioides intercambiavelmente por diferentes vias
- Presença de doença de órgão importante (disfunção fígado/rim) pode ↓ acentuadamente a dose requerida para resposta clínica adequada
- Ausência de tolerância cruzada completa entre diferentes opioides
  → Essencial usar doses mais baixas do que equianalgésicas
- Doses orais e parenterais frequentemente dessemelhantes (em razão das diferenças farmacocinéticas)
- Prurido associado a opioide: Diluir naloxona e Benadryl (difenidramina) → podem ambos ser usados
  - Naloxona 400 mcg em 1 L de LR ou NS dada a 75 mL/h
  - Evitar benadryl na idade avançada

Mudança de um Opioide para Outro (Exemplo)	
- Calcular dose total de opioide em 24 h - Achar novo opioide em tabela equianalgésica - Resolver a equação da nova dose - Dividir a nova dose de 24 h pelo número de doses/dia - ↓ Dose calculada 25–50% - Titular ao efeito clínico	(Morfina 15 mg a cada 4 h = 90 mg em 24 h) (Hidromorfona 7,5 mg = 30 mg morfina) (90 mg/30 mg = x/7,5 → 22,5 mg) (22,5 mg/4 doses = 5,7 mg cada 6 h) (4 mg a cada 6 h)

Tabela de Posologia Opioide Equianalgésica para um Adulto de 70 kg				
Droga	Duração (h)	Oral	Parenteral	Meia-Vida
Codeína	4–6	200 mg	120 mg IM	3 h
Morfina	3–6	30–60 mg	10 mg IM/IV	1,5–2
Hidromorfona	4–5	7,5 mg	1,5 mg IM/IV	2–3 h
Meperidina	2–4	300 mg	75 mg IM/IV	3–4 h
Fentanil	1–2	N/A	0,1 mg IM/IV	1,5–6 h
Oxicodona	4–6	20 mg	N/A	N/A
Metadona	4–6	10–20 mg	10 mg IM/IV	15–40 h
Oximorfona	3–6	N/A	1 mg IM/IV	
Levorfanol	6–8	4 mg	2 mg IM/IV	
Hidrocodona	3–4	30 mg	N/A	
Propoxifeno HCl (Darvon)	3–4	130 mg	N/A	12 h
Propoxifeno napsilato (Darvon-N)	3–4	200 mg	N/A	12 h

Fentanyl patch (Duragesic) 12/25/50/75/100 mcg c. 72 h	Indicação: Dor crônica que exige opioides contínuos; usar apenas em pacs. já sob terapia opioide Equivalência 25 mcg a cada 72 h = 50 mg morfina oral a cada 24 h

Opioides Orais Comuns	
Droga	Dose
Codeína/acetaminofen[a]	Adultos: 1–2 compr. c. 4–6 h
Tylenol #2 (15 mg/300 mg)	
Tylenol #3 (30 mg/300 mg)	
Tylenol #5 (60 mg/300 mg)	
Hidrocodona/acetaminofen[a]	Baseando-se no conteúdo de hidrocodona:
Norco (5, 7,5, 10 mg/325 mg)	Adulto (5 mg) 1–2 compr. a cada 4–6 h
Vicodin (5/500, 7,5/750 mg)	Adulto (7,5, 10 mg) 1 compr. a cada 4–6 h
Metadona	Adulto: 2,5–10 mg VO a cada 3–4 h
Dolophino (6, 10 mg)	
Oxicodona/acetaminofen[a]	Adultos 1–2 compr. VO a cada 4–6 h
Percocet (2,5, 5, 7,5, 10/325; 7,5/500; 10/650)	
Oxicodona (OxyContin)	5–30 mg VO a cada 4 h SOS

(Continua)

Oxicodona liberação prolongada	10–160 mg VO a cada 12 h
Tramadol (Ultram)	50–100 mg VO a cada 4–6 h

^aDose máx. acetaminofeno = 4 g/d em adultos. Grande porcentagem da população não tem enzima para converter codeína → morfina (responsabiliza-se pela variabilidade dos efeitos analgésicos).
Fonte: Adaptada de Ezekiel MR. *Handbook of Anesthesiology*, 2008 ed. Indianapolis, IN: CCS Publishing, 2008.

Efeitos Colaterais dos Opioides	Tratamentos
Náusea/vômito	Mudar/desmamar agente, ondansetron, fenergan, proclorperazina, haloperidol, metoclopramida
Reação alérgica	Mudar agente, difenidramina ou outro anti-histamínico
Depressão respiratória	Suportar via aérea, ↓ dose, considerar naloxona
Prurido	Mudar agente, nalbufina (anti-histamínicos não são muito efetivos)
Delírio	Mudar agente, ↓ dose, haloperidol, olanzapina
Constipação	Laxativos (sena, lactulose) + emolientes fecais (Colace)
Sedação	↓ Dose, restringir ansiolíticos, considerar estimulntes do CNS se persistente

Adjuvantes Não Opioides Comuns			
	Via	Dose	Efeitos Colaterais
Cetorolaco	IV/IM	39 mg c. 6 h (máx. 120 mg/dia)	Sangramento GI; diminuir dose em comprometimento renal e idoso; contraindicado em doença ulcerosa péptica
Diclofenaco	IV, IM, VO	50–100 mg	
Ibuprofeno	VO, IV	VO: 300–800 mg IV: 400–800 mg c. 6 h	
Naproxeno	VO	250–500 mg	
Gabapentina	VO	300 mg VO 3 v/d titulada a 1.800 mg/d	Leucopenia, trombocitopenia
Cetamina	IV, IM, VO	IV: 0,2–0,8 mg/kg Infusão IV: 3 mcg/kg/min × 48 h; ou 120 mcg/kg/h × 24 h, a seguir 60 mcg/kg/h × 48 h ou mais IM: 2–6 mg/kg VO: 6–10 mg/kg Epidural: 30 mg ou 0,25–0,5 mg/kg via epidural antes da incisão Caudal: 0,5 mg/kg Intra-articular: 10 mg Bloqueio de plexo braquial: 30 mg	Depressor miocárdico direto Vasodilatador cerebral > estimulação do sistema nervoso simpático (↑ HR e CO)
Clonidina	VO	0,3–0,4 mg	Bradicardia
Lorazepam	IV, IM, VO	IV/IM: 0,02–0,08 mg/kg VO: 2–3 mg	Depressão resp. (se dado com opioides)
Ondansetron	IV	IV: 4 mg Ped. IV: 0,05–0,075 mg/kg	Cefaleia, tonteira, sedação, tremores, elevação LFT
Benadryl	IV, VO	IV: 10–50 mg c. 6–8 h Ped. IV: 5 mg/kg/d em 4 doses divididas (máx. 300 mg)	Taquicardia, tonteira, convulsões, retenção urinária
Acetaminofeno	VO, VR, IV	VO: 0,5–2 g IV: 650 mg c. 4 h ou 1.000 mg c. 6 h; máx. 4 g/d	Hepatotoxicidade, desarranjo GI
Celecoxib (Celebrex)	VO	100–200 mg	Pode ↑ risco de MI/AVE
Aspirina	VO	500–1.000 mg	Síndrome de Reye (não usar em crianças abaixo de 12 anos)

ABORDAGEM MULTIMODAL AO CONTROLE DA DOR (VER TAMBÉM CAPÍTULO 27)

Sistemas de Administração de Analgésico
- **VO**
  - Nem sempre são adequados para dor pós-op. imediata (tempo retardado até efeito máximo)
  - Opioides comumente combinados com inibidores de COX
- **SC/IM**
  - Vias menos desejáveis (dor à injeção e absorção errática)
  - Período cíclico de sedação → analgesia → analgesia inadequada comum
- **Administração intravenosa**
  - Exige monitorização respiratória estreita
  - Comum em PACU, ICU e unidades especializadas
- **Analgesia controlada pelo paciente (PCA)**
  - Permite ao paciente autoadministrar opioides com pressão no botão
  - Médico especifica dose, período mínimo de tempo entre doses (trancado = *lockout*), velocidade de infusão basal, dose máx. aplicada

Diretrizes de PCA						
Opioide	Dose Adulta	Dose Ped.	Lockout Adulto (min)	Lockout Ped. (min)	Infusão Adulto (mg/h)	Infusão Ped.
Morfina	1–3 mg	50–75 mcg/kg	5–20	c. 2–3 h	0–10	15–20 mcg/kg/h
Fentanil	0,015–0,05 mg	1 mcg/kg	3–15	c. 1–2 h	0–0,1	2–4 mcg/kg/h
Sufentanil	0,003–0,015 mg		3–10		0–0,1	
Hidromorfona	0,1–0,3 mg	6–10 mcg/kg	10–20	c. 3–4 h	0-0,5	3–4 mcg/kg/h
Meperidina	5–15 mg		5–15		0–30	
Metadona	10 mcg/kg	10 mcg/kg	10–15	c. 10–15 h	20 mcg/kg	20 mcg/kg

Analgesia Neuroaxial
- Vias intratecal ou epidural; efetiva para dor pós-op. após cirurgia abd., pélvica, torácica e ortopédica de extremidade inferior
- Infusões de opioides frequentemente combinadas com anestésicos locais (bupivacaína, lidocaína, ropivacaína)
- Clonidina e buprenorfina também usadas via epidural

Opioides Epidurais
- Local de ação = receptores pré- e pós-sinápticos na substância gelatinosa do corno dorsal
- Drogas opioides entram no CSF a uma velocidade dependente das propriedades físico-químicas
  - Peso molecular, pKa, solubilidade em óleo:água
- Transporte direto via suprimento sanguíneo da medula espinal pode ocorrer
- Difusão através de regiões do manguito dural para medula espinal pode ocorrer
- Opioides lipossolúveis (sufentanil, fentanil) entram na medula espinal mais rapidamente
  - Também eliminados mais rapidamente por captação vascular, levando a uma duração curta de ação
- Morfina = opioide hidrossolúvel (início de ação mais lento, duração mais longa de ação)

Diretrizes Gerais de Analgesia Epidural Controlada pelo Paciente (AECP)							
Opioide	Dose *Bolus* (mg)	Início (min)	Máx. (min)	Duração	Veloc. Infusão	Dose AECP (mg)	Lockout AECP (min)
Morfina	5	15–30	30–90	4–24 h	0,3–0,9 mg/h	0,2–0,3	30
Fentanil	0,05–0,1	5–10	10–20	2–3 h	0,025–0,05 mg/h	0,02–0,03	15
Hidromorfona	0,75–1	10–15	30	8–16 h	0,1–0,2 mg/h	0,15	30
Sufentanil	0,03–0,05	7	20–30	2–3 h			
Metadona	100 mcg/kg	15–20		2–3 d	2 mcg/kg/h	1 mcg/kg	15

Anestésicos Locais Epidurais	
Solução	Velocidade
1/16% (0,0625%) bupivacaína + 1 mcg/mL fentanil	0,1–0,2 mL/kg/h
1/32% (0,3125%) bupivacaína + 2 mcg/mL fentanil + 2 mcg/mL epinefrina	0,1–0,2 mL/kg/h
1/32% (0,3125%) bupivacaína + 5 mcg/mL hidromorfona + 2 mcg/mL epinefrina	0,1–0,2 mL/kg/h
Fentanil 2 mcg/mL + bupivacaína 1/32% + 2 mcg/mL epinefrina	0,1–0,4 mL/kg/h
Clonidina 5 mcg/mL + ropivacaína 0,2%	0,3–0,5 mcg/kg/h
1/5% (0,2%) bupivacaína ± hidromorfona 0,01 ou 0,02 mg/mL	4–12 mL/h
1/8% (0,125%) bupivacaína ± hidromorfona 0,01 ou 0,02 mg/mL	
1/16% (0,0625%) bupivacaína ± hidromorfona 0,01 ou 0,02 mg/mL	

Clonidina Epidural
- Dose = 3–5 mcg/kg; pode ser acrescentada a mix epidural (local ou opioide)
- Prolonga duração do anestésico local epidural ≈ 50%
- ↓ Necessidades de opioide epidural ≈ 30%
- Efeitos colaterais: Bradicardia grave (se usada > 1 mcg/kg/)

Níveis de Colocação Epidural

• Toracotomia	T4–T6
• Abdome superior	T8
• Abdome inferior	T10–T12
• Extremidade inferior/pelve	L2–L4

Sinais de uma Epidural Inadequada
- Dor em repouso e com movimento (escore de dor > 5)
- Taquicardia
- ↑ Frequência respiratória
- Em casos torácicos e abdominais
  - → Incapacidade de respirar profundamente, tossir, usar espirômetro de incentivo

Testagem de Epidurais
- Lidocaína 2% com epinefrina 1:200.000 ou bupivacaína 0,25% com epinefrina 1:200.000
  - Administrar 3 mL de uma das duas vias epidurais → checar BP, bloqueio motor e alívio da dor
- Pode repetir 3 mL após 3–5 min
- Considerar reaplicação da epidural, se nenhum alívio da dor após 8 mL de dose de teste ao longo de 10 min

"Dividir" Epidural com PCA IV
- Técnica: Adicionar PCA IV em adição à infusão epidural *(necessário simultaneamente remover opioides da infusão epidural)*
- Pode ser necessário para
  - Paciente com dependência de opioide
  - Cobertura incisional incompleta pela epidural
  - Cirurgias em mais de um segmento corporal (vítimas de trauma)
  - Grande incisão cirúrgica
  - Colocação de cateter epidural em nível mais baixo

Tratamento de Efeitos Colaterais com Analgesia Epidural	
Efeito Colateral	Tratamento
Prurido	Nalbufina 5–10 mg IV/IM Benadryl 25–50 mg IV Naloxona 40–80 mcg IV
Náusea/vômito	Metoclopramida 10 mg IV Nalbufina 10 mg IV Naloxona 40–80 mcg IV
Depressão respiratória	Naloxona 40–100 mcg IV, repetir conforme necessário

Opioides Intratecais
- Atuam na substância gelatinosa da medula espinal
- Analgesia potente em razão da localização central dos receptores
- Efeitos colaterais são mediados por receptores mu (no cérebro e tronco cerebral)

Opioides Intratecais

Opioide	Dose	Duração	Indicações	Efeitos Colaterais
Morfina	0,2–0,4 mg	24 h	Boa difusão e longa duração de ação	Náusea, vômito, depressão resp., sedação, prurido, retenção urinária
Fentanil	12,5–25 mcg	3–4 h	Para difusão segmentar	Náusea, depressão resp.
Sufentanil	4–10 mcg	2–4 h	Muito lipossolúvel e tem difusão segmentar	Náusea, depressão resp.
Meperidina	10 mg	3–6 h	Além de efeito opioide tem efeito anestésico local	Hipotensão

Agonistas/Antagonistas Mistos
- Bloqueiam efeitos de altas doses de drogas semelhantes à morfina
  - Competindo com as drogas semelhantes à morfina para se ligar ao receptor opioide mu
- Produz efeitos de agonista parcial em receptores a opioides κ (Kappa) e/ou δ (delta)

Agonistas/Antagonistas Opioides Mistos

Droga Analgésica	Potência Opioide	Abstinência Respiratória	Depressão	Efeitos Colaterais	Dose
Naloxona	Nenhuma	Causou síndrome de abstinência	Nenhuma	Ausência de sedação	
Nalbufina	Igual à morfina	Descontinuação abrupta pode causar abstinência de opioide	Menos depressão respiratória que morfina	Sedação considerável; pode causar dependência psicológica ou física	10 mg IV c. 3–4 h
Buprenorfina	25–50 vezes mais potente que morfina	Efeitos de abstinência brandos a moderados	Teto na depressão respiratória	Uso prolongado pode resultar em dependência física	0,4 mg IV c. 4–6 h
Pentazocina	1/3 da potência da morfina	Branda	Depressão respiratória pode ser revertida por analgésicos narcóticos	Pode causar tolerância e vício	50 mg VO c 4–6 h
Butorfanol	1/3 da potência da morfina	Efeitos de abstinência semelhantes à causada pela naloxona	Depressão respiratória 5 vezes maior que a morfina	Sedação Náusea Desagradáveis efeitos psicomiméticos	0,5–2 mg IV c. 3–4 h

TRATAMENTO E ALTA DA UNIDADE DE CUIDADOS PÓS-ANESTÉSICOS (PACU)

PIYUSH MATHUR

HIPOTENSÃO

Causas Comuns de Hipotensão na PACU	
• Hipovolemia	• MI/↓ contratilidade miocárdica
• Sangramento	• Tamponamento cardíaco
• Sepse/↓ SVR	• Insuficiência cardíaca congestiva
• Arritmias cardíacas	• Anafilaxia/reação anafilactoide
• Drogas/anestesia (espinal/epidural)	• Pneumotórax
• Erro na medição (tamanho inapropriado do manguito, mau funcionamento do equipamento)	• Insuficiência suprarrenal/hipotireoidismo grave
• Embolia pulmonar	

Fonte: Adaptada de Rose DK, Cohen MM, DeBoer DP. Cardiovascular events in postanesthesia care unit: Contribution of risk factors. *Anesthesiology.* 1996;84:772–781.

Diagnóstico e Tratamento Iniciais
1. Examinar e estabilizar – checar via aérea, respiração e circulação (**A**irway, **B**reathing & **C**irculation)
2. Ressuscitação hídrica – obter acesso venoso adequado
3. Rever dados – história do paciente, registro de anestesia, procedimento cirúrgico, perda sanguínea estimada, dados da PACU
4. Considerar estudos laboratoriais
   - ABG – avaliar oxigenação e estado acidobásico
   - CBC – avaliar nível de hemoglobina e plaquetas (também considerar estudos da coagulação)
   - ECG – avaliar quanto a arritmias (também considerar enzimas cardíacas)
   - CXR– excluir pneumotórax/hemotórax/cardiomegalia
   - Hemoculturas – esp. se for suspeitada sepse
   - Eco transtorácico/transesofágico – avaliar contratilidade cardíaca, função LV/RV, enchimento LV, colapso da IVC, anorm. valvar
5. Considerar monitorização invasiva – BP arterial, CVP, cateter de artéria pulmonar
6. Iniciar suporte pressor/inotrópico – fenilefrina, norepinefrina, dopamina
7. Obter pareceres conforme necessário – cardiologia, ICU, cirurgia

Tratamento de Condições Específicas

Hipovolemia
Diagnóstico: Taquicardia, hipotensão, baixa CVP/PCWP, variação respiratória no traçado arterial, colapso da IVC/ sub-enchimento LV no eco
Tratamento: Ressuscitação com líquidos, avaliar quanto a causas (sangramento continuado, diurese, alto débito NG)

Sangramento
Diagnóstico: Taquicardia, anemia, hipovolemia, saída sanguínea do dreno
Tratamento: Ressuscitação hídrica, transfusão de sangue, corrigir coagulopatia e trombocitopenia, tratar hipotermia, considerar retorno à OR

Sepse
Diagnóstico: Febre, leucocitose, taquicardia, hipovolemia, acidose láctica
Tratamento: Ressuscitação hídrica, obter culturas de sangue/específicas, iniciar antibióticos de amplo espectro

Infarto/Isquemia Miocárdica
Diagnóstico: ECG de 12 derivações, TTE/TEE, enzimas cardíacas, parecer cardiológico
Tratamento: Ressuscitação hídrica cautelosa, aspirina, discutir com cardiologista e cirurgia papel de heparinização/cateterismo cardíaco/agentes antiplaquetários; considerar suporte inotrópico/vasopressor/IABP; pode iniciar diurese/β-bloqueamento uma vez BP estabilizada

Arritmias
Diagnóstico: ECG 12 derivações, enzimas cardíacas, checar eletrólitos, ABG
Tratamento: Tratar a causa, seguir protocolo ACLS
   - Taquiarritmia: Cardioversão elétrica/química, corrigir eletrólitos, parecer de cardiologia, manutenção de antiarrítmicos
   - Bradiarritmia: Atropina/epinefrina/dopamina, marca-passo transvernoso percutâneo, parecer de cardiologia

Drogas
Tratamento: Parar a droga, administrar agente antagonista (p. ex., naloxona para morfina)

Embolia Pulmonar
Diagnóstico: ECG → taq. sinus./$S_1Q_3T_3$; ultrassom (US) de ext. inferior; D-dímero não útil
TTE/TEE → excluir embolia pulm. central/avaliar disfunção de RV
Cintilografia $\dot{V}/\dot{Q}$/CT tórax angiografia pulmonar quando estável
Tratamento: Ressuscitação com líquidos cautelosa, monitorização invasiva, inotrópicos/pressores
Considerar tromboembolectomia/trombólise dirigida por cateter/anticoagulação/colocação de filtro de IVC

Insuficiência Cardíaca Congestiva
Diagnóstico: Estertores bibasilares, expectoração espumosa ao exame
Radiografia de tórax → cefalização dos vasos sanguíneos, edema pulmonar, ↑ pressões de enchimento
Tratamento: Oxigênio suplementar, diurese, digoxina/suporte inotrópico

Anafilaxia
Diagnóstico: Taquicardia, choque com vasodilatação (↓ SVR, ↑ débito cardíaco)
Checar triptase sérica e contagem de eosinófilos, consultar alergia
Tratamento: Remover agente causador, ressuscitação hídrica, difenidramina, esteroides, epinefrina

Tamponamento Pericárdico
Causas: Sangramento pós-cirurgia cardíaca, trauma, aneurisma torácico dissecante, relacionado com procedimento (p. ex., colocação CVP, cat. coronariano)
Diagnóstico:

- Tríade de Beck: Hipotensão, distensão venosa jugular, bulhas cardíacas hipofonéticas
- Pulso paradoxal: ↓ de > 10 mm Hg na BP sistólica com inspiração
- ECG: Alterações inespecíficas de segmento ST, QRS com baixa voltagem
- Radiografia de tórax: Sombra cardíaca aumentada
- Eco: Diagnóstico, e pode ajudar em pericardiocentese terapêutica

Tratamento: Ressuscitação hídrica, pericardiocentese, reparo cirúrgico do local sangrante

Pneumotórax
Diagnóstico: ↓ Sons respiratórios, ↓ marcas pulmonares na radiografia de tórax
Tratamento: Descompressão com agulha/colocação de tubo de tórax/parecer da cirurgia

Erros de Medição
Diagnóstico: Tamanho inapropriado do manguito de BP, nível incorreto do transdutor, mau traçado arterial (super/suba-mortecido), má função da máquina
Tratamento: Colocar manguito de BP de tamanho apropriado, medição manual, checar traçado da linha arterial, zerar transdutor ao nível apropriado, checar equipamento

Distúrbios Endócrinos: Insuficiência Suprarrenal
Diagnóstico: Teste estimul. com ACTH; níveis ao acaso de cortisol inespecíficos e inúteis
Tratamento: Líquidos, administrar hidrocortisona, consulta de endocrinologia

Distúrbios Endócrinos: Hipotireoidismo Grave
Diagnóstico: Hipotermia, bradicardia, nível alto de TSH, baixos níveis de T_3 livre e T_4
Tratamento: Ressuscitação hídrica, administração de levotireoxina, consulta de endocrinologia

Sangramento

Causas Comuns
- Sangramento cirúrgico
- Coagulopatia
- Trombocitopenia

Diagnóstico
- Sangramento pode ser óbvio ou oculto
- Importante examinar drenos cirúrgicos/local cirúrgico
- Sinais de hipovolemia (taquicardia, taquipneia, ↓ débito urinário) podem sugerir sangramento

Tratamento
- Consultar cirurgião, colocar IVs de grosso calibre e iniciar hidrorressuscitação
- Enviar CBP, TP, PTT, INR e fibrinogênio e pedir prova cruzada sanguínea
- Transfundir PRBCs (concentrado de hemácias) baseando-se no nível de hemoglobina, condição do paciente e doença coexistente, FFP para corrigir coagulopatia

- Crioprecipitado se evidência de hipofibrinogenemia
- Plaquetas se nível < 50.000–100.000 ou exposição prévia a agentes antiplaquetários
- Considerar uso de fator VII recombinante em sangramento pós-op. incontrolado, difuso
- Avaliar quanto à evidência de DIC (↓ fibrinogênio, + FDP/D-dímero, ↑ PT/PTT, ↓ plaquetas)
  - → Ocorre em transfusão incompatível, descolamento da placenta, morte fetal intrauterina, malignidade subjacente, infecções complexas
  - → Tratar com transfusão de FFP, crioprecipitado e plaquetas
- Manter normotermia e considerar administração de cálcio durante transfusão maciça
- Alertar pessoal de OR sobre possível necessidade de possível buscar de volta

HIPERTENSÃO

Causas Comuns de Hipertensão na PACU	
• Dor • Ansiedade • Insuficiência respiratória (hipóxia, hipercarbia) • Hipotermia/tremor • ↑ Atividade simpática • ↑ ICP	• Hipertensão essencial/medicações perdidas • Sobrecarga hídrica • Doença endócrina (tempestade tireóidea, feocromocitoma) • Erro de medição (tamanho inapropriado do manguito, mau funcionamento do equipamento)

Diagnóstico e Tratamento
- Tratar a causa subjacente
- Retomar anti-hipertensivos de casa tão logo seja possível
- Para tratamento inicial considerar:
  Labetalol 5–40 mg *bolus* IV c. 10 min ou
  Hidralazina 2,5–20 mg *bolus* = IV c. 10–20 min ou
  Lopressor 2,5–10 mg *bolus* IV
- Para hipertensão grave, considerar infusão de vasodilatador
  Nitroprussiato de sódio (0,25–10 mcg/kg/min) ou
  Nitroglicerina (10–100 mcg/min)
  Esmolol, nicardipina, cardizem em infusões também podem ser usados

PROBLEMAS RESPIRATÓRIOS E DAS VIAS AÉREAS

Causas Comuns de Insuficiência Respiratória na PACU		
Hipoventilação	**Obstrução da Via Aérea Superior**	**Hipoxemia**
• Anestesia residual • Relaxante muscular residual • Opioides pós-op. • Imobilização secundária à dor • Enfaixamento abdominal apertado • Apneia de sono obstrutiva/obesidade • Bebês/recém-nascidos prematuros	• Edema da via aérea • Trauma • Paralisia de prega vocal • Luxação de aritenoide • Secreções • Corpo estranho • Laringospasmo • Ansiedade/estridor de Munchausen	• Atelectasia • Exacerbação de asma/COPD • CHF/sobrecarga hídrica • Embolia pulmonar • ALI/ARDS • Aspiração • Pneumo/hemotórax, derrame pleural • Lesão/paralisia diafragmática • Pneumonia

Fonte: Adaptada de Rose DK, Cohen MM, Wigglesworth DF, et al. Critical respiratory events in the post-anesthesia care unit: patient, surgical, and anesthetic factors. *Anesthesiology* 1994;81:410–418.

Insuficiência Respiratória: Diagnóstico e Tratamento
1. Avaliar via aérea, respiração, circulação
2. ↑ FiO_2 fornecida, ↑ taxa de fluxo e considerar máscara sem reinalação ou máscara-pá *(shovel mask)*
3. Considerar empuxo na mandíbula/levantamento do queixo, colocação de cânula oral/nasal
4. Considerar ventilação com pressão positiva com bolsa-máscara-válvula
5. Considerar entubação *vs.* ventilação não invasiva (CPAP/BiBPP)
6. Rever história do pac., evolução OR e pós-op., estado de hidratação e medicações administradas
7. Considerar ABG, radiografia de tórax (excluir pneumotórax/edema pulmonar)

Insuficiência Respiratória: Tratamento de Condições Específicas

Hipoventilação
Diagnóstico: Hipoventilação/ventilação inadequada para troca gasosa suficiente ↑ $PaCO_2$ e acidose respiratória

Tratamento da Hipoventilação	
Causa Suspeitada	**Terapia**
Anestesia residual inalacional/IV	Acordar paciente, dar suporte
Bloqueador neuromuscular residual	Administrar inibidor de anticolinesterase (neostigmina)
Administração de narcótico pós-op.	Administrar naloxona
Imobilização secundária à dor	Iniciar controle da dor, considerar PCA/analgesia regional
Enfaixamento abdominal apertado	Afrouxar enfaixamento, consultar cirurgião
Apneia de sono obstrutiva/obesidade	Reposicionar paciente, considerar BiPAP
Bebês/recém-nascidos prematuros	O_2 suplementar, considerar analgesia com acetaminofeno/regional em vez de opioides

Sobrecarga Hídrica/Edema Pulmonar
Diagnóstico: Hipoxemia na gasometria, alta CVP/PCWP
Radiografia de tórax: ↑ vasculatura pulmonar, ↑ líquido intersticial/alveolar, derrame pleural, líquido na fissura
Tratamento: Parar líquidos IV; administrar diuréticos (furosemida 20–100 mg IV)
Fornecer O_2 suplementar; considerar ventilação mecânica não invasiva

Atelectasia
Diagnóstico: ↓ Sons respiratórios, opacificação na radiografia de tórax
Tratamento: Espirometria de incentivo; N-acetilcisteína inalada para soltar secreções; reposicionar paciente; CBPP/BiPAP; broncoscopia para remover secreções impactadas; fisioterapia torácica; ventilação com pressão positiva com PEEP

Exacerbação de Asma/COPD
Diagnóstico: Sibilância à auscultação
Tratamento: Albuterol/atrovent; esteroides (metilprednisolona 125 mg IV); cromolina sódica; CPAP/BiBPAP; broncospasmo grave pode exigir entubação
Aminofilina (6 mg/kg carga IV, seguida por infusão 0,5–1 mg/kg/h)

Embolia Pulmonar
Diagnóstico: ECG → taq. sinus./$S_1Q_3T_3$; US de extr. inf.; D-dímero não útil
TTE/TEE → excluir embolia pulm. central/avaliar disfç. RV
CT tórax/cint. V/Q/angiograma pulmonar quando estável
Tratamento: Reidratação cautelosa, monitorização invasiva, inotrópicos/pressores, considerar tromboembolectomia/trombólise dirigida por cateter/colocação de filtro IVC

ALI (Lesão Pulmonar Aguda)/ARDS (Síndrome de Angústia Respiratória Aguda)
Diagnóstico: ARDS = insuficiência respiratória aguda sem evidência de insuficiência cardíaca esquerda
Infiltrados bilaterais na radiografia de tórax, relação PaO_2/FiO_2 < 200
ALI = (características de ARDS + relação PaO_2/FiO_2 < 300)
Tratamento: Tratar a causa subjacente e manter ventilação protetora pulmonar
(Ver seção ARDS no Capítulo 17, Anestesia para Cirurgia Torácica)

Aspiração
Diagnóstico: Radiografia de tórax pode revelar prega estranho, infiltrados, atelectasia ou colapso
Tratamento: Tratamento suportivo de pequenas aspirações (sem comprometimento respiratório)
Grandes aspirações: Entubação em sequência rápida, descompressão gástrica, ventilação mecânica com alta PEEP, broncoscopia para remover grandes corpos estranhos; antibióticos profiláticos em esteroides são inefetivos; lavado broncoalveolar e aspiração de rotina não devem ser efetuados
Evitar recorrência: Elevar cabeceira da cama, evitar sedação, colocar tubo NG

Obstrução da Via Aérea Superior/Estridor
Causas: Edema/trauma da via aérea, paralisia de prega vocal, luxação de aritenoide, secreções, corpo estranho
Tratamento: Epinefrina racêmica, dexametasona, ar umidificado, heliox
Tratar secreções com aspiração e administração de glicopirrolato (0,2 mg IV)
Asma/trauma grave pode necessitar reentubação
Obter parecer de ENT quanto à paralisia de prega vocal/luxação de aritenoide/remoção de corpo estranho

Pneumotórax/Hemotórax/Derrame Pleural
Diagnóstico: Radiografia de tórax é diagnóstica na maioria das vezes
Tratamento: Descompressão com agulha do tórax (2º espaço intercostal na linha hemiclavicular), descompressão com tubo de tórax (ver também Capítulo 11, Procedimentos de Anestesia)
Toracotomia exploradora para grande hemotórax/sangramento continuado

Lesão/Paralisia Diafragmática
Diagnóstico: Elevação de hemidiafragma na radiografia de tórax
Tratamento: Paralisia secundária a bloqueios regionais são geralmente temporárias
Tratamento suportivo com ↑ FiO_2, tranquilização, ventilação não invasiva
Grande lesão diafragmática pode exigir reparo cirúrgico

Pneumonia
Diagnóstico: Febre, tosse, leucocitose, infiltrado novo na radiografia de tórax
Colher secreções respiratórias e hemoculturas
Tratamento: Antibióticos de amplo espectro

Laringospasmo
Diagnóstico: Laringospasmo = contração involuntária e fechamento das pregas vocais
Presença de estridor inspiratório, ↑ esforço inspiratório, má troca de ar → levando a ↓ SpO_2, edema pulmonar, parada cardíaca
Fatores de risco: Idade jovem, infecção respiratória superior, GERD, obesidade, cirurgia ENT, apneia de sono obstrutiva
Tratamento: Cessação de estimulação, ventilação com pressão-positiva com O_2 100% se ventilação com pressão positiva for inefetiva
Considerar induzir anestesia com propofol
Considerar induzir relaxamento muscular com succinilcolina
4% dos pacientes com laringospasmo desenvolvem edema pulmonar de pressão negativa → considerar ventilação mecânica com PEEP e diurese

Ansiedade/Estridor de Munchausen
Diagnóstico: Estridor inspiratório episódico (esp. para atrair atenção), alças de fluxo-volume normais refratário a tratamento clínico de estridor inspiratório
Fatores de risco incluem sexo feminino, personalidade tipo A, transtorno de ansiedade, GERD
Laringoscopia fibroscópica revela glote posterior em forma de losango
Tratamento: Educação do paciente, terapia, benzodiazepínicos (lorazepam 1–2 mg IV)

PROBLEMAS NEUROLÓGICOS

Problemas Comuns
Acordar retardado, delírio/confusão de despertar, ansiedade/ataque de pânico, neuropatia periférica

Acordar Retardado (Ver Capítulo 10, Problemas Intraoperatórios Comuns)
Definição: Diz-se que ocorre acordar retardado quando um paciente deixa de retomar nível apropriado de consciência em seguida à anestesia geral

Causas de Acordar Retardado na PACU	
Relacionado com a anestesia	Anestésico residual Relaxante muscular residual, deficiência de pseudocolinesterase Narcóticos excessivos
Metabólico	Hipotermia Hipoxemia Hipercarbia/hiponatremia/hipocalcemia/hipoglicemia
Evento intracraniano	Derrame cerebral/acidente vascular encefálico (AVE) Convulsão Hipertensão intracraniana

Diagnóstico: Efetuar avaliação neurológica completa (nervos cranianos, motora, sensitiva)
Rever registro de anestesia quanto a drogas/doses
Checar quanto ao bloqueio neuromuscular residual com sequência de quatro estímulos/tetania
Enviar gasometria, níveis de sódio/cálcio/glicose séricos, checar temperatura do paciente.
Considerar aplicação de índice biespectral/EEG
→ Baixo índice biespectral pode ser sugestivo de anestésico residual
→ EEG pode avaliar atividade convulsiva
Considerar imagem neurológica para avaliar quanto a AVE (CT sem contraste/MRI cerebral)
Considerar deficiência de pseudocolinesterase (hist. familiar, nível de pseudocolinesterase, número de dibucaína)
Tratamento: Considerar reversão de narcóticos se frequência respiratória lenta + pupilas puntiformes → administrar naloxona (0,04 mg IV c. 2 min até 0,2 mg IV)
Considerar reversão de benzo com flumazenil (0,2 mg IV c. 2 min até 1 mg IV)
Reverter relaxantes musculares, corrigir anorm. eletról., reaquecer pac. conforme indicado

Acidente Vascular Encefálico
Fatores de risco: Pacientes geriátricos, história de TIA/AVE, cirurgia cardíaca (o mais alto fator de risco), cirurgia de aorta/carótida, craniotomia, hipotensão intraoperatória, hipóxia, fibrilação atrial
Tratamento: Consultar neurologia, manter adequada SpO_2 e pressão de perfusão cerebral

Convulsão
Causas: Hist. dist. de epilepsia, cessação pré-op. de anticonvulsivos, AVE, hipóxia, hipoglicemia, hiponatremia, hipocalcemia, hipofosfatemia, trauma, hipotensão, abstinência de EtOH, superdose de anestésico local
Tratamento: Benzodiazepínicos (lorazepam 1–5 mg IV) para convulsões continuadas
Dar O_2 suplementar e apanhar via aérea se necessário
Consultar neurologia

Hipertensão Intracraniana
Diagnóstico: Colocar monitor de pressão intracraniana
Tratamento: Hiperventilar paciente para abaixar $PaCO_2$
Manter CPP
Considerar administração de manitol, furosemida, cloreto de sódio 3%
Considerar sedação profunda/relaxamento muscular/hipotermia em casos de alta ICP refratária

Delírio/Confusão de Emersão
Fatores de risco: Alta ansiedade pré-op., uso de benzodiazepínicos/cetamina, idade (crianças cerca 2 anos e geriatria), hipóxia, hipercarbia, hiponatremia, abstinência de EtOH, pacientes entubados, presença de cateter de Foley
Diagnóstico: Checar ABG, eletrólitos, considerar CT do cérebro
Tratamento: Tratar causa subjacente
Reorientar paciente e evitar fatores agravantes
Haloperidol (2,5–10 mg IV)/contenções macias nos membros para pacientes combativos

Ataque de Ansiedade/Pânico
Tratamento: Tranquilização, cuidar da desambientação, tratamento da dor é útil
Considerar benzodiazepinas (lorazepam 1–2 mg IV mg IV ou midazolam 1–2 mg IV)

Neuropatia Periférica (Ver Capítulo 14, Complicações da Anestesia)
Fatores de risco: Estiramento excessivo, compressão, trauma direto, posicionamento, diabetes, sexo masculino, BMI > 37 ou < 24, hospitalização prolongada
Neuropatia ulnar é mais comum
Tratamento: Neuropatias sensitivas: Geralmente se resolvem em 1–2 semanas
Neuropatias motoras: Necessário parecer de neurologia, EMG, fisioterapia

---

CRITÉRIOS DE ALTA DA PACU

- Critérios de alta da PACU geralmente com base no escore de Aldrete modificado (*Anesthesiology* 2002;96:742.)
- Julgamento clínico deve sempre se sobrepor a qualquer escore ou critério
- Recuperação pos-anestesia é dividida em 2 fases
    Fase 1: Começa com pac. entrando na PACU a partir da OR até que critérios sejam satisfeitos para transferência para fase 2 na PACU/quarto hospitalar/ICU
    (Nota: Pacientes não têm alta para casa da Fase 1)
    Fase 2: Começa com o completamento da fase 1, termina com alta do paciente para casa

Diretrizes para Alta da Fase 1	
Estado mental	Nível pró op. do estado mental; dor deve ser < 4 de 10 ou tolerável
Sinais vitais	Estáveis e dentro de limites aceitáveis
Local cirúrgico	Em condição apropriada, linhas invasivas e tubos patentes/funcionando
Anestesia regional	Bloqueio sensitivo e motor progressivamente ↓
Pacs. com alta da fase 1 para quarto hospitalar devem ter escore de recuperação pós-anestésica (escore de Aldrete modificado) de ≥ 9	

(*J Clin Anesth* 1995;7:89.)

Diretrizes de Alta da Fase 2
- Redocumentação dos sinais vitais, escore de recuperação pós-anestesia
- Condição aceitável do local cirúrgico
- Controle adequado da dor (< 3 de 10 ou tolerável)
- Capacidade de deambular
- Recuperação de anestesia regional (exceto bloqueio nervoso periférico)
- Alta para um adulto responsável
- Escore de recuperação pós-anestesia de ≥ 9
- Instruções escritas e verbais fornecidas antes da alta

Sistema de Escore de Aldrete Modificado	
Atividade: Capaz de se Mover (Voluntariamente ou sob Comando)	
• Quatro extremidades	2
• Duas extremidades	1
• Nenhuma extremidade	0
Respiração	
• Capaz de respirar profundamente ou tossir livremente	2
• Dispneia, respiração superficial ou limitada	1
• Apneia	0
Circulação	
• BP ± 20 mm Hg do nível pré-op.	2
• BP ± 20–50 mm Hg do nível pré-op.	1
• BP ± 50 mm Hg do nível pré-op.	0
Consciência	
• Completamente acordado	2
• Acordável sendo chamado	1
• Não responsivo	0
Saturação de Oxigênio	
• SpO_2 > 92%	2
• Necessita O_2 suplementar para manter SpO_2 > 90%	1
• SpO_2 < 90% com oxigênio	0

Fonte: Adaptada de *J Clin Anesth* 1995;7:89–91.

Sistema de Escore de Alta Pós-Anestésica Modificado (Escore ≥ 9 para Alta)	
SINAIS VITAIS	
Dentro de 20% do valor pré-op.	2
20–40% do valor pré-op.	1
40% do valor pré-op.	0
DEAMBULAÇÃO	
Marcha firme/sem tonteira	2
Com auxílio	1
Nenhuma/tonteira	0
NÁUSEA/VÔMITO	
Mínimo	2
Moderado	1
Grave	0
DOR	
Mínima	2
Moderada	1
Grave	0
SANGRAMENTO CIRÚRGICO	
Mínimo	2
Moderado	1
Grave	0

Fonte: Adaptada de Twersky RS. *Ambulatory Anesthesia Handbook*. 1st ed. St. Louis, MO: Mosby–Year Book, 1995.

Problemas Comuns de Alta (*Anesthesiology* 2002;06:742–752)
- Micção **não é** um requisito obrigatório
- Capacidade de beber e reter líquidos **não é** obrigatória
- **Não há** período de permanência mínimo na PACU
- Acompanhante é necessário se pac. tiver recebido qualquer sedação

COMPLICAÇÕES DA ANESTESIA

MICHAEL W. SANFORD • DAVID A. NAKATA

Complicações originam-se de erro humano, má função do equipamento e comorbidades do paciente

LESÃO DE NERVO PERIFÉRICO

Classificação das Lesões de Nervos Periféricos
Neurapraxia: Sem degeneração periférica → recuperação rápida
Axonotmese: Associada à degeneração axonal sem destruição completa → recuperação lenta, mas tipicamente completa
Neurotmese: Ocorre separação de partes relacionadas do nervo → recuperação é ruim

Causas Relacionadas com a Anestesia
Isquemia secundária a
- Estiramento do nervo: Tensão dentro do axônio leva à compressão dos plexos arterial e venoso
- Compressão nervosa direta: Forças compressivas > pressão capilar média (35 mm Hg) → resistência ao fluxo e isquemia
- Ambos estiramento e compressão podem atuar simultaneamente para exercer impacto nos nervos (especialmente nervo ulnar, plexo braquial, nervo ciático)

Duração da Isquemia
- Desconhece-se qual o tempo isquêmico do nervo periférico → lesão permanente
- Comorbidades que ↓ suprimento vascular podem ↓ tempo necessário antes do dano
- Torniquetes vasculares (p. ex., em cirurgia ortopédica) mostraram produzir anormalidades de condução nervosa reversíveis
    → Tempos de torniquete < 2 h considerados bem tolerados
    → Compressão é causa improvável de neuropatia pós-op. em casos curtos

Outros Fatores Que Impactam Nervos Periféricos
- Doença coexistente: Diabetes melito, síndromes de compressão nervosa (osteoartrite e artrite reumatoide, trauma prévio, edema tecidual), anormalidades metabólicas (desnutrição, deficiências vitamínicas), relacionadas com drogas (quimioterapia), neuropatias hereditárias
- Problemas coexistentes podem levar a neuropatias secundariamente à "síndrome de duplo esmagamento" (duas causas separadas de lesão nervosa potencializam a gravidade da lesão)

Sumário do Conselho Consultivo de Clínica da ASA: Prevenção de Neuropatia Periférica	
Avaliação pré-op.	• Útil para averiguar que os pacientes possam tolerar confortavelmente a posição operatória prevista
Posicionamento da Extremidade Superior	• Limitar abdução do braço a 90° em pacs. supinos. Pacs. pronos podem tolerar confortavelmente abdução > 90° • Posicionar braços para ↓ pressão no sulco pós-condilar do úmero (sulco ulnar); quando braços são enfiados dos lados, é recomendada posição neutra do antebraço; quando braços são abduzidos sobre pranchas de braço, supinação ou posição neutra do antebraço é aceitável • Evitar pressão prolongada sobre nervo radial no sulco espiral do úmero • Extensão do cotovelo além da amplitude confortável pode estirar o nervo mediano
Posicionamento da Extremidade Inferior	• Posições de litotomia que estiram grupo muscular dos flexores além da amplitude confortável podem estirar o nervo isquiático • Evitar pressão prolongada sobre nervo fibular na cabeça da fíbula • Nem extensão nem flexão de quadril ↑ risco de neuropatia femoral
Acolchoamento Protetor	• Pranchas de braço acolchoadas podem ↓ risco de neuropatia da extremidade superior • Rolos de tórax em pacientes posicionados lateralmente podem ↓ risco de neuropatias de extremidade superior • Acolchoamento no cotovelo e cabeça da fíbula podem ↓ risco de neuropatias de extremidade superior e inferior, respectivamente
Equipamento	• Manguitos de PA automáticos funcionando adequadamente nos braços não afetam o risco de neuropatias de extremidade superior • Suportes de ombros em posições de cabeça baixa muito inclinadas podem ↑ risco de neuropatias de plexo braquial

(Continua)

Avaliação Pós-Op.	• Avaliação pós-op. simples da função dos nervos da extremidade pode levar ao reconhecimento precoce de neuropatias periféricas
Documentação	• Grafar ações específicas de posicionamento durante tratamento de pacientes pode resultar em melhoras do cuidado ao ajudar os clínicos a focalizar atenção em aspectos relevantes do posicionamento do paciente e ao fornecer informação que processos contínuos de melhoria levam ao refinamento do tratamento dos pacientes

Fonte: American Society of Anesthesiologists Task Force on Prevention of Perioperative Peripheral Neuropathies. *Anesthesiology*. 2011;114(4):741–754.

COMPLICAÇÕES DA VIA AÉREA/DENTÁRIAS

Complicações da Via Aérea

Incidência
- Desconhecida em razão da variada importância/detecção das lesões
- Pequeno trauma à laringe e faringe pode ser comum: 6%
- Dano tipicamente ↑ em relação à duração da entubação (muitas lesões resultam da colocação de tubo endotraqueal)
- Muitas lesões ocorrem durante entubações "fáceis" de rotina
- Complicações crônicas retardadas frequentemente se apresentam semanas até mesmo meses após extubação, particularmente com entubações prolongadas (> 5 d)

Fatores de Risco para Trauma de Entubação
- Múltiplas tentativas difíceis, traumáticas, de entubação
- Anormalidades laríngeas (trauma passado, condições inflamatórias, infecção)
- Movimento do tubo endotraqueal (manipulação do tubo/reposicionamento cirúrgico, tosse/"corcoveio"
- Aspiração inadequada de secreções
- Refluxo gastroesofágico

Locais de Lesão		
Nasal	Necrose de asa do nariz	Evitável por posicionamento cuidadoso (ETT)
	Sinusite	Incidência ↑ com a duração da entubação (até 20% com entubação nasal > 5d)
Orofaríngeo	Contusão/lacerações dos lábios ou faringe	Geralmente secundárias a trauma por lâmina de laringoscópio ou ETT; raramente sangramento sério
	Trauma dentário	Comum (ver discussão adiante)
Lesões Laríngea e Traqueal	Edema de prega vocal/mucosa	A mais importante complicação precocemente após extubação; apresenta-se com obstrução da via aérea • Obstrução aguda esp. preocupante em crianças (menor diâmetro da via aérea) • Incidência de edema sintomático laríngeo/traqueal até 4% em crianças • Erosão traqueal secundária a trauma pelo ETT → fístula traqueoesofágica/traqueomalacia
	Formação de granuloma	Mais comum em adultos, particularmente mulheres
	Disfunção de prega vocal	• Pode ocorrer secundária a trauma direto, lesão de nervo laríngeo recorrente, luxação de aritenoides • Apresenta-se com obstrução parcial da via aérea/disfonia • Disfunção de pregas vocais bilateral se apresenta como obstrução completa da via aérea (exigindo via aérea de emergência) • Pode-se avaliar mobilidade com laringoscopia direta sob GA
	Ruptura traqueobrônquica	• Suspeita em caso de enfisema subcutâneo, angústia respiratória, pneumomediastino e pneumotórax • Pode levar à mediastinite e morte

Pulmonar	Aspiração	• Ocorre em até 0,05%, geralmente durante indução
		• Varia de inflamação branda benigna à inflamação grave, pneumonite, asfixia por obstrução da via aérea, ou pneumonia infecciosa letal
		• Fatores de risco incluem cirurgia de emergência, dificuldade imprevista da via aérea, obstrução GI
		• Prevenção com antiácido não particulado, antagonistas do receptor H_2, ou agentes gástricos cinéticos
Esofágica	Perfuração esofágica/faríngea	• Frequentemente apresentação retardada com mortalidade 25–50%
		• Associada à entubação difícil, idoso, sexo feminino
		• Risco ↑ pela inserção de aparelhos, como sensor de TEE e dilatadores esofágicos

Prevenção
- Usar ETTs pequenos com mais baixas pressões de manguito possíveis (vazamento < 30 cm em pacientes pediátricos)
- Limitar uso de adjuntos (como estilete de entubação)
- Desmamar do ventilador para minimizar duração da entubação
- Tratar infecções da via aérea agressivamente e precocemente
- Minimizar risco de aspiração (quando presentes fatores de risco)
- Efetuar avaliação detalhada para evitar dificuldade não antecipada da via aérea (para ↓ probabilidade de lesão da via aérea de outro modo prevenível)
- Preparar planos alternativos, se entubação falhar
- Discutir risco de lesão da via aérea com pacientes pré-op. (demonstrado que ↓ risco de litígio)

Tratamento
- Edema/estridor agudo da via aérea: Epinefrina racêmica nebulizada; dexametasona controvertida
- Entubação prolongada (> 5 d): Considerar avaliação da laringe para avaliar quanto à lesão
- Lesão crônica por entubação repetida/prolongada: Correção cirúrgica pode ser necessária
- Ruptura traqueobrônquica: Correção cirúrgica emergencial

Obter acompanhamento se preocupado com trauma à via aérea
- Informar pacientes se manejo da via aérea tiver sido difícil/não padrão

Lesões Dentárias
- Trauma dentário: Lesão permanente mais comum da via aérea e principal fonte de reclamações de negligência (30–40%)
- Lesões: Dentes fraturados, restaurações deslocadas, subluxação e avulsão (incisivos superiores mais comumente afetados secundariamente ao seu uso como fulcro para laringoscópio)
    - Perda de dentes decíduos → pode resultar em problemas com dentes permanentes
- Resultados adversos → relacionados com aspiração de dentes/restaurações

Incidência
- Incidência global: Relatos variam de 0,02–12% (75% das lesões ocorrem durante entubação)
- Lesões podem ocorrer durante manutenção (cânula mal posicionada, bloco de mordida, espasmo do masseter durante o acordar)

Fatores de Risco
- Entubação traqueal; má dentição/doença periodontal, características de via aérea difícil; restauração dentária/tratamento endodôntico passado; pacientes idosos; esmalte frágil; dentes decíduos frouxos; laringoscopista inexperiente

Prevenção
- História e exame pré-op. detalhados:
    - → Cárie/dentes frouxos, próteses, trabalho dentário pregresso
    - → Avaliar abertura da boca
    - → Avaliar dentição, evidência de doença periodontal, hipermobilidade dentária
    - → Documentar condições preexistentes (reduz litígio, se ocorrer dano)
- Considerar proteção dentária
    - → Protetores (borracha pré-fabricados/feitos sob medida pelo dentista)

Tratamento
- Dentes afrouxados
    - Retornar prontamente à posição original; imobilizar com esparadrapo/sutura
- Fragmento desviado de dente/restauração:
    - Localizar e recuperar todos os pedaços; considerar radiografias (tórax, lateral de cabeça e pescoço) para excluir passagem através da glote
- Dentes avulsionados
    - Imediatamente recolocar dente na posição original
    - Evitar enxugar ou secar superfície da raiz
    - Imobilizar temporariamente com esparadrapo/sutura
    - Se preocupação com aspiração, impedir reimplantação imediata
        - → cuidadosamente colocar dente em meio adequado (soro fisiológico/leite)

Imediatamente encaminhamento ao dentista, documentação da lesão e é importante explicar para o paciente
- Maioria dos hospitais exige preenchimento de relato de incidente
- Responsabilidade por reembolso depende da norma do hospital

Queimaduras
Queimaduras intraoperatórias são raras; podem ser devastadoras/fatais

Incêndio Cirúrgico
- 200 incêndios cirúrgicos por ano nos Estados Unidos
- Incêndio requer O_2, materiais inflamáveis e fonte de ignição
    - → O_2 comumente administrado na OR (endotraqueal, cânula nasal)
    - → Materiais inflamáveis = campos cirúrgicos, soluções de preparação alcoólicas, ETTs plásticos
    - → Fontes de ignição = *laser*, unidades eletrocirúrgicas (ESUs), cautério
- Cirurgias de cabeça e pescoço representam a maioria dos casos envolvendo fogo na OR
    - → Risco mais alto desde que cânulas nasais + *laser*/eletrocautério → combustão
    - → ETT carregando O_2 enriquecido também pode-se inflamar, levando a um efeito de "maçarico" durante ventilação com pressão positiva

Fogo na Via Aérea
- Prevenção: Diminuir FiO_2 durante aplicação de *laser*; usar *heliox*; usar ETTs resistentes a fogo; enrolar ETT em fita de metal; encher manguito do ETT com soro fisiológico, não ar
- Tratamento: Remover ETT/parar ventilação, descontinuar O_2, inundar incêndio com soro fisiológico/água, ventilar por máscara o pac.; realizar broncoscopia para avaliar dano à via aérea

Eletrocautério/Unidade Eletrocirúrgica
- Caminho da corrente: Caneta eletrocirúrgica → através do pac. → para fora pela placa-terra
- Densidade da corrente dissipada por grande área de superfície → limita risco de queimadura (por causa da baixa impedância do eletrodo de retorno)
- Queimaduras associadas à ESU:
    - → Colocação inadequada do eletrodo de retorno (↓ área de superfície de contato)
    - → Líquidos (sangue, irrigação, sol. prep. da pele) causam contato inadequado do eletrodo
    - → Evitar colocação de eletrodo de retorno sobre proeminências ósseas
    - → ESUs podem servir como fonte de ignição (esp. se ↑ O_2 em uso)

Imageamento de Ressonância Magnética
- Complicações geralmente envolvem objetos metálicos voando para dentro do campo magnético e queimaduras
- Radiofrequência de MRI pode causar aquecimento de materiais condutores de corrente:
    - → Cabos e eletrodos de ECG
        - Remover cabos em excesso e evitar contato de cabo com a pele
        - Não fazer alça com cabo, assegurar que eletrodos de ECG estejam firmemente fixados
    - → Adesivos *(patches)* com medicação
        - Alguns têm dorso de alumínio (pode-se aquecer em MRI)
        - Evitar *patches* de testosterona, nitro, nicotina, escopolamina, clonidina

Cegueira Peroperatória

Sumário do Conselho Consultivo de Clínica da ASA: Perda Visual Peroperatória e Cirurgia da Coluna Vertebral

- Um subconjunto de pacs. de cirurgia da coluna enquanto em pronação tem ↑ risco de perda visual peroperatória incluindo pacs. que são previstos terão substancial perda sanguínea ou longas cirurgias
- Informar pacs. de alto risco sobre o pequeno risco imprevisível de perda visual
- Técnicas de hipotensão deliberada não associadas à perda visual
- Usar coloides juntamente com cristaloides para manter volume em pacs. com perda sanguínea importante
- Nenhum limiar transfusional conhecido que elimine risco de perda visual secundária à anemia
- Posicionar cabeça de pacs. de alto risco ao mesmo nível ou mais altos que o coração. Considerar procedimentos em vários tempos.

Fonte: American Society of Anesthesiologists Task Force on Perioperative Blindness. Roth S. *et al.* Practice advisory for perioperative visual loss associated with spine surgery. *Anesthesiology.* 2006;104:1319–1328.

TRAUMA, QUEIMADURAS E TERAPIA INTENSIVA

DANIEL W. JOHNSON • GYORGY FRENDL

Ver também: Frendl G, Urman RD. **Pocket ICU**; Lippincott, Williams & Wilkins, 1st ed., 2012.

MANEJO DA VIA AÉREA EM TRAUMA

Indicações de Entubação
- Hipóxia, hipercarbia, trauma da via aérea, choque grave, mau estado mental (incapacidade de proteger a via aérea ou cooperar com procedimentos), traumatismo cranioencefálico grave (GCS < 8), lesão de inalação

Considerações sobre Entubação
- Incidência mais alta de via aérea difícil com trauma
- Lesões faciais e da via aérea
- Pode necessitar de tratamento com via aérea cirúrgica de emergência (notificar cirurgião de trauma)
- Entubação frequentemente ocorre antes da determinação da estabilidade da coluna cervical
- Necessário pressupor instabilidade da coluna cervical durante entubação (colar provavelmente no lugar antes do manejo da via aérea)
- Ventilação por máscara; Levantamento do queixo contraindicado, manobra de empuxo na mandíbula aceitável
- Estabilização em linha da coluna cervical: Assistente mantém cabeça firmemente em posição neutra/estável, usando estabilização em linha manual com duas mãos
- Remover colar imediatamente em seguida ao início do bloqueamento neuromuscular
  - Permite abertura normal da boca para laringoscopia
  - Melhora facilidade da ventilação por máscara
  - Permite acesso ao pescoço (para via aérea cirúrgica)
- Nenhuma evidência sugere superioridade de um método de entubação em relação a outro
- Executar RSI com cuidadosa laringoscopia direta, limitando o movimento da coluna cervical
  → Obter boas condições de entubação em curta quantidade de tempo
- Considerar entubação fibroscópica (FOI) acordada/dormindo apenas se o paciente tiver lesão isolada cervical, facial ou da via aérea tornando FOI o método mais seguro, ou usar indução com manutenção de ventilação espontânea durante laringoscopia, uso de um estilete iluminado, traqueostomia precoce (especialmente em pacientes com lesão facial/laríngea)
- Entubação fibroscópica pode não ser apropriada em pacientes instáveis com lesões associadas importantes (politraumatizados). Em vez disso, via aérea cirúrgica pode ser alternativa mais rápida e mais segura

Considerações sobre Indução
- Objetivo: Evitar hipotensão (tecido danificado tolerará má isquemia)
- Todos os pacientes de trauma são considerados "estômago cheio" (considerar indução em sequência rápida)
- Considerar adaptar indução para minimizar hipotensão
- Pacientes *graves* podem necessitar de pouca/nenhuma sedação para entubação
- Se succinilcolina for contraindicada, considerar rocurônio 1,2 mg/kg/IV
  - Succinilcolina é contraindicada após as primeiras 12 h em seguida a grande queimadura, imobilização ou desnervação decorrente da regulação para cima dos receptores à acetilcolina
  - Depois de 24 h, risco de parada cardíaca hiperpotassêmica eleva-se ainda mais

Traumatismo Raquimedular Agudo (ASCI)
Considerações Gerais
- Maioria das lesões por fratura/luxação da coluna vertebral
- Causas importantes de morte em pacientes com traumatismo raquimedular são aspiração e choque

Considerações sobre Anestesia
- Movimento do paciente: estabilização da coluna cervical ou rolamento como um tronco deve ser executado cuidadosamente para manter alinhamento da coluna
- Posicionamento do paciente: Se virando para prono, assegurar que tubo endotraqueal está fixado
- Comprometimento da mecânica pulmonar: Em pacientes com lesões altas da medula espinal, controle muscular da ventilação pode estar prejudicado (pode levar à atelectasia → diminuição na FRC → desequilíbrio de $\dot{V}/\dot{Q}$)
- Muitas vezes tônus vagal aumentado em lesões da coluna cervical; pacientes podem ter eventos bradicárdicos/parada durante aspiração/posicionamento

	Significado do Local de Lesão da Medula Espinal (Locais de Lesão Mais Comuns: C5–6, T12–L1)
C3	→ Inervação prejudicada do diafragma/necessita de suporte ventilatório
C7	→ Capacidade vital/FEV$_1$ reduzido (até 70%)
T1	→ No mínimo tetraplegia incompleta
T4	→ Bradicardia é possível
T7	→ Força reduzida dos músculos acessórios da respiração
L4	→ No mínimo paraplegia incompleta

Protocolo NASCIS (National Acute Spinal Cord Injury Study) para Terapia Esteroide
- Metilprednisolona em alta dose não é mais recomendada como padrão de tratamento para ASCI fechado. Múltiplos estudos sugeriram que os riscos da esteroidoterapia com alta dose superam os benefícios no ASCI.
- Se usada, deve ser iniciada dentro de 8 h da lesão
- Metilprednisolona dose de ataque 30 mg/kg IV ao longo de 1 h seguida por:
  - 5,4 mg/kg/h infusão IV pelas seguintes 23 h se iniciada dentro de 0–3 h da lesão (NASCIS II: *N Engl J Med* 1990;322:1405–1411)
  - 5,4 mg/kg/h infusão IV durante 47 h se iniciada dentro de 3–8 h da lesão (NASCIS III: *JAMA* 1997;277:1597–1604)
- Nenhuma evidência suporta o uso de esteroides em ASCI penetrante
- Evidência não clara em pacientes com ASCI toracolombar completa documentada
- Necessário administrar profilaxia de úlcera de estresse e hiperglicemia durante esteroidoterapia

Choque Neurogênico
- Tríade de hipotensão, bradicardia e hipotermia por simpatectomia funcional (perda de tônus vascular) e/ou perda de inotropismo/cronotropismo cardíacos secundários à lesão alta da medula espinal
- Mais comum em lesões mediotorácicas e mais altas
- Em lesões medulares altas, perda da função cardioaceleradora cardíaca e tônus parassimpático sem oposição contribuem para bradicardia (exacerba débito cardíaco prejudicado)
- Considerar anticolinérgicos/β-agonistas para aumentar frequência cardíaca
- Considerar α-agonistas para restaurar tônus vascular periférico e melhorar retorno venoso

Choque Espinal
- Interrupção de toda função medular caudal ao nível do traumatismo raquimedular
- Causa fraqueza flácida/ausência de arcos reflexos espinais ao nível e abaixo da lesão

Hiper-Reflexia Autonômica
- Mais comum em lesões acima de T$_6$, ocorre semanas a meses após a lesão aguda
- Resulta da perda de impulsos inibitórios descendentes + hiperatividade do sistema simpático
- Estimulação abaixo do nível de lesão (distensão vesical, estimulação cirúrgica) causa:
  - Vasoconstrição/hipertensão abaixo da lesão
  - Bradicardia reflexa e disritmias
  - Vasodilatação acima da lesão
- Sintomas: Cefaleias, visão turva, convulsões, hemorragia cerebral, edema pulmonar secundário à insuficiência cardíaca esquerda, perda de consciência, congestão nasal, ruborização cutânea
- Tratamento
  - Remover estímulo
  - Considerar atropina para bradicardia grave
  - Hipertensão tratada com vasodilatadores diretos (nitroprussiato/nitroglicerina), α-bloqueadores (prazosina), bloqueadores ganglionares (trimetafano)
  - Considerar uso de anestesia geral ou espinal; epidural pode não ser tão efetiva por causa do efeito de poupança sacral

Manejo Intraoperatório de Trauma

Arrumação da Sala de Trauma
Equipamento de anestesia ligado, checado adequadamente e carregado com oxigênio 100%
Mesa da OR em posição correta
Termostato ↑ (antecipadamente) para aquecer sala
Equipamento de via aérea (inclusive aspiração) disponível e carro de via aérea difícil na proximidade
Monitores-padrão (inclusive transdutores de pressão)
Anestésicos e drogas vasoativas
Desfibrilador disponível

Aparelho de aquecimento de ar forçado e cobertores
Tubulação IV (necessita ser preparada); aquecedor de líquido
Bolsas de pressão infláveis ou aparelho de infusão rápida
Suprimentos para IV de grosso calibre, acessos arterial e central

Objetivo: Otimizar estabilidade do pac. conquanto não atrasando controle cirúrgico do sangramento. Comunicação clara deve ser mantida apesar do ambiente caótico.

Manutenção da Anestesia
- Opções de manutenção podem incluir uma combinação de agentes hipnóticos, analgésicos e bloqueadores neuromusculares
- Doses normais de agente volátil podem causar hipotensão em pacientes instáveis
- Óxido nitroso tipicamente evitado em razão de potencial pneumotórax/outras coleções de ar
- Pacientes de trauma estão em alto risco de lembrança intraoperatória (considerar monitorização EEG)

Tratamento da Hipotensão
- Assegurar pré-carga cardíaca adequada (ressuscitação de volume)
- Vasopressores conforme necessário, considerar categorias de choque:
  - Choque hipovolêmico (hemorragia)
  - Choque cardiogênico (lesão miocárdica/cardiopatia existente)
- Choque obstrutivo (tamponamento pericárdico, pneumotórax de tensão, êmbolos pulmonares)
- Choque distributivo
  - Choque neurogênico (lesão medular)
  - SIRS/Sepse
  - Anafilaxia
- Comunicar todo uso de pressores/inotrópicos à equipe cirúrgica
  - Cirurgiões podem, muitas vezes, ajustar colocação de clampe/tamponamento, ou manipulação de órgãos para ajudar se necessário

Emergência/Transporte
Preparação antes de transportar paciente entubado/sedado para a ICU inclui:
- Bolsa-máscara-válvula + cilindro de oxigênio cheio
- Equipamento para ventilação por máscara/reentubação
- Drogas de emergência (fenilefrina, efedrina, atropina, epinefrina, succinilcolina)
- Monitor de transporte (SpO_2, ECG, pressão arterial)
- Assistência para mover a maca e pegar elevadores

Considerações durante emersão:
- Hipertensão grave pode romper coágulos
- Via aérea pode estar edematosa após ressuscitação de volume
  - Uma "via aérea fácil" à indução poderia ser difícil após administração maciça de líquido
  - Assegurar ajuda e equipamento disponíveis para reentubação fácil

Ressuscitação Hídrica
Objetivo global: Manter perfusão para os órgãos vitais, enquanto o cirurgião controla a hemorragia

Objetivos de Ressuscitação Inicial do Paciente de Trauma em Choque Hemorrágico
Manter SBP 80–100 ou MAP 60–70 (objetivo pode ser mais alto, se pacientes tiver lesão neurológica)
Manter Hgb 7–9
Manter INR e PTT
Manter plaquetas > 50.000
Manter Ca^{2+} ionizado sérico normal
Manter temperatura central > 35°C
Prevenir piora da acidose

Obtenção de Acesso Vascular Adequado
- IVs periféricas (cateteres calibre 14 – podem fornecer até 500 mL/min)
- Cateter de Infusão Rápida Periférica (pode fornecer 850 mL/min)
- Cateter "introdutor" venoso central 9 Fr (pode fornecer 1.000 mL/min) (Nota: Cateteres venosos centrais multiportas fornecem a velocidades muito mais lentas que IVs calibre 14)
- Considerar aparelhos de infusão rápida e/ou bolsas de pressão (necessário cuidar para evitar administração de ar IV ao dar líquidos sob pressão)

Ressuscitação Hídrica
- Vantagem de cristaloide *vs.* coloide continua a ser debatida em ressuscitação de trauma. Soluções coloides de albumina são contraindicadas em pacientes com traumatismo craniano

- Administrar Ringer lactato aquecido enquanto sangue é obtido (hipotermia pode causar falha da cascata da coagulação)
- Evitar administração excessiva de líquidos (causa diluição de plaquetas/fatores da coagulação, reversão da vasoconstrição compensadora, ruptura de coágulos em razão da expansão rápida de volume)

Terapia Transfusional (ver Capítulo 9, Líquidos, Eletrólitos e Terapia Transfusional)
- *Concentrado de eritrócitos (PRBCs) (Papa de hemácias)*
  - Sangue sem prova cruzada (tipo O) – usar se pacientes estiverem em choque hemorrágico instável
  - Sangue tipo-específico – substituir o tipo O tão logo seja possível
  - Velocidade de transfusão depende da velocidade de sangramento
  - Objetivo é manter Hb acima de 7–9
- *Plasma fresco congelado (FFP)*
  - Em pacientes sangrando instáveis em choque hemorrágico ou perto dele, diretrizes de consenso agora recomendam o uso da estratégia 1:1:1: transfundir 1 unidade de FFP para cada unidade de RBC dada combinada com transfusão de plaquetas
  - Considerar transfundir 1 unidade de FFP para cada 1 unidade de PRBCs (proporção exata controvertida) – usar também INR/PTT quadro clínico como guia
  - Compatibilidade ABO necessária, compatibilidade Rh não requerida
- *Plaquetas*
  - Contagem de plaquetas > 50.000 geralmente desejável
- *Efeitos adversos da transfusão maciça*
  - Depleção de cálcio secundária à quelação do cálcio
  - Reação transfusional (dado o risco cumulativo de erros de transcrição)
  - Hiperpotassemia (secundária à hemólise no sangue de banco)
  - Imunomodulação relacionada com transfusão (TRIM)
  - Lesão pulmonar aguda relacionada com transfusão (TRALI)
  - Sobrecarga de volume/insuficiência cardíaca congestiva (CHF)

Monitorização durante Ressuscitação Hídrica
- Variação do traçado da pressão arterial sistólica (com ventilação de pressão positiva) é um marcador útil da responsividade ao líquido
- Débito de urina
- Marcadores séricos da perfusão tecidual global
  (grau de acidose, déficit de base, lactato, saturação de O_2 central/venosa misturada)

Rabdomiólise	
Definição	Desintegração aguda do músculo estriado
Causas	Trauma, esmagamento, choque elétrico, CPR, isquemia, oclusão arterial, síndrome de compartimento, DIC, queimadura, hipotermia, medicações e drogas ilícitas
Sinais/sintomas	Mialgias agudas/pigmentúria
	↑ CK, mioglobina, potássio, ureia e fósforo séricos
	Arritmias (causadas por excesso de potássio + hipocalcemia)
Consequência	Mioglobina livre tóxica para túbulos renais → lesão renal aguda
Evolução	Níveis CPK chegam ao máximo tipicamente 2–5 dias após lesão inicial
	Níveis > 16.000 U/L mais tendentes a causar lesão renal
	Hipocalcemia (por influxo/deposição de Ca^{2+} no músculo danificado) pode ocorrer
Terapia	Restaurar fluxo sanguíneo para as áreas isquêmicas
	Líquidos IV (manter débito urinário 200 mL/h até níveis CK ↓)
	Nenhuma evidência suporta uso de manitol ou bicarbonato de sódio
	Tratar hipocalcemia, se houver desenvolvimento de tetania/hiperpotassemia grave
	Tratar síndrome de compartimento, se houver desenvolvimento
	Diálise se ressuscitação com líquido falhar em corrigir hiperpotassemia intratável e/ou acidose

Nutrição
Alimentação enteral – preferida em relação à nutrição parenteral (promove manutenção do tecido intestinal)

Nutrição Parenteral Total (TPN)
- Usar somente quando impossível alimentação enteral adequada
- Precisa ser dada centralmente (em razão de ↑ osmolaridade)
- Fórmula típica de TPN: Carboidratos 50–60%, proteínas 15–25%, lipídios 20–30%
  Terapia com insulina/monitorização frequente da glicose necessários para evitar hiperglicemia → insulina pode ser adicionada à solução TPN

- Monitorizar labs pelo menos semanalmente: Eletrólitos, aminotransferases, fosfatase alcalina, triglicerídeos, colesterol, pré-albumina e transferrina
- Complicações
    - → Infecção/sepse, produção excessiva de CO_2, esteatose hepática, hiperglicemia, hiperlipidemia, função imune prejudicada, desarranjos de eletrólitos, fraqueza muscular
- Tratamento intraoperatório
    - → Evitar cessação abrupta da TPN sem substituir a fonte de carboidrato (risco teórico de hipoglicemia)

Fascite Necrosante/Mionecrose	
Definições	Infecção profunda que compromete fáscia e tecido subcutâneo; mionecrose indica comprometimento muscular
Sinais/sintomas	Celulite, ↑ temp., letargia, tecido subcutâneo tem textura dura "como madeira", dor fora de proporção ao exame; gangrena gasosa = mionecrose clostridial fulminante grave (pode também ter crepitação)
Patologia	Tipicamente espécies estreptocócicas Grupo A, *Staph. aureus*, espécies estreptocócicas anaeróbicas e flora intestinal
Evolução	Infecções podem-se alastrar rapidamente/causar toxicidade sistêmica; mortalidade é alta
Tratamento	Desbridamento cirúrgico precoce e antibióticos de amplo espectro

Controle Glicêmico em Pacientes de ICU
- Evidência antiga sugeriu que infusões de insulina para manutenção agressiva da glicemia (80–110) melhoram resultado
- Dados recentes sugerem que manutenção agressiva da glicemia (81–108) aumenta risco de mortalidade em comparação à manutenção convencional da glicemia (< 180)
    - → Risco de controle glicêmico apertado = hipoglicemia (parece superar benefício)
- Controle glicêmico intraop.: Manutenção convencional da glicemia é mais segura que manutenção agressiva

Tratamento das Queimaduras

Fisiopatologia
- Destruição da pele → prejudica regulação térmica, manutenção hídrico-eletrolítica, barreira antimicrobiana
- Mediadores circulantes disparam resposta inflamatória sistêmica
    - → Hipermetabolismo, imunossupressão e alteração na permeabilidade da membrana celular
    - → Desvios hídricos massivos do compartimento vascular para o tecido queimado
    - → Edema ocorre no tecido queimado, bem como nos tecidos não afetados
    - → Perda hídrica do espaço intravascular pode causar choque hipovolêmico

Avaliação e Tratamento Iniciais
Profundidade da lesão de queimadura – sistema de classificação em 1°, 2° e 3° graus substituído por:
- Queimadura de espessura parcial: Destruição de epiderme e parte da derme (descora com pressão e retém sensibilidade à dor)
- Espessura parcial superficial → limitada ao terço superior da derme
- Espessura parcial média → compromete terço médio da derme
- Espessura parcial profunda → deixa viável apenas uma parte da derme
- Queimadura de espessura total: Nenhuma derme é viável (não se descorará com pressão e é insensível à dor)

Área de superfície corporal total (TBSA; Fig. 15–1)
- "Regra dos nove" estima área de superfície queimada em pacientes adultos (ver diagrama abaixo)
    - → Cabeça e cada extremidade superior = 9% TBSA
    - → Tronco anterior, tronco superior e cada extremidade inferior = 18% TBSA
    - → Menos precisa em crianças, em razão de diferentes proporções corporais (ver diagrama abaixo)

Tratamentos da Via Aérea e Respiratório
- Fornecer FiO_2 máxima durante ressuscitação inicial de vítimas de grande queimadura
- Inspiração de gases quentes
    - → Pode causar dano direto às vias aéreas/obstrução por edema
- Entubação traqueal geralmente indicada em grandes queimados → realizar antes que edema da via aérea torne isto impossível
- Suspeitar de possível lesão de inalação quando cabeça/pescoço comprometido (pelos nasais queimados, edema do nariz, boca, lábios, garganta; tosse produzindo fuligem)

Figura 15-1. Regra dos noves.

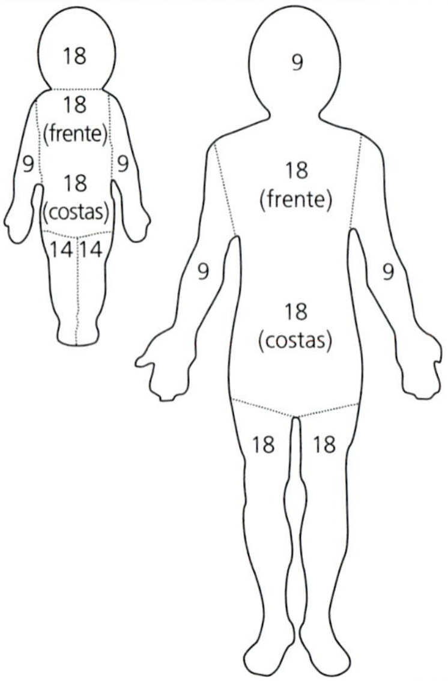

(Cortesia de J. Ehrenfeld, MD.)

- Expansão da parede torácica pode ser ↓ em grandes queimaduras do tórax → considerar escarotomias de emergência
    - Todas as lesões inalatórias = potencial "via aérea difícil" (em razão de edema das pregas vocais); preparar para via aérea cirúrgica

Tratamentos Cardiovascular e Hídrico
- Fórmula de Parkland: 4 mL de Ringer lactato por kg por % TBSA queimada nas 24 h iniciais
    - Metade do líquido calculado dada durante 1$\underline{as}$ 8 h pós-queimadura, resto durante 16 h seguintes (p. ex., homem 70 kg com 60% TBSA queimada necessita: 4 × 70 × 6- = 16.800 mL; dar 8.400 mL de LR durante 0–8 h após queimadura, 8.400 mL durante 8–24 h)
    - Líquido de manutenção diária do paciente deve ser dado concomitantemente
- Débito cardíaco reduzido imediatamente pós-queimadura (↓ vol. circulante + depressão miocárdica direta)
    - 3–5 dias pós-queimadura, estado hipermetabólico → ↑ débito cardíaco (2–3 × normal), ↓ SVR

Manejo Intraoperatório: Considerações Gerais

Manejo da via aérea:	Frequentemente difícil → por edema/deformidade da anatomia normal, tubo NG deve ser colocado precocemente (pacientes muitas vezes desenvolvem íleo após queimadura)
Monitores:	Padrão da ASA, necessário ter monitorização de temp., considerar linha CVP
Ressuscitação:	Corrigir acidose/anorm. eletrol., atacar coagulopatia; prever grande volume de perda sanguínea durante excisão e enxerto de pele (pedir adequado coloide/hemocomponentes com antecipação) (obter acesso IV para ressuscitação com grande volume)
Modalidades de aquecimento:	Cobrir paciente, ↑ temp. da OR, aquecer todos os líquidos, usar cobertores de aquecimento; calor frequentemente perdido durante transporte do pac. para e da OR

Anestesia para Cirurgia de Queimadura

Relaxantes:	Agente despolarizante succinilcolina é perigoso depois de 12 horas iniciais (potencial de hiperpotassemia profunda e subsequente parada cardíaca)
	Pacs. de queimadura exibem ↓ resposta a agentes não despolarizantes, muitas vezes necessitam ↑ dose
Indução:	Considerar cetamina em pacientes com situação incerta CV/volume
Manutenção:	Após evolução inicial (durante a qual alta FiO_2 é desejável), óxido nitroso pode ser acrescentado
Analgesia:	↑ Necessidades de opioide em razão de tolerância e ↑ no volume de distribuição

Sepse/Síndrome de Resposta Inflamatória Sistêmica (SIRS)
SIRS: Causas comuns incluem cirurgia, grande trauma, pancreatite/reação transfusional

Critérios de SIRS *(dois ou mais devem estar presentes)*		
Febre > 38°C	OU	Hipotermia < 36°C
Taquipneia > 20 resp./min		
Hipocarbia com $PaCO_2$ < 32 mm Hg (com respiração espontânea)	OU	Necessidade de ventilação mecânica
Frequência cardíaca > 90		
Leucocitose > 12 K	OU	Leucopenia < 4 K OU mais de 10% de formas em bastão

Critérios de Sepse	
Sepse	SIRS + infecção
Sepse grave	Sepse + hipotensão/hipoperfusão e disfunção aguda de órgãos
Choque séptico	Sepse grave + hipotensão que não responde a líquidos
Choque séptico refratário	Hipotensão persiste > 1 h apesar de ressuscitação com líquidos

Escore de Fisiologia Aguda e Avaliação de Saúde Crônica (APACHE) II
- O mais comumente usado sistema de escore de doença na UTI: ↑ escore = ↑ gravidade de doença/risco de morte
- Útil na avaliação inicial de pacientes em sepse grave
- Calculado com base em: Temp., MAP, frequência cardíaca, frequência respiratória, $P(A-a)O_2$ ou PaO_2 (dependendo da FiO_2), pH arterial, sódio, potássio, creatinina, hematócrito, contagem de leucócitos, escore de Glasgow, HCO_3, idade e estado de saúde crônico
- Diversas calculadoras com base na web disponíveis (http://www.sfar.org/scores2/apache22.html)

Problemas Associados em Sepse
- Choque (por vasodilatação, depleção intravascular +/– depressão miocárdica)
- Insuficiência respiratória (por lesão endotelial → permeabilidade capilar alveolar → oxigenação prejudicada)
- Lesão pulmonar aguda (ALI)/Síndrome de angústia respiratória aguda (ARDS)
- Insuficiência renal/acidose metabólica
- Coagulopatia intravascular disseminada (DIC)
- Síndrome de disfunção de múltiplos órgãos

Terapia Dirigida para Objetivos Iniciais (EGDT) (*N Engl J Med* 2001;345:1368–1277)
- Estratégia para ↓ mortalidade em pacientes em sepse grave/choque séptico por implementação de protocolo (Objetivo global: Otimizar parâmetros que compatibilizam demanda de oxigênio e fornecimento de oxigênio)
- Objetivos específicos incluem:
  - CVP 8–12 mm Hg (mantida por *bolus* de cristaloide)
  - MAP 65–90 (mantida por vasopressores ou vasodilatadores)
  - Débito urinário > 0,5 mL/kg/h
  - Manter saturação de oxigênio venosa central > 70%

Marcadores de Ressuscitação na Sepse
- Monitorização contínua ou intermitente da saturação de oxigênio venosa central ou venosa misturada
  Perfusão tecidual inadequada → elevação na extração de oxigênio → baixo CVO_2 ou MVO_2
- Tendência do nível de ácido láctico ou déficit de base

TRATAMENTO DA SEPSE

Sumário das Recomendações das Diretrizes Sobrevivendo à Sepse 2012
(com base na atualização apresentada no congresso 2012 da *Society of Critical Care Medicine*, Houston, TX)

A classificação seguinte com base em evidência é usada para graduar a qualidade da evidência e a força das recomendações:
Qualidade da evidência: A (mais alta), B, C, D (mais baixa)
Força da recomendação: 1 (recomendada), 2 (sugerida)

Esforços de aperfeiçoamento do desempenho obedecendo a protocolo de abrangência hospitalar devem ser implementados (1C) para o tratamento de sepse, e o desempenho deve ser medido em relação a esses

- **Ressuscitação Inicial**

  Ressuscitação conforme protocolo deve começar imediatamente depois que choque for diagnosticado (independentemente da localização dos pacientes) para os pacientes em choque séptico (hipoperfusão tecidual: Hipotensão persistindo após ressuscitação hídrica suficiente ou se níveis de lactato sanguíneo > 4 mmol/L)
  Os objetivos de ressuscitação durante as primeiras 6 h de tratamento são (1C):
  - Pressão venosa central (CVP) 8–12 mm Hg; 12–15 se ventilado mecanicamente
  - Pressão arterial média ≥ 65 mm Hg
  - Débito urinário ≥ 0,5 mL/kg/h
  - Saturação de oxigênio venosa central (veia cava) ($ScvO_2$) ≥ 70% ou saturação de oxigênio venosa misturada (SvO_2) ≥ 65 mm Hg
  - Em pacientes com elevação de lactato, continuar ressuscitação hídrica até que o lactato seja normalizado (2C)

  Se saturação de O_2 venosa alvo não atingida (apesar de atingir alvo CVP)
  - Transfundir RBC para alcançar Hct de > 30% (2C) e/ou
  - Administrar dobutamina (até 20 μg/kg/min) para ajudar a alcançar saturação-alvo de O_2 venosa misturada (2C)

- **Diagnóstico**
  - Obter pelo menos 2 hemoculturas (preferivelmente antes que seja administrada terapia antimicrobiana; entretanto, administração de antibiótico não deve ser retardada mais de 45 min a fim de obter estas culturas) (1C)
  - Hemoculturas devem ser obtidas de veias/artérias periféricas; uma pode ser obtida de cateteres de demora, se o cateter esteve no lugar mais de 48 h
  - Usar ensaio de 1,3 beta-D-glicano (2B) e ensaios de manano e anticorpo antimanano para o diagnóstico precoce de candidíase invasiva (2C)
  - Obter estudos de imagem para diagnóstico adicionais depois que o paciente estiver estabilizado e o transporte for seguro

- **Terapia Antibiótica**
  - Começar antibióticos IV tão cedo seja possível, mas não mais tarde que dentro de 1 h de identificar choque séptico (1B) ou sepse grave (1C)
  - Usar agentes de amplo espectro com boa penetração dentro da fonte presumida (dupla cobertura Gram-negativa e MRSA)
  - Reavaliar esquema antimicrobiano para otimizar eficácia, prevenir resistência e reduzir toxicidade. Lembrar de reavaliar diariamente e de acordo com os dados das culturas disponíveis
  - Parar antibióticos se a causa da enfermidade for não infecciosa

- **Controle da Fonte**
  - Diagnóstico anatômico específico (ninho) da infecção deve ser procurado (p. ex., infecção necrosante de tecido mole, peritonite com infecção intra-abdominal, infarto intestinal etc.) ou excluído, e controle emergencial da fonte deve ser procurado tão rapidamente quanto possível (*Crit Care Med* 2008;36:296)
  - Drenagem cirúrgica (se necessária) deve ser realizada para controle da fonte dentro das primeiras 12 horas após o diagnóstico (1C)

- **Hidratação**
  - Cristaloides devem ser o líquido principal usado para ressuscitação inicial (1A)
  - Albumina pode ser adicionada à ressuscitação hídrica inicial (2B)
  - Recomenda-se contra o uso de hidroxietilamidos com MW > 200 kDa (1B)
  - Em pacientes com sinais de hipoperfusão decorrente de sepse e hipovolemia um mínimo de > 1.000 mL cristaloides (mínimo de 30 mL/kg de ressuscitação) deve ser administrado dentro das primeiras 4–6 h. Mais líquido pode ser necessário para atingir os objetivos da ressuscitação hídrica inicial conforme descritos acima (1B)
  - Para provocação líquida, recomenda-se a administração de *bolus* líquidos incrementais aos objetivos descritos acima e até que ocorra melhora hemodinâmica nas medidas variáveis dinâmicas (delta pressão de pulso, variação do volume sistólico) ou estáticas (pressão arterial, HR)

- **Terapia Vasopressora e Vasopressores**
  - Recomenda-se que a terapia vasopressora inicialmente vise a uma PA arterial média (MAP) 65 mm Hg (1C)
  - Norepinefrina deve ser o pressor de primeira linha usado (1B)
  - Epinefrina deve ser adicionada (ou substituir) quando a pressão arterial for pouco responsiva à norepinefrina (2B)
  - Vasopressina 0,03 U/min pode ser adicionada ou substituir a norepinefrina (2A)
  - O uso de dopamina (como alternativa à norepinefrina) é apenas sugerida para pacientes altamente selecionados em risco muito baixo de arritmias, com baixo débito cardíaco e baixa HR (2C)
- **Terapia Inotrópica**
  - Dobutamina deve ser administrada (ou adicionada a vasopressores) quando os seguintes estiverem presentes (1C):
    - Disfunção miocárdica (pressões de enchimento cardíaco elevadas com baixo débito cardíaco)
    - Sinais continuados de hipoperfusão tecidual apesar da obtenção de adequado volume intravascular e pressão arterial média
- **Administração de Hemocomponentes**
  - Transfundir RBCs para manter Hgb > 7 g/dL uma vez a hipoperfusão esteja resolvida, e não haja sinais de isquemia miocárdica ou outra cardiopatia grave, hipoxemia grave, hemorragia aguda ou acidose láctica (nesses manter Hct > 30, Hgb: 10 g/dL) (1B)
- **Ventilação Mecânica, ARDS Induzida por Sepse**
  - Recomendam-se usar volumes correntes de 6 mL/kg em pacientes com ARDS/LPA ou em risco de ARDS (algumas exceções são aceitáveis com base no impulso respiratório do pac.) (1A), e manter pressões de platô de ≤ 30 cm H_2O (em pacientes com complacência extrapulmonar normal) (1B)
  - Níveis mais altos de pressão positiva expiratória final (PEEP) devem ser usados quando mais alta FiO_2 for necessária em pacientes com ARDS mais grave (2C)
  - Podem-se usar manobras de recrutamento em pacientes hipóxicos refratários (2C)
  - Sugere-se posicionamento em pronação nos pacientes com ARDS muito grave PaO_2/FiO_2 < 100 mesmo depois que manobras de recrutamento tenham sido executadas (2C)
- **Sedação, Analgesia e Bloqueamento Neuromuscular na Sepse**
  - Agentes bloqueadores neuromusculares (NMBA) devem ser evitados em pacientes sem ARDS, uma vez que haja um risco de bloqueio prolongado
  - Se NMBA forem usados, *bolus* pequenos intermitentes ou infusão de baixa dose devem ser usados, com monitorização da profundidade do bloqueio (com um estimulador de nervo de sequência de quatro) (1C)
  - Em pacientes com ARDS grave induzida por sepse uma série curta (não mais de 48 h) de NMBA pode ser usada (2C) enquanto monitorizando bloqueamento
  - Sedação apropriada e controle da dor têm que ser mantidos, enquanto os pacientes recebem NMBA
- **Controle da Glicose**
  - Começar insulina quando 2 medições consecutivas da glicemia excederem 180 mg/dL
  - Uma estratégia de tratamento da glicose por protocolo deve visar a manter o nível mais alto de glicemia < 180 mg/dL (1A)
- **Profilaxia de Trombose Venosa Profunda (DVT)**
  - Recomenda-se o uso de heparina de baixo peso molecular SC diariamente (LMWH) para a prevenção de DVT (1B)
  - Se LMWH não for disponível (ou julgada risco alto demais de sangramento), deve ser usada heparina não fracionada SC em baixa dose (1B)
  - Recomenda-se a combinação de farmacoterapia com heparina e aparelhos de compressão pneumática (a menos que contraindicada) para pacientes em sepse grave (2C)

(*Continua*)

- **Nutrição**
  - Suporte nutricional apropriado precoce deve começar tão logo seja seguro. A via entérica é preferida, a menos que contraindicada
- **Corticosteroides**
  - Recomenda-se NÃO USAR tratamento corticosteroide em pacientes em choque séptico adultos se ressuscitação hídrica e terapia vasopressora forem capazes de restaurar perfusão tecidual e estabilidade hemodinâmica (ausência de benefício na mortalidade [*N Engl J Med* 2008;358:111])
  - Quando perfusão tecidual estiver prejudicada e hemodinâmica for instável, 200 mg IV hidrocortisona pode ser dada em infusão contínua (2C)
  - Recomenda-se NÃO USAR teste de estimulação com ACTH (2B)
  - Pacientes em choque séptico devem receber hidrocortisona em vez de outros esteroides (2B)
  - Dos esteroides hidrocortisona UNICAMENTE deve ser usada sem fludrocortisonas (1B)
- **Objetivos de Tratamento, Comunicação do Prognóstico**
  - Discutir com pacientes e famílias:
    - Objetivos do tratamento, e o prognóstico de atingir esses objetivos (1B)
    - Integrar esses objetivos em um plano unificado de tratamento, incluindo planos de tratamento paliativo e planejamento do fim da vida (1B)
    - Objetivos de tratamento devem ser lidados tão cedo quanto possível, mas não mais tarde que 72 h após admissão, dependendo de considerações culturais (2C)

Uma Conduta de Sedação em Pacientes de ICU

- Avaliar e tratar a dor (dor incontrolada = fator de risco de delírio) *Anesthesiology 2006;140:21–26.*
- Avaliar e tratar delírio
- Avaliar RASS (Richmond Agitation Sedation Scale) quanto ao nível de sedação

  Se excessivamente sedado, reter analgésicos e/ou sedativos até RASS estar no objetivo, então reduzir a quantidade de analgésicos/sedativos pelo esquema precedente

  Se insuficientemente sedado e recebendo ventilação mecânica, titular propofol até objetivo de RASS ser alcançado (não exceder 300 mcg/kg/min)

  Se insuficientemente sedado e NÃO recebendo ventilação mecânica, considerar o acréscimo dos seguintes agentes:
  - Antipsicóticos atípicos (p. ex., haloperidol, quetiapina)
  - Medicações cardiovasculares com ação central (p. ex., clonidina, propranolol) que têm brandos efeitos sedativos
  - Minimizar o uso de benzodiazepínicos (particularmente em pacientes idosos ou em delírio)

  Se estes agentes forem contraindicados ou inefetivos, considerar o uso de dexmedetomidina 0,2–1 mcg/kg/h. Omitir uma dose de carga reduz a incidência de bradicardia e hipotensão.

Transfusão de Eritrócitos (ERIs) no Paciente Crítico

Em 2009, a *Society of Critical Care Medicine* publicou os resultados de uma análise exaustiva de experiências. Recomendações-chave:

- RBCs devem ser transfundidos quando um paciente crítico está sofrendo de choque hemorrágico
- Em pacientes hemodinamicamente estáveis transfusão de ERIs para manter uma hemoglobina ≥ 7 g/dL é tão efetiva quanto transfusão para manter uma hemoglobina de ≥ 10 g/dL. Uma possível exceção a isto é isquemia miocárdica aguda. No contexto de doença cardíaca estável, não há benefício claro de manter hemoglobina ≥ 10 g/dL
- Na ausência de hemorragia continuada, RBCs devem ser transfundidos como unidades isoladas
- Transfusão deve ser evitada em pacientes com ALI/ARDS a não ser que absolutamente necessário
- Decisões de transfusão devem ser adaptadas às situações dos pacientes individuais. Protocolos rígidos devem ser evitados

Bioterrorismo e Agentes de Guerra Química			
Agente Potencial	**Efeito**	**Tratamento**	**Proteção da Equipe**
Botulismo	Paralisia (fraqueza descendente simétrica)	Antitoxina botulínica trivalente ou imunoglobulina a botulismo	Precauções universais
Agentes nervosos (Sarin, VX)	Crise colinérgica	Atropina repetida a cada 5–10 min e pralidoxima seguidas por infusão	Vestes de proteção química nível C e aparelho de filtração respiratória
Cianeto	Inibe respiração aeróbica → acidose metabólica	Tiossulfato de sódio, nitrito de sódio, hidroxocobalamina	Vestes de proteção química nível C e aparelho de filtração respiratória
Bacillus anthracis (Antraz)	Mediastinite, meningite, insuficiência de múltiplos órgãos	Ciprofloxacina, doxiciclina, penicilina e estreptomicina	Isolamento, vacinação
Vírus varíola	Erupção, pneumonia	Cidofovir	Isolamento, vacinação com imunoglobulina de vacínia

Medicações de ICU			
		Dose	
Droga	**Classe**	**Por kg**	**Média**
Pressores, Inotrópicos e Cronotrópicos			
Fenilefrina	α_1	10–300 mcg/min	
Norepinefrina	α_1, β_1	1–40 mcg/min	
Vasopressina	V_1	0,01–0,1 U/min (geralmente < 0,04)	
Epinefrina	α_1, α_2, β_1, β_2	2–20 mcg/min	
Isoproterenol	β_1, β_2	0,1–10 mcg/min	
	D	0,5–2 mcg/kg/min	50–200 mcg/min
Dopamina	β, D	2–10 mcg/kg/min	200–500 mcg/min
	α, β, D	> 10 mcg/kg/min	500–1.000 mcg/min
Dobutamina	β_1, β_2	2–20 mcg/kg/min	500–1.000 mcg/min
Milrinona	Inibidor de PDE	50 mcg/kg em 10 min, a seguir 0,375–0,75 mcg/kg/min	3–4 mg em 10 min, a seguir 20–50 mcg/min
Inanrinona	Inibidor de PDE	0,75 mg/kg em 3 min, a seguir 5–15 mcg/kg/min	40–50 mg em 3 min, a seguir 250–900 mcg/min
Vasodilatadores			
Nitroglicerina	NO	10–1.000 mcg/min	
Nitroprussiato	NO	0,1–10 mcg/kg/min	5–800 mcg/min
Nesiritida	BNP	2 mcg/kg IVB, a seguir 0,01 mcg/kg/min	
Labetalol	α_1, β_1 o β_2-bloqueador	20 mg em 2 min, a seguir 20–80 mg c. 10 min ou 10–120 mg/h	
Fenoldopam	D	0,1–1,6 mcg/kg/min	10–120 mcg/min
Epoprostenol	Vasodilatador	2–20 ng/kg/min	
Enalaprilat	Inibidor de ACE	0,625–2,5 mg em 5 min, a seguir 0,625–5 mg c. 6 h	
Hidralazina	Vasodilatador	5–20 mg c. 20–30 min	
Antiarrítmicos			
Amiodarona	K (Classe III)	150 mg em 10 min, a seguir 1 mg/min × 6 h, a seguir 0,5 mg/min × 18 h	
Lidocaína	Canal de Na (Classe IB)	1–1,5 mg/kg, a seguir 1–4 mg/min	100 mg, a seguir 1– mg/min
Procainamida	Canal de Na (Classe IA)	17 mg/kg em 60 min, a seguir 1–4 mg/min	1 g em 60 min, a seguir 1–4 mg/min
Ibutilida	Canal de K (Classe III)	1 mg em 10 min, pode repetir × 1	

(Continua)

Propranolol	β-bloqueador	0,5–1 mg c. 5 min, a seguir 1–10 mg/h	
Esmolol	β₁, β₂-bloqueador	500 mcg/kg, a seguir 25–300 mcg/kg/min	20–40 mg em 1 min, a seguir 2–20 mg/min
Verapamil	Bloqueador de canal de Ca	2,5–5 mg em 1–2 min, repetir 5–10 mg em 15–30 min SOS 5–20 mg/h	
Diltiazem	Bloqueador de canal de Ca	0,25 mg/kg em 2 min, recarga 0,35 mg/kg × 1 SOS, a seguir 5–15 mg/h	20 mg em 2 min, recarga 25 mg × 1 SOS, a seguir 5–15 mg/h
Adenosina	Purinérgico	6 mg *push* rápido; se sem resposta: 12 mg → 12–18 mg	

Fonte: Sabatine, MS. Pocket Medicine, Lippincott, Williams & Wilkins, 4th ed., 2011:10–14.

Droga	Classe	Dose Por kg	Dose Média
		Sedação	
Morfina	Opioide	1-ilimitado mg/h	
Fentanil	Opioide	50–100 µg, a seguir 50-ilimitado µg/h	
Tiopental	Barbitúrico	3–5 mg/kg em 2 min	200–400 mg em 2 min
Etomidato	Anestésico	0,2–0,5 mg/kg	100–300 mg
Propofol	Anestésico	1–3 mg/kg, a seguir 3–5 mg/kg/h	50–200 mg, a seguir 20–400 mg/h
Diazepam	BDZ	1–5 mg c. 1–2 h, a seguir c. 6 h SOS	
Midazolam	BDZ	0,5–2 mg c. 5 min SOS ou 0,5–4 mg, a seguir 1–10 mg/h	
Cetamina	Anestésico	L mg/kg	60–150 mg
Haloperidol	Antipsicótico	2–5 mg c. 20–30 min	
Naloxona	Antag. opioide	0,4–2 mg c. 2–3 min até total de 10 mg	
Flumazenil	Antag. BDZ	0,2 mg em 30 s, a seguir 0,3 mg em 30 s, se ainda letárgico pode repetir 0,5 mg em 30 s até total de 3 mg	
		Paralisia	
Succinilcolina	Paralít. despolar.	0,6–1,1 mg/kg	70–100 mg
Tubocurare	nACh	10 mg, a seguir 6–20 mg/h	
Pancurônio	nACh	0,08 mg/kg	2–4 mg c. 30–90 min
Vecurônio	nACh	0,08 mg/kg, a seguir 0,05–0,1 mg/kg/h	5–10 mg em 1–3 min, a seguir 2–8 mg/h
Cisatracúrio	nACh	5–10 µg/kg/h	
		Diversos	
Aminofilina	PDE	5,5 mg/kg em 20 min, a seguir 0,5–1 mg/kg/h	250–500 mg, a seguir 10–80 mg/h
Insulina		10 U, a seguir 0,1 U/kg/h	
Glucagon		5–10 mg, a seguir 1–5 mg/h	
Octreotídeo	Análogo somatost.	50 µg, a seguir 50 µg/h	
Fenitoína	Antiepiléptico	20 mg/kg a 50 mg/min	1–1,5 g em 20–30 min
Fosfenitoína	Antiepiléptico	20 mg/kg a 150 mg/min	1–1,5 g em 10 min
Fenobarbital	Barbitúrico	20 mg/kg a 50–75 mg/min	1–1,5 g em 20 min
Manitol	Osmol	1,5–2 g/kg em 30–60 min repetir c. 6-12 h para manter osm 310–320	

Fonte: Sabatine MS, Pocket Medicine, Lippincott, Williams & Wilkins, 4th ed., 2011:10–15.

ANESTESIA PARA CIRURGIA CARDÍACA

AMANDA J. RHEE • LINDA SHORE-LESSERON

FISIOLOGIA CARDIOVASCULAR NORMAL

Anatomia das Artérias Coronárias			
Vaso Principal	**Ramo 1**	**Ramo 2**	**Suprimento**
Artéria coronária principal esquerda	Artéria coronária descendente anterior esquerda (LAD)	Ramos septais	2/3 anteriores do septo interventricular, músculo papilar anterior apical
		Ramos diagonais	Superfície anterior do ventrículo esquerdo
	Artéria circunflexa	Ramos marginais obtusos	Paredes lateral e posterior do ventrículo, músculo papilar anterolateral; *dominante esquerda*: Dá origem à artéria descendente posterior (PDA) que supre ventrículos inferiores e posteriores, 1/3 posterior do septo interventricular
Artéria coronária principal direita	Ramos marginais agudos		Ventrículo direito
	Artéria nodal AV		Nó AV
	Geralmente artéria nodal SA		Nó SA
	Artéria descendente posterior *(dominante direita 85%)*		Ventrículos inferiores e posteriores, 1/3 posterior do septo interventricular, músculo papilar posteromedial

Ciclo Cardíaco: Definições e Equações
- **Sístole** = contração ventricular isovolêmica e ejeção
- **Diástole** = relaxamento ventricular isovolêmico e enchimento
- **Débito cardíaco** = volume sistólico × frequência cardíaca
  → volume de sangue bombeado por cada ventrículo por minuto

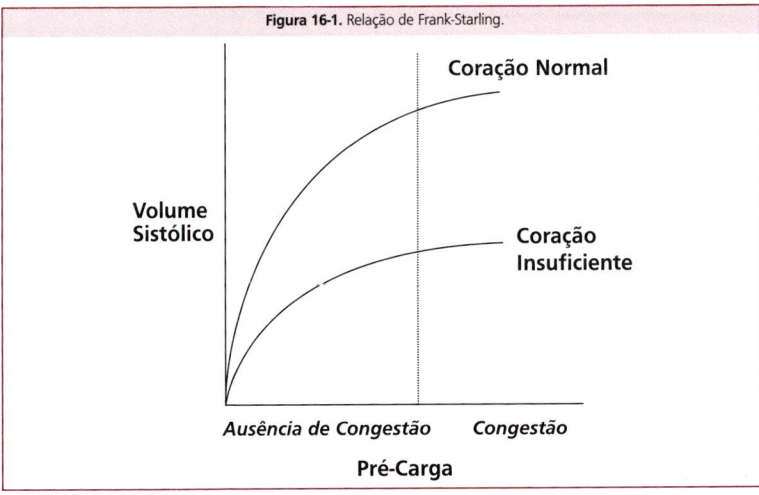

Figura 16-1. Relação de Frank-Starling.

(Imagem cortesia de J. Ehrenfeld.)

- **Volume sistólico** = quantidade de sangue bombeada para fora de cada ventrículo com cada contração
- **Reserva cardíaca** = diferença entre o débito cardíaco em repouso e o volume máx. de sangue que o coração é capaz de bombear por minuto
- **Pré-carga** = volume de sangue no ventrículo antes da sístole, usado para estimar o volume diastólico final ventricular esquerdo (LVEDP)
- **Lei de Starling** = contratilidade depende do comprimento da fibra muscular
- **Pós-carga** = resistência à ejeção de sangue por cada ventrículo
- **Pressão de perfusão coronariana** (CPP) = BP diastólica aórtica − LVEDP
- **Tensão da parede ventricular esquerda** → Lei de Laplace: T = p × r/(2 × t) onde T = tensão da parede, p = pressão, r = raio, t = espessura da parede
- **Equação de Fick:**
$$\text{Débito cardíaco (C.O.)} = \text{Consumo } O_2 / ([\text{conteúdo } O_{2\text{arterial}}] - [\text{conteúdo } O_{2\text{venoso}}])$$

Para Calcular Variáveis de Função Cardiovascular		
Variável	**Fórmula**	**Valor Normal com Unidades**
Índice cardíaco	C.O./BSA	2,8–4,2 L/min/m^2
SVR (TPR)	[(MAP − CVP) × 80]/C.O.	1.200–1.500 dyn·s/cm^5
PVR	[(MPAP − PCWP) × 80]/C.O.	100–300 dyn·s/cm^5
SV	(C.O. × 1.000)/HR	60–90 mL/batimento
SI	SV/BSA	20–65 mL/batimento/m^2
Índice de trabalho sistólico ventricular esquerdo	0,0136 (MAP − PCWP) × SI	46–60 g × m/batimento/m^2
Índice de trabalho sistólico ventricular direito	0,0136 (MPAP − CVP) × SI	30–65 g × m/batimento/m^2
MAP	DBP + (SBP − DBP)/3	50–70 mm Hg

ESTADOS DE DOENÇA COMUNS QUE AFETAM O CORAÇÃO

Doença de Artéria Coronária e Síndromes Coronarianas Agudas	
Doença de Artéria Coronária	Estreitamento aterosclerótico de uma ou mais artérias coronárias
Cardiopatia Isquêmica	Fluxo sanguíneo coronariano não satisfaz as necessidades da demanda de O$_2$ miocárdica
Síndrome Coronariana Aguda	Condições ameaçadoras à vida que resultam de CAD ou espasmo coronariano (angina instável, infarto agudo do miocárdio, êmbolos coronarianos)
Fatores de risco:	Fumar cigarros, hipercolesterolemia, HTN, diabetes, história familiar
Angina Pectoris	Desconforto torácico resultando de isquemia miocárdica
Angina Estável	Angina pectoris crônica provocada por esforço e aliviada por repouso (pode mostrar alterações temporárias de segmento ST sem dano miocárdico)
Angina Instável	Duração e frequência ↑ de angina pectoris produzida por menos esforço ou em repouso (infarto do miocárdio tende a resultar se deixada não tratada)
Angina Variante	Desconforto anginoso em repouso; resulta de vasoespasmo de artéria coronária (alterações de ST podem ocorrer, geralmente elevação)
MI sem Elevação do Segmento ST (NSTEMI)	Trombo parcialmente oclusivo sem necrose miocárdica
MI com Elevação do Segmento ST (STEMI)	Trombo coronariano obstrui completamente artéria coronária, causando necrose transmural

Determinantes da Perfusão Miocárdica
Suprimento: CPP, HR, PaO$_2$, diâmetro das artérias coronárias
Demanda: Consumo de O$_2$ miocárdico, HR, tensão da parede LV, contratilidade, condução, relaxamento

Tratamento da Doença de Artéria Coronária e Síndromes Coronarianas Agudas		
Angina Estável	Nitroglicerina sublingual	
Angina Instável/NSTEMI	**MONA** – **m**orfina, **O**$_2$, **n**itroglicerina, **A**SA	
	Terapia clínica – nitroglicerina, β-bloqueamento, tienopiridinas (prasugrel, clopidogrel), heparina (UFH ou LMWH), inibidor de glicoproteína IIb/IIIa	
	Terapia adjuntiva – inibidores de ACE, ARBs, inibidores de HMG-CoA redutase (estatinas)	
	Intervenção coronariana percutânea (PCI) dentro de 48 h no choque	
STEMI	**MONA** – **m**orfina, **O**$_2$, **n**itroglicerina, **A**SA	
	Terapia clínica – tienopiridinas (prasugrel, clopidogrel), heparina (UFH ou LMWH), bloqueadores dos receptores β-adrenérgicos	
	Terapia adjuntiva: inibidores de ACE, ARBs, inibidores de HMG-CoA redutase (estatinas)	
	Se < 12 h desde o evento: **Da porta à agulha** (fibrinólise com tPA) objetivo dentro de 30 min **Da porta ao balão** (PCI) objetivo dentro de 90 min	Se > 12 h desde o evento: PCI e revascularização objetivo dentro de 48 horas
Descrição dos Tratamentos da Doença de Artéria Coronária		
PCIs	Episódios anginosos persistentes; estenose importante de 1–2 artérias coronárias ou pacs. de mais baixo risco com dç. 3-vascular; anatomia favorável	
CABG	Estenose de > 50% da artéria coronária principal esquerda; dç. 2–3 vasos com função contrátil reduzida LV ou diabetes	

Hipertensão (HTN)

- Definição: > 140/90 ou 130/80 em pacs. de alto risco
- HTN essencial (HTN primária) – sem causa definível (95% dos pacs.)
- HTN secundária: Iatrogênica (medicações), renal, coarctação aórtica, femocromocitoma, excesso de hormônio corticos-suprarrenal, anormalidade de hormônio tireóideo, terapia estrogênica, doença de Cushing
- Consequências da HTN
  - Dano a órgãos: Hipertrofia ventricular, disfunção sistólica, CAD, AVE, aneurisma aórtico abd., dissecção aórtica
  - Crises hipertensivas: encefalopatia HTN – cefaleia, visão turva, confusão, sonolência, coma
- Tratamento: Diuréticos, agentes simpaticolíticos (β-bloqueadores/α_2-agonistas/α_1-antagonistas), vasodilatadores (bloqueadores dos canais de Ca, inibidores de ACE, ARBs), nitratos
- Considerações anestésicas
  - Monitorização: Manguito BP *vs.* linha arterial conforme indicado
  - Objetivo: Manter BP dentro de 20% da básica

Doença Valvar

Estenose Mitral

Causas: Febre reumática, estenose congênita

Fisiopatologia
- ↑ Pressão LA → edema pulmonar, hipertrofia LV
- Fibrilação atrial pode resultar de dilatação LA, trombo LA da estase do fluxo
- Desenvolvimento HTN pulmonar
- Chute atrial fornece 40% do enchimento LV
- Volume sistólico fica fixado

Característica clínica
- "Estalo de abertura" de tonalidade aguda seguido por ruído diastólico de baixa frequência

Classificação
- Branda = área da valva de ≤ 2 cm^2; crítica = área da valva ≤ 1 cm^2

Tratamento
- Terapia clínica; valvoplastia mitral com balão; comissurotomia mitral aberta; substituição de valva mitral

Manejo anestésico
- Manter ritmo sinusal (chute atrial fornece 40% do enchimento ventricular)
- Manter pré-carga e SV para evitar queda na SVR
- Manter HR normal (para permitir tempo para enchimento)
- Evitar ↑ na PVR (evitar hipóxia, hipercarbia, acidose)

Regurgitação Mitral

Causas: Doença mixomatosa (prolapso de valva mitral [MVP], cardiopatia isquêmica, insuficiência cardíaca, dilatação anular, endocardite, cardiopatia reumática, cardiomiopatia hipertrófica (SAM, mov. ant. sist.), infarto do miocárdio (músculo papilar necrótico, cordas rotas)

Fisiopatologia
- Gravidade determinada por
  - Gradiente de pressão sistólica entre LV e LA
  - Resistência vascular sistêmica se opondo ao fluxo sanguíneo LV anterógrado
  - Complacência atrial esquerda
  - Duração da regurgitação com cada sístole
- **Fração regurgitante** = volume de MR/volume sistólico LV total (> 0,6 = grave)
- **MR aguda:** ↑ pressão pulmonar e congestão pulmonar
- **MR crônica:** ↑ tamanho e complacência LA

Características clínicas
- Sopro holossistólico apical radiando para axila

Tratamento
- Terapia clínica; reparo/substituição de valva mitral

Manejo anestésico
- Manter HR normal ou alta
- Evitar depressão miocárdica
- Evitar ↑ SVR (pode piorar regurgitação)
- Iniciar profilaxia contra endocardite
- Ondas v do cateter de PA aumentam, à medida que fração regurgitante aumenta

Estenose Aórtica

Causas: AV bicúspide, doença degenerativa senil, febre reumática
Fatores de risco: Sexo masculino, hipercolesterolemia, fumo

Fisiopatologia
- Fluxo sanguíneo através da valva é obstruído durante a sístole
- Hipertrofia LV concêntrica
- Dependência do chute atrial para encher ventrículo rígido
- Volume sistólico é fixo
- Compressão de vasos subendocárdicos → isquemia

Sintomas e gravidade
- Angina – sobrevida média 5 anos
- Síncope – sobrevida média 3 anos
- Insuficiência cardíaca congestiva – sobrevida média 2 anos

Características clínicas
- Sopro em crescendo–decrescendo holossistólico rude

Classificação
- Branda = área da valva < 2,5 cm^2, moderada = 0,7–1,2 cm^2, crítica < 0,7 cm^2

Tratamento
- Valvoplastia percutânea com balão, substituição de valva aórtica percutânea, transapical ou aberta

Manejo anestésico
- Manter ritmo sinusal (chute atrial fornece 40% da pré-carga)
- Manter HR lenta a normal (permitir tempo para enchimento ventricular)
- Evitar ↓ SVR (diminuirá CO por causa do SV fixo)
  → por causa disso, AS grave é uma contraindicação relativa à anestesia espinal
- Iniciar profilaxia contra endocardite
- Evitar depressão miocárdica, uma vez que volume sistólico esteja fixado
- Considerar colocação de linha arterial na AS grave
- Considerar capacidade de marca-passo percutâneo para o caso de parada cardíaca (compressões torácicas geralmente ineficazes)

Regurgitação Aórtica (AR)

Causas: Anormalidades das válvulas da valva (cardiopatia reumática, endocardite, valva bicúspide), dilatação da raiz aórtica (aneurisma aórtico/dissecção, síndrome de Marfan, sífilis, necrose cística da média)

Fisiopatologia
- Aguda = emergência cirúrgica – súbita ↑ pressão diastólica LV retrocede para circulação pulmonar causando congestão pulm., HTN pulm. aguda e edema
- Crônica – LV compensa com dilatação e hipertrofia → insuficiência cardíaca

Características clínicas
- Pulsos latejantes
- Sopro de Austin Flint – fluxo turbulento através da valva mitral durante diástole em razão do jato da AR

Tratamento
- Assintomática – nifedipina, inibidor de ACE, diuréticos
- Sintomática – substituição da valva aórtica

Manejo anestésico
- Manter ritmo sinusal
- Manter frequência cardíaca normal a normal alta
- Evitar ↑ SVR (piorará fração regurgitante)
- Evitar depressão miocárdica
- Iniciar profilaxia contra endocardite
- Considerar vasodilatadores (nitroprussiato) para ↓ pós-carga

Estenose Pulmonar
Causas: Deformidade congênita, cardiopatia carcinoide

Classificação
- Branda: Gradiente de pressão < 40 mm Hg, moderada 40–80 mm Hg, grave > 80 mm Hg

Tratamento
- Valvoplastia com balão; substituição da valva

Regurgitação Pulmonar
Causas: Dilatação anular secundária à artéria pulm. aumentada na HTN pulm., cardiopatia congênita/carcinoide

Estenose Tricúspide
Causas: Congênita, cardiopatia reumática, tumor atrial direito, endocardite

Regurgitação Tricúspide
Causas: Congênita, endocardite, cardiopatia carcinoide, evento secundário a partir de dç. valva mitral ou dç. cardíaca esquerda

Cardiomiopatia Hipertrófica (HCM)
Causas: Genética, mista, adquirida

Fisiopatologia
- Obstrução à ejeção LV (septo hipertrófico assimétrico interfere com ejeção LV)
- LVH e aumento RA, ↑ consumo de O_2 miocárdico
  → isquemia subendocárdica

Características clínicas
- Regurgitação mitral por SAM (movimento anterior sistólico da válvula anterior da valva mitral)
- ↑ Risco de morte súbita

Manejo anestésico
- Manter HR lenta (para permitir enchimento ventricular)
- Manter ritmo sinusal
- Manter contratilidade baixa à normal (pode causar/exacerbar SAM)
- Manter pré-carga e pós-carga
- Tratamentos incluem β-bloqueadores, verapamil, marca-passo, ICD, miectomia cirúrgica

Objetivos Anestésicos nas Valvopatias					
	Pré-Carga	Pós-Carga	HR	SVR	Contratilidade
Estenose tricúspide	Normal alta	Alta	Baixa	Alta	Manter
Regurgitação tricúspide	Normal alta	Baixa	Normal alta	Baixa	Manter
Estenose pulmonar	Alta	Alta	Baixa	Alta	Mater
Insuficiência pulmonar	Normal alta	Baixa	Normal alta	Baixa	Manter
Estenose mitral	Normal alta	Alta	Baixa	Alta	Manter
Regurgitação mitral	Normal alta	Baixa	Normal alta	Baixa	Manter
Estenose aórtica	Alta	Alta	Baixa	Alta	Manter
Insuficiência aórtica	Alta	Baixa	Normal alta	Baixa	Alta
CAD	Normal	Normal baixa	Baixa	Alta	Normal
HCM	Alta	Alta	Baixa	Alta	Normal baixa
ICM (cardiomiopatia isquêmica)	Alta	Baixa	Normal alta	Alta	Alta
Tamponamento	Alta	Baixa	Alta	Alta	Alta

Bloqueios Cardíacos/Arritmias (Ver Capítulo 32, Interpretação do ECG)

Bradiarritmias – HR < 60 bpm
Síndrome do seio doente – disfç. intrínseca do nó SA → bradicardia inapropriada. *Tratamento: Anticolinérgicos, agentes β-adrenérgicos, marca-passo*

Ritmos que emergem dos mais distais marca-passos intrínsecos latentes do coração no caso de disfunção do nó SA:
  Ritmo de escape juncional – complexo estreito (40–60 bpm)
  Ritmo de escape ventricular – complexo largo (30–40 bpm)
Defeitos de condução abaixo do nó AV dentro do sistema de His–Purkinje:
→ *Bloqueio de ramo esquerdo (LBBB)*
→ *Bloqueio de ramo direito (RBBB)*
→ *Retardo da condução interventricular*

Sistema de Condução Atrioventricular
Bloqueio AV 1º grau – Intervalo PR aumentado para > 0,2 s
Bloqueio AV 2º grau
→ **Tipo I de Mobitz** (Wenckebach) – Retardo AV (intervalo PR) gradualmente ↑ com cada batimento até que QRS é perdido após onda P. *Tratamento – apenas se sintomático: Atropina, isoproterenol, marca-passo permanente para bloqueio persistente*
→ **Tipo II de Mobitz** – QRS perdido súbito imprevisível que não é associado a prolongamento progressivo do intervalo PR. *Tratamento: Marca-passo permanente – uma vez que isto pode progredir para bloqueio AV 3º grau*
Bloqueio AV 3º grau – "bloqueio cardíaco completo" ou "dissociação atrioventricular"
→ ausência de relação entre onda P e QRS. *Tratamento: Marca-passo permanente*

Considerações Peroperatórias
- Indicações de inserção de marca-passo peroperatório temporário são as mesmas indicações que fora do contexto de cirurgia
- Alguns procedimentos de cirurgia cardíaca justificam colocação de cabos de marca-passo epicárdico temporário em razão da natureza da cirurgia

Taquiarritmias – HR > 100 bpm
Arritmias Supraventriculares
Taquicardia Sinusal
Batimentos Atriais Prematuros
  Tratamento – somente se sintomáticos: β-bloqueadores
Flutter Atrial – átrios a 180-350 bpm, frequência ventricular 150 (bloqueio AV 2:1)
  Tratamento: instável – cardioversão DC elétrica; estável – β-bloqueadores e bloqueadores do canal de Ca, estimulação de explosão
Fibrilação atrial – átrios a 350–600 bpm, frequência ventricular variável
  Tratamento: Instável – cardioversão (se < 48 h) e cardioversão DC com anticoagulação (se > 48 h ou duração desconhecida); estável – anticoagulação 3 semanas, a seguir cardioversão; β-bloqueadores e bloqueadores dos canais de Ca, drogas antiarrítmicas IC e III
SVT paroxística – frequência ventricular 140–250, complexo estreito, P's ocultas
  Tratamento: Manobras vagais, bloqueadores β e dos canais de Ca, RFA

Taquicardia Reentrante AV
Wolff–Parkinson–White: Intervalo PR encurtado, onda δ, QRS largo
  Tratamento: RAF, bloqueadores β e dos canais de Ca, evitar procainamida

Arritmias Ventriculares
Contrações ventriculares prematuras – QRS alargado
  Duplas – duas de cada vez em fileira, bigeminismo – cada batimento alternadamente é PVC
Taquicardia Ventricular – três ou mais PVC em fileira, 100–200 bpm
VT Sustentada – persiste por 30 s ou mais
VT Não Sustentada – persiste por < 30 s
  Tratamento: Sintomática porém estável → cardioversão elétrica (200 J monofásica, 100 J bifásica); VT não sustentada assintomática → β-bloqueadores; instável – ver protocolo ACLS (CPR, cardioversão, epinefrina, vasopressina, amiodarona, lidocaína)
Torsades de pointes – VT polimórfica com torção do QRS em torno da linha básica
  Tratamento – MgSOR$_4$ 1–2 gm IV
Fibrilação Ventricular – *ver protocolo ACLS, CPR, cardioversão, epinefrina, vasopressina, amiodarona, lidocaína*
Assistolia – ausência de atividade elétrica
  Tratamento – ver protocolo ACLS, CPR, epinefrina, atropina

Balão Intra-Aórtico
Balão colocado na aorta descendente (distal à artéria subclávia E proximal à SMA) e sincronizado com ECG. Balão *se infla* ao início da diástole, *desinfla-se* durante a sístole (disparado pela onda R, linha arterial ou marca-passo)

Deslocamento de sangue   Deslocamento proximal → melhora perfusão das artérias coronárias; deslocamento distal → melhora perfusão sistêmica

Objetivos: ↓ pós-carga, ↓ tensão da parede, LVEDP e LVEDV (↓ no consumo de O_2 miocárdico); ↑ pressões arterial diastólica e diastólica aórtica → perfusão melhorada das artérias coronárias

Indicações e Contraindicações de Balão Intra-aórtico	
Indicações	**Contraindicações**
Complicações de isquemia miocárdica	
• Hemodinâmicas: Choque cardiogênico	• Insuficiência aórtica grave
• Mecânicas: MR, VSD	• Impossibilidade de inserção
• Disritmias intratáveis	• Dç. cardíaca irreversível (não candidato a transplante)
• Angina pós-infarto	• Dano cerebral irreversível
Instabilidade cardíaca aguda	
• Angina: Instável, pré-infarto	
• Insucesso lab. cat.: Falha de PTCA	
• Ponte até transplante	
• Contusão cardíaca	
• Choque séptico	

Fonte: Adaptada de Barash PG. *Clinical Anesthesia*. 5th ed. Philadelphia, PA: Lippincott Williams & Wilkins; 2006.

Marca-Passos

Indicações de marca-passo: Síndrome do seio doente, síndrome braditáqui, bloqueio cardíaco grave
Assíncrono *vs.* síncrono:
- **Modo síncrono (de demanda)** – marca-passo sente onda P, onda R ou ambas; marca-passo é **disparado** ou **inibido** pelo sinal sentido
- **Modo assíncrono** – marca-passo dispara independentemente do ritmo intrínseco do pac.
  → Só usado em situações peroperatórias ou se ablação/cirurgia tiver removido a condução

Marca-passo biventricular para insuficiência cardíaca congestiva
- ↑ despolarização do LV; sincroniza contração dos ventrículos; aumenta débito cardíaco

Códigos Genéricos de Marca-Passo				
Câmara Estimuladora	**Câmara Sensora**	**Resposta ao Sentir**	**Programabilidade**	**Estimulação em Múltiplos Locais**
O = nenhuma	O = nenhuma	O = nenhuma	O = nenhuma	O = nenhuma
A = átrio	A = átrio	I = inibido	R = modulação de frequência	A = átrio
V = ventrículo	V = ventrículo	T = disparado		V = ventrículo
D = dupla (A + V)	D = dupla (A + V)	D = dupla (T + I)		D = dupla (A + V)

Modo de Estimulação Comumente Usado			
Modo	**Descrição**	**Função**	**Indicação**
AOO	Assíncrono atrial	Estimulação A	Bradidisritmias
VOO	Assíncrono ventr.	Estimulação V	Bradidisritmias
DOO	Assíncrono atrial e ventr.	Estimulação AV	Bradidisritmias
VAT	Sentido atrial e disparado ventr.	Estimulado V, sentido A, batimento A sentido dispara saída V	Bloqueio cardíaco completo com nó SA normal
VVI	Não competitivo ventr.	Estimulação V sob demanda, batimento V sentido inibe batimento V estimulado	Disfunção nó sinusal, fibril. A crônica, bloqueio completo
DDD	Universal	Estimulado A, estimulado V, sentido AV, sentido A inibe saída A, A sentido dispara saída V, V sentido inibe saída V	Bradi sinusal, taqui sinusal, bloqueio completo, bloqueio AV 2º grau

Considerações Anestésicas sobre Marca-Passos
- Considerar conversão para um modo assíncrono (VOO) com **ímã** ou programação
- MRI pode converter marca-passo para modo assíncrono
- Litotripsia pode inibir marca-passos de demanda

- Eletrocautério pode inibir marca-passos de demanda
  → Baixa corrente em rajadas curtas, frequentes, ou eletrocautério bipolar minimiza este efeito
- Ventilação com pressão positiva pode afetar a distância dos cabos do coração
- Hiper/hipopotassemia pode alterar limiares de estimulação
- Monitorização de potenciais evocados pode alterar a função
- Quando desfibrilando, colocar pás/contatos a pelo menos 2,5 cm de distância do marca-passo
- Considerar interrogar marca-passo ao término do caso para assegurar funcionamento adequado

Cardioversor-Desfibrilador Implantável (ICD)
Indicações: Sobrevida de episódio de morte súbita, VT sustentada, síncope por VT baixa EF/HCM

Manejo anestésico
- Desativar com ímã (específico do fornecedor) ou programação (preferível)
  → Eletrocautério pode disparar desfibrilador ou interferir com função adequada
- Litotripsia deve ser evitada; MRI é contraindicada
- Desfibrilador externo deve ser disponível na OR

MÁQUINA DE *BYPASS* CARDIOPULMONAR (CIRCULAÇÃO EXTRACORPÓREA)

- **Circuito básico:** Sangue vai do paciente → cânula venosa → reservatório venoso → oxigenador → trocador de calor → bomba principal → filtro arterial → cânula arterial → paciente
- Outros componentes
  Aspiração da cardiotomia – remove sangue do campo para recuperação
  Despressurização LV – evita dilatação LV por enchimento pelas veias de Tebésio e artérias brônquicas
  Bomba de cardioplegia – administra solução cardioplégica
  Ultrafiltro – hemoconcentra sangue removendo água e eletrólitos
- Solução cardioplégica – rica em potássio (K^+)
  Cardioplegia anterógrada – cateter na raiz aórtica ou óstio coronariano; fluxo para dentro das artérias coronárias
  Cardioplegia retrógrada – cateter no átrio direito para seio coronário; fluxo para dentro das veias coronárias
- Bomba principal:
  Cabeçote de rolos – gera fluxo não pulsátil
  Bomba centrífuga – fluxo é dependente da pressão, menos traumático para eritrócitos
  Oxigenador – oxigenador de membrana menos traumático que o de bolhas

Manejo Pré-Anestésico do *Bypass* Cardiopulmonar
Monitorização/Acesso
- Linha arterial: Bombas de *bypass* geralmente não pulsátil (BP não invasiva geralmente não funcionará)
- CVP/PA: Colocar antes ou após indução dependendo do acesso vascular; considerar linha de PA para casos complexos ou doença miocárdica importante
- TEE: Colocar sensor após indução
- Estabelecer acesso IV de grosso calibre (calibre 18 ou maior)

Pré-Medicação
- Pacientes podem desenvolver isquemia miocárdica com estresse/ansiedade → considerar lorazepam 2–3 mg/midazolam 1–2 mg no pré-operatório
- Suplementar O_2 conforme necessário

Indução
- Considerar indução com opioide em alta dose (pode minimizar depressão miocárdica)
- Fentanil (7–15 mcg/kg) ou remifentanil (1 mcg/kg, a seguir 0,2–1 mcg/kg/min) → Pode dar pequena quantidade de paralisante antes da indução (evitar rigidez da parede torácica)
- Considerar etomidato para pacs. com fç. miocárdica prejudicada; caso contrário → Propofol
- Sevoflurano/isoflurano aceitáveis contanto que hemodinâmica (esp. BP) seja bem controlada
- Cetamina pode aumentar risco de isquemia miocárdica
- Óxido nitroso geralmente evitado → risco de expansão de êmbolos gasosos em procedimentos de coração aberto
- Paralisantes: Vecurônio, rocurônio, cisatracúrio, pancurônio (podem causar taquicardia)

Pista Rápida em Cirurgia Cardíaca
- Extubação precoce (dentro de 6 h pós-op.)
  Vantagens: Permanência reduzida na ICU, custos mais baixos
- Usada em casos/pacientes de baixo risco, em OPCAB (pontes em art. cor. fora de bomba), corridas curtas de *bypass*
- Precisa ser planejada antecipadamente: Limitar líquidos IV, narcóticos, manter paciente aquecido

Considerações Anestésicas sobre* Bypass *Cardiopulmonar
Pré-*Bypass*
- Pulmões embaixo enquanto serrando através do esterno se não for usada serra oscilante
- Considerar uso de agente antifibrinolítico para reduzir sangramento *(ver tabela página 16-13)*
  Ácido aminocaproico ou ácido tranexâmico ↓ sangramento por inibição da plasmina
  Aprotinina *(não universalmente disponível; ver tabela página 16-13)*
  - Potencial ↓ sangramento, transfusões, reoperação por sangramento
  - Pode ser assoc. à insuficiência renal pós-op., ↑ mortalidade
- Canulização aórtica
  Baixar SBP para 90–120 mm Hg antes da canulização
  Complicações: Dissecção aórtica, êmbolos, sangramento, hipotensão
- Heparinização – antes de iniciar o *bypass*

Heparina
- Mecanismo: Liga-se à antitrombina III → potencializa inibição do fator X e trombina
- Dose no CPB: 300–400 unidades/kg → checar ACT (objetivo > 400)
- Resistência à heparina: Deficiência de antitrombina III, heparinoterapia prévia, uso de anticoncepcional oral, ↑ idade
- Tratamento da resistência heparínica: Dar dose adicional de heparina; FFP (↑ níveis de antitrombina)
- Complicações: Sangramento, trombocitopenia (HIT) → alternativas à heparina: danaparoide sódico, r-hirudina, epoprostenol sódico

Protamina
- Mecanismo: Base que se liga ionicamente à heparina (ácida) formando um complexo estável/inativo
- Dose em CPB: 1 mg para 100 unidades de heparina; dar pequena dose de teste primeiro para checar quanto à resposta alérgica (sinais: Hipotensão, anafilaxia, reação anafilactoide, broncoespasmo, HTN pulmonar)
- Objetivo ACT *pós-bypass*: < 120–130
- Risco aumentado de reação à protamina: Exposição prévia, insulina NPH/PZI, infusão rápida, alergia a frutos do mar
- **Nota: Nunca dar protamina enquanto ainda sob *bypass*!**

Esternotomia
- Estímulo curto, mas doloroso → assegurar pac. está adequadamente anestesiado, desconectar pac. do ventilador para evitar lesão pericárdica/pulmonar

Durante *Bypass*
- Ventilador desligado (não esquecer de voltar depois)
- Agente volátil pode ser aplicado pelo perfusionista através da bomba
- Frequentemente administrar opioide (fentanil) e benzodiazepínicos (midazolam) por aplicação em *bolus* ou infusão
- Considerar infusão de insulina em pacientes diabéticos, manter glicose < 180 mg/dL

Durante Reaquecimento
- Quando anestésico principal for narcótico, lembrança ocorre mais frequentemente durante reaquecimento
- Considerar uso de pequenas doses de escopolamina/benzodiazepínico

Alfa Stat *vs.* pH Stat
Alfa stat gases no sangue arterial **não são** corrigidos quanto à temperatura
- Durante CPB hipotérmico, ocorre desvio alcalino hipotérmico
- Dá prioridade à manutenção da proporção de [OH⁻] para [H⁺] dentro e fora da célula
- Benefício: Parece ter resultado neurológico melhorado
- Contra: Permite desvio para a esquerda da curva de dissociação da oxiemoglobina, esfriamento lento

pH stat gases no sangue arterial **são corrigidos quanto à temperatura**
- CO_2 adicionado ao oxigenador, o que contrabalança o desvio alcalino em temperatura mais baixa, resultando em uma amostra que é a seguir aquecida a 37°C
- Dá prioridade à manutenção do H extracelular
- Benefício: Vasodilatação cerebral, esfriamento mais rápido, contrabalança desvio para a esquerda da curva de dissociação da oxiemoglobina
- Contra: ↑ Fluxo pode carregar ↑ carga embólica para o cérebro

Qual usar? pH stat pode oferecer proteção em cirurgia cardíaca neonatal e de bebê, alfa stat mais comumente usado hoje em adultos

Catástrofes Potenciais durante *Bypass*
- Dissecção aórtica
  - Parar CPB, escolher local alternativo de canulização, substituir/reparar artéria dissecada

- Canulização inadvertida de artéria carótida/inominada
  - Tratar edema cerebral consecutivo, reposicionar cânula aórtica
- Canulização invertida
  - Parar CPB, evacuar ar, reposicionar cânula, reiniciar CPB
- Obstrução do retorno venoso
  - Reduzir fluxo da bomba, tratar causa (evacuação do calço de ar; desfazer dobra da tubulação)
- Embolia de ar maciça
  - Parar CPB, colocar pac. em Trendelenburg, remover ar
- Administração de protamina durante CPB resultará em coagulação catastrófica

Desmame do Bypass
Pontos-Chave
- Temperatura central deve ser pelo menos 36°C
- Checar K^+, glicose, Hct antes de desmamar
- Ventilação com pressão positiva para evacuar ar do coração, grandes vasos e enxertos
- Reversão da anticoagulação de heparina é com 1 mg de protamina para cada 100 unidades de heparina, dada lentamente, administração antes da cessação do CPB ou enquanto aspiradores coronarianos estão sendo usados podem causar uma coagulação das bombas de *bypass*
- Checar frequência e ritmo → pode necessitar marca-passo temporário
- Considerar função ventricular pré-op. e atual
- Suportar SVR → objetivo 1.000–2.000 $dyn \cdot s/cm^5$. Manter débito cardíaco com vasodilatadores (nitroglicerina, nitroprussiato, nicardipina) e inotrópicos (norepinefrina, dopamina, dobutamina, epinefrina, milrinona). Suportar pressão arterial com vasopressores (fenilefrina, norepinefrina) conforme necessário

Impossibilidade de Desmamar da CPB
- *Insuficiência LV/VD/respiratória*
  Ventilatória – ARDS de "pulmão de bomba", broncospasmo, secreções, pneumotórax, hemotórax
  Problemas de pré-carga
  Isquemia: Falha do enxerto, fluxo sanguíneo coronariano inadequado, IM prévio, lesão de reperfusão após cardioplegia, dissecção aórtica
  Falha de valva
  Hipertensão pulmonar (insuficiência RV)
  Outras: Agentes inalatórios, β-bloqueadores e bloq. dos canais de Ca, acidose, anorm. eletr., hipocalcemia, hiper/hipopotassemia, hipotermia
- *Baixa SVR*
  Medicações: Vasodilatadores, agentes inalacionais, protamina
  Hemodiluição, anemia, hipertermia, sepse, anafilaxia/rç. anafilactoide

Complicações Pós-Operatórias
- Razões comuns para retorno do pac. à OR
  - Sangramento persistente, perda sanguínea excessiva, tamponamento cardíaco, mau desempenho cardíaco inexplicado
- Sangramento pós-operatório
  - Hemostasia cirúrgica inadequada → retorno à OR, coagulopatia – decorrente de ↓ contagem ou fç. das plaquetas, hemodiluição ou depleção de fatores da coagulação, fibrinólise, reversão insuficiente com protamina, "rebote de heparina"
- Tamponamento pericárdico
  - Suspeitar em pacs. cardíacos pós-op. com deterioração hemodinâmica
  - Sangramento pós-op. dentro do saco pericárdico → ↑ pressão intrapericárdica e ↓ retorno venoso
  - Achados de TEE: Ver colapso atrial R sistólico e ventricular R diastólico
  - Volume sistólico é ↓ e CO se torna dependente da HR
    - Taquicardia compensadora, vasoconstrição periférica são observadas
  - Tratamento: Manter paciente "cheio, firme, fechado"
    Objetivo = manter pré-carga, contratilidade, CO; HR normal a alta
    Ventilar com ↑ frequência, ↓ volume corrente, ↓ PIP, evitar PEEP
    Tratamento: Exploração cirúrgica, pericardiocentese

ECOCARDIOGRAFIA TRANSESOFÁGICA (TEE)
- Diretrizes 2010 para avaliação TEE peroperatória
  Indicações:
  Cirurgias cardíaca e torácica – todos os pacientes de cirurgia de coração aberto e aórtica torácica, dirigir manejo de procedimentos intracardíacos à base de cateter (aparelhos oclusores, procedimentos valvares percutâneos), seletivamente em pacientes de CABG (enx. pontes art. coron.)

Cirurgia não cardíaca – usar quando a natureza da cirurgia planejada ou patologia cardiovascular conhecida ou suspeitada do paciente possa resultar em grave comprometimento hemodinâmico, pulmonar ou neurológico, ou quando instabilidade circulatória ameaçando a vida inexplicada persiste apesar de terapia corretiva

Terapia intensiva – usar quando informação diagnóstica requerida para tratamento não puder ser obtida por ecocardiografia transtorácica ou outros testes de uma maneira a tempo

Contraindicações:

Absolutas – estenose esofágica, fístula traqueoesofágica, cirurgia esofágica recente, trauma do esôfago

Relativas – esôfago de Barrett, hérnia hiatal, grande aneurisma aórtico descendente, paralisia de prega vocal unilateral, varizes do esôfago, pós-radioterapia, cirurgia bariátrica prévia, divertículo de Zenker, interposição de cólon, disfagia, instabilidade da coluna cervical

Estratégias de TEE em paciente com contraindicações acima – considerar outras modalidades de imagem (ecocardiografia epicárdica), uso de um explorador menor, limitação do exame e evitação de manipulação desnecessária do sensor, usando o ecocardiografista mais experiente

- Complicações: Importantes complicações em 0,2–0,5% *(trauma esofágico, disritmias, instabilidade hemodinâmica)*; complicações menores em 0,1–13% *(lesões labiais e dentárias, rouquidão, disfagia)*

ASE/SCA 20 vistas quando efetuando um exame TEE intraoperatório abrangente (Reproduzida com permissão de Shanewise JS, Cheung AT, Aronson S *et al.* ASE/SCA Guidelines for performing comprehensive intraoperative multiplane transesophageal echocardiography examination. *J Am Soc Echocardiogr* 1999;12(10):884–980.)

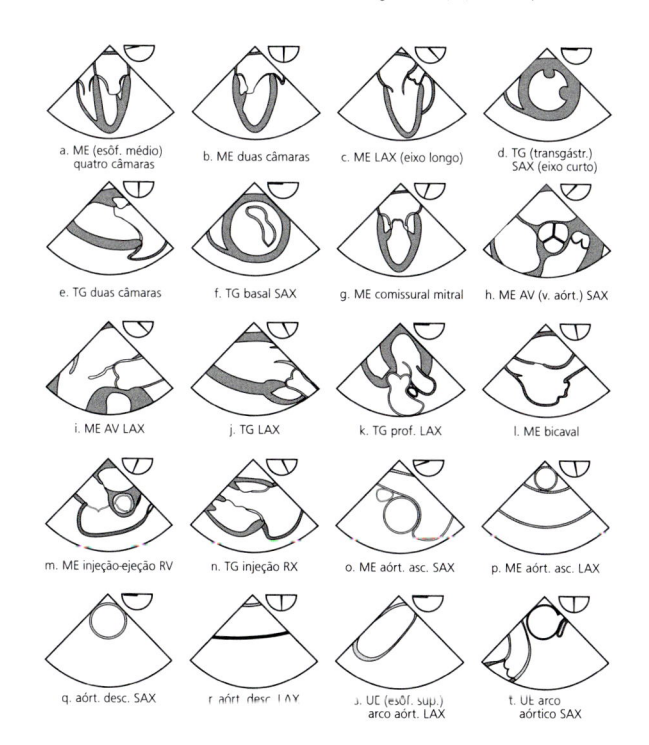

a. ME (esôf. médio) quatro câmaras
b. ME duas câmaras
c. ME LAX (eixo longo)
d. TG (transgástr.) SAX (eixo curto)
e. TG duas câmaras
f. TG basal SAX
g. ME comissural mitral
h. ME AV (v. aórt.) SAX
i. ME AV LAX
j. TG LAX
k. TG prof. LAX
l. ME bicaval
m. ME injeção-ejeção RV
n. TG injeção RX
o. ME aórt. asc. SAX
p. ME aórt. asc. LAX
q. aórt. desc. SAX
r. aórt. desc. LAX
s. UE (esôf. sup.) arco aórt. LAX
t. UE arco aórtico SAX

FARMACOLOGIA CARDÍACA (LER CAPÍTULO 2F, DROGAS VASOATIVAS, AUTONÔMICAS E CARDIOVASCULARES)

Drogas para Insuficiência Cardíaca			
Nome	**Mecanismo de Ação**	**Posologia**	**Comentário**
Milrinona	Inibidor de fosfodiesterase	50 mg/kg ao longo de 10 min dose de carga, seguida por 0,375–0,75 mg/kg/min. Máx. 1,13 mg/kg/d	Inotropismo aumentado e vasodilatação
Levosimendano (não disponível nos EUA)	Droga sensibilizadora ao cálcio que estabiliza a molécula de troponina no músculo cardíaco	12–24 mcg/kg dose de carga, seguida por 0,1–0,2 mcg/kg/min durante 24 h	Inotropismo aumentado e vasodilatação. Pode ser associado à disfunção hepática
Natrecor (nesiritida)	Forma recombinante de peptídeo natriurético cerebral humano	2 mcg/kg dose de carga, seguida por 0,01 mcg/kg/min durante 24–48 h	Vasodilatações venosa e arterial. Diurese. Não afeta a contratilidade cardíaca

Antifibrinolíticos[a]

Droga e Classe	Mecanismo	Vantagens	Desvantagens	Dose
Ácido ε-Aminocaproico: Análogo da lisina	Liga-se a locais de ligação de lisina no plasminogênio e fibrinogênio, desse modo inibindo ativação do plasminogênio e evitando liberação de plasmina	• ↓ sangramento mediastinal • Pode ↓ necessidades transfusionais	• Sem efeito sobre taxa de reop. • Segurança de órgãos finais não bem estabelecida • Pode causar trombose	• Carga 100–150 mcg/kg seguida por infusão de 10–15 mg/kg/h • Carga 10 g × 3: Básica, CPB e pós-protamina
Ácido Tranexâmico: Análogo da lisina	O mesmo que acima	Dez vezes a potência do ácido ε-aminocaproico	• Velocidade de aplicação não bem padronizada na literatura • Pode causar trombose. Dúvida de toxicidade neurológica em alta dose	• Baixa dose: Carga 10–15 mg/kg seguida por infusão de 1–1,5 mg/kg/h • Alta dose: Carga 100–150 mg/kg seguida por infusão 10 mg/kg/h
Aprotinina:[b] Inibidor de protease inespecífico (NOTA: ESTA DROGA FOI RETIRADA DO MERCADO EM MUITOS PAÍSES.)	Inibe proteases calicreína, plasmina e outras levando à inibição da cascata da coagulação intrínseca, ativação do complemento, fibrinólise e formação de bradicinina	• Maior evidência de sangramento pós-operatório e necessidades de transfusão diminuídos • Reduz reoperação por sangramento • Pode reduzir incidência de AVE	• Pode ser associada à disfunção renal e creatinina elevada transitória • Potencial de alergia; formação de IgG porque é derivada de composto extraído de pulmão de boi • Associação à mortalidade não bem definida • Alto custo	• 1 mL dose de teste, aguardar 10 min, avaliar quanto à possível resposta anafilática a "esquema de alta posologia" • 2 × 106 KIU (280 mg) ao longo de 20 min seguida por infusão de 5 × 105 KIU (70 mg) por hora • Esquema de meia dose é metade da alta dose acima

[a] Nota: Administração de antifibrinolíticos é contraindicada em anticoagulação intravascular disseminada (exceto no contexto de CPB) e sangramento do trato urinário superior em razão do risco de trombose.
[b] Aprotinina causou uma taxa mais alta de mortalidade e nível mais alto de Cr do que ácido aminocaproico ou nenhum agente antifibrinolítico.
De: Shaw AD, Stafford-Smith M, White WD et al. The effect of aprotinin on outcome after coronary artery bypass grafting. N Engl J Med. 2008;21;358(8):784–793.

ANESTESIA PARA CIRURGIA TORÁCICA

JONATHAN M. ANAGNOSTOU

TESTES DE FUNÇÃO PULMONAR (PFTs)

Avaliação pré-operatória da possibilidade de uma ressecção pulmonar
- História e exame físico
  - Medicações
  - História de fumo (aconselhamento de cessação)
  - Tolerância a exercício
- ABG (gases no sangue arterial) ao ar ambiente
- Espirometria (esp. se $PaCO_2 > 45$ mm Hg $PaO_2 < 60$ mm Hg)
- Testes funcionais com separação (se FVC < 2 L, $FEV_1 < 50\%$ do predito)
  - Ventilação regional
  - Perfusão regional
  - FEV_1 pós-op. predito (PPO) = FEV_1 pré-op. × fração tecido pulmonar funcional restante pós-ressecção
  - Oclusão com balão brônquico da área proposta de ressecção
  - Oclusão de artéria pulmonar unilateral
    → Simula ventilação e estresse pós-ressecção sobre o coração direito
    → Sinais de mau prognóstico: PAP > 40 mm Hg, $PaO_2 < 45$ mm Hg, $PaCO_2 > 60$ mm Hg
  - Julgamento clínico – tecido pulmonar doente pode estar contribuindo pouco para troca gasosa
- FEV_1 predito < 800 mL (< 40% do predito) significa pouca sobrevida pós-ressecção

Risco de complicações pulmonares aumentado com
- Dispneia de esforço em < 2 lanços de escadas
- Capacidade de difusão (DL_{CO}) < 40% do predito

Outros estados notáveis que afetam PFTs
- Gravidez: ↓ FRC, ↓ RV, ↓ ERV
- Idoso: ↑ FRC, ↑ RV, ↑ complacência pulmonar, ↓ FEV_1
- Obesidade: ↓ FRC, ↓ VC, ↓ ERV, ↓ IRV
- Anestesia geral: ↓ FRC

ESTADOS DE DOENÇA COMUNS QUE AFETAM OS PULMÕES

Doença Pulmonar Obstrutiva Crônica (COPD)
- $FEV_1/FVC < 1$
- Doença pulmonar obstrutiva lentamente progressiva
  - Obstrução fixa com exacerbações periódicas (p. ex., infecções)
  - Obstrução de pequenas vias aéreas
  - ↓ Fluxo expiratório máx. forçado ($FEF_{25-75\%}$)
  - Enfisema
  - Bronquite crônica (alta incidência de *cor pulmonale*)
- Associada à história de fumo de > 20 maços-ano
- Incidência = 7–8% dos adultos nos ED
- Tratamento
  - β_2-agonistas (inalados) → albuterol/metaproterenol/salmeterol
  - Anticolinérgicos (inalados) → ipratrópio/glicopirrolato/atropina/tiotrópio
  - Esteroides (inalados ou sistêmicos)
  - Antibióticos para bronquite/outras infecções
  - Oxigênio suplementar (doença grave)
- Manejo anestésico
  - História
    → Estado atual *vs.* básico
       Tolerância a esforço: Subindo 2 lances de escadas = risco mais baixo
    → Alterações recentes nas medicações (p. ex., inaladores, esteroides)
    → Hospitalizações recentes, atendimentos no Dep. Emerg.
- Continuar medicações básicas
- Pacs. podem ter eritrocitose, hipert. pulmonar, *cor pulmonale*, insuficiência RV
- Consulta de pneumologia se precariamente controlado
- Parar fumo pré-op. (várias semanas se possível)
  → Nicotina ↑ HR e BP
  → Monóxido de carbono diminui fornecimento de O_2

- → Pode ajudar ↓ complicações de ferida
- → ↑ probabilidades de cessação permanente
• Profundidade anestésica adequada à indução
- → Lidocaína pode ↓ reatividade da via aérea à entubação
• Considerar anestésico volátil se estado cardíaco permitir
• Evitar óxido nitroso se presente na bula
• Limitar volume corrente (6 mL/kg) a fim de minimizar P_{aw} e limitar PEEP (risco de ruptura de bolha/pneumotórax)
• Tempo expiratório adequado para evitar retenção de ar e manter baixa RR
• Considerar extubação profunda se não houver GERD e via aérea por máscara for adequada
• Pacientes com COPD têm risco ↑ de insuficiência respiratória pós-op.

Asma
• Obstrução episódica da via aérea inferior em decorrência de broncospasmo e inflamação (↓ FEV_1, $FEV_1/FVC < 1$, $FEF_{25-75\%}$)
  • Espirometria normal entre exacerbações (pode desenvolver obstrução crônica na doença crônica grave)
  • Fatores provocadores: Frio, pólen, poeira, exercício, aspirina/NSAIDs, infecções
• Incidência ≈ 5% dos adultos nos EUA
• Tratamento
  • β_2-agonistas: De curta ação (inalados) → albuterol/metaproterenol
  • β_2-agonistas: De longa ação → salmeterol/formetrol
  • Anticolinérgicos (inalados) → ipratrópio
  • Antileucotrienos (não úteis para ataques agudos) → montelukast/zileuton/zafirlukast
  • Teofilina
  • Cromolina (inalada – não útil em ataques agudos)
  • Esteroides (inalados ou sistêmicos)
  • Antibióticos para bronquite ou outras infecções
  • Oxigênio suplementar (doença grave)
• Manejo anestésico
  • História
    → Fatores precipitantes
    → Visitas recentes ao ER ou hospitalizações
    → Estado atual vs. básico
  • Tolerância a exercício
  • Subir 2+ lances de escadas = risco mais baixo
  • Continuar medicações pulmonares pré-op.
    → Considerar esteroide em dose de estresse, se tratamento esteroide crônico
  • Profundidade anestésica adequada à indução
    → Lidocaína e propofol ambos ↓ resposta da via aérea à entubação
  • Considerar anestésico volátil (p. ex., sevoflurano = broncodilatador)
  • Sibilância intraop.
    → Diagnóstico diferencial
      Broncospasmo, obstrução mecânica (dobra do tubo), secreções, pneumotórax, edema pulmonar
    → Tratamento
      Assegurar profundidade adequada da anestesia, β-agonista de ação curta inalado (albuterol), considerar lidocaína IV, considerar epinefrina IV
    → Considerar extubação profunda IF ausência de refluxo GE e via aérea por máscara adequada

Edema Pulmonar
• Etiologias
  • Cardíacas
    Disfunção miocárdica (mais comum), perturbações do ritmo, descompensação valvar
  • Não cardíacas (permeabilidade capilar)
    Sepse/síndrome de sepse, lesão de inalação, hipertensão (grave), neurogênico, de pressão negativa (p. ex., pós-laringospasmo)
• Diagnóstico
  • Hipoxemia (relativa ou absoluta); estertores à auscultação; secreções da via aérea ("espuma rósea")
• Tratamento
  • Suplementação de oxigênio
  • Ventilação mecânica (± PEEP)
  • Venodilatação – nitroglicerina (se suspeitada isquemia)
  • Diurese – furosemida
  • Inotrópico (se baixo débito cardíaco) – dobutamina/milrinona

- Cardioversão para arritmias
- Considerar balão intra-aórtico (em isquemia/infarto)
- Manejo anestésico
  - Monitorização invasiva
    → Linha arterial
    → Considerar cateter de CVP ou PA
    → Considerar eco transesofágico se disponível
  - Minimizar depressão miocárdica
    → Considerar etomidato para indução, opioides para manutenção
  - Evitar hipervolemia
  - Assegurar suporte inotrópico se disponível

ARDS (Ver Também Capítulo 15, ICU, Tratamento de Trauma e Queimaduras)
- Lesão pulmonar difusa em focos sem insuficiência cardíaca
- Etiologias: Sepse, aspiração, pancreatite, pneumonia, lesão de inalação, afogamento
- Leva à atelectasia, ↓ FRC, desequilíbrio de $\dot{V}/\dot{Q}$
- Tratamento
  - Tratar causa subjacente (p. ex., infecção)
  - O_2 suplementar
  - Evitar hipervolemia
  - Ventilação mecânica evitando barotrauma (*N Engl J Med* 2000;342:1301)
    → Limitar P_{aw} ≤ 30 cm H_2O
    → Volume corrente ≤ 6 mL/kg
    → PEEP
    → Hipercapnia permissiva até pH 7,25–7,3
- Manejo anestésico
  - Ventilação mecânica (ver acima)
  - Anestésico volátil conforme tolerado
  - Opioide: Pode melhorar conforto durante ventilação mecânica; alta dose pode fornecer estabilidade hemodinâmica
  - Monitorização invasiva
    → Linha arterial; considerar cateter CV ou em PA

Doença Pulmonar Restritiva
- $FEV_1/FVC ≈ 1$
- ↓ TLV e FRC com fluxos expiratórios aproximadamente normais
- ↓ FRC leva à hipoxemia rápida com breve apneia
- Manejo da ventilação
  - Usar volume corrente mais baixo: P_{aw} ↑ rapidamente com TV maior
  - ↑ frequência de ventilação
  - Instituir PEEP
- Manejo anestésico
  - Considerar exequibilidade de técnica regional
  - Anestesia geral
    → Prever hipoxemia com a apneia à indução. Pré-oxigenação importante
    → Evitar grande volume corrente (TV)
    → Minimizar depressores respiratórios residuais
    → Considerar necessidade de suporte de ventilador pós-op.
    → Fibrose pulmonar relacionada com bleomicina: Usar FiO_2 ≤ 40% e ↓ líquidos

Hipertensão Pulmonar – Manejo
- Não Farmacológico
  - Manter volume e contratilidade ventriculares direitos
  - Manter resistência vascular sistêmica (SVR)
  - Evitar fatores que aumentam a resistência vascular pulmonar (PVR): Hipoxemia/Atelectasia/Acidose/Hipercarbia/Estimulação simpática
- Farmacológico
  - Prostanoides (epoprostanol, iloprost, treprostinil)
  - Inibidores de fosfodiesterase (sildenafila, tadalafil, milrinona)
  - Antagonistas de endotelina (bosentana, ambrisentana)
  - Óxido nítrico inalado (NO)
  - Bloqueadores dos canais de cálcio
- Considerações Peroperatórias Específicas
  - Monitorização: Usar linha arterial; considerar eco ou PAC (nota: risco de ruptura de PA)
  - Continuar tratamentos pré-operatórios
  - Considerar óxido nítrico (NO)

TÉCNICAS DE ISOLAMENTO PULMONAR

- Indicações: Facilitar exposição cirúrgica, proteger pulmão sadio
  - Cirurgia torácica videoassistida *(VATS);* ressecções pulmonares; esofagectomia; reparo de aneurisma torácico; cirurgia da coluna torácica
- Proteção do pulmão sadio de infecção, hemorragia, lavagem

Tubos de Luz Dupla (DLTs)
- Esquerdo usado mais comumente
  Pode ser mais fácil de colocar (principal E mais longo)
  Pode ser difícil ventilar lobo superior D com DLT D
- Seleção do tamanho do tubo (com base na estatura)
  Homens 39 Fr (1,62 m)–41 Fr (1,75 m)
  Mulheres 35 Fr (1,62 m)–39 Fr (1,75 m)
- Profundidade típica do tubo nos incisivos superiores (adultos)
  Homens 29–31 cm, Mulheres 17–29 cm
- Inserção de DLT – ver tabela abaixo

Técnica de Colocação de Tubo de Luz Dupla
- Fazer laringoscopia para otimizar visão da glote
- Inserir manguito brônquico imediatamente abaixo das pregas com curva do tubo apontada anteriormente (ajuda inserção inicial)
- Remover fio-guia
- Avançar DLT enquanto rotando tubo para linha mediana (90° esquerda para DLT esquerdo)
- Insuflar manguito traqueal e confirmar colocação traqueal
  - Sons respiratórios devem ser iguais em ambos os lados
  - Nenhum vazamento deve estar presente em torno do manguito traqueal
- Inflar manguito brônquico CUIDADOSAMENTE (raramente > 2 mL de ar)
- Checar novamente sons respiratórios
- Pinçar seletivamente e rechecar sons respiratórios D/E
  - Alterações podem ser difíceis de detectar se sons respiratórios básicos fracos (p. ex., COPD)
- Mau posicionamento frequentemente não é percebido com ausculta
- Verificar posição com fibroscópio
  - Verificar manguito brônquico abaixo no brônquio principal correto
    → Anéis da via aérea mais proeminentes anteriormente
    → Identificar brônquio do lobo superior direito aberto
    → Assegurar que não há hérnia de manguito brônquico sobre a carina quando inflado
- DLT frequentemente migra com reposicionamento lateral/do pescoço

Resolução de Problemas de Tubos de Luz Dupla: *Ambos os Manguitos Inflados e Uma Luz Clampeada*

	Lado Traqueal Ventilado	Lado Brônquico Ventilado	Problema
Sons respiratórios	Claros ou ausentes	Claros em um lado, ↑ pressões na via aérea	DLT profundo demais
	Ausentes	Ambos os lados	DLT raso demais
	Ausentes ou no lado errado	Lado errado somente	DLT no lado errado

Adaptada de: Dunn P. *Clinical Anesthesia Procedures of the MGH*. 7th ed. Philadelphia, PA: Lippincott Williams & Wilkins.

Bloqueadores Brônquicos
- Bloqueadores brônquicos: Podem exigir mais tempo para posicionar e mais reposicionamento intraop
  - Tubo traqueal Univent (fornece CPAP, mas não pode ventilar enquanto está isolando o pulmão)
  - Cateter de Fogarty (peq. tam. torna-o útil em casos pediátricos)
  - Sem luz para desinsuflação, CPAP ou aspiração
  - Bloqueador endobrônquico direcionado com fio (WEB)
  - Pequena luz para desinsuflação, CPAP ou aspiração
  - Alça de inserção: Uso uma só vez

Fisiologia da Ventilação Unipulmonar
- Ventilação unipulmonar em posição lateral
  - Gravidade causa ↑ fluxo sanguíneo para o pulmão inferior (de baixo)
  - *Shunt* pulmonar ↓ uma vez que pulmão de baixo está sendo oxigenado
- Posicionamento lateral com tórax aberto
  - Fluxo sanguíneo ↑ para pulmão de baixo
  - Complacência efetiva ↓ no pulmão de baixo

- ↓ FRC
- V̇/Q̇ alterado (↑ perfusão, ↓ ventilação – pulmão de baixo)
  ↓ oxigenação, ↓ eliminação de CO_2
- Vasconstrição pulmonar hipóxica (HPV)
  - Vasoconstrição das artérias pulm. na presença de hipóxia → redirigindo sangue para alvéolos com mais alta tensão de O_2
  - Melhora equilíbrio V̇/Q̇ → melhor troca gasosa
  - Inibida por vasodilatadores (p. ex., nitroprussiato, nitroglicerina), alcalemia, hipocarbia, anestésicos voláteis, PEEP
- Risco de hipoxemia em ventilação unipulmonar
  - Comprometimento de V̇/Q̇
  - ↓ HPV
  - Pior tipicamente aos 10–30 min (atelectasia de absorção – O_2 alveolar restante esgotado)

Zonas Pulmonares de West (*J Appl Physiol* 1964;19:713)	
Zona 1 (topo)	• Pressão alveolar > pressão de arteríola > pressão venosa • Ventilação > perfusão (↑ desequilíbrio V̇/Q̇) • ↑ espaço morto
Zona 2 (média)	• Pressão de arteríola > pressão alveolar > pressão venosa • Ventilação ≈ perfusão
Zona 3 (fundo)	• Pressão de arteríola > pressão venosa > pressão alveolar • Perfusão > ventilação (secundariamente à gravidade) (↑ desequilíbrio V̇/Q̇) • *Shunt*

Anestesia Unipulmonar
- Monitorização invasiva
  - Linha arterial – preferivelmente artéria radial de baixo
  - CPV (± para VATS não complicada/cunha/lobo em pac. sadio)
  - Cateterismo de artéria pulmonar em pacs. selecionados
    → Monitorizar PA, PEC para pressões de enchimento do coração esquerdo
    → Cateter de PA geralmente flutua para o lado D
    → Frequentemente não na melhor posição de monitorização (*i. e.*, não em zona 3 de West)
      - Riscos: Arritmia, ruptura da PA
      - Nenhuma melhora provada nos resultados com uso de rotina
- Verificação fibroscópica de colocação de tubo/bloqueador
- Volume corrente 6–8 mL/kg; pressão de platô < 25 cm H_2O; pressão máx. < 35 cm H_2O
  - Menor TV ↑ risco de atelectasia
  - Maior TV ↑ *shunt* para pulmão não ventilado, ↑ risco de barotrauma
- ↑ frequência de ventilação modestamente (10%) para possibilitar $EtCO_2$ 35 mm Hg
- Oxigênio 100%
  - PaO_2 máxima
  - Possível atelectasia de absorção
- Limitar tempo em ventilação unipulmonar
- ↑ incidência de hipoxemia com:
  - Deflação pulmão direito
  - Posição supina
  - Espirometria pré-op. normal (ausência de PEEP intrínseca)
- Tratamento da hipoxemia
  - Rechecar posição adequada do tubo com fibroscópio (ver adiante)
  - CPAP 5–10 cm H_2O para pulmão não ventilado
    < 5 cm H_2O geralmente inefetiva
    > 10 cm H_2O pode reinflar o pulmão não ventilado
  - Considerar PEEP para o pulmão ventilado
    Pode piorar hipoxemia por ↑ fluxo sanguíneo para o pulmão não ventilado
  - Retornar para ventilação bipulmonar, se hipoxemia séria irreversível
  - Para pneumectomia – considerar ligadura operatória precoce de artéria pulmonar

Resolução de Problemas de Tubos de Luz Dupla

- Checar de novo insuflação adequada do balão se vazamento de ar
- Considerar retornar à ventilação bipulmonar (se hipoxêmico/ventilação inadequada)
- Checar novamente posição com fibroscópio
- Se grande ↑ P_{aw} ou ausência de TV
  - Considerar tubo raso demais (ambos os manguitos na traqueia – se ventilando luz traqueal)
  - Considerar tubo fundo demais
    Manguito em 2ª carina, TV fornecido ao lobo
    Riscos: Barotrauma, pneumotórax
- Se pulmão direito não desinflar totalmente, rechecar patência do brônquio do lobo superior D com fibroscópio
- Considerar reposicionamento total
  - Inserir fibroscópio através da luz brônquica para dentro da via aérea
  - Desinflar manguitos e puxar tubo para trás de modo que manguito brônquico fique abaixo das pregas mas acima da carina
  - Avançar fibroscópio pelo brônquio principal desejado
  - Avançar tubo sobre o fibroscópio
  - Recolocar fibroscópio dentro da luz traqueal para reverificar posição do tubo

TÉCNICAS ANESTÉSICAS – PROCEDIMENTOS CIRÚRGICOS ESPECÍFICOS

Mediastinoscopia
- Avaliação pré-op.
  - Via aérea: Efeitos de massa sobre traqueia, grandes vasos
  - História: Probl. CV, derrame, síndrome da Veia Cava Superior (SVC), síndrome Lambert–Eaton
- Complicações
  - Hemorragia, pneumotórax, quilotórax, lesão de nervo laríngeo recorrente, embolia de ar
- Manejo anestésico
  - Anestesia geral mais comum
  - Acesso vascular
    → Acesso venoso de grosso calibre
    → Linha arterial na radial esquerda (radial direita sujeita à compressão da artéria inominada pelo mediastinoscópio)
  - Evitar óxido nitroso
  - Relaxamento muscular
    → Movimento ↑ risco de trauma cirúrgico
    → Tosse/fazer força ↑ ingurgitamento venoso torácico
    → Ventilação espontânea pode ↑ risco de embolia aérea
- Pós-op. – necessário checar RX tórax

Cirurgia Torácica Videoassistida *(VATS)*
- Avaliação pré-op.
  - Discutir potencial de toracotomia aberta
- Complicações
  - Sangramento, lesão pulmonar (vazamento de ar)
- Manejo anestésico
  - Anestesia geral mais comum
  - Acesso IV de grosso calibre (considerar CPV)
  - Linha arterial
  - Separação dos pulmões (ver seção sobre isolamento pulmonar acima)
  - Considerar TV ligeiramente mais baixo (p. ex., 7–8 mL/kg) para ↓ desvio mediastinal (melhora condições operatórias)
    - ↑ Frequência de ventilação (pegar absorção de CO_2 com insuflação)
    - Relaxamento muscular (ver "Mediastinoscopia", acima)
    - Considerar anestesia neuroaxial se ↑ probabilidade de conversão para toracotomia aberta
- Pós-op. – necessário checar radiografia de tórax

Pneumectomia
- Avaliação pré-op.
  - Ver "PFTs/Avaliação da Possibilidade de uma Ressecção Pulmonar", acima
  - ↑ risco de morbidade com pneumectomia direita vs. esquerda, trauma, hemoptise maciça, história de doença cardíaca, > 10% perda de peso pré-op.
  - Otimizar tratamento de doença pulmonar/cardíaca existente
  - Incentivar cessação do fumo

- Complicações
  - Sangramento, vazamento da via aérea (coto), arritmias cardíacas (considerar papel de β-bloqueador), herniação cardíaca através de defeito pericárdico, edema pulmonar, infarto do miocárdio, *shunt* intracardíaco (pode obter ↑ pressão do coração direito, *shunt* através de PFO)
- Manejo anestésico
  - Cateter arterial, linha venosa central
  - Considerar cateter de PA
    → Pode não flutuar facilmente para o lado não operatório
    → Leituras podem não ser confiáveis (extremidade não na zona III de West)
    → Pode interferir com o procedimento cirúrgico
  - Via aérea
    → DLT para lado não operatório ou bloqueador brônquico
    → Risco de deslocamento intraop. com qualquer técnica
    → Risco de dano ao coto brônquico com manipulações
  - Relaxamento muscular
  - Limitar líquidos intraop.
  - Opções de analgesia pós-op.
    → Opioide neuroaxial ± anestésico local
    → Bloqueios nervosos intercostais
    → Cateter intrapleural (risco de toxicidade de anestésico local)
    → Opioides sistêmicos (transferir para PCA IV conforme tolerado)

Considerações sobre Massa Mediastinal
- Aval. pré-op.
  - ↑ Risco de obstrução traqueobrônquica em caso de:
    → Ortopneia
    → Compressão de grande via aérea no imageamento
    → Ramo expiratório achatado da alça de fluxo-volume em PFTs
  - Aval. quanto à evidência de síndrome de veia cava superior
    → Edema de extremidade superior/facial (pode indicar edema da via aérea)
    → Veias dilatadas das extremidades superiores
    → Cefaleia, alterações do CNS
    → Considerar esteroide pré-op., diurético, elevação da cabeceira do leito
  - História de síncope posicional ou Valsalva sugere
    → Compressão cardíaca/PA com hipotensão
    → Obstrução traqueobrônquica crítica
    → Considerar eco pré-op. para avaliar quanto à compressão
  - Considerar biópsia/tratamento pré-op. para retrair a massa (se compressão grave de via aérea/cardiovascular)
- Complicações
  - Compressão traqueobrônquica aguda intraop.
    → Risco mais alto é na transição para ventilação com pressão positiva
  - Compressão cardíaca/PA aguda com hipotensão grave
  - Sangramento (esp. com síndrome SVC em razão de ingurgitamento venoso)
- Manejo anestésico
  - Acesso arterial pré-indução
  - Acesso venoso de grosso calibre/central
  - Considerar *bypass* cardiopulmonar de sobreaviso (femoral) se compressão da via aérea ou cardiovascular por uma massa
  - Broncoscópio rígido disponível
  - Se síndrome de SVC
    - Considerar acesso vascular por extremidade inferior (aplicação mais confiável de droga/líquido)
    - Evitar linha jugular ou subclávia
  - Considerar exame/entubação fibroscópicos respirando espontaneamente se compressão importante da via aérea
  - Iniciar indução controlada lenta
    - Transição controlada da ventilação espontânea para pressão positiva
    - Relaxante de curta duração desejável para facilitar entubação traqueal
    - Se ocorrer obstrução da via aérea:
      - Tentar posicionamento lateral para mover massa
      - Retomar ventilação espontânea se possível
      - Tentar passar tubo traqueal além da obstrução cuidadosamente (risco de hemorragia)
      - Tentar broncoscopia rígida para abrir via aérea
      - Considerar *bypass* cardiopulmonar (femoral)

- Emersão tranquila e extubação
  - Tosse/fazer força pode piorar colapso da via aérea
  - Pode ↑ sangramento (esp. se síndrome SVC)

Esofagectomia
- Aval. pré-op.
  - Estado nutricional (↓ albumina sérica, proteína total)
  - Disfagia (refluxo, risco de aspiração crônica)
  - Quimio/radioterapia prévia
  - Risco de Arritmias cardíacas, esp. supraventriculares (considerar digoxina/β-bloqueador profilático)
  - Considerar colocação de epidural
- Complicações
  - Refluxo gastroesofágico, fístula esofágica, insuficiência respiratória, hipotensão, arritmias cardíacas
- Manejo anestésico
  - Cateter arterial, considerar cateter venoso central
  - Isolamento pulmonar para vias de acesso de toracotomia
  - Evitar óxido nitroso (expande gás intestinal, necessidade de alta FiO_2 com ventilação unipulmonar)
  - Limitar líquidos
    - ↑ Líquidos associados à incidência ↑ de complicações pulmonares
  - Evitar vasopressores
  - Uso intraop. ou hipotensão associado à ↑ incidência vazamento anastomótico GI
  - Considerar posologias de drogas ↓ se pac. tiver ↓ albumina sérica
  - Considerar pressão na cricoide à indução
    → Pode ↓ tônus do esfíncter esofágico inferior
    → Pode impedir uso de entubação com LMA
  - Monitorizar glicose estritamente (esp. se sob TPN)
  - Comunicar-se com cirurgião a respeito de manipulações esofágicas (p. ex., tubo NG, vela esofágica)
  - Hipotensão intraop.: Pode ser por hipovolemia, compressão cirúrgica do coração ou grandes vasos, sangramento
  - Se planejada ventilação mecânica pós-op.
    → Mudar para tubo endotraqueal padrão ao completamento da cirurgia

ANESTESIA PARA CIRURGIA GERAL

MAGED ARGALIOUS

CONSIDERAÇÕES ANESTÉSICAS EM CIRURGIA ABDOMINAL

Manifestações Sistêmicas de Doença Hepática	
Cardiovasculares	Cardiomiopatia, ↑ CO, ↓ SVR, ↑ água corporal total, ↓ volume plasmático efetivo, ↓ pressão oncótica plasmática
Respiratórias	Hipoxemia por *shunts* intrapulmonares, ↓ FRC, COPD/pneumonia concomitante, derrames pleurais, alcalose resp.
Gastrointestinais	↑ pressão hidrostática portal → hipertensão portal → ascite; sangramento GI, ↓ esvaziamento gástrico
Renais	Insuficiência renal, síndrome hepatorrenal
Hematológicas	Anemia, coagulopatia, trombocitopenia
Neurológicas	Encefalopatia, neuropatia
Metabólicas	Hipoglicemia, ↓ K, ↓ Na, ↓ albumina

Classificação de Child–Pugh da Gravidade da Lesão Hepática			
	Pontos Atribuídos		
Parâmetro	1	2	3
Ascite	Ausente	Leve	Moderada
Bilirrubina mg/dL	< 2	2–3	> 3
Albumina g/dL	> 3,5	2,8–3,5	< 2,8
Tempo de protrombina (segundos sobre o controle)	< 4	4–6	> 6
INR	< 1,7	1,7–2,3	> 2,3
Encefalopatia	Nenhuma	Grau 1–2	Grau 3–4
Grau A: Escore total = 5–6	→ Sobrevida 1 e 2 anos = 100% e 85%		
Grau B: Escore total = 7–9	→ Sobrevida 1 e 2 anos = 80% e 60%		
Grau C: Escore total = 10–15	→ Sobrevida 1 e 2 anos = 45% e 35%		

Ver também Capítulo 30, Transplante de Órgãos.

Avaliação Pré-Operatória
- Estado de hidratação: Pacientes frequentemente hipovolêmicos
- Ingestão líquida inadequada (jejum, anorexia)
- Perda de líquido (vômito, preparações intestinais, sangramento GI, febres = perda insensível)
- Sequestro de líquido do espaço intravascular (formação de 3º espaço)

Sinais Físicos de Hipovolemia			
	Perda Hídrica (% do Peso Corporal)		
Sinal	5%	10%	15%
Sensório	Normal	Letárgico	Obnubilado
Frequência cardíaca	Normal ou ↑	↑ > 100 bpm	Marcadamente ↑ > 120 bpm
Pressão arterial	Normal	Brandamente ↓ com variação resp.	↓
Alterações ortostáticas na HR e BP	Ausentes	Presentes	Acentuadas
Membranas mucosas	Secas	Muito secas	Apergaminhadas
Débito urinário	Brandamente ↓	Moderadamente ↓	Marcadamente ↓

Tratamento Anestésico
Técnica
- Procedimentos abdominais geralmente exigem relaxamento muscular
  - Analgesia epidural pode ser benéfica (↓ necessidades anestésicas, resposta amortecida ao estresse cirúrgico, ↑ alívio da dor pós-op., ↓ atelectasia pós-op., ↑ mobilidade pós-op.)

Nível de Inserção de Cateter Epidural em Relação ao Tipo de Cirurgia	
Localização Cirúrgica	
Pâncreas, baço, esôfago, estômago, fígado, vesícula, alça ileal	T7–T10
Suprarrenais, intestino delgado, cólon, rim, ureteres, útero, ovários e testículos	T8–L1
Próstata, uretra e reto	L3–L4

Hidratação (Ver Capítulo 9 sobre Líquidos, Eletrólitos e Terapia Transfusional)
- Estratégias gerais
  - Fórmulas com base no peso corporal: Diretrizes aproximadas para reidratação
  - Estratégias dirigidas para objetivos: Visam a otimizar volume sistólico, débito cardíaco e perfusão tecidual. Usar ventilação mecânica ou variações induzidas por *bolus* de líquido na pressão de pulso (dPP), volume sistólico (SV) ou débito cardíaco (CO) para avaliar a responsividade a líquido
  - Uma alteração de mais de 13% na dPP, SV ou CO prediz responsividade a líquido
  - Manejo restritivo: 4–8 mL/kg/h – alguma evidência de ↓ morbidade pós-op. em comparação a estratégias "liberais" (10–15 mL/kg/h)
- Proporção de reposição: 3 mL de cristaloide por 1 mL de perda hídrica 1 mL de coloide por 1 mL de perda hídrica
  - Apenas 1/3 do cristaloide permanece intravascular, 2/3 vão para o interstício
  - Coloides permanecem intravasculares durante mais tempo que cristaloides e exercem pressão oncótica
- Hemocomponentes – devem ser dados com base na aval. clínica da perda sanguínea (cilindro de aspiração cirúrgica, compressas) e valores laboratoriais (hematócrito)

Relaxamento Muscular
- Geralmente necessário para procedimentos intra-abdominais e fechamento abdominal
  - Secundariamente a edema intestinal intraop. e distensão abdominal
- Agentes inalatórios podem potencializar efeitos de bloqueadores neuromusculares
- Bloqueio neuroaxial com anestésicos locais pode fornecer bom relaxamento muscular

Uso de Óxido Nitroso (N_2O)
- N_2O se difunde para dentro da luz do tubo digestório mais rapidamente do que o nitrogênio é capaz de se difundir para fora
- Grau de distensão intestinal é função da
  - Conc. N_2O, fluxo sanguíneo para o tubo digesório, duração da admin.
- Evitar N_2O (contraindicação relativa) na obstrução intestinal
  - Pode haver grande volume inicial de gás intestinal e/ou fechamento cirúrgico difícil
- Causa uma redução obrigatória na FiO_2
  - Entretanto, ↑ FiO_2 pode reduzir incidência de infecção de ferida cirúrgica
- Pode ↑ pressão da artéria pulmonar (esp. em pacs. com hipertensão pulmonar)
- Possível incidência ↑ de PONV (dados misturados)

Problemas Intraop. Comuns
- ↓ FRC, atelectasia e hipoxemia por causa de
  - Afastamento cirúrgico de vísceras abd. para melhorar a exposição
  - Insuflação de gás durante laparoscopia
  - Posição de Trendelenburg
  (Aplicação de PEEP pode reverter esses efeitos)
- Hipotermia secundária à perda de calor: Radiação > convecção > condução > evaporação
  - Maior parte da perda de calor ocorre durante 1ª h de anestesia (1–1 1/2°C)
  (tratar por ↑ temp. da OR, aplicar cobertores de aquecimento convectivo, líquidos IV aquecidos)
- Hipotensão, taquicardia e ruborização facial durante manipulação intestinal
  - secundárias à liberação de mediador (prostaglandina $F_{1\alpha}$, um prostanoide)
- Espasmo do trato biliar induzido por opioide
- Pode interferir com interpretação de colangiogramas intraop.
  (Revertido por naloxona, nitroglicerina e glucagon)
- Soluços são espasmos diafragmáticos episódicos aliviados por
  ↑ *profundidade anestésica*, ↑ *bloqueamento neuromuscular, drenagem do estômago para aliviar distensão gástrica*

ABUSO DE ÁLCOOL

Avaliação Pré-Op.
- Cirrose alcoólica caracterizada por relação AST/ALT > 2

Considerações Anestésicas
- Intoxicação aguda: ↓ necessidades anestésicas (secundariamente a efeitos depressores do EtOH)
- Intoxicação crônica: ↑ necessidades anestésicas (secundariamente à tolerância)
- Lesão da cabeça e coluna cervical deve ser considerada em pacs. intoxicados

Considerações Pós-Op.
- Abuso de álcool não reconhecido pode-se apresentar com *delirium tremens*
- Frequentemente ocorre 72 h após última bebida (dia 3 pós-op.)
- Sinais: Hiperatividade autonômica, tremores, alucinações, convulsões
- Tratamento: Benzodiazepínicos

Comprometimento Multissistêmico no Abuso de Álcool	
Cardiovascular	Cardiomiopatia dilatada, hipertensão
Respiratório	COPD (20% dos pacientes com abuso de álcool)
Neurológico	Degeneração cerebelar, polineuropatia Distúrbios nutricionais (síndrome de Wernicke–Korsakoff) *Delirium tremens* (abstinência de álcool)
Gastrointestinal	Esofagite, gastrite, pancreatite, cirrose hepática
Hematológico	Anemia, trombocitopenia
Endócrino	↓ gliconeogênese (hipoglicemia), hipomagnesemia

MANEJO ANESTÉSICO: CIRURGIA HEPÁTICA

Considerações Gerais
- Ressecções hepáticas frequentemente feitas por metástase ao fígado ou carcinoma hepatocelular primário
- Hipoxemia → secundária a *shunt* hepatopulmonar, atelectasia, ↓ FRC por ascite
- *Shunt* portossistêmico prévio ↑ complexidade cirúrgica e risco de sangramento cirúrgico

Tratamento da Hipertensão Portal
- Farmacológico: β-bloqueadores
- Endoscópico: Escleroterapia e bandeamento esofágico de varizes sangrantes
- *Shunt* portossistêmico intra-hepático transjugular (TIPS) substituiu *shunts* cirúrgicos, feito percutaneamente sob fluoroscopia
- Cirurgia: ↑ risco de encefalopatia, sem evidência de melhor resultado

Monitorização
- Cateter arterial e CVP

Técnica Anestésica
- Anestesia geral endotraqueal
- Epidural torácica para controle da dor pós-op. (desde que ausência de coagulopatia)
- Precauções para aspiração (antiácidos não particulados, indução em sequência rápida)
- Evitar N_2O (risco de expansão intestinal e potencial ↑ pressão artéria pulmonar)
- Evitar relaxantes musculares liberadores de histamina (atracúrio, mivacúrio) para evitar ainda mais ↓ pressão arterial
- Circulação hiperdinâmica em pacs. com doença hepática terminal podem necessitar de terapia vasopressora para ↑ pós-carga sistêmica
- Hipertensão pulmonar concomitante em pacs. com HTN → evitar hipoxemia, hipercarbia e acidose metabólica (pioram hipertensão pulmonar)
- Colocação cuidadosa de tubo NG (preocupação com coagulopatia + varizes esofágicas)
- Reposição de líquido com líquidos isotônicos e coloides (pacs. têm ↓ pressão oncótica intravascular)
- Oclusão prolongada do "fluxo de entrada" no fígado (manobra de Pringle: Oclusão da veia porta e artéria hepática) → pode levar à coagulopatia e acidose metabólica

Tratamento Pós-Op.
- Sangramento: Cirúrgico *vs.* coagulopatia
- *Síndrome pequena para o tamanho* em ressecções hepáticas extensas (fígado remanescente incapaz de suportar funções metabólicas → ↑ lactato, ↑ enzimas hepáticas, acidose metabólica piorando)

MANEJO ANESTÉSICO: CIRURGIA BARIÁTRICA

Considerações Gerais
- Índice de massa corpórea (BMI) = peso corporal em kg/(altura em metros)^2
- Sobrepeso = BMI > 25; Obesidade = BMI > 30; Obesidade mórbida = BMI > 35

Tipos de Cirurgia Bariátrica
- Gastroplastia de banda vertical
  - Criação de pequena bolsa → restringe volume de alimento que pode ser ingerido
- *Bypass* gástrico em Y de Roux aberto
  - Formação de pequena bolsa gástrica anastomosada ao jejuno proximal
  - Síndrome de *dumping*: Ingestão de alimento denso em energia → náusea, diarreia, dor abd.
  - Pacs. em risco de deficiência de Fe e B_{12}

- *Bypass* gástrico em Y de Roux laparoscópico
  - Incisão menor, ↓ complicações pulm./dor pós-ops., deambulação mais precoce

Considerações Pré-Anestésicas
- Comorbidades associadas à obesidade
  - HTN, hiperlipidemia, apneia de sono obstrutiva (OSA), GERD, diabetes tipo II
  - ↑ volume sanguíneo circulante, ↑ débito cardíaco → ↑ no consumo de O_2
  - ↓ complacência pulmonar, ↑ desequilíbrio ventilação/perfusão e ↓ FRC → hipoxemia
  - Hipoxemia de longa duração → hipertensão pulmonar e insuficiência cardíaca direita

Técnica Anestésica
- Anestesia geral endotraqueal
- Analgesia epidural para pacs. submetidos ao *bypass* aberto em Y de Roux
  - Reduz necessidade de opioides sistêmicos e excessiva sedação em pacs. com apneia obstrutiva do sono (OSA)

Manejo da Via Aérea
- Considerações específicas
  - Preditores de entubação difícil: ↑ circunferência do pescoço (> 42 cm) e escore de Mallampati III e IV
  - Obesidade = fator de risco para ventilação difícil por máscara
  - Dessaturação rápida após indução secundariamente a ↓ FRC, ↑ consumo de O_2 e ↑ incidência de obstrução da via aérea
- Estratégias de manejo
  - Pré-oxigenação durante 3 min em uma posição de cabeça alta a 25°
  - Considerar posição em rampa (alinhamento horizontal entre meato auditivo e incisura esternal) para melhorar vista da laringe
  - Considerar entubação acordada, se exame da via aérea for preocupante
  - Considerar precauções para aspiração (antiácidos + indução em sequência rápida)
  - Considerar uso de gases insolúveis (desflurano, sevoflurano)
  - Considerar narcóticos e sedativos de curta ação (↓ risco de depressão resp. pós-op.)

Ajuste de Dose de Drogas na Obesidade	
Algumas drogas têm ajustes de posologia estabelecidos para pacs. obesos; → entretanto, não sabemos se ajustes posológicos são necessários para a maioria das drogas	
Posologia pelo Peso Corporal Total (TBW)	**Posologia pelo Peso Corporal Ideal (IBW)**
• Benzodiazepínicos (indução) • Tiopental • Propofol • Opioides (indução) • Succinilcolina	• Benzodiazepínicos (dose de manutenção) • Bloqueadores neuromusculares • Opioides (dose de manutenção) *Cálculo do IBW:* *Homens = 50 kg + 2,3 kg × (alt. [pol.] – 60)* *Mulheres = 45,5 kg + 2,3 kg × (alt. [pol.] – 60)*
Pacs. obesos tipicamente têm ↑ débito cardíaco, ↑ volume de distribuição	

Monitorização
- Indicações de linha arterial: Hipoxemia, ↓ fç. sistólica, press. moderada e gravemente ↑ art. pulm., e impossibilidade de medir não invasivamente
- ECG: Pode mostrar RBBB secundário à hipert. pulm.
- Risco de DVT: ↓ risco com aparelhos de compressão pneumática e/ou heparina SC
- Equip: Mesa da OR deve acomodar o peso do pac., capacidades variam amplamente

Complicações Pós-Op.
- ↑ Incidência de atelectasia e hipoxemia *(considerar posição semideitada, CPAP ou BiPAP)*
- ↑ Hipercarbia pós-op. esp. em pacs. com retenção básica e uso de opioide periop. → narcose de CO_2 → insuficiência resp. hipercápnica
- Edema pulmonar de pressão negativa secundário à inspiração contra glote fechada
- Grampeamento acidental do tubo NG ao estômago do pac. *(evitar, mantendo comunicação estreita com equipe cirúrgica)*
- Profilaxia de DVT e deambulação precoce ↓ risco de tromboembolismo

MANEJO ANESTÉSICO: CIRURGIA LAPAROSCÓPICA

Considerações Gerais
- Vantagens incluem incisão menor, ↓ trauma cirúrgico, ↓ dor pós-op., ↓ disfç. pulmonar, ↓ íleo pós-op., recuperação mais rápida e ↓ hospitalização
- 3 portais são tipicamente realizados no abdome: (portal subumbilical usado para insuflação de CO_2 a 12–15 mm Hg)

Alterações Fisiológicas Durante Laparoscopia	
Alteração Fisiológica	**Mecanismo**
Respiratórias	
↓ complacência pulmonar	Posição de Trendelenburg, ↑ pressão intra-abdominal
↑ desequilíbrio ventilação/perfusão	↓ FRC
↑ pressões inspiratórias	Posição de Trendelenburg, pneumoperitônio
↑ $PaCO_2$ e ↓ pH	↓ perfusão pulmonar, ↓ ventilação alveolar
Cardiovasculares	
↑ resistência vascular sistêmica, ↑ resistência vasc. pulm., ↑ pressão arterial média	Hipercapnia, ↑ pressão intra-abdominal, ↑ liberação de catecolamina
↓ retorno venoso	Compressão da veia cava
↓ débito cardíaco	↓ pré-carga, ↑ pós-carga
Neurológicas	
↑ pressão intracraniana	Posição de Trendelenburg, ↑ fluxo sanguíneo cerebral em razão de hipercapnia
Renais	
↓ débito urinário	↓ fluxo sanguíneo renal; ↑ secreção de ADH

Técnica Anestésica: Cirurgia Laparoscópica
- Anestesia geral com entubação endotraqueal e ventilação controlada
- Relaxamento muscular para evitar aumento ainda maior na pressão intratorácica
- Indução em sequência rápida para procedimentos antirrefluxo e pacientes com estômago cheio
- ↑ persistente do $ETCO_2$ apesar de volume minuto adequado pode sinalizar enfisema subcutâneo
- Atenuação das alterações hemodinâmicas com insuflação peritoneal:
  - Bradicardia → glicopirrolato ou atropina
  - Débito cardíaco (CO) diminuído e hipertensão → reposição da volemia e/ou vasopressor
  - Hipertensão → usar vasodilatadores

Causas de Hipotensão Durante Laparoscopia	
• Posição de Trendelenburg inversa	• Embolia gasosa venosa
• Sangramento e hipovolemia	• Pneumotórax de tensão
• Altas pressões de insuflação	• Pneumoperitônio de tensão
• Arritmias	• Tamponamento pericárdico
• Isquemia miocárdica	

Monitorização
- Acesso IV periférico de grosso calibre (acesso limitado aos braços enfiados durante o caso)
- Tubo orogástrico para aspirar gás do estômago antes da colocação de trocarte
- ↑ agudo na pressão da via aérea pode sinalizar:
  - Migração endobrônquica do tubo (esp. com mudança da mesa para Trendelenburg)
  - Pneumotórax (geralmente acompanhado por ↓ SpO_2)
- Evitar ↑ pressão máxima na via aérea: Usar ventilação de controle de pressão e ↓ tempo exp. (p. ex., relação I/E 1:1,5)
  - Volume minuto geralmente precisa ser ↑ 20% para manter normocarbia
- Bradicardia após insuflação de CO_2 provavelmente mediada pelo nervo vago
  - Pode também ser secundária à hipercarbia e acidose respiratória
- Evitar ↑ na pressão de insuflação que possa comprometer retorno venoso (máx. 12–15 mm Hg)

Cuidado Pós-Op.
- Dor no ombro (irritação do nervo supraescapular) – *tratar com NSAIDs*
- Lesão visceral/vascular intra-abdominal não reconhecida → hipotensão progressiva, ↑ circunferência abdominal, ↓ hematócrito
- ↑ incidência de PONV
- Enfisema subcutâneo extenso pode exigir ventilação mecânica

CIRURGIA DO INTESTINO GROSSO

Indicações
- Câncer do cólon, diverticulite, colite ulcerativa, dç. Crohn, colite isquêmica, reversão de colostomia

Avaliação Pré-Op.
- Jejum pré-op. + prep. intestinal = grande déficit de líquido
- Obstrução intestinal pode ↑ risco de aspiração gástrica durante indução

- Analgesia epidural torácica (T8–12) ↓ atelectasia, ↑ deambulação precoce *(pode contribuir para hipotensão na presença de hipovolemia)*

Manejo Anestésico: Cirurgia do Intestino Grosso
- Considerar precauções para aspiração, se pac. estiver obstruído
- Considerar esteroides em dose de estresse se pac. sob esteroides pré-op.
- Reposição hídrica deve levar em consideração perdas evaporativas das vísceras expostas
- Síndrome de tração mesentérica: Hipotensão durante cirurgia intestinal por liberação de mediador enteroassociado (peptídeo intestinal vasoativo)
  → Hipovolemia, sangramento cirúrgico, sepse secundária à contaminação fecal peritoneal

Complicações Pós-Op.
- Agentes procinéticos (metoclopramida) podem causar deiscência da anastomose após cirurgia do cólon
- Íleo pós-op. causado por manipulação intestinal, opioides, imobilidade, falta de alimentação enteral e edema intestinal por sobrecarga de líquido *(analgesia epidural pode ↓ incidência de íleo)*
- Colocação prolongada de tubo NG pode levar à necrose isquêmica do septo nasal

CIRURGIA DO INTESTINO DELGADO

Indicações
- Obstrução do intestino delgado, neoplasmas, intussuscepção, sangramento intestinal, ressecção de tumor carcinoide, dç. de Crohn

Tumores Carcinoides/Síndrome Carcinoide
- Tumores carcinoides tipicamente assintomáticos
  → Podem-se apresentar com dor abd., diarreia e obstrução intermitente
- Tumores carcinoides metastáticos (metástases hepáticas, pulmonares): sintomas sistêmicos
  → Síndrome carcinoide: Ruborização cutânea, broncoconstrição, hipotensão, diarreia e lesões valvares direitas
  ↑ ácido 5-hidroxi-indolacético (> 30 mg em urina de 24 h)
- Analgesia epidural pode exacerbar hipotensão intraop. *(considerar uso de anestésicos locais/narcóticos diluídos + carga de volume)*

Monitorização
- Considerar TEE no carcinoide (aval. lesões cardíacas direitas e guiar hidratação)

Manejo Anestésico
- Considerar precauções contra aspiração/indução em sequência rápida em caso com obstrução
- Tumores carcinoides
  - Evitar agentes que liberam histamina *(tiopental, succinilcolina, atracúrio, morfina)*
  - Octreotídeo (somatostatina sintética) efetivo em aliviar hipotensão *(dose subcutânea 50–500 mcg – meia-vida de 2,5 h)*

Cuidado Pós-Op.
- 50% das mortes por carcinoide resultam de comprometimento cardíaco
- Considerações semelhantes àquelas da cirurgia do intestino grosso

CIRURGIA PANCREÁTICA

Indicações
- Ressecção de adenocarcinoma pancreático (Whipple: Pancreatojejunostomia com gastrojejunostomia e coledocojejunostomia)
- Tratamento de complicações de pancreatite: Necrose pancreática infectada, pancreatite hemorrágica, drenagem de pseudocisto pancreático

Monitorização
- Cirurgia pancreática pode ser associada à importante perda sanguínea e desvios líquidos *(considerar cateter arterial, CVP dependendo das comorbidades do pac.)*

Manejo Anestésico
- Considerar analgesia epidural torácica (T6–T10) para controle da dor pós-op.
- Frequentemente extremidade do tubo de alimentação será ajustada pelo cirurgião durante o procedimento
- Cirurgia pancreática para infecção pode ser complicada por sepse e ARDS, *exige ressuscitação hídrica agressiva, suporte vasopressor (α-agonista, p.ex., norepinefrina) e ventilação mecânica pós-op.*

Cuidado Pós-Op.
- Ressecção pancreática importante → insuficiência de insulina e diabetes de início novo

CIRURGIA ESPLÊNICA

Indicações
- Lesão do baço (traumatismo fechado ou penetrante)
- Púrpura trombocitopênica idiopática com sequestração esplênica de plaquetas

Preparação Pré-Op.
- Transfusão de plaquetas periop. **não** justificada *(a não ser que contagem de plaquetas seja < 50.000/µL ou haja evidência clínica de coagulopatia)*

Manejo Anestésico
- Evitar drogas que interfiram com a função das plaquetas (NSAIDs)

Cuidado Pós-Op.
- Pacs. devem receber vacinas pneumocócicas, contra *Haemophilus influenzae* e meningocócica

HEMORROIDECTOMIA E DRENAGEM DE ABSCESSO PERIRRETAL

Manejo Anestésico
- Procedimentos geralmente curtos, frequentemente em posição de litotomia/prona
- Geralmente anestesia geral (considerar LMA para casos em litotomia)
- Anestesia espinal pode ser realizada (sol. hipobárica para caso em pronação, hiperbárica para litotomia)
- Plano profundo de anestesia fornece relaxamento esfincteriano

Cuidado Pós-Op.
- Dor pós-op. pode ser grave → considerar uso de opioides e NSAIDs

HERNIORRAFIA INGUINAL

Manejo Anestésico
- Comumente feita como procedimento ambulatorial
- Tração do cordão espermático pode iniciar uma bradicardia mediada pelo nervo vago
  - MAC + anestesia local conduta mais comum
  - Bloqueio paravertebral (T10–L2) cada vez mais usado
  - Anestesia espinal ou geral também pode ser usada

HERNIORRAFIA VENTRAL

Considerações Pré-Op.
- Reparo estadiado de hérnia ventral pode ↓ incidência de insuficiência respiratória pós-op. *(fechamento de grandes def. abd. → restrição pulmonar)*

Monitorização
- Obter acesso venoso de grosso calibre para reposição de perdas hídricas evaporativas em casos grandes

Manejo Anestésico
- Considerar analgesia epidural (T10–T12) ou bloqueio do plano do transverso do abdome (bilateral para incisões medianas, unilateral para hérnias unilaterais)
- Geralmente feito com anestesia geral endotraqueal + relaxamento muscular
- Emersão suave é importante (sem tosse/"corcoveio") para evitar ruptura da reparação

APENDICETOMIA

Avaliação Pré-Op.
- Considerar hidratação IV pré-op. para repor déficits hídricos (vômito, ingestão diminuída)

Manejo Anestésico
- Efetuado por via de acesso aberta ou laparoscópica
- Considerar tomar precauções contra aspiração (indução em sequência rápida)

Cuidado Pós-Op.
- Opioides IV geralmente suficientes para tratamento da dor pós-op.

COLECISTECTOMIA

Manejo Anestésico
- Efetuada por via de acesso aberta ou laparoscópica com anestesia geral endotraqueal
- Espasmo do trato biliar induzido por opioide
  - Pode interferir com interpretação de colangiogramas intraop.
  - Pode ser revertido por naloxona, nitroglicerina e glucagon
- Mínima perda sanguínea a não ser que ocorra lesão de vaso abdominal

Cuidado Pós-Op.
- Colecistectomia laparoscópica → menos dor pós-op. e alta mais precoce (geralmente no mesmo dia)

ANESTESIA PARA CIRURGIA VASCULAR

ROY G. SOTO

PROCEDIMIENTOS VASCULARES ABERTOS

Reparo de Aneurisma Aórtico Abdominal (AAA)
- Indicações: Aneurisma sintomático, assintomático (se > 5 cm ou crescendo > 0,5 cm/6 meses)
- Morbidade: 5% risco de MI periop; 35–40% mortalidade de AAA roto
  (riscos de insuficiência renal, colite isquêmica, isquemia espinal e morte; todos ↑ se aneurisma roto)
- Acesso: Supracelíaco, suprarrenal, infrarrenal (depende da extensão do aneurisma) *(risco de insuficiência renal ↑ se clampeamento suprarrenal)*
- Desarranjos intraoperatórios após clampeamento transversal
  - ↑ na pós-carga (↑ LVEDP, LVEDV) e PCWP
  - ↑ na MAP, CVP → HTN acima do clampeamento transversal
  - ↑ na PVR → permeabilidade aumentada de membrana
  - 10–55% ↓ no CO (infrarrenal a mais baixa, supracelíaco a mais alta redução)
  - Dilatação LV e ↑ LVEDP → isquemia subendocárdica, insuficiência LV, CHF, arritmias
- Hipoperfusão potencial de
  - Vísceras abdominais → isquemia intestinal
  - Rins → insuficiência renal (↑ risco com clampeamento suprarrenal e tempo de clampe transversal > 30 min)
  - Extremidades → isquemia distal
  - Medula espinal → isquemia da medula espinal → paraplegia (artéria de Adamkiewicz origina-se da aorta: 15% originam-se entre T5 e T8, 60% T9 e T12, 25% L1 e L2) *(síndrome da artéria espinal anterior* [incidência 1–40%] → clampeamento *supracelíaco ↑ risco)*
- Liberação do clampe transversal
  - ↓ pós-carga e hipotensão (em razão de ↓ SRV e hipovolemia relativa)
  - Retorno de sangue potencialmente frio, acidótico, para a circulação central
  - Vasodilatação: Sangue das extremidades traz fatores da isquemia vasodilatadores
  - Acidose metabólica e ↑ $EtCO_2$ e ↓ SvO_2
  - ↑ CVP pelo retorno de sangue venoso acumulado
    ↓ na pressão de perfusão da medula espinal (SCPP) secundariamente à ↓ na pressão aórtica distal ± ↑ na pressão do CSF secundário a HTN induzida pelo clampeamento transversal
- Manejo pré-clampe
  - Avaliação pré-op.
    - Supra *vs.* infracelíaco
    - Doenças coexistentes
    - Fç. cardíaca e história de CAD (↑ prevalência em pacs. TAAA/AAA)
    - Testagem lab.: Eletrólitos, BUN/Cr, coag., CBC
  - Cateteres, monitores
    - 2 IVs periféricas de grosso calibre
    - Linha arterial: Radial D para cir. da aorta descendente, radial E para aorta ascendente (TAAA); considerar linha arterial femoral também se planejando fazer *by SBPs*
    - Linha central (geralmente um introdutor 8,5 Fr) para infusão de volume e medição de CVP
    - Considerar linha de BP se aneurisma suprarrenal ou outra história cardíaca importante
    - Considerar epidural torácica
    - *TEE pode ser útil para detecção precoce de isquemia cardíaca (esp. com aneurismas altos)*
    - Cobertores de aquecimento de corpo superior e inferior no lugar
      *(inferior deve permanecer **OFF** até depois da reperfusão e estabilização)*
    - Cateter de Foley: Débito urinário alvo > 0,5 mL/kg/h
    - Concentrado de eritrócitos (PRBC) na OR; pode necessitar também de FFP
- Manejo antes do clampeamento
  - Indução de GA: Procurar manter BPs próximo da básica
    (HTN pode romper o aneurisma, hipotensão pode causar isquemia miocárdica)
  - Controlar HR (geralmente com esmolol)
  - Tubo de luz dupla (DLT) para aneurisma torácico
    (DLT-E pode correr risco de hemorragia se aneurisma estiver erodindo parede brônquica)
  - Considerar aprofundar anestesia antes do clampe transversal para evitar resposta de HTN
    Controle do BP: Nitroprussiato (SNP) causa dilatação arteriolar e redução da MAP; nitroglicerina (NTG) pode prevenir isquemia miocárdica e ↓ pré-carga
  - Manter hipovolemia relativa durante fase pré-clampe para evitar que HTN aumente pós-carga durante clampe transv. e ↓ risco de MI durante clampeamento transv. *(não super-hidratar, usar NTG/SNP)*

- Preparação para liberar clampeamento
  - Gradualmente carregar com volume
  - Desmamar vasodilatadores e ter vasopressores prontos para uso
  - Superficializar anestesia
- Manejo pós-clampe
  - Dar *bolus* de líquido, sangue (se justificado)
  - Liberação gradual do clampe pode ↓ alterações hemodinâmicas
  - Se resultar hipertensão grave, reclampear e reavaliar
  - Pressores (fenilefrina) podem ser necessários, embora geralmente não dados profilaticamente
  - ↑ ventilação
  - Gasometria antes e depois da remoção do clampe transversal (para guiar tratamento hídrico e eletrolítico)
  - Monitorizar Hct e corrigir coagulopatias
  - Usar critérios padrão de extubação (pacs. muitas vezes permanecem entubados secundariamente a grandes desvios de volume)
- Prevenir insuficiência renal
  - Risco com supracelíaco > suprarrenal > infrarrenal
  - Manter pressão de perfusão renal com mais alta MAP possível que o miocárdio seja capaz de tolerar
  - Manter volume intravascular
  - Considerar manitol (0,5 g/kg antes do clampeamento transversal), furosemida, bloqueadores de Ca^{2+}, dopamina, fenoldopam *(não provado efetivo); infusão* de bicarbonato
- Prevenção de isquemia da medula espinal
  - Monitorização de SSEP – não útil (2/3 da medula são supridos pela artéria espinal anterior → motores)
  - Manter mais alta MAP (pressões de perfusão aórticas distais) que o miocárdio possa manipular
  - Manter baixas pressões do CSF (considerar dreno de líquido cerebrospinal)
  - Considerar *shunt* para manter perfusão distal durante clampeamento transversal
  - Considerar CPB hipotérmico ou parada circulatória
  - Considerar administração de esteroides, barbitúricos
  - Considerar resfriamento epidural
  - Pressão de perfusão da medula espinal (SCPP)
    SCPP = pressão aórtica distal – (a maior entre a pressão do CSF ou a CVP)
  - Se monitorizando pressões distais, visar PPME > 30 mm Hg; pode drenar CSF via dreno lombar, até ~15 mL/15 min *(risco de hérnia do tronco cerebral com drenagem de CSF rápida ou excessiva → limitar a ~75 mL)*
  - Evitar excesso de SNP (hipotensão → ↓ perfusão, vasodilatação cerebral → ↑ ICP transmitida ao CSF)
  - Evitar hiperglicemia (considerar infusão de insulina para glicose > 200)
  - Considerar hipotermia branda (esfriamento passivo até cerca de 34°C)
- Outras complicações
  - Lesões nervosas: Nervo laríngeo recorrente durante reparos toracoabdominais, lesões de plexo braquial (mau posicionamento do pac.)

Reparo de Aneurisma Aórtico Toracoabdominal (TAAA)
- Manejo semelhante ao AAA (ver acima) com os seguintes pontos-chave

Classificação de Crawford do TAAA (I–IV)
- I: Aneurisma aórtico torácico descendente distal à artéria subclávia
- II: Aneurisma originando-se na artéria subclávia até aorta abdominal distal
- III: Aneurisma desde a aorta torácica média-descendente até aorta abdominal distal
- IV: Aneurisma aórtico abdominal (abaixo do diafragma)

Classificação de Stanford do TAAA (A–B)
- Tipo A: Laceração da íntima (aguda) na aorta desde a aorta ascendente até a aorta descendente
- Tipo B: Laceração da íntima (aguda ou crônica) na aorta desde a aorta descendente para baixo

Possíveis Achados Associados a TAAA
- Desvio/compressão da via aérea
- Desvio/compressão traqueal
- Hemoptise
- Desvio/compressão esofágica
- Distorção e compressão da vasculatura/anatomia central
- Hemotórax e desvio mediastinal
- Perfusão distal reduzida
  (Adaptado de: Dunn P. *Clinical Procedures of the MGH*. Philadelphia, BP: Lippincott Williams & Wilkins.)

Manejo Anestésico do TAAA
- Linha arterial: Aneurisma ascendente, geralmente colocada na radial L (artéria inominada pode estar comprometida); aneurisma descendente, geralmente instalada na artéria radial R (subclávia E pode ser clampeada)
- Parada circ.: Se utilizada, necessitará de compressas de gelo na cabeça (cobrir monitores para que permaneçam secos)
- TEE: Usado intraop. para detectar laceração intimal, óstios coronarianos, insuf. aórt. (IA), avaliar risco embólico
- Neuroproteção: Tiopental 3–10 mg/kg (pode oferecer benefício para proteção cerebral)
- *Bypass* parcial: Pode ser usado com aneurismas descendentes
- Ventilação: Ventilação unipulmonar frequentemente empregada
- Acesso: 1 IV periférica de grosso calibre (calibre 16 ou 14) + 1 linha central de grosso calibre

Controle da BP Durante TAAA
- Se sem *bypass*: Manter SBP na SBP básica + 1/2 da SBP clampeada transv. aórtica máx.
- Se *bypass*: Manter SBP na linha de base
- Pode reduzir HTN proximal durante clampeamento aórtico por meio de ↑ fluxo para bomba e ↓ fluxo para coração
- SNP deve ser usado parcimoniosamente (ou não usado absolutamente) durante clampeamento aórtico (risco de ↓ perfusão das medulas espinal e renal)
- ↓ conc. agente volátil e desligar vasodilatadores antes do desclampeamento aórtico
- Repleção de volume com coloide, cristaloide, hemocomponentes antes e depois do desclampeamento aórtico

Endarterectomia Carotídea
- Indicação: História de AVE, TIA ou oclusão arterial importante na angiografia
- Morbidade: Incidência de CAD concomitante ≈ 50%; mortalidade periop. 1–4%
- Técnicas anestésicas
  - Vantagens da regional
    - Pac. pode dizer a você sintomas/déficits neurológicos durante cirurgia
    - Menos anestesia necessária para pacs. com comorbidades importantes
    - Evitação de tosse/"corcoveio" ao término do caso
    - Menos hiper e hipotensão pós-op.
    - Permanência potencialmente reduzida na ICU e no hospital
  - Desvantagens da regional
    "Uma boa geral é sempre melhor do que uma má regional" *(se regional não funcionando, pac. pode ficar desconfortável, mover-se, taquicárdico)*
    - Alguns anestesiologistas dão "sedação profunda" + anestesia regional
    (elimina benefício da detecção acordada de déficits neurológicos)
  - Regional: Bloqueio cervical profundo
    - Técnica: Injetar anestésico em C2, C3, C4 em linha traçada entre processos mastoide e transverso de C6; agulha deve ter ligeira angulação caudal, fazer contato com processo transverso, retirar 2 mm e injetar
    - Complicações potenciais:
      - Injeção em artéria vertebral
      - Síndrome de Horner (cadeia simpática)
      - Rouquidão (nervo laríngeo recorrente)
  - Regional: Bloqueio cervical superficial
    - Técnica: Injetar anestésico imediatamente posterior ao esternoclidomastóideo (objetivo espalhar anestésico subcutaneamente e atrás do SCM) ao nível C6, abrindo em leque 2–3 cm superior e inferior
    - Técnica fácil com mínimo risco e excelente eficácia
  - Anestesia geral: Vantagens
    - Potencial de proteção cerebral por anestésicos voláteis e intravenosos
  - Anestesia geral: Desvantagens
    - Necessita de cuidadoso planejamento e tratamento com drogas para evitar HTN, tosse e "corcoveio" durante emersão e extubação
    - Pode dar hipotensão (estimulação cirúrgica mínima, mas tem que manter imóvel o pac.)
    - Nenhuma ↓ mortalidade provada com qualquer das técnicas (GA *vs.* regional)
- *Shunt* intraoperatório
  - Fornece fluxo sanguíneo a partir da artéria carótida comum para artéria carótida interna *(distal/superior ao local do clampeamento transversal)*
  - Indicado em pacs. com dç. contralateral importante
  - Pressão de coto: Medição da pressão distal ao local do clampe transv., necessário colocar linha arterial bem lavada sobre o campo, pressão de coto < 50 mm Hg = indicação para colocar *shunt*
  - Risco de deslocamento de placa, lesão intimal e êmbolo de ar

- Manejo hemodinâmico
  - Evitar taquicardia (↑ demanda O_2 miocárdica) e hipotensão (↓ fluxo coronariano)
  - Manter MAP ligeiramente acima da básica (otimiza fluxo sanguíneo colateral)
  Pode ser difícil manter MAP normal (mínima estim. cirúrgica)
  Infusão de fenilefrina → ideal para manter MAP sem aumentar frequência cardíaca
  - Considerar nitroglicerina para redução da BP à indução/emersão
  Esp. em pacs. HTN crônica (podem ter amplas oscilações na MAP)
  - Considerar esmolol/metoprolol para prevenir taquicardia
  Entubação, reversão de bloqueamento neuromuscular, extubação
  - Considerar colocação de linha arterial antes da indução em pacs. com CAD
- Monitorização cerebral intraoperatório **não demonstrou** melhorar resultados
  - Monitores do CNS:
    - Acordado: ↓ morbidade cardíaca e HTN, mais curta estada na ICU
    - EEG: Pode-se correlacionar com alterações neurológicas
    - SSEPs: Indicador sensível mas intermitente de isquemia cortical
    - Pressão de coto pouca sensibilidade/especificidade
    - Doppler transcraniano/oximetria cerebral/vO_2 (não provados)
- Complicações peroperatórias
  - Hipoperfusão cerebral (evitar hiperglicemia)
  - Bradicardia (esp. durante manipulação corpo carotídeo)
  Pode-se evitar com infiltração de lidocaína pelo cirurgião
  - Acidente vascular encefálico (AVE) intraoperatório (considerar se emersão retardada/alteração do estado mental)
  - Hematoma: **Evacuar hematoma em 1º lugar, manipular via aérea em 2º lugar**
    - Diagnóstico: Estridor progressivo e dificuldade subjetiva de respirar; frequentemente difícil de ver hematoma (curativos/tamanho do pac.)
    - Tratamento: **Pac. de volta à OR imediatamente** – se condição piorando, abrir ferida *antes de manipulação da via - aérea;* tentativas de entubação podem ser impossíveis (podem resultar em edema da via aérea/sangramento, tornando pior a situação)

Complicações da Endarterectomia Carotídea
• HTN: Lesão do (ou anestésico local no) seio carotídeo; ↑ risco de déficits neuro em comparação a pacs. com BP normal (em razão de hiperperfusão); mais provável com GA (*vs.* regional)
• Hipotensão: Remoção de placa → estimulação aument. dos barorreceptores; mais provável com regional
• MI: causa mais frequente de morbidade/mortalidade
• AVE: Geralmente embólico
• Sangramento: Pode levar à obstrução da via aérea por hematoma ou edema
• Lesão do CNS: 10% pacs.; nervos mais comuns – hipoglosso, vago, laríngeo recorrente, acessório
• Lesão de corpo carotídeo: ↓ resposta ventilatória à hipoxemia/hipercapnia; esp. importante se 2º lado CEA

PROCEDIMENTOS ENDOVASCULARES

Reparo Endovascular de AAA
- Monitorização na maioria dos casos limitados à linha arterial (mais acesso IV de grosso calibre)
- Pressores/vasodilatadores geralmente não necessários
- Frequência de conversão para procedimento aberto < 5% (deve-se sempre prever esta possibilidade)
- Opções anestésicas
  - Geral
    - Casos complexos (cirurgião inexperiente) ou pac. recusa regional/MAC
    - Sempre considerada como reserva para conversão no procedimento aberto
  - Regional
    - Espinal: Duração do procedimento geralmente exclui esta opção
    - Epidural: Permite anestesia ideal nos locais de incisões (acesso vascular femoral bilateral). Mas precisa estar preparado para retardar o caso se for obtida punção sanguínea/traumática ou cateter intravascular
    - Técnicas regionais podem ↓ incidência de hipercoagulabilidade e formação de coágulo vascular peroperatório (esp. procedimentos em extremidade inferior)
  - Sedação
    - Ideal para pacs. magros (menos dissecção necessária) se cirurgiões aplicarem local
    - Pac. precisa permanecer imóvel durante horas sobre mesa de fluoroscopia desconfortável
- Nefropatia induzida por contraste é preocupação (secundária à angiografia extensa) (ver adiante)

Colocação de *Stent* Carotídeo
- Exige pac. imóvel (mínimo movimento de cabeça/pescoço) e capacidade de tolerar mesa de fluoroscopia
- Considerar técnica com narcótico/α_2-agonista (pode evitar confusão associada à sedação)

Angioplastia Distal/Trombectomia
- Pacs. com dç. vascular membro inferior operatória têm > 50% de incidência de CAD concomitante
- Tempos de procedimento frequentemente longos (sobre mesa de fluoroscopia desconfortável), geralmente melhor evitar longas infusões/grandes doses de midazolam/propofol *(problema de confusão/desorientação)*
- Sempre estar preparado para conversão no procedimento aberto
- Técnicas regionais podem ↓ incidência de hipercoagulabilidade e formação de coágulo no vaso operatório (esp. procedimentos em extremidade inferior)

Preocupações com Segurança Endovascular

- β-Bloqueamento perioperatório: Diretrizes atuais da ACC – recomendam β-bloqueamento perioperatório em pacs. vasculares constatados com isquemia miocárdica em testagem pré-op. *(evidência menos forte disto em pacs. com risco cardíaco baixo/intermediário)*
- Gatilhos transfusionais: Evidência sugere que pacs. vasculares deixados sangrar abaixo de um nível de hemoglobina de 10 g/dL têm ↑ incidência de isquemia miocárdica periop.
- Anestesia regional e anticoagulação (ver Capítulo 6, Anestesia Regional)

Nefropatia Induzida por Contraste (CIN)

- Insuficiência renal aguda (ARF) após isquemia ou contraste considerada secundária à necrose tubular aguda a partir de
  - Formação de radicais livres, que é promovida em ambiente ácido (p. ex., medula renal)
    - ↓ no fluxo sanguíneo renal relacionada com contraste
    - Ateroembolismo
- Dicas para Evitar CIN
  - Manter volume plasmático, bom débito de urina
  - $NaHCO_3$ pode ser protetor: glicose 5% $NaHCO_3$ 154 mEq/L (da farmácia)
    - **Carga:** 3 mL/kg ao longo de 1 h, dada 1 h antes do contraste
    - **Manutenção:** 1 mL/kg/h até 6 h depois do procedimento
    - Usar 110 kg peso máx. para cálculos
    - Se *bolus* levar a HTN importante → parar *bolus*, diurese antes de injetar contraste, a seguir retomar a infusão
  - N-acetilcisteína (varredor de radicais livres)
    - 600 mg PO 2 v/d começando no dia antes da cirurgia e até o dia da cirurgia
- Fatores de Risco
  - Fatores do paciente: Dç. renal, diabetes, CHF, ↑ idade, anemia, disfç. LV
  - Fatores não do paciente: Contraste ↑ osmolar ou iônico, viscosidade e volume do contraste

Cirurgia Vascular Periférica

- Risco pré-op.: Pacientes frequentemente têm comorbidades importantes (↑ risco de CAD associada)
- Procedimentos: Enxertos de *bypass* (fem.popl., iliofem. etc.), embolectomia, reparo de pseudoaneurisma
- Monitorização: Monitores invasivos conforme a condição do pac. (hemodinâmica frequentemente lábil) *(colocar linha arterial no lado oposto à cirurgia)*
- Anestesia
  - Anestesia geral/regional MAC
    - Epidural e GA → associada a taxas comparáveis de morbidade cardíaca
  - Epidural contínua/espinal
    - ↓ incidência de coagulação pós-op. do enxerto vascular (Anesthesiology 1993;79:422)
    - Cateter epidural contínuo lombar comumente usado (espinal oc.)
    - Pacs. acordados podem notificar sintomas MI agudo (dor torácica)
    - Útil para controle da dor pós-op.
    - Heparina intraop. após colocação de epidural não ↑ risco de hematoma epidural
    - Epidural associada a ↓ incidência de reoperação por causa de perfusão tecidual inadequada (em comparação à GA)
    (Anesthesiology 1993;79(3:422-431)

ANESTESIA PARA CIRURGIA NEUROLÓGICA, NEURORRADIOLOGIA E ECT

JOSHUA H. ATKINS

PRINCÍPIOS BÁSICOS DE NEUROFISIOLOGIA

Taxa Metabólica Cerebral (CMR), Fluxo Sanguíneo Cerebral (CBF) e Autorregulação (Ver Fig. 20-1)
- Pressão de perfusão cerebral (CPP) = MAP − ICP (ou CVP se CVP > ICP)
  - Objetivo de CPP > 60 mm Hg em pacs. normais
  - Pressões mais altas necessárias para obter fornecimento adequado de O_2 ao tecido em pacs. com patologia cerebral/ICP elevada (> 70 mm Hg)
  - Cateter arterial: MAP deve ser medida com transdutor colocado ao nível da cabeça (trago) para refletir CPP
- Fluxo sanguíneo cerebral em pacs. sadios é autorregulado (MAP 50–150 mm Hg)
  - Fluxo sanguíneo cerebral global ~50 mL/100 g cérebro/min (~75% para substância cinzenta)
  - Em HTN crônica → curva de autorregulação muda para a direita
  - Hipotensão modesta pode resultar em hipoperfusão e isquemia
- Hipertensão extrema → grandes aumentos no CBF e ICP
  - Edema cerebral, hiperemia e lesão tecidual por interrupção da BBB
- Fluxo sanguíneo se altera com a taxa metabólica cerebral
  - Fornecimento O_2 cerebral aproxima-se estritamente da demanda (~50% do O_2 extraído na primeira passagem)
  - Fluxo sanguíneo de menos de 15 mL/100 g/min → isquemia detectável pelo EEG
- Anestésicos, temp., PO_2 e PCO_2 arteriais e estados fisiopatológicos influenciam a relação entre autorregulação do CBF (ver tabela abaixo)
- Deslocamento do tecido cerebral por instrumentos cirúrgicos prejudica a perfusão local
- Fisiologia cerebral global difere daquela que ocorre ao nível regional/celular (p. ex., mitocôndrias)

Fluxo Sanguíneo Cerebral – Acoplamento à Taxa Metabólica (CBF e CMR)
• $PaCO_2$ (normal = 20–80 mm Hg)
• Hipercarbia: **CBF ↑, CMR ↔** Hipocarbia: **CBF ↓, CMR ↔**   *Resposta ao CO_2 prejudicada por agentes potentes inalados, preservada por agentes IV*   *Curva de resposta ao CO_2 achatada na presença de hipercapnia crônica*
• Hipóxia profunda (PaO_2 < 50 mm Hg): **CBF ↑, CMR ↔**
• Temp.: **CMR ↓ (5–7%/°C), CBF ↓**
• Agentes inalacionais potentes: **CMR ↓, CBF ↑** ("desacoplam" ligação metabólica com o CBF)   *Efeitos podem ser potencializados por ↓ $PaCO_2$ ou agentes IV*   *Agentes também prejudicam autorregulação do fluxo sanguíneo*
• Óxido nitroso: **CBF ↑, CMR ↑ (regional, não global)**   *Efeito sobre CMR pode ser atenuado pela combinação com outros agentes*
• Agentes IV (barbitúricos/propofol/etomidato/benzodiazepinas)   **CMR ↓, CBF ↓** (alterações pequenas com benzos e narcóticos)   *Geralmente preservam autorregulação e responsividade ao CO_2*   Cetamina = exceção incomum: **CBF ↑, CMR ↔ (pode ↑ se usada sozinha)**
• Narcóticos: Geralmente mínimo efeito sobre CBF e CMR
• Traumatismo cranioencefálico: Resposta heterogênea, **CMR ↓, CBF ↑ (perfusão de luxo)**   *Perfusão de luxo: CBF excede demanda metabólica, geralmente após infarto*
• Taxa metabólica basal: 3,5 mL O_2/100 g/min
• Cérebro médio: 1.400 g; CaO_2 20 mL O_2/100 mL sangue
• Fluxo sanguíneo global = 50 mL/100 g/min/fluxo sanguíneo isquêmico = 15 mL/100 g/min

Pressão Intracraniana (ICP)
ICP = pressão craniana (espaço fechado) sobre o cérebro, CSF e componentes sanguíneos
- Componentes cerebrais: Massa/células cerebrais (80%); sangue (10%); CSF (10%)
- Faixa normal: 0–10 mm Hg; CSF: 150 mL volume normal; 450 mL/d
- ICP aumentada pode levar à herniação e sequelas neurológicas graves
  - ↑ Agudo – desvio de CSF para o canal espinal; compressão ventricular
  - ↑ Adicional – compressão tecido cerebral, efeito de massa, deterioração neurológica
  - ↑ Grave – **tríade de Cushing** (↑↑ BP + ↓↓ HR + resp. irreg.) Herniação – assimetria pupilar, paresia ocular, obnubilação, náusea, postura descerebrada, hemiplegia

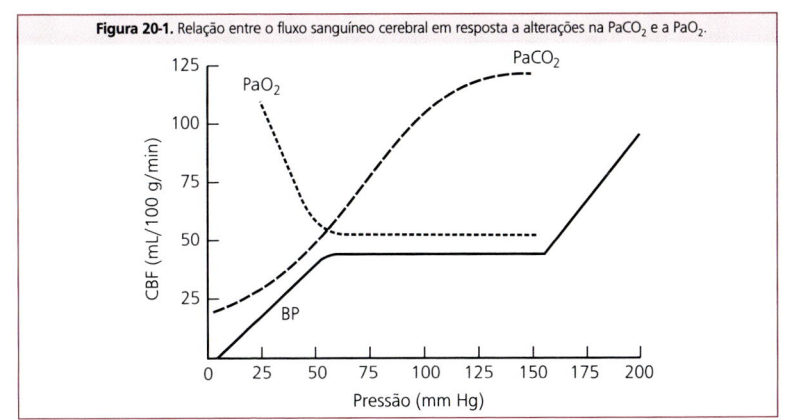

Figura 20-1. Relação entre o fluxo sanguíneo cerebral em resposta a alterações na PaCO$_2$ e a PaO$_2$.

(De: Dunn P. Clinical *Anesthesia Procedures of the Massachusetts General Hospital*. 7th ed. Philadelphia, PA: Lippincott Williams & Wilkins; 2006.

Tratamento da ICP Aumentada

- **Hiperventilação**
  - Vasoconstrição da vasculatura cerebral ↓ fluxo de entrada
  - ↓ conc. H$^+$ intracerebral promove fluxo para fora do tecido cerebral
  - Equilibração em um período de horas anulará benefícios a longo prazo
  - ↓ Fornecimento O$_2$ > ↓ volume cerebral a uma PaCO$_2$ < 26 mm Hg
  - Pode ser especialmente deletéria em traumatismo cranioencefálico
  - Normalização rápida da PaCO$_2$ → edema cerebral e ↑ ICP
- **Posição da Cabeça**
  - Posição de cabeça alta (15–30°) para drenagem do sistema venoso jugular
  - *Frequentemente uma das intervenções mais efetivas para ↓ volume cerebral*
  - Evitar extremos de rotação do pescoço e ingurgitamento venoso relacionado
- **Drenagem direta:** Ventriculostomia, dreno lombar
- **Controle da pressão arterial:** Evitar hipertensão (e hipotensão extrema)
- **Agentes Farmacológicos**
  - Evitar agentes potentes inalados em alta dose (> 0,5 MAC)
  - Propofol, tiopental – ↓ fluxo sanguíneo cerebral e CMR
  - Diuréticos – furosemida IV (0,1–1 mg/kg)
    Potencializam efeitos de agentes osmolares (bloqueio da recaptação de íon + diurese)
- **Terapia Osmótica**
  - Depende de barreira hematoencefálica intacta
  - Manitol (0,5–2 g/kg dose total) ou cloreto de sódio hipertônico (HTS)
    Eficácia comparativa permanece controvertida
    Cloreto de sódio hipertônico pode ser melhor escolha em ressuscitação de trauma com hipovolemia/choque
    Cautela em contexto de fç. cardíaca prejudicada (↑ transitório no volume extracelular) ou aneurisma instável
    Manter gap osmolar (manitol) < 20 ou osmolaridade sérica < 320 mOsm/kg
    Manitol – capacidade de remover radicais ou HTS/manitol ↓ viscosidade ↑ fornecimento de O$_2$

Complicações Potenciais da Terapia Hiperosmolar

- Vazamento de solução hiperosmolar para dentro do tecido cerebral com resultante ↑ no edema cerebral (tardio)
- Hipernatremia (com efeitos neurológicos); hipopotassemia; rara hiperpotassemia com uso de manitol
- Correção excessivamente rápida de uma hiponatremia preexistente → mielinólise pontina central
- Insuficiência renal (por carga osmótica para rins comprometidos)
- Edema pulmonar (em razão da sobrecarga hídrica intravascular com função cardíaca prejudicada)
- Hipovolemia (por diurese de manitol/furosemida + perda sanguínea concomitante)

CRANIOTOMIA

Administração Anestésica

Potenciais Evocados

Tipos de Potenciais
- EEG – profundidade de anestesia, supressão de surtos, EEG isoelétrico, isquemia
  - Clipagem de aneurisma, ressecção AVM, endarterectomia carotídea
- Potenciais evocados somatossensitivos (SSEPs) – tratos dorsais e córtex somatossensitivo
  - Gerados por estimulação de nervo periférico, com detecção central
  - Confiáveis mas podem não detectar perda de função motora
  - Usados em uma variedade de procedimentos na coluna vertebral e intracranianos
  - Medição compatível com a maioria dos anestésicos *(Agentes potentes inalatórios suprimem mais que agentes IV)*
- Potenciais evocados auditivos do tronco cerebral (BAEPs) – profundidade da anestesia e VIII
  - Craniotomia da fossa posterior, ressecção de neuroma acústico
  - Fáceis de monitorizar por meio de sons aplicados diretamente à orelha
  - Difíceis de suprimir
- Potenciais evocados visuais (VEPs) – monitorizam córtex visual/nervo óptico
  - Mais sensíveis à supressão, raramente usados
- Potenciais evocados motores transcorticais (TcMEPs) – monitorizam a partir do córtex (vias ventrais) à placa motora
  - Largamente usados em cirurgia da coluna vertebral, ressecção de lesão do tronco cerebral
  - Craniotomia próximo do córtex motor ou tratos descendentes
  - Necessidade de evitar relaxamento muscular de ação longa
  - Estrita evitação de agentes inalacionais exceto em baixa dose se MEP robusto
  - Infusão de etomidato (10–20 mcg/kg/min) ou cetamina (0,25 mc/kg/h) pode aumentar amplitude
  - Necessário evitar relaxamento muscular
  - Baixa dose de dexmedetomidina (0,2–0,4 mcg/kg/h) permite ↓ dose, de agentes IV
- EMG – potenciais motores a partir da medula espinal/nervos
  - Mínimos efeitos de agentes anestésicos, exceto relaxantes musculares

Sensibilidade aos Agentes Anestésicos:
Cortical > cérebro profundo > medula
Visual > motora cortical > motora profunda > motora espinal > SSEPs > evocado auditivo

Efeitos Supressores dos Agentes Anestésicos:
- Agentes inalatórios > propofol > etomidato > cetamina > opioides
- N_2O geralmente tolerado até 50% quando conc. **ESTÁVEL** duarnte a monitorização
- Considerar TIVA (propofol/etomidato + narcótico) para potenciais facilmente suprimidos
- Benzodiazepínicos em doses usuais → mínimos efeitos sobre potenciais monitorizados
- Dexmedetomidina em baixa dose (< 0,5 mcg/kg/h) é compatível com todos os modos de monitorização

Faixas de Frequência do EEG

Ritmo delta (0–3 Hz)	Sono profundo, anestesia profunda, ou estados patológicos (p. ex., tumores cerebrais, hipóxia, encefalopatia metabólica)
Ritmo teta (4–7 Hz)	Sono e anestesia em adultos; hiperventilação em crianças acordadas e adultos jovens
Ritmo alfa (8–13 Hz)	Adulto em repouso, acordado, com olhos fechados, visto predominantemente em derivações occipitais
Ritmo beta (> 13 Hz)	Atividade mental, anestesia superficial

Fonte: De Bendo AA, Hartung J, Kass IS, Cottrell JE. Neurophysiology and neuroanesthesia. In: Barash PG, Cullen BF, Stoelting RK, eds. *Clinical Anesthesia*, 2nd ed. Philadelphia, PA: Lippincott, 1992:871–918.

Características Gerais
- Pinos de Mayfield e repouso de cabeça em ferradura, ambos comumente usados
  - Colocação de pinos é altamente estimulante
  - Anestesiologista deve antecipar-se (em vez de reagir) à estimulação
  - Melhor colocar monitorização arterial invasiva antes da fixação com pinos
  - Pode injetar locais dos pinos com anestésico local antes de fixar os pinos
  - Pode necessitar aprofundar anestesia/controlar BP em previsão à fixação com pinos *(pode dar IV propofol, nicardipina ou opioide 30 s antes)*
- Via aérea pode ser rotada afastada do anestesiologista
- Bloco de mordida macio deve ser colocado imediatamente após indução entre molares
  - Edema tecidual de morder a língua pode-se formar durante cirurgia
  - Pode-se evitar dobra do tubo por mordida ou posicionamento

- Proteção dos olhos
  - Fita fixada sobre as pálpebras fechadas
  - Aplicação cuidadosa de pomada oftálmica recomendada para evitar lesões física e química da córnea
- Planejar antecipadamente acesso IV (braços juntos do corpo)
  - Decidir cedo sobre necessidade e local para infusões intraop.
  - Infundir via IV visível (se possível) para ↓ infiltração não observada
- Principais tempos de estimulação: Entubação/fixação com pinos/incisão/perfuração/incisão dural
- Evitar tosse/corcoveio/movimento a qualquer tempo
- Perda sanguínea rápida é possível durante qualquer craniotomia
- Avaliação pós-op. imediata da função neurológica é crucial
  - Impossibilidade de efetuar exame neuro → imagem TC pós-op. imediato
  - Evitar uso de rotina de medicações sedativas *(confundem avaliação pós-op.)*
- Opioides: Frequentemente usados como parte de uma técnica de anestesia balanceada
  - Uso agressivo de narcóticos pode levar ao despertar retardado
  - Dar dose de opioide precocemente (*i. e.*, indução, pinos, incisão)
    - Fentanil = ações curta e titulável (5–10 mcg/kg dose total)
    - Hidromorfona = ação mais longa, dar para analgesia pós-op.
    - Morfina = sedante, emersão lenta; evitar em proc. intracraniano
      - *(Metabólitos da morfina podem-se acumular na insuficiência renal)*
    - Remifentanil (0,1–0,5 mcg/kg/min) e sufentanil (0,1–0,2 mcg/kg/h) podem ser usados como infusões)
    - Considerar acetaminofeno intravenoso (1 g/6 h) para analgesia adjuvante
- Controle apertado da BP por meio de monitorização invasiva
- Reidratação
  - Soro fisiológico é geralmente a solução cristaloide de escolha (pode ↑↑ Cl → acidose metabólica)
  - Evitar líquidos hipotônicos ou contendo glicose (podem aumentar edema/lesão cerebral)
  - Coloide usado conforme indicado pelo contexto clínico
- Antibióticos periop. geralmente indicados
- Terapia anticonvulsivante
  - Indicações de anticonvulsivante e esteroides variam com cada pac.
  - Pode potencializar bloqueadores neuromusculares (agudos) ou antagonizar NMB (crônicos)
  - Anticonvulsivantes frequentemente usados se previsto contato com tecido cortical
    - Fenitoína (Dilantin) IV dose de carga: 18 mg/kg em 250 mL SF a 25 mg/min
      - *Cautela: Aplicação de bolus rápido de fenitoína pode causar importante arritmia cardíaca, hipotensão e colapso cardiovascular*
    - Fosfenitoína (uma pró-droga da fenitoína com ↓ efeitos colaterais) dose de carga: 15–20 fenitoína equivalente mg/kg em 250 mL SF a 50–100 equivalente fenitoína mg/min
    - Levetiracetam (Keppra) IV dose de carga: 1000 mg em 100 mL SF ao longo de 15–30 min
      - Subjacente insuficiência renal, síndrome metabólica e medicações básicas devem ser consideradas antes da admin. de anticonvulsivo
- Dexametasona IV (*bolus* 10 mg, repetir 4 mg cada 6 h) para edema quando indicado
  - Geralmente reservada para casos com lesão intracraniana, ICP elevada, edema

Indução
- Indução controlada com estabilidade hemodinâmica
- Hiperventilação moderada no contexto de ↑ ICP
- Combinação de propofol 1–2 mg/kg, fentanil 2–4 mcg/kg e relaxante muscular não despolarizante é uma conduta
- Agentes anti-HTN rápidos de ação curta (esmolol, nicardipina) devem estar disponíveis
- Fasciculação muscular associada à succinilcolina pode resultar em ↑ transitório da ICP
- Tosse, corcoveio ou onda simpática durante laringoscopia com ↑ BP pode causar súbita adversa ↑ ICP (pode usar lidocaína 1 mg/kg para prevenir)
- Manifestações fisiológicas de anestesia superficial podem ser devastadoras em pacs. com aneurisma intracraniano suscetível à ruptura

Manutenção
- Pode-se usar dose amnéstica (0,5–1 MAC) de agente inalatório para ↓ volume cerebral
- *Bolus* de narcótico conforme necessário até uma estimativa predeterminada da dose total
- Considerar TIVA se monitorizando potenciais evocados ou se necessidade para ↓ volume cerebral
- Considerar uso de um monitor de EEG processado para guiar dose de TIVA
- Estratégia comum
  - Infusão de propofol para amnésia e relaxamento cerebral
    (Parar infusão uma vez completada ressecção primária a fim de apressar emersão)
  - Infusão de narcótico para analgesia e imobilidade
    (Se relaxamento muscular contraindicado por causa da monitorização)

- Dado que uma profundidade anestésica apropriada tenha sido atingida, HTN deve ser tratada liberalmente com labetalol ou nicardipina para diminuir probabilidade de hipertensão na emersão
- Monitorizar estritamente débito urinário e reidratar com soro fisiológico
- Monitorar glicose, e tratar glicose > 160 mg/dL com insulina
  - Hiperglicemia pode predispor ou exacerbar lesão neurológica
- Se não contraindicado por necessidades de monitorização, manter relaxamento muscular em uma contração com *bolus* ou infusão de relaxante muscular não despolarizante
- Manter MAP dentro de 20% da básica
- N_2O pode ser usado com várias precauções:
  - Pode complicar EEG ou monitorização de potenciais, se nível não constante
  - Pode ↑ fluxo sanguíneo cerebral e contribuir para edema cerebral/↑ ICP
  - Pode contribuir para pneumocefalia (particularmente em proc. na fossa posterior) ou expansão de pneumotórax (esp. em trauma)
  - Pode ter efeitos deletérios sobre células neuronais (em investigação)

Emersão
- Controle da BP é essencial
  - Episódios de HTN à emersão e pós-op. podem causar ↑ sangramento ou edema
  - Tratar com labetalol ou nicardipina
- Profilaxia para náusea/vômito recomendada (ondansetron)
  - Evitar prometazina, droperidol, difenidramina (podem sedar)
- Emersão deve começar **depois** que pinos de Mayfield tiverem sido removidos
- Deve ser dado tempo (5 min) para enfaixamento da cabeça antes da extubação
- Extubação: Atinge estado mental básico
- Pequenos *bolus* de propofol (10–40 mg) ou remifentanil (0,2–0,5 mcg/kg) podem suavizar a emersão do mesmo modo que uma infusão de dexmedetomidina
- Monitorização contínua dos sinais vitais durante transporte

Aspectos Especiais de Operações Envolvendo a Fossa Posterior
- ↑ ICP comumente uma preocupação (em razão da obstrução por uma massa na fossa posterior)
  - Considerar tratamento agressivo da ICP antes da indução
  - Em casos graves, considerar ventriculostomia sob anestesia local
  - ↑ ICP pode ocorrer se cabeça baixa durante posicionamento/prep. cirúrgica
- Posição prona, cabeça alta – preocupação com êmbolo de ar
- Potencial de pneumocefalia compressiva pós-op.
- Dobra do TEE com flexão do pescoço sob fixação com pinos **(TEM QUE colocar bloco de mordida)**
  - Macroglossia pós-extubação, isquemia/lesão da língua
- Proximidade a estruturas neurológicas críticas envolvendo centros reguladores
  - Centros reguladores no tronco cerebral/bulbo/ponte
  - Bradicardia, apneia, oscilações rápidas na BP podem ocorrer
  - Possibilidade de novos déficits pós-op.
- Pequena janela operatória pode levar a aum. do edema cerebral
  - Drenagem venosa jugular/posição de cabeça baixa

Craniotomia Sentada: Cadeira Preguiçosa, Costas Elevadas 60°, Quadris e Joelhos Flexionados

Vantagens
- Exposição operatória com ↓ edema/volume cerebral, usada para:
  - Lesões na fossa posterior/tumores cerebelares
  - Ressecção de tumor da glândula pineal
- Evitar posição prona e dinâmica melhorada da ventilação

Desvantagens
- Risco de êmbolo de ar e êmbolo de ar paradoxal (PFO/defeito septal)
  - Sinais: Queda na $ETCO_2$, hipotensão, taquicardia, ↑ ETN_2
  - Monitorização: Doppler precordial ou TEE contínua
  - Acesso: Colocar acesso venoso central (para extração de ar)
    - Pode ser colocado via veia antecubital
    - Cateter multiorificial preferido (mais efetivo)
- Tetraplegia por extrema flexão do pescoço e ↓ perfusão
- Hipotensão por acumulação venosa e elevação da cabeça pode resultar em isquemia cerebral (dentro de limites de BP aparentemente aceitáveis)
  - Transdução da BP arterial ao nível do trago (meio da orelha)
  - Manter BP MAP básica ± 20%
  - Considerar meias de suporte para ↓ acumulação venosa
- Lesão nervosa em razão do posicionamento (pernas, braços, pescoço/plexo braquial)

Craniotomia Acordada
- Usada para ressecção de tumores (córtex motor ou da fala) e focos epilépticos
- Trabalho de equipe com ênfase na comunicação, paciência e experiência
- É crítico estabelecer expectativas do pac. e do cirurgião
- Acordado com sedação variável *versus* "dormindo → acordado → dormindo" com LMA/ETT
  - Preferência varia conforme o centro e a experiência
  - Método mais simples é evitar instrumentação da via aérea
  - Único período de estimulação intensa é abertura/perfuração/incisão dural
- Conforto do paciente
  - Posicionamento com acolchoamento/travesseiros para conforto ideal
  - Substâncias vasoativas (nitroglicerina) podem causar cefaleia intensa
  - Cobertor de aquecimento conforme necessário para conforto do paciente
  - Colocação de mesa de Mayo sobre a cabeça para levantar os campos afastando-os do paciente acordado
- Preparação
  - Acesso IV, monitores e linha arterial antes de bloqueios
  - Considerar tubos nasais bilaterais (28–34 Fr) conectados ao O_2 para manejo da via aérea
    - *Anestésico tópico e vasoconstritor nas narinas antes da colocação*
- Considerar bloqueios nervosos periféricos
  - CNV_1 – n. supraorbitário, supratroclear
  - CNV_2 – n. auriculotemporal, zigomaticotemporal
  - Ramos cervicais – n. auricular posterior, n. occipital maior e menor
  - Infusão de remifentanil para analgesia durante colocação do bloqueio; profilaxia de PONV ao início
  - Escolha da anestesia local: Usar ropivacaína de ação longa 0,375% com epi 1:200.000
  - Bupivacaína em grande volume pode ter risco aumentado de toxicidade cardíaca
  - Permitir local adicional seja infiltrada pelos cirurgiões
  - Metoprolol antes do bloqueio para amortecer taquicardia
- Manutenção
  - Sedação mais profunda apenas durante perfuração e abertura do retalho ósseo
  - Minimizar sedação imediatamente antes da incisão dural
  - Monitorizar CO_2 – hipercarbia pode contribuir para edema cerebral
  - Propofol/remifentanil com ventilação espontânea
  - Infusão de dexmedetomidina é um adjunto útil
    - *Mínima repressão resp. pode causar hipotensão/bradicardia*
    - *Tratar com glicopirrolato (0,2 mg), se bradicardia for clinicamente importante*
    - *Carga 1 mcg/kg ao longo de 15 min e infundir 0,3–1 mcg/kg/h*
  - Neuromonitorização
    - Mapeamento funcional do córtex – geralmente área da fala
    - Exige *feedback* contínuo do paciente, comunicação, contato

CIRURGIA VASCULAR INTRACRANIANA: CLIPAGEM DE ANEURISMA E RESSECÇÃO DE MALFORMAÇÃO ARTERIOVENOSA (AVMs)

Avaliação Pré-Operatória
- Onde é o aneurisma? O pac. teve hemorragia subaracnóidea (SAH)?
- Determinar via de acesso cirúrgica e localização da incisão
- Necessidade de drenagem de CSF (melhorar acesso/visualização)
- Necessidade de angiografia intraop.?
- Evidência de perda cerebral de sal ou SIADH após SAH (eletrólitos, débito de urina)?
- Documentar ECG básico: Alterações comuns com SAH
  - *(Pode ser associada à ↓ fç. cardíaca – esp. ondas Q)*
- Em cirurgia de emergência para hemorragia, PHR ou plaquetas por indicações clínicas
  - *(p. ex., anticoagulação crônica, aspirina, terapia antiplaquetas ou inibidor direto da trombina)*

Indução e Fixação com Pinos
- Evitar HTN profunda ou anestesia superficial
- Considerar lidocaína tópica antes da entubação
- Lidocaína (sem epinefrina) nos locais de pinos antes da aplicação de Mayfield
- Potencial de sangramento catastrófico: Assegurar acesso venoso de grosso calibre
- Dreno lombar ou ventriculostomia pode facilitar descompressão cerebral e melhor acesso cirúrgico (velocidade e cronologia da drenagem de CSF devem ser coordenados com cirurgia)

Manutenção
- Manejo da BP = crítico
  - Linha arterial obrigatória; manter BP básica ± 10% durante dissecção
  - Se HTN → inalatório, nicardipina, esmolol, nitroprussiato, NTG
  - Se hipotenso → fenilefrina, efedrina

- ↓ a pedido cirúrgico durante manipulação direta do aneurisma
- ↑ BP para MAP básica durante períodos isquêmicos (clipagem temporária)
- Evitar extrema hipo ou hipertensão em todos os pontos
- Considerar breve hipotensão deliberada ou adenosina durante sangramento maciço para facilitar localização cirúrgica e controle
- Muitos cirurgiões utilizam ambos EEG e angiografia cerebral intraoperatória
  Alguns centros usam verde de indocianina intravenoso (espectroscopia infravermelho) que é injetado pelo anestesiologista no momento da imagem
  - Colocação pré-op. de bainha vascular na artéria femoral
  - Bainha deve ser monitorizada e transduzida o tempo todo (inclusive transporte)
  - Pac. sedado para colocação da bainha
  - Embolização pré-op. dos vasos alimentadores para AVM pode ser efetuada
    (Limitará potencial de perda sanguínea catastrófica)
- Debate sobre limiares transfusionais em cirurgia de aneurisma com vasospasmo
  - Vasospasmo geralmente ocorre dias após sangramento inicial
  - Hemodiluição (↓ viscosidade sanguínea) *vs.* transfusão (↑ fornecimento de O_2)
- Anestesia profunda pode ser neuroprotetora durante períodos de isquemia
  - Estratégia para proteção cerebral periop. controvertida
  - Supressão de surtos pode ser protetora na isquemia regional
    - Pode-se usar infusão de propofol ou barbitúrico em alta dose, titular conforme o EEG
  - Sedativo-hipnóticos em alta dose para atingir supressão de surtos pode resultar em
    - Hipertrigliceridemia e acidose metabólica (propofol)
    - Toxicidade de propilenoglicol (etomidato)
    - Emersão retardada (todos os agentes)
    - Hipotensão (todos os agentes)
- Dados não conclusivos a respeito de hipotermia deliberada
  - Populações de pacs., estratégias de resfriamento e reaquecimento altamente variáveis
  - Hipotermia (35–36°C) pode ser uma opção, se isquemia cerebral intraoperatória for prevista ou isquemia global testemunhada antes da OR
  - Reaquecer antes da extubação/emerso
  - Evitar hipertermia (↑ CMR/lesão)

Colocação de *Shunt* Ventriculoperitoneal/Reservatório de Omaya

Shunt VP: Cateter no ventrículo lateral para aliviar ↑ ICP por drenagem contínua de CSF
- Cateter proximal colocado dentro do ventrículo via furo de broca
- Cateter distal (*shunt* somente) colocado dentro da cavidade peritoneal
- Exige GA, geralmente com relaxamento muscular
  (Cateter submucoso tem que ser passado do pescoço ao abdome)
- Requisito mínimo de narcóticos para controle da dor pós-op.
- Objetivo = recuperação pronta do estado mental pré-op. com extubação

Reservatório de Omaya: Cateter intraventricular para aplicação no CNS de agentes quimioterápicos
- Pode ser efetuado sob local com sedação ou GA
- Remoção raramente requer mais que local com sedação leve

Hemorragias Epidural, Subdural e Intracerebral (ICH)

- Ampla variedade de etiologias de sangramento intracraniano
- Trauma – pode-se apresentar com larga variedade de hemorragia
  - Considerar outras lesões
  - ICP muitas vezes gravemente ↑ exigindo descompressão imediata
  - Barreira hematoencefálica muitas vezes rompida
  - Mecanismos autorreguladores normais podem estar disfuncionais
- Subdural – frequentemente presente em pacs. mais velhos por laceração de veia após queda
- Epidural quase sempre emergência cirúrgica
- ICH pode representar sangramento sentinela a partir de aneurisma, AVM ou outra patologia/trauma
  - Classificada pelo grau de Hunt/Hess
    - Grau I = assintomática/mínima cefaleia; Grau V = coma profundo, rigidez descerebrada
    - Pode ter valor prognóstico, influencia cronologia da cirurgia
  - Estar preparado para perda sanguínea continuada e necessidade de ressuscitação/transfusão
  - Considerar carga de volume pré-op.
  - Potencial de grave edema cerebral pré- e pós-op.
  - Sangue intracerebral = forte estímulo para vasospasmo

- Terapia "tríplice H" (instituição empírica de HTN, hipervolemia e hemodiluição) pode ser indicada na ICH
  - Manter MAP 30–50% acima da básica
  - Manter CVP em níveis normais altos
  - Elevar limiar transfusional (a menos que ↑ risco cardiovascular)
  - Exercer cautela no contexto de aneurisma instável/AVM

Traumatismo Cranioencefálico

- Mecanismo exclusivo de lesão (danos cerebrais difuso e focal)
- Fisiopatologia exclusiva de doença
  - Ruptura da BBB, vasoplegia, resposta de estresse
  - Instabilidade cardiovascular associada
  - Insuficiência pulmonar associada (ARDS, contusão pulmonar/cardíaca, edema)
- Muitas vezes se apresenta com múltiplas lesões que ameaçam a vida
- Tratamento em ICU crucial para bons resultados
- Escala de Coma de Glasgow caracteriza gravidade e pode predizer resultado
- Geralmente se apresenta para descompressão ou evacuação de coágulo

Escala de Coma de Glasgow		
Melhor Abertura dos Olhos	**Melhor Resposta Verbal**	**Melhor Resposta Motora**
Espontânea = 4	Orientado = 5	Obedece a comandos = 6
À fala = 3	Confuso = 4	Localiza dor = 5
À dor = 2	Inapropriada = 3	Afasta-se = 4
Nenhuma = 1	Incompreensível = 2	Flexão à dor = 3
	Nenhuma = 1	Extensão à dor = 2
		Nenhuma = 1

Escore de ≤ 8 indica coma e exige entubação
Escores normais ajustados à idade: 0–6 meses = 9; 6–12 meses = 11; 1–2 anos = 12; 2–5 anos = 13; > 5 anos = 14

- ↑ ICP geralmente uma preocupação premente
  - Pode-se apresentar à OR para hemicraniectomia descompressiva de emergência ou evacuação de coágulo (hematoma epidural/subdural/parenquimatoso)
  - Manutenção da CPP: Ressuscitação hídrica agressiva e manejo da BP
    Evitar hiperventilação, exceto em caso de emergência/descompensação
  - ICP ↑ intratável comum e exige intervenção agressiva
  - Oxímetros teciduais cerebrais regionais (p. ex., Licox) de utilidade clínica não comprovada
  - Nenhuma CPP-alvo uniformemente definida, individualizar para o contexto clínico (objetivo comum > 60)
- Diabetes insipidus central um achado comum
  - Monitorizar quanto a débito urinário de alto volume (> 300 mL/h)
  - Medir osmolaridade sérica/urinária, sódio sérico
  - Pode-se tratar empiricamente com arginina vasopressina
- Pode-se considerar instituição de hipotermia para proteção cerebral
  - Hipotermia precoce pode ser protetora (literatura se desenvolvendo)

Eletroconvulsoterapia (ECT)

Objetivos
- Amnésia, imobilidade do pac., estabilidade hemodinâmica
- Fornecer condições para duração de convulsão terapêutica (> 30 s)
- Tratar convulsão prolongada (2–3 min) com agentes farmacológicos
- Recuperação rápida para alta para área de recuperação

Agentes
- Muitos agentes hipnóticos de ação curta têm sido usados
  - Geralmente evitar benzos (elevam limiar convulsivo)
  - Propofol (pode encurtar duração da convulsão), metoexital, tiopental, etomidato, sevoflurano, remifentanil foram todos usados
  - Primeira linha: Metoexital (0,75–2 mg/kg) ou etomidato (0,15–0,3 mg/kg)
- Relaxamento muscular de ação curta com succinilcolina (1 mg/kg) a menos que contraindicado
- Limiar convulsivo geralmente ↑ com número de tratamentos
- Propofol ou benzodiazepínicos são escolhas razoáveis para tratar convulsão prolongada

Manejo
- Se pac. recebeu tratamento ECT prévio com atividade convulsiva adequada
  - Considerar usar mesmo esquema anestésico (deve documentar!)
- Aval. pré-op. como com qualquer outro anestésico geral
  - Pacs. com dç. cardíaca → a onda simpática (HTN/taquicardia) após convulsão precisa ser controlada
  - Pacs. com ↑ ICP podem estar em risco de descompensação aguda (↑ súbito no fluxo sanguíneo cerebral associado a ECT)
    Considerar hiperventilação antes do estímulo
  - Pacs. com aneurisma cerebral → necessitam de controle apertado da BP
  - História de "percepção" com procedimento prévio deve ser completamente avaliada
    Monitores de EEG processado podem ser úteis
- Anestesia excessiva pode ↑ limiar convulsivo ou ↓ duração da convulsão
- Anestesia inadequada pode levar à percepção sob anestesia
- Monitores devem incluir todos os monitores de rotina + amostragem de CO_2 corrente final
- Drogas e equipamento de via aérea de emergência devem estar imediatamente disponíveis
- Pré-oxigenação/desnitrogenação como com qualquer anestésico geral
- Inflar manguito BP na panturrilha de uma perna ***antes*** da administração de succinilcolina
  - Permite monitorização da atividade convulsiva
- **Colocar blocos de mordida entre dentes molares em ambos os lados antes da estimulação**
- Confirmar perda de consciência antes da administração de relaxante muscular
- Confusão/perda de memória/agitação pós-ECT é comum
- Bradicardia é comum durante estímulo elétrico
  - História de bradicardia pode ser (pré-) tratada com glicopirrolato
  - Em pacientes grávidas, ECT pode produzir uma bradicardia fetal transitória
    - Monitorização da frequência cardiofetal frequentemente usada no 3º trimestre
    - ECT pode induzir trabalho de parto e necessitar de tocólise
    - A não ser que pac. esteja em trabalho de parto ativo, gravidez em fase avançada, ou tenha outros fatores de risco para aspiração, entubação não é tipicamente necessária
- HTN/taquicardia é comum após ECT
  - Pode-se tratar com labetalol, esmolol e nicardipina IV
  - Se pac. tiver conhecida resposta hemodinâmica profunda, considerar pré-tratamento
- Alguns pacs. exibem salivação profunda após ECT
  - Pré-tratamento com glicopirrolato (0,1–0,2 mg) pode limitar este efeito
  - Uso de atropina pode exacerbar confusão/perda de memória pós-ictal

DOENÇAS NEUROLÓGICAS ESPECÍFICAS

Miastenia Grave (MG)
Etiologia: Anticorpos autoimunes contra receptores colinérgicos nicotínicos
Sintomas/Sinais: Fraqueza laríngea → disfagia, disartria/fraqueza dos músculos extraoculares → diplopia, ptose; fraqueza muscular esquelética → piora com atividade
Tratamentos: Anticolinesterásicos, esteroides, plasmaférese, timectomia

Fatores de Risco para Insuficiência Respiratória Pós-Operatória	
Dç. pulmonar coexistente; capacidade vital < 2,9 L	Duração da doença > 6 anos
Dose de piridostigmina > 750 mg/d	Doença mal controlada

Considerações Pré-Operatórias:
- Avaliar grau de fraqueza e duração dos sintomas: manter terapia com anticolinesterase
- Superdose de anticolinesterase → *crise colinérgica* → ainda mais fraqueza
  Tratamento: Administração de anticolinérgico (*i. e.*, edrofônio)

Manejo Anestésico:
- Minimizar sedativos/depressores respiratórios; considerar regional
- Considerar indução em sequência rápida (pacs. em risco ↑ de aspiração)
- Evitar relaxantes musculares se possível e retardar extubação se necessário
- Usar cautela quando usando neostigmina (↑ risco de crise colinérgica)

Síndrome de Eaton-Lambert
Etiologia: ↑ liberação de acetilcolina em razão de anticorpos aos canais de Ca; associada a câncer de pulmão
Sintomas/Sinais: Fraqueza muscular proximal, exercício melhora a força, ↓ reflexos
Resposta a relaxantes musculares: Sensível a drogas despolarizantes e não despolarizantes, medir altura básica da contração antes da administração do bloqueio neuromuscular

Esclerose Múltipla
Sintomas: Perturbações visuais, fraqueza de membros, paralisia, insuficiência respiratória, paralisia bulbar ↑ risco de aspiração + ↓ reflexos das vias aéreas = risco de insuficiência resp. pós-op.
Bloqueamento neuroaxial (espinal) associado à piora dos sintomas; epidurais *não são* contraindicados
- Evitar hipertermia

Síndrome de Guillain-Barré
Sintomas: Paralisia ascendente, pode exigir suporte ventilatório, ↑ risco de aspiração, disfç. autonômica
Considerar RSI, evitar succinilcolina, minimizar bloqueadores neuromusculares e opioides

Doença de Parkinson
Perda de fibras dopaminérgicas → atividade de acetilcolina sem oposição
Evitar antagonistas da dopamina (haloperidol, prometazina, proclorperazina, metoclopramida, droperidol); pode ser observada exacerbação transitória dos sintomas após anestesia geral

Observação: Em pacientes com dç. neurológica, determinação da resposta básica à sequência de quatro (TOF) antes da administração de bloqueamento neuromuscular não despolarizante informará a interpretação da recuperação

ANESTESIA PARA OTORRINOLARINGOLOGIA (ENT) E OFTALMOLOGIA

JOSHUA H. ATKINS

PROCEDIMENTOS EM OTORRINOLARINGOLOGIA

Cirurgia Sinusal Endoscópica Funcional (FESS)
- Cirurgia realizada pelas vias nasais com equipamento endoscópico
- Pode empregar tecnologia de direcionamento por CT em tempo real
- Geralmente procedimento cirúrgico curto (mais longo para indicações cirúrgicas complexas)

Indicações
- Sinusite recorrente, respiração transnasal anormal
- Epistaxe em decorrência de vasos aberrantes/malformações (p. ex., Osler–Weber–Rendu/telangiectasia hemorrágica hereditária)
- Ressecção de tumor da base do crânio
- Rinorreia para reparo de vazamento de CSF
- Acesso anatômico para ressecção de adenoma hipofisário

Considerações Especiais
- Direcionamento por CT (banda cefálica); alguns centros também usam escaneamento por CT intraop.
- Posição: Cabeça sempre rotada para longe do anestesiologista, braços enfiados para acesso cirúrgico, assegurar acolchoamento cuidadoso do n. ulnar
- EBL (perda sanguínea estimada): geralmente mínima, ↑ em ressecção de tumor da base do crânio/tratamento de epistaxe
- Alterações hemodinâmicas associadas ao uso de substâncias vasoativas transnasais
  - Mechas com oximetazolina, lidocaína com adrenalina, cocaína tópica
  - Usar β-bloqueadores intraop. com cautela em conjunção com vasoconstritores nasais
- Hipotensão deliberada/normotensão controlada em candidatos apropriados
- Instrumentos cirúrgicos próximo de estruturas neurais (lâmina cribriforme, nervo óptico)
- Dor: Mínima necessidade de opioide pós-op.

Manejo Anestésico
- GA com ETT (tubo padrão ou RAE oral), ventilação controlada preferida
  - Fornece proteção da via aérea contra sangue e irrigação
  - Agente inalatório potente ou anestesia intravenosa total (TIVA) é aceitável
- LMA flexível ou anestesia MAC pode ser usada em candidatos selecionados
  - Movimento durante MAC ou ventilação espontânea com LMA pode interferir com alinhamento do sistema de direcionamento por CT em tempo real
- Cirurgiões necessitam de acesso completo às fossas nasais (nada de tubas, tubo NG, sensor de temp. nasal)
  - Sensor de temp. oral pode ser inexato em razão da irrigação
  - Pomada oftálmica nos olhos
- Evitar esparadrapo cruzando a mandíbula (fixar no lado E com adesivo de benjoim)
- Cobertor de aquecimento e cateter de Foley para procedimentos mais longos
- Antibióticos e dexametasona periop. podem ser indicados
- Curtos tempos de fechamento
- Tamponamento nasal pode prejudicar respiração pós-op.
- Monitorizar quanto a sangramento pós-extubação para dentro da orofaringe posterior/hipofaringe
- Aspiração completa, mas delicada, e passagem de tubo OG antes da extubação removerão detritos cirúrgicos e sangue acumulados
- Evitar CPAP/BiBPP pós-op., particularmente em casos de reparo de vazamento de CSF

TIVA ou Agente Potente para Procedimentos ENT
Vantagens da anestesia intravenosa total
• Pode ↓ sangramento no campo operatório
• Pode ↓ tempo operatório gasto limpando campo para obter visualização adequada
• Pode ↓ tosse à emersão e evitar ruptura de homeostasia cirúrgica/reparo dural
• Pode ↓ náusea e vômito pós-op. se propofol for usado
Desvantagens da anestesia intravenosa total
• Monitorização da profundidade: Maior variabilidade farmacodinâmica e farmacocinética interindividual (em comparação a agentes potentes)
• Pode ↑ risco de percepção, se empregado relaxamento muscular
• Monitorização com EEG processado é difícil (interferência com sensores de imagem de CT na testa)
• Infiltração não detectada de IV → potencial de percepção e necrose tecidual
• ↑ custo das medicações de infusão

> *Uma conduta*
> - Infusões de propofol (50–150 mcg/kg/min) + remifentanil (0,1–0,3 mcg/kg/min)
> - Agente potente em baixa dose (p. ex., 0,3 MAC de desflurano) como adjunto amnésico
> - Agentes para suportar BP (p. ex., infusão de fenilefrina) conforme necessário
> - Relaxamento muscular pode ser indicado por necessidade cirúrgica/preocupações com movimento

Reparo de Vazamento de CSF
Frequentemente efetuado por acesso sinusal endoscópico para vazamento espontâneo com rinorreia
- Geralmente requer injeção intratecal de fluoresceína (ajuda na localização debaixo de FESS)
- Pode-se colocar dreno lombar para drenagem de CSF durante 48 a 72 h pós-op.
- Pressão de abertura do CSF pode ser de utilidade prognóstica
- Cirurgia pode pedir profilaxia contra meningite meningocócica periop. (p. ex., ceftriaxona)

Microlaringoscopia Direta/Em Suspensão
- Realizada por otorrinolaringologista para uma variedade de indicações
- Emprega laringoscópios especializados para exposição da anatomia/patologia
- Pode usar técnicas robótico-assistidas e aparelhos de *laser*
- Procedimento causa alta estimulação durante períodos relativamente breves
- Pacs. frequentemente têm via aérea difícil e comorbidades importantes

Indicações
- Tumores da laringe, cavidade oral, faringe, hipofaringe
  - Biópsia, ablação com *laser*, microrressecção robótico-assistida
- Cirurgia de prega vocal
  - Ressecção de pólipo de prega vocal
  - Injeção em prega vocal na paralisia da prega
  - Inserção de laringe mecânica (caixa de voz artificial)
- Estenose traqueal – dilatação/ablação de lesão
- Ablação a *laser*/quimioterapia direta de papiloma

Considerações Especiais
- Discussão pré-op. com cirurgião a respeito do manejo da via aérea
- Via aérea potencialmente difícil
  - Cirurgia prévia com cicatriz ou alterações pós-radiação (laringe imóvel)
  - Massa supraglótica/laríngea ou anormalidades traqueais
  - Tecido friável → sangramento
- Ventilação por máscara com pressão positiva pode ser difícil/impossível
- Via aérea = campo operatório e leito = rotados para longe
- Gases anestésicos podem vazar para o ambiente/cirurgião (sistema aberto)
- Apneia intermitente pode ser necessária para acesso cirúrgico
- ETT pode distorcer anatomia cirúrgica e impedir acesso cirúrgico
- Ablação a *laser* pode ser usada (requer ↓ FiO_2)
  - Usar ventilação a jato, técnica apneica ou tubo para *laser*
  - Encher balões do tubo de *laser* com soro fisiológico azul de metileno
  - Usar protocolo para fogo na via aérea
- Cirurgião pode querer ventilação espontânea (avaliar movimento de pregas vocais)
- Estímulo intenso mas fugaz/intermitente
  - Exige comunicação constante entre cirurgião e anestesiologista

Manejo Anestésico
- GA geralmente indicada (em razão do estímulo intenso do procedimento)
- Sedação e ventilação espontânea em casos selecionados (com pacs. cooperantes)
  - Exige ansiólise e topicalização extensa com anestésico local
- Anestesiologista frequentemente induz GA e compartilha manejo da via aérea com cirurgião
  - Cirurgião deve estar presente antes da indução de anestesia
- Manejo da via aérea inclui uma variedade de opções
  - ETT (p. ex., 5,0–6,0 ID) colocado sob laringoscopia
  - Cateter para ventilação a jato subglótica colocado sob visualização direta (ver caixa de texto, página 21-5) ou jato via laringoscópio especializado
  - Apneia intermitente com ventilação por máscara
  - Aparelho da via aérea (se usado) pode ser removido periodicamente para acesso cirúrgico
- Técnica TIVA preferível a agente inalatório
  - ↓ contaminação da OR com agente inalatório
  - Profundidade de anestesia mais constante
  - Propofol e opioide de ação curta titulável frequentemente usados

- Relaxamento muscular precisa ser individualizado para cada caso
  - Considerar manejo da via aérea, condições operatórias, necessidade de ventilação espontânea
  - Indução inalatória pode ser considerada

Tireoplastia de Medialização (Medialização de Prega Vocal)
- Procedimento efetuado para tratar paralisia/arqueamento de prega vocal
- Ressecção parcial de cartilagem tireoide e colocação de prótese

Considerações Especiais
- Cooperação do pac. = componente importante
- Anestesia mais bem fornecida com sedação e injeção local
  - Pac. capaz de fonar sob comando durante a cirurgia
  - Movimento de prega vocal observado sob laringoscopia nasofaríngea
  - Incisão cirúrgica similar à tireoidectomia parcial
  - Infusão de dexmedetomidina é uma excelente opção para sedação cooperante

Procedimentos na Orelha Interna e Mastoide

Indicações
- Mastoidectomia/timpanoplastia para infecção recorrente
- Implante coclear para perda auditiva neurodegenerativa
- Miringoplastia/tubos de miringotomia para infecção
- Estapedectomia para perda auditiva condutiva/otosclerose

Considerações Especiais
- Profilaxia multimodal para alto risco de náusea e vômito (p. ex., adesivo de escopolamina, dexametasona e ondansetron)
- Monitorização nervosa (VII/VIII); evitar paralisia profunda
- N_2O desligado antes do fechamento da membrana timpânica
  - Potencial de expansão rápida do espaço aéreo por difusão de N_2O
- Dificuldades de comunicação pré- e pós-op. com perda auditiva
  - Recolocar aparelho de audição na orelha não operatória/usar gestos manuais/orientação pré-op.

Manejo Anestésico
- Mais bem efetuado com GA e ETT (exceto estapedectomia)
  - LMA pode ser usada em pacs. selecionados
- Posição: Mesa geralmente a 180° do anestesiologista; via aérea coberta/inacessível
- Manipulação cirúrgica da cabeça deve ser esperada durante procedimento
- N_2O desligado antes do fechamento da membrana timpânica
- Usado copioso anestésico local (diminui necessidade de opioide)
- TIVA com propofol pode reduzir PONV
- Relaxamento muscular frequentemente evitado para facilitar monitorização nervosa

Estapedectomia
- Geralmente sedação leve com anestesia local (GA para pacs. selecionados)
- Sedação permite testagem intraop. da acuidade auditiva
- Titular medicações (fentanil, midazolam, propofol, dexmedetomidina) para possibilitar cooperação do pac.
- Sedação excessiva pode levar à desinibição e movimento *(impede operação segura com o microscópio)*
- Alguns centros estão investigando uso de sedação controlada pelo pac.

Colocação de Tubo de Miringotomia (Colocação de Tubos Auriculares)
- Procedimento muito curto, geralmente efetuado em pacs. pediátricos sob GA por máscara
- Acesso IV não necessário; podem-se usar analgésicos IM (cetorolaco e fentanil)

Tonsilectomia/Parotidectomia/Uvulopalatofaringoplastia

Tonsilectomia e Adenoidectomia

Indicações
- Infecção recorrente
- Apneia de sono obstrutiva decorrente de tecido tonsilar/adenóideo hipertrófico

Considerações Especiais
- Potencial de máscara/via aérea difícil – particularmente em adultos
- Considerar tubo RAE oral, fixado na linha mediana
- Procedimento geralmente indicado em razão da infecção recorrente
  - Pode ser semiurgente mesmo no contexto de infecção ativa

- Procedimento curto exige cuidadoso uso/titulação de bloqueador neuromuscular
- Remoção pelo cirurgião do abridor de boca pode resultar em extubação – monitorizar estritamente
- "Trazer de volta" tonsila por causa de sangramento é comum
  - Ressuscitação de volume agressiva pré-indução (esp. pacientes pediátricos)
  - RSI ou planejar para via aérea potencialmente difícil (sangue na via aérea e edema)
  - Pacientes pediátricos com evidência em estudo de sono de episódios hipoxêmicos recorrentes podem demonstrar sensibilidade aumentada à terapia com opiáceo
  - Necessidades de opiáceo exógeno para fornecer analgesia pós-op. efetiva podem ser reduzidas a posologia 1/2 normal por quilograma
  - Considerar titulação programada de opioides e monitorização cardiopulmonar prolongada (incluindo possível admissão durante a noite em unidade de pacientes internos monitorizados) para aumentar vigilância efetiva de episódios respiratórios pós-op.

Parotidectomia
- GA com ETT; considerar RAE nasal se lobo profundo for ser ressecado
  - Precauções de tubo nasal (oximetazolina nas narinas, dilatação delicada, tamanho correto de tubo)
  - Sempre um risco de sangramento importante com colocação de tubo nasal (Afrin e lubrificante)
- Monitorização de nervo facial; evitar relaxamento muscular adicional após indução

Uvulopalatofaringoplastia (UVA)
- Efetuada para tratamento de apneia de sono obstrutiva
- Manejo da via aérea: Ventilação por máscara/entubação pode ser difícil
- Rever resultados da polissonografia – índice de apneia/hipopneia quanto à gravidade
- Considerar posicionamento RAMP para pacientes obesos
- Pacs. podem necessitar de ventilação não invasiva na PACU/no andar pós-op.

TRAQUEOSTOMIA

Indicações
- Insuficiência resp. dependente de ventilador
- Aspiração crônica
- Tumor/lesão da via aérea com comprometimento da via aérea
- Estridor agudo/paralisia bilateral de pregas vocais

Considerações Especiais
- Se já entubado: Ajustes de ventilador, O_2 e PEEP requeridos, método e dificuldade de, entubação
- Se não entubado: Considerar traqueostomia acordada *vs.* dormindo
- Se em insuficiência resp./ARDS: Pode necessitar de ajustes especiais de ventilador
  - Ventilador convencional de OR limitado (considerar vent. ICU)
  - Pac. pode não tolerar vent., desconectar (perda de PEEP)
- Pode não tolerar FiO_2 abaixada durante eletrocautério
- Considerável sangramento é raro, mas possível (vasculatura aberrante)

Manejo Anestésico
- Traqueostomia acordada (ver caixa, página 21–5)
- GA: Inalatório ou TIVA; relaxamento muscular pode otimizar condições cirúrgicas
- Potencial de punção do balão do ETT quando da incisão traqueal
  - Esvaziar balão do ETT antes da incisão traqueal
  - Considerar avançar ETT (balão) antes da incisão traqueal
  - Retirada para imediatamente acima do local da traqueotomia sob visualização cirúrgica direta
- Não extubar por completo até traqueostomia estar no lugar e fixada
  - Se traqueostomia perdida, ETT pode ser rapidamente reavançado distal à traqueotomia
- Baixar FiO_2 (< 30%) se cautério monopolar for ser usado após traqueotomia

Manejo de Traqueostomia Existente
- Traqueostomia tem um balão/manguito?
- Será necessária vent. com pressão positiva? *(Limitada com traqueostomia sem manguito)*
- Será necessário posicionamento incomum?
- A traqueostomia tem mais de 7 dias de idade?

Manejo de Traqueostomia Matura (> 7 d)
- Aspirar cânula existente
- Desnitrogenar com O_2 100% via traqueostomia
- Indução inalada controlada com agente potente (p. ex., sevoflurano) ou indução IV
- Trocar tubo traqueal por um ETT reforçado com fio metálico, lubrificado, tendo o mesmo diâmetro interno ou um tamanho menor que o tubo de traqueostomia
- Avançar tubo de tal modo que marcas negras fiquem posicionadas no estoma e checar sons respiratórios bilaterais
- Substituir tubo por tubo de traqueostomia limpo ao completamento do caso após retomada de ventilação espontânea se traq. sem manguito

Manejo de Traqueostomia Recente
- Traqueostomia recente (< 7–10 d) exige manejo interdisciplinar
- Deve geralmente não ser removida fora da OR (ausência de trato)
- Deslocamento de traqueostomia recente = emergência cirúrgica
  - Pedir suporte cirúrgico e broncofibroscópio
  - Colocar luvas estéreis e tampar local da traqueostomia com dedo
  - **Não** tentar reposição cega da traqueostomia
    - Risco de colocação subcutânea, sangramento e trauma
  - Tentar ventilação por máscara
    - Colocar LMA se falhada/ventilação difícil por máscara
  - Tentar entubação através do local da traqueostomia por laringoscopia
    - Considerar entubação fibroscópica se não tiver sucesso
    - Avançar balão de ETT além da traqueotomia
  - Se entubação falhar e ventilação for adequada, prosseguir para OR
    - Substituição de traqueostomia via direcionamento trans-LMA ou videolaringoscópico pode ser considerado em circunstâncias clínicas estáveis com pessoal experiente
  - Se esforços acima falharem, reexploração cirúrgica à beira do leito

Traqueostomia Acordada	
Indicações	**Pontos-Chave**
• Estridor agudo/obstrução da via aérea superior	• Preparação psicológica/aconselhamento
• Trauma grave da via aérea	• Pac. deve ser capaz de cooperar
• Tumor glótico obstrutivo	• Posição de cabeça alta
• Traqueomalacia grave	• O_2 suplementar via máscara facial
Bloqueios (ver Capítulo 4, Manejo da Via Aérea)	• Meds. sedativos para ansiólise somente
• Bloqueio do plexo cervical superficial	• Manter vent. espontânea
• Bloqueio transtraqueal	• Pode induzir GA após traq. no lugar
• Bloqueio de nervo laríngeo superior	• Dormindo com LMA flexível e vent. espont. pode ser uma opção
• Bloqueio de campo local	
Agentes Adjuntivos	
Dexmedetomidina, remifentanil, droperidol, cetamina, midazolam	

Cirurgia a *Laser* e Incêndio na Via Aérea	
Algoritmo de Fogo na Via Aérea	***Precauções***
• Detectar fogo ou fumaça na via aérea	• Óculos de proteção – inclusive pac.
Cessar Ventilação e Extubar	• Sinal de *laser* na porta
• Ventilação por máscara com O_2	• Uso de tubo resistente a *laser*
• Inspecionar via aérea quanto à lesão	• ↓ fluxos de O_2 – FiO_2 < 30% ideal
• Reentubar	• N_2O pode suportar combustão
• Efetuar inspeção fibroscópica da via aérea	• Comunicação com o cirurgião
• Considerar traq. se importante lesão de queimadura	• Mechas molhadas/tamponamento no local do *laser*
• Medir nível de carboxiemoglobina no sangue	• Monitorizar potência/duração do *laser*

Lasers (Amplificação da Luz por Emissão Estimulada de Radiação)
• Luz → meio (gás/matriz sólida) → amplificação → emissão de fótons de alta energia. Tipos de *laser* em ordem de potência (↓λ): Argônio > KTP > Nd-YGA > CO_2 (Mistura de CO_2, He/N_2)
• Uso de *laser*: Ablação de massa de papiloma laríngeo, endometrial, endobrônquico; ressuperficialização da pele, procedimentos oftalmológicos; coagulação, TURP
• Riscos: Lesão do paciente e do clínico por luz de *laser* direta, dispersada e refletida, e contaminação ambiental por tecido vaporizado Dano à retina (argônio, Nd-YGA, lesão da córnea (CO_2) Óculos de cor [argônio (lar.), Nd-YGA (vd.), KTP (verm.) ou CO_2] para equipe e paciente Fogo na via aérea (mechas molhadas na via aérea e em torno do manguito; tubo de *laser*, baixa FiO_2, evitar N_2O), partículas vaporizadas infecciosas e tumor (máscara de alta eficiência)
• Vantagens: Focalizado sobre pequena área (alta densidade de potência) com limitado dano colateral ao tecido (prof. em mm)

Introdução à Ventilação a Jato
- Usada frequentemente em cirurgia complexa da via aérea
- Ventilação a jato por cateter (p. ex., metal, Hunsacker) elimina necessidade de ETT
- Acessos subglótico e supraglótico (depende do procedimento e anatomia)
- Ventilação a jato segura exige via aérea aberta para ar arrastado escapar durante exalação
- Ventilação a jato pode realizar oxigenação e ventilação efetiva
- Pulsos breves de baixo volume, alta frequência de O_2 saindo do cateter de jato arrastam ar ambiente → fornecem maior volume corrente
- Aparelhos avançados (p. ex., Monsoon/Mistral)
- Ajustar FiO_2, umidade, pressão de impulsão (DP), frequência (f) e tempo inspiratório (IT)
- Exemplo de ajustes: FiO_2 = 100%; umid. = 40%; DP = 22; psi = 120 bpm; IT = 40%
- Pressão na via aérea pode ser medida e alarmes estabelecidos

Aplicações	Complicações Potenciais	Aparelhos
Laringoscopia em suspensão	Barotrauma	Mistral
Ressecção traqueal	Hipercarbia	Monsoon
Limitar movimento no campo (torácico)	Dissecção da via aérea	Bird
Via aérea difícil	Hipoxemia	Manual/Hand
Estratégias		
Trans-LMA		
Supraglótica		
Subglótica		

Procedimentos em Oftalmologia

Considerações Especiais
- Extremos de idade (pediatria – reparo de estrabismo; geriatria – cirurgia de catarata)
- Muitos oftalmologistas executam bloqueios eles mesmos
- Complicações do movimento podem resultar em cegueira
- Precauções apropriadas (ver acima) para cirurgia a *laser*
- Acesso à via aérea é limitado durante cirurgia

Medicações Especiais na População Oftalmológica
- Ecotiofato para glaucoma
  - Inibidor de acetilcolinesterase → prolonga ação da succinilcolina
  - Efeitos sistêmicos incluem broncospasmo, bradicardia, hipertensão
- Gás hexafluoreto de enxofre para descolamento de retina
  - Pac. pode ter bolha de gás intravítrea até 21 d. pós-op.
  - Evitar N_2O em razão do potencial de expansão aérea catastrófica
- *Considerar* evitação de succinilcolina em circunstâncias selecionadas
  - Lesão do globo → pressão intraocular aumentada com fasciculação *(succinilcolina **não é absolutamente** contraindicada)*
  - Contratura prolongada da musculatura ocular após aplicação pode interferir com o teste de ducção forçada (FDT) em cirurgia de estrabismo
- Pilocarpina e carbacol
  - Drogas que promovem efluxo de humor aquoso produzindo miose
  - Parassimpaticomiméticos (agonistas colinérgicos)
  - Efeitos sistêmicos = efeitos parassimpáticos (bradicardia)
- Epinefrina
  - Efeitos sistêmicos podem levar à taquicardia/angina
- Acetazolamida
  - Inibidor de anidrase carbônica
  - Efeitos sistêmicos incluem acidose metabólica, hipopotassemia, ↓ ICP
- Timolol
  - β-bloqueador
  - Efeitos sistêmicos incluem bradicardia, hipotensão, broncospasmo
- Efeitos colaterais do glicerol oral: Náusea, vômito, hiperglicemia
- Efeitos colaterais do manitol: Sobrecarga de volume, insuficiência renal

Cirurgia de Catarata: Facoemulsificação
- Pacs. frequentemente idosos com múltiplas comorbidades
- Procedimentos geralmente < 1 h
- Objetivos anestésicos
  - Acinesia do olho e pálpebra; analgesia adequada e cooperação do pac., evitação de reflexo oculocardíaco

- Sedação com bloqueio regional ou topicalização = método preferido
  - Infiltração local com sedação
  - Bloqueio regional com infiltração local e sedação (ver tabela abaixo)
    - Aplicado pelo cirurgião ou anestesiologista
    - Breve aprofundamento da anestesia facilita colocação do bloqueio
    - Opções incluem bloqueio retrobulbar; bloqueio peribulbar, bloqueio subtenoniano
    - Complicações do bloqueio: Hemorragia retrobulbar, perfuração do globo, lesão do nervo óptico, anestesia do tronco cerebral
  - GA para pacs. selecionados (procedimentos complexos/incapaz de cooperar ou permanecer supino)

Cirurgia de Estrabismo
- Indicação: Reposicionar músculos para tratar desalinhamento ocular
- Cirurgia quase exclusivamente efetuada em pacs. pediátricos
- ↑ Incidência de náusea e vômito pós-op.
- ↑ Risco de reflexo oculocardíaco intraop. (ver quadro abaixo)
- Geralmente efetuada sob GA com ETT
- Bloqueador neuromuscular não despolarizante pode ajudar utilidade diagnóstica em FDT e condições operatórias

Outros Procedimentos
- Reparo de ruptura do globo
  - Frequentemente procedimento de emergência com preocupações com risco de aspiração (pacs. muitas vezes têm estômago cheio e lesões associadas)
  - Comumente exige GA com ETT
  - Considerar LMA em circunstâncias selecionadas (pacs. frequentemente têm estômago cheio)
  - Ênfase no controle da pressão intraocular (succinilcolina pode ↑ IOP)
    - Evitar tosse ou corcoveio durante indução e entubação
- Cirurgia intraocular: Enucleação, vitrectomia, transplante de córnea, descompressão de glaucoma, reparo de descolamento de retina
  - Controle do movimento ocular e pressão intraocular é crítico
  - GA preferida
  - Epinefrina intraocular pode ser usada para ajudar dilatação pupilar
    - Monitorizar efeitos sistêmicos
- Reparo de descolamento injeta ar ou gás hexafluoreto de enxofre intraocular
  - Evitar N_2O ou descontinuar bem antes da injeção
  - Evitar N_2O para cirurgia subsequente dentro de 3 semanas

Reflexo Oculocardíaco	
Reflexo cardíaco (bradicardia, parada sinusal, arritmia) com múltiplos gatilhos: (1) Pressão ocular, **(2)** estiramento muscular ocular, **(3)** estimulação intensa de órbita vazia extremamente comum em cirurgia de estrabismo pediátrica	
Mecanismo:	Aferente – trigêmeo
	Eferente – vago
Tratamento/Prevenção:	(Pré-)tratamento anticolinérgico (p. ex., glico/atropina). Uso de bloqueio regional com anestésico local
	Liberar pressão ocular/parar estimulação
	Aumentar profundidade anestésica

Bloqueios para Cirurgia Oftalmológica
- *Contraindicação (regional):* Pac. não cooperante ou pac. com comorbidades médicas graves que impedem posicionamento/imobilidade, trauma do olho, cegueira no olho não operatório, glaucoma, anticoagulação (relativa)
- Vantagens de bloqueios locais sobre GA
- Evita complicações/efeitos colaterais da GA (p. ex., efeitos hemodinâmicos diminuídos)
- Úteis para cirurgia-dia/procedimentos no consultório (recuperação rápida)
- Produzem boa acinesia ocular e analgesia cirúrgica
- Mínimo efeito na IOP
- Desvantagens dos bloqueios locais:
- Não adequados para todos os pacs. (crianças, barreira de linguagem, deficiência mental)
- Dependem das habilidades/experiência do anestesiologista/oftalmologista executando o bloqueio
- Não adequados para todos os tipos de cirurgia (cirurgia de olho aberto)
- Complicações (ver adiante)
- Escolha da técnica varia com o cirurgião
- Maioria dos bloqueios atualmente efetuados por oftalmologistas

Bloqueio	Agente	Complicações
Aplicação superficial	Lidocaína 2%	Toxicidade (altos níveis): Convulsão/efeitos cardíacos
		Epinefrina: Taquicardia
Bloqueio subtenoniano	Lidocaína 1–2% c/epinefrina (1:400.000)	Injeção subaracnóidea: apneia
Bloqueio peribulbar Bloqueio retrobulbar (mais alto risco)	Bupivacaína 0,375–0,75% c/epinefrina (1:400.000)	Injeção intravascular: Convulsão Ruptura do globo: Proptose/agitação Intraneural: Lesão de nervo óptico/cegueira Quemose Reflexo oculocardíaco Lesão vascular – hemorragia/equimose ↑ Pressão intraorbitária/proptose Oclusão da artéria central da retina Lesão de músculo extraocular

Bloqueio Peribulbar (Agulha Calibre 25–27, 25 mm)
- Mais seguro (agulha inserida fora do cone dos músculos extraoculares), mas de início mais lento
- Posição primária da mirada → 2 injeções acima e abaixo do globo
  Injetar ≈ 5 mL dentro da órbita superonasal e ≈ 5 mL inferotemporalmente entre 1/3 lateral e 2/3 medial da margem orbitária inferior

Bloqueio Retrobulbar (Agulha Calibre 25–27, 3 cm)
- Início mais rápido, necessário anestesiar conjuntiva antes da introdução da agulha
- Inserir agulha a meio caminho entre canto lateral e limbo lateral na conjuntiva inferior
- Dirigir agulha direto para trás até que a ponta esteja além do globo, → então dirigir agulha na direção do ápice da órbita para entrar no espaço atrás do globo entre músculos reto inferior e lateral
- Inserir até profundidade de 25–35 cm; injetar 4 mL de local

Bloqueio Subtenoniano (Agulha Calibre 25)
- Injeção de anestésico local diretamente dentro do aspecto posterior do espaço subtenoniano
- Inserir agulha para fazer contato com a conjuntiva entre o globo ocular e a prega semilunar (profundidade < 1 mm)
  Avançar agulha anteroposteriormente com globo dirigido ligeiramente medialmente pela agulha até "estalido" ser sentido, a uma profundidade de 15–20 mm (localização episcleral)
- Retornar globo para posição primária; aspirar → injetar local
- Parar ao sinal de quemose (edema conjuntival) e aplicar compressão ocular

SISTEMA RENAL E ANESTESIA PARA CIRURGIA UROLÓGICA

CHRISTINE FINER

AVALIAÇÃO DA FUNÇÃO RENAL

- Exame de urina
  - Densidade reflete capacidade do rim de concentrar urina
  - Hematúria pode ocorrer com doenças renais intrínsecas (febre, UTI, cálculo renal, tumor urológico, trauma e coagulopatia)
  - Proteinúria pode ocorrer com doenças renais intrínsecas, febre, CHF, exercício
- BUN
  - Normal: 10–20 mg/dL
  - Medida não confiável da GFR (↑ em desidratação, dieta rica em proteína, sangramento GI e catabolismo aumentado)
- Creatinina
  - Produto final do metabolismo do músculo esquelético, excretado pelos rins
  - Proporcional à massa muscular esquelética
  - Inversamente relacionada com GFR
  - Normal: 0,8–1,3 em homens, 0,6–1 em mulheres (↓ na gravidez)
  - Medida menos confiável da função renal no idoso (GFR ↓ com idade, mas massa muscular também ↓ – pode resultar em uma Cr normal apesar de função renal anormal)
- *Clearance* (depuração) de creatinina
  - GFR melhor indicador da função renal porém difícil de medir; ClCr estimativa mais confiável da GFR
  - CrCl pode ser medida usando-se coleta de urina de 2 ou 24 h
- Normal: 80–130 mL/min em mulheres; 100–140 mL/min em homens

$$\text{CrCl estimada} = \frac{(140 - \text{idade})(\text{peso corporal em kg})(0{,}85 \text{ em mulheres})}{(\text{Cr sérica})(72)}$$

Insuficiência Renal Aguda
- ↑ da Cr de ≥ 0,5 mg/dL ou ↑ da Cr de ≥ 20% ao longo de 2 semanas

	Pré-Renal	Intrínseca	Pós-Renal
Na⁺ urina	< 10 mEq/L	> 20 mEq/L	> 20 mEq/L
Osmolaridade urina	> 500	< 350	< 350
FE_{Na}	< 1%	> 2%	> 2%
BUN/Cr	> 20	< 10–15	< 10–15
Cr urina/Cr soro	> 40	< 20	< 20

- Pré-renal
  - Hipoperfusão renal resultando em ↓ GFR
  - Causas
    - Hipovolemia, ↓ débito cardíaco, insuficiência hepática, sepse
    - Vasoconstrição renal (inibidores de ACE/COX)
- Intrínseca (renal)
  - Dano ao parênquima renal
  - Causas
    - Necrose tubular aguda (ATN) – causas incluem isquemia e toxinas (aminoglicosídeos, mioglobina, contraste IV)
    - Nefrite intersticial aguda (AIN) – geralmente causada por drogas (NSAIDs, β-lactamas, sulfas, rifampicina)
    - Glomerulonefrite
    - DIC
    - TTP (púrpura trombocitopênica trombótica)
- Pós-renal
  - Obstrução da saída (deve haver obstrução bilateral, obstrução unilateral se só um rim presente, Foley dobrado)
  - Causas
    - Nefrolitíase, BPH, câncer de próstata, bexiga neurogênica

Guia Diagnóstico dos Eletrólitos Séricos e Urinários

Condição	Valores Séricos					Valores Urinários			
	Na⁺ (mEq/L)	K⁺ (mEq/L)	Osmolalidade (mOsm/L)	Bun (mg/dL)	Creatinina	Na⁺ (mEq/L)	K⁺ (mEq/L)	Osmolalidade (mOsm/L)	Ureia (mg/dL)
Aldosteronismo primário	140	↓	280	10	N	80	60–80	300–800	Baixa
Aldosteronismo secundário	130	↓	275	15–25	↓	<20	40–60	300–400	
Depleção de Na⁺	120–130	N ou ↑	260	>30	N ou ↑	10–20	40	600+	800–1.000
Sobrecarga de Na⁺	150+	N	290+	N ou ↑	N	100+	60	500+	300
Sobrecarga de H₂O	120–130	↓	260	10–15	↓	50–80	60	50–200	300
Desidratação	150	↓	300	30 ou N	N ou ↑	40	20–40	800+	800–1.000
ADH inapropriado	<125	↓	<260	<10	↓	90	60–150	U > Posm	300
Necrose tubular aguda									
Oligúrica	135	↑	N ou ↑	↑↑	↑	40+	20–40	300	300
Poliúrica	135	N ou ↑	275	↑	↑	20	30	300	100–300

Fonte: De Link D. Fluids, electrolytes, acid-base disturbances, and diuretics. In: Todres ID, Fugate JH, eds. *Critical Care of Infants and Children*. Boston: Little, Brown, 1996:410–435.

- Tratamento
  - Tratar doença subjacente
  - Evitar drogas nefrotóxicas
  - Fenoldopam e dopamina baixa dose (controverso) podem ajudar a prevenir ou tratar ARF dilatando artérias renais e ↑ RBF e GFR
- Diálise se indicada em razão de:
  - Acidose
  - Distúrbios eletrolíticos (hiperpotassemia)
  - Intoxicação (metanol, etilenoglicol)
  - Sobrecarga de volume
  - Uremia

Insuficiência Renal Crônica
- Ou GFR < 60 mL/min/1,73 m^2 ou evidência de dano renal (exame de urina, imagem ou histologia anormal) durante ≥ 3 meses
- Causas
  - Hipertensão
  - Diabetes melito
  - Glomerulonefrite
  - Doença de rins policísticos
  - Doença renovascular

Fases da CRF		
Fase	Grau de Comprometimento	GFR
1	Normal	> 90
2	Brando	60–89
3	Moderado	30–59
4	Grave	15–29
5	Insuficiência renal	< 15

- Tratamento
  - Inibidores da ACE/ARBs podem retardar progressão de nefropatia diabética
  - Eritropoetina para anemia
  - Diálise conforme indicada (hemodiálise/diálise peritoneal)
  - Fixadores de fosfato na hiperfosfatemia
  - Transplante renal

Características Clínicas da CRF	
Sistema	Manifestações
Neurológico	Neuropatia periférica/autonômica, encefalopatia
Cardiovascular	Hipervolemia, HTN, CHF, pericardite urêmica, derrame pericárdico, aterosclerose acelerada
Pulmonar	Edema pulmonar
Gastrointestinal	Esvaziamento gástrico retardado
Hematológico	Anemia, disfunção das plaquetas[a]/leucócitos
Metabólico	Hiperpotassemia, hipermagnesemia, hiperfosfatemia, hipocalcemia, hipoalbuminemia, acidose metabólica
Endócrino	Intolerância à glicose, hipertrigliceridemia
Musculoesquelético	Osteoporose, osteomalacia

Disfunção das plaquetas não melhora com transfusão de plaquetas; dar DDAVP ou crioprecipitado (vWF ativa plaquetas).

Para uma lista de diuréticos comumente usados, ver Capítulo 2H-56, Características Clínicas de Diuréticos Comumente Encontrados.

ANESTESIA PARA PACIENTES COM DOENÇA RENAL
Efeitos da Anestesia sobre a Função Renal
- ↓ reversível no RBF, GFR, produção de urina durante anestesias regional e geral pode ocorrer apesar da manutenção de PA/estado de volume normais
- RBF e GFR geralmente retornarão ao normal dentro de várias horas pós-op

Efeitos Indiretos da Anestesia
- Agentes anestésicos e bloqueamento simpático (durante técnicas regionais) → Hipotensão e depressão miocárdica → ↓ RBF e GFR
- Hidratação antes da anestesia pode diminuir hipotensão e alterações no RBF

Efeitos Diretos da Anestesia
- Agentes fluorados podem causar toxicidade renal direta (fluoreto prejudica a capacidade do rim de concentrar urina e causa necrose tubular)
  - Produção de fluoreto desprezível com halotano, desflurano e isoflurano
  - Sevoflurano e enflurano liberam fluoreto (sem evidência clínica de lesão renal)
- Sevoflurano reage com absorvedores de dióxido de carbono formando composto A (demonstrou causar dano renal em modelos em ratos)
  - Baixos fluxos de gás fresco devem ser evitados com sevoflurano (usar fluxos de ≥ 1 L/min)
  - Considerar evitar sevoflurano em pacs. com insuficiência renal (risco teórico de nefrotoxicidade)
- Agentes IV comuns não causam alterações na GFR

MEDICAÇÕES A EVITAR OU USAR COM CUIDADO EM INSUFICIÊNCIA RENAL
- Drogas lipoinsolúveis, ionizadas e metabólitos hidrossolúveis de drogas metabolizadas pelo fígado são excretadas pelo rim e podem-se acumular na insuficiência renal
- Drogas altamente ligadas à proteína podem-se acumular, se o paciente for hipoalbuminêmico

Opiáceos	Morfina	Metabólitos ativos podem-se acumular e ter efeitos prolongados
	Meperidina	Metabólitos ativos podem-se acumular e causar efeitos prolongados e convulsões
Benzodiazepinas	Diazepam	Metabólitos ativos podem-se acumular e causar sedação
Relaxantes Musculares	Pancurônio	Efeito prolongado
	Doxacúrio	
	Vecurônio	Tipicamente seguro com dose única, mas pode-se acumular com doses repetidas/infusão
	Succinilcolina	Pode ser usada se K$^+$ < 5–5,5 mEq/L; mesma quantidade de K$^+$ liberada em pacs. com função renal normal (0,5–1 mEq/L)
Agentes de Reversão	Neostigmina Edrofônio Piridostigmina	Podem ter efeitos prolongados (entretanto, anticolinérgicos também podem ser prolongados
Cardiovasculares	Digoxina	Níveis podem ser ↑ em razão de ↓ *clearance*; perigo de toxicidade de digoxina
	Nitroprussiato	Acumulação de tiocianato (neurotóxico)
	α-Agonistas (fenilefrina)	Constringem vasculatura renal
Barbitúricos	Tiopental Metoexital	↑ droga disponível em pacs. hipoalbuminêmicos; pode ser necessária dose menor de indução
Antibiótico	Aminoglicosídeos Vancomicina	Necessária posologia renal para evitar concentrações tóxicas

CIRURGIA UROLÓGICA

Cistoscopia/Ureteroscopia/TURBT
Considerações Gerais
- Indicações: Necessidade de biópsias, litotripsia a *laser*, extração de cálculos, colocação de *stents* ureterais
- Pacs. comumente idosos com condições médicas comórbidas
- Líquidos de irrigação frequentemente usados para melhorar a visualização e para lavagem
  - **Água estéril:** Hipotônica, causa hemólise e hiponatremia quando absorvida sistemicamente; segura com eletrocautério
  - **Soluções não eletrolíticas (glicina, sorbitol, manitol):** Ligeiramente hipotônicas, podem causar hiponatremia se absorvidas em grandes volumes; seguras com eletrocautério
  - **Soluções eletrolíticas (NS, LR):** Isotônicas, não causam hemólise quando absorvidas sistemicamente; não podem ser usadas com eletrocautério

Técnica Anestésica
- Posicionamento: Litotomia
- Geralmente GA, pode usar local/MAC/regional (nível T10 necessário para instrumentação do trato GU inferior), considerar utilização de LMA
- Relaxamento muscular não necessário geralmente (considerar ETT com relaxamento se cirurgião tiver previsão de trabalhar perto do nervo obturatório)
- Mínima a nenhuma dor pós-op.; opioides de ação curta (fentanil) geralmente suficientes

Complicações
- Lesão de nervo fibular pela posição de litotomia (causa queda do pé)
- Perfuração vesical: Perfuração extraperitoneal é mais comum; sinais e sintomas incluem náusea, diaforese, e dor inguinal, retropúbica ou abdominal inferior

Ressecção Transuretral da Próstata (TURP)
Considerações Gerais
- Indicações: Alívio de obstrução da bexiga pela próstata aumentada (tipicamente BPH)
- Tipicamente pacs. idosos com condições médicas comórbidas
- Abertura de seios venosos pode levar à absorção de grandes volumes de líquido de irrigação (ver cistoscopia acima) e pode resultar em síndrome de RTUP (ver adiante); absorção de líquido dependente da duração do procedimento, número de seios abertos (relacionado com o tamanho da próstata), pressão venosa periférica e altura do líquido de irrigação

Técnica Anestésica
- Posicionamento: Litotomia
- Geral ou regional (necessário nível T10)
  - Basear escolha na preferência do pac., doenças coexistentes
  - Anestesia regional permite avaliação de síndrome de TURP durante o procedimento
- Relaxamento muscular não necessário, embora movimento do paciente deva ser evitado (prevenir sangramento adicional/perfuração da próstata)
- Dor pós-op. geralmente não significativa

Complicações
- Síndrome de TURP
  - Resulta da absorção de grandes volumes de líquido de irrigação através dos seios venosos da próstata
    - → Hiponatremia e sobrecarga de volume
  - Sinais/sintomas: Cefaleia, confusão, náusea/vômito, HTN, angina, convulsões, coma, colapso cardiovascular
  - Pode-se ver também toxicidade pela absorção de solutos do líquido de irrigação
  - Glicina: Pode causar cegueira transitória, convulsões
  - Amônia: Pode causar acordar retardado, encefalopatia
  - Hiperglicinemia pode resultar em toxicidade no CNS e colapso circulatório
  - Tratamento: Restrição de líquido e diuréticos para corrigir hiponatremia e sobrecarga de volume; se pac. tiver convulsões/estiver comatosos → considerar sol. de cloreto de sódio hipertônico
- Perfuração da bexiga
- Coagulopatia: Trombocitopenia dilucional por absorção de líquido excessivo e DIC
- Bacteriemia: Uma vez que a próstata seja colonizada por bactérias, bacteriemia pode resultar após instrumentação
- Antibióticos profiláticos podem ↓ risco de bacteriemia/sepse

Alternativas à TURP
- Tratamento clínico com alfabloqueadores
- Vaporização do tecido prostático com eletrocautério/*laser*/termocoagulação (evitam perigo de síndrome de TURP)

Cirurgia Urológica a Laser
Considerações Gerais
- Indicações: *Condyloma acuminatum,* estenoses ureterais, HBP, cálculos ureterais e carcinomas superficiais do pênis, ureter, bexiga ou pelve renal
- Diferentes *lasers* podem ser usados (CO_2/argônio/corante pulsado/Nd-YAG/KTP-532)
- Preocupações de segurança
  - Óculos de proteção devem ser usados pelo pessoal de OR e pac. para proteger olhos de uma ruptura inadvertida na fibra do *laser*
  - *Lasers* devem ser usados intermitentemente para prevenir lesões térmicas
  - Máscaras especiais devem ser usadas para prevenir inalação de partículas de HPV ativas quando condilomas estão sendo tratados

Técnica Anestésica
- Posicionamento: Litotomia
- Local com MAC, anestesia geral ou regional

Prostatectomia Aberta

Considerações Gerais
- Indicações: Prostatectomia simples para HBP que não pode ser ressecada transuretralmente, prostatectomia radical para câncer de próstata
- Pacs. frequentemente idosos com condições médicas comórbidas
- Perda sanguínea pode ser importante
- Dissecção ganglionar retroperitoneal é efetuada para estadiamento no câncer de próstata
- Orquidectomia bilateral pode ser efetuada em doença avançada sintomática.

Monitorização/Acesso
- Monitores padrão; IV de grosso calibre

Técnica Anestésica

Prostatectomia Aberta
- Posicionamento: Supino
- Anestesia: Regional, geral, ou combinada geral/epidural
- Epidural pode ↓ perda sanguínea, melhorar alívio da dor pós-op., e resultar em recuperação da função intestinal mais rapidamente
- Cirurgiões experientes tipicamente capazes de efetuar procedimento sob anestesia geral com mínima perda sanguínea/incisões pequenas
- Cirurgião pode pedir azul de metileno/índigo carmim para avaliar integridade do trato urinário
  - Índigo carmim: Pode causar hipertensão (α-agonismo)
  - Azul de metileno: Pode causar hipotensão/interferir com leitura de SpO_2

Prostatectomia laparoscópica e robótico-assistida
- Laparoscopia +/− robótico-assistida
- Vantagens: Menos perda sanguínea (*vs.* aberta), menores incisões com menos dor pós-op.
- Posicionamento: Litotomia; Trendelenburg bem inclinado
- Anestesia: Anestesia geral endotraqueal

Cistectomia

Considerações Gerais
- Indicações: Cistectomia simples para doença benigna da bexiga (cistite hemorrágica/de radiação); cistectomia radical para tumores vesicais invasivos
- Pacs. frequentemente idosos com condições comórbidas; dada a associação entre fumo e câncer de bexiga, pacs. podem estar em risco de CAD e COPD
- Após cistectomia, um desvio urinário precisa ser construído
  - → Segmento de íleo pode ser configurado em um conduto ileal (exteriorizado para a parede abdominal como um estoma)
  - → Suspensão vesical operação mais envolvida (segmento de intestino é configurado em uma bolsa e conectado à uretra)
  - Pode ocorrer perda importante de sangue e líquido

Monitorização/Acesso
- Monitores padrão; considerar linha arterial, Ilnha central, dado o potencial de grande perda sanguínea e desvios hídricos; IV de grosso calibre

Técnica Anestésica
- Posicionamento: Supino ou litotomia
- Anestesia geral ou combinada geral/epidural

Nefrectomia

Considerações Gerais
- Indicações: Neoplasma, transplantação, hidronefrose/infecção crônica, trauma
- Pacs. submetendo-se à nefrectomia para carcinoma de células renais serão submetidos a estadiamento pré-op. para determinar se tumor compromete IVC ou átrio direito
  - Tumor pode obstruir parcial/completamente IVC (reduz retorno venoso e pode causar hipotensão); IVC pode necessitar ser clampeada durante ressecção
  - Tumor pode embolizar para vasculatura pulmonar (sinais: ↓ SpO_2, hipotensão, arritmias supraventriculares)
  - Complicações: Êmbolo aéreo venoso, lesão diafragmática (causando pneumotórax)
- Pode ser executada aberta ou laparoscopicamente

Monitorização/Acesso
- Monitores padrão; considerar linha arterial
- IV de grosso calibre (potencial de importante perda sanguínea)

Técnica Anestésica
- Posicionamento: Posição de decúbito lateral para via de acesso retroperitoneal/supina para via de acesso transabdominal
- Anestesia geral ou anestesia combinada geral/epidural (nível T7–T9)
- Hidratação para preservar fluxo sanguíneo renal

ANESTESIA PARA CIRURGIA ORTOPÉDICA

ROBERT HSIUNG • PETER WU

ANESTESIA GERAL VS. REGIONAL

- Escolha com base na localização, duração cirúrgica, cirurgião e preferência do paciente
- Anestesia geral (GA): Padrão ouro em rapidez e confiabilidade
- Anestesia regional: Pode ↑ analgesia e satisfação do pac., pode ↓ hospitalização
- Esquemas multimodais para dor podem ser usados independentemente da técnica:
Inibidores de COX (cetorolaco, celecoxib), acetaminofeno, anticonvulsivantes (pregabalina), injeção intra-articular de corticosteroide/anestésico local e/ou opioides

GA vs. Regional Simplificada	
Velocidade	GA mais rápida que regional
Recuperação	Regional (bloqueios nervosos periféricos) mais rápida que GA
Amnésia	GA melhor que regional a não ser que usados adjuntos variáveis
Custo	Variável
Confiabilidade	GA melhor que anestesia regional
Analgesia a Longo Prazo	Regional melhor que GA
Mortalidade	Nenhuma diferença em população não OB
Incidência de DVT	Nenhuma diferença

POSICIONAMENTO

- Importante evitar lesões tecidual e nervosa, especialmente em pacs. com artrite e dç. da coluna
- Lesões comuns de nervos periféricos ocorrem com a seguinte frequência:
ulnar > plexo braquial > raiz lombossacral > medula espinal
- Supino — maioria das cirurgias, incluindo joelho, quadril, pelve, braço, mão, pé
- Prono — cirurgia da coluna
  - Checar pontos de pressão — face/olhos, mamas/genitália, abdome, plexo braquial
  - Desprendimento e dobra do tubo endotraqueal podem ocorrer
  - Maca deve estar imediatamente disponível, se necessário virar o paciente em decúbito dorsal em caso de emergência
  - ↑ risco de perda visual peroperatória
    - Associada à cirurgia espinal, embora frequência seja < 0,2%
    - Mecanismo: Desconhecido, pode incluir neuropatia óptica isquêmica anterior e posterior (A/PION) ou oclusão da artéria central da retina (CRAO)
    - Fatores de risco: Tempo cirúrgico prolongado (> 6 h) e perda sanguínea (> 40% EBV)
    - Evitar pressão direta sobre órbitas oculares para ↓ risco de CRAO e congestão venosa
- Lateral — cirurgia no pescoço, quadril
  - Necessidade de proteger pontos de pressão e manter alinhamento neutro do pescoço
  - Rolo axilar ↓ compressão dos plexos braquial e vascular no braço de baixo
- Sentada/cadeira de praia — cirurgias de ombro, clavícula
  - Fornece acesso cirúrgico completo ao ombro, ↑ risco de embolia (5–25%)
Preocupação com hipotensão causando AVE uma vez que perfusão cerebral seja abaixada
- **Cirurgia de extremidade** *(ver também Capítulo 6, sobre Anestesia Regional)*
  - Considerar anestesia regional, especialmente técnicas de cateter contínuas
  - Combinada geral/regional pode maximizar velocidade, amnésia e analgesia
  - Ver tabela abaixo, Opções Anestésicas para Cirurgia de Extremidade

CIRURGIA DA COLUNA VERTEBRAL

Cirurgia da Coluna Cervical
- Indicações: Instabilidade (trauma, tumor), artrite/osteófitos, estenose espinal)
- Precauções de entubação
  - Considerar entubação fibroscópica ou técnicas que evitam hiperextensão do pescoço (LMA de entubação, videoscópio) embora quase toda instrumentação da via aérea cause algum grau de movimento da coluna cervical. Com coluna extremamente instável, pode-se mesmo considerar entubação "acordada" ou traqueostomia
  - Todos os laringoscópios → extensão do pescoço; colocação de LMA pode ↑ pressão sobre medula espinal

Cirurgia da Coluna Torácica/Lombar
- Laminectomia/laminotomia: Excisão de lâmina vertebral para aliviar pressão nervosa
- Fusão (artrodese)

- Instrumentação com aparelhagem para estabilizar coluna até que fusão óssea (facilitada por enxerto ósseo inserido) possa ocorrer (6–12 meses pós-op.)
- Indicações: Espondilolistese, escoliose, hérnia de disco recorrente, instabilidade espinal
- Frequentemente grandes operações com grande perda sanguínea e complicações periop.
  (Considerar linha arterial, bom acesso IV, recuperador de sangue e células)

Opções Anestésicas para Cirurgia de Extremidade			
Procedimento	**Opções Anestésicas**	**Posicionamento**	**Observações**
Extremidade Superior			
Cirurgia do ombro	• Geral • Interescalênico	Cadeira de praia, lateral	Muitas vezes exige anestesia geral ou sedação pesada porque pac. pode ficar coberto por campos durante horas
Cirurgia do cotovelo	• Geral • Supraclavicular • Infraclavicular • Axilar	Supino, lateral ou prono	Considerar cateteres infraclaviculares
Cirurgia do punho e mão	• Geral • Axilar • Supraclavicular • Infraclavicular • Bloqueio de Bier • Bloq. n. digital • Local + MAC	Supino	Cirurgias típicas incluem liberação do túnel carpal, redução aberta de fixação interna (ORIF), liberação de dedo em gatilho e excisão de cisto sinovial
Extremidade Inferior			
Artroscopia de joelho	• Geral ± bloqueio de nervo safeno • Femoral ± isquiático • Espinal • Epidural • Local intra-articular + MAC	Supino	Geralmente procedimento ambulatorial; bloqueio nervoso pode exigir suplementação com local intra-articular ou sedação/analgesia IV
Artroplastia total de joelho	• Geral ± femoral (inj. única ou cateter) ± isquiático (resgate) • Espinal ± cateter femoral • Epidural • Plexo lombar + isquiático	Supino	Múltiplas combinações de bloqueios nervosos possíveis; cateteres de nervo femoral contínuos são comuns para reduzir necessidades de analgesia pós-op; uso de torniquete comum → EBL pode ser > 500 mL depois do esvaziamento
Fratura de quadril	• Geral ± bloqueio de n. femoral (analgesia pós-op.) • Espinal • Epidural	Supino	Dados aumentando sobre uso de bloqueio de nervo femoral diminuem uso de narcótico e delírio
Artroplastia de quadril	• Geral ± plexo lombar (analgesia pós-op.) ou ± bl. n. femoral • Espinal • Epidural	Lateral	Risco de hipotensão induzida por embolização/hipoxemia/parada durante cimentação: trat. ressuscitação suportiva
Tornozelo	• Geral • Espinal • Epidural • Poplíteo ± safeno	Supino, lateral ou prono	Epidural pode levar 30+ min para se estabelecer na região sacral
Cirurgia do pé, dedos, joanete	• Geral • Tornozelo • Poplíteo ± safeno	Supino	Excetuado safeno (n. femoral), que fornece sensibilidade à pt. medial, pé é inervado pelo n. isquiático

Neuromonitorização (Ver Também Capítulo 20)

- Indicação: Detecção de comprometimento de via neural durante cirurgia ajuda a dirigir tomada de decisão cirúrgica intraop.
- Importante comunicação entre cirurgião, anestesiologista e neurofisiologista
- Definição: Potenciais evocados são medidas da condução nervosa em resposta à estimulação de uma via neural
- Técnica: Traçados avaliados quanto à amplitude, latência e morfologia; medições básicas efetuadas depois de estabilizada a anestesia *(evitar bolus/alterações rápidas na profundidade anestésica → infusões podem ser benéficas)*
- Resultados: Ausência de evidência de resultados melhorados em descompressão lombar ou artrodese lombar para dç. degenerativa da coluna de acordo com American Assoc. of Neurological Surgeons/Congresso of Neurological Surgeons

Tipos de Monitorização
Potenciais Evocados Somatossensitivos (SSEP)
- Detecção de lesão/isquemia das colunas dorsais da medula espinal
- Estimulação de nervos periféricos comuns (tibial posterior, mediano, ulnar) registrada no couro cabeludo (faixa sensitiva)
- Falso-negativos raros, mas falso-positivos comuns
- Útil para monitorar comprometimento do suprimento sanguíneo às colunas dorsais (trato sensitivo) supridas por artérias espinais posteriores
- Não monitorizam diretamente tratos motores (artéria espinal anterior)
  → Lesão motora possível com SSEPs normais
  → Artéria de Adamkiewicz supre 2/3 inferiores da medula espinal via artéria espinal anterior
- Resultados podem ser retardados (20 min)

Potenciais Evocados Motores Corticospinais (MEP)
- Usados para monitorizar integridade dos tratos motores da medula espinal
- Usados para cir. aórtica, tumor intramedular da medula espinal, deformidade da coluna vertebral, tumor da fossa posterior e aneurismas intracranianos
- Úteis para monitorar comprometimento do suprimento sanguíneo aos tratos motores anteriores fornecido pela artéria espinal anterior
- Colocação de eletrodos no couro cabeludo ou epidurais para estimular extremidades superiores e inferiores
- *Bloqueadores neuromusculares devem ser evitados*
- Resultados imediatos
- Problemas de segurança: Queimadura, lesão induzida por movimento, convulsões, lesões de mordida (0,2%), contraindicados com marca-passo

Eletromiografia (EMG)
- Mede atividade elétrica dos músculos
- Usada em liberação de medula presa, excisão de tumor, ressecção de neuroma do n. acústico e procedimentos no n. facial
- Também realizada pré-operatoriamente com estudos de condução nervosa para ajudar a diagnosticar lesões de compressão nervosa (túnel carpal ou ciática) ou doenças neuromusculares (miastenia grave, distrofia muscular, esclerose lateral amiotrófica)
- *Relaxantes musculares devem ser evitados*

Fatores Que Afetam a Monitorização
- Medições básicas podem ser precárias
- MEPs mais sensíveis a anestésicos que SSEPs
  - *Relaxantes musculares relativamente contraindicados em MEPs, mas melhoram sinais de SSEP por ↓ artefato EMG*
  - ↑ latência ou ↓ amplitude pode indicar disfunção neurológica
  - Alterações bilaterais e iguais provavelmente secundárias à temp., hipotensão ou efeitos anestésicos
  - Alterações unilaterais provavelmente secundárias à isquemia/fatores técnicos
  - Temperatura (SSEP): Hipotermia: ↔ amplitude, ↑ latência
     Hipertermia: ↓ amplitude, ↔ latência
- Hipóxia (SSEP): ↓ amplitude, ↑ latência pode ↑ amplitude inicialmente (potencial de lesão)
- CO_2 (SSEP): $PaCO_2$ 25–50 com mínimas alterações
     $PaCO_2$ > 100 ↓ amplitude, ↑ latência
- Anemia: ↓ amplitude
- Hipotensão (SSEP): ↓ rápida BP causará ↓ amplitude, ↔ latência
- Agente anestésico (SSEP): efeitos IV < efeitos de anestésico volátil

Efeitos dos Agentes IV sobre os SSEPs		
↓ Amplitude	Sem Alteração	↑ Amplitude
Barbitúricos (↑ latência)	Propofol	Cetamina
Magnésio	Narcóticos	Etomidato
Antagonistas α_2	Midazolam	
	Droperidol	
	Clonidina	
	Dexmedetomidina	
Anestésicos locais – inibem SSEPs (contraindicados, se monitorizando)		

- Anestésicos voláteis: ↑ latência e ↓ amplitude dependentes da dose
  (N_2O deprimirá monitorização, frequentemente mais que voláteis)
- Técnicas de anestesia em cirurgias monitorizadas (SSEP/MEP)
  - Anestésicos halogenados vs. TIVA
    - Infusões de propofol/narcótico (p. ex., remifentanil) têm pouca ou nenhuma interferência com neuromonitorização (SSEP e MEP) em estado constante
    - Infusões podem ↓ quantidade de agente volátil usada a < 0,5 MAC
  - Hipotensão deliberada
    - Reduzindo MAP a 20–39% abaixo da básica para ↓ perda sanguínea
    - Técnicas: Anestesia volátil profunda, β-bloqueadores, vasodilatadores arteriais ou venosos
    - Riscos: ↓ perfusão e O_2 para órgãos vitais (coração, cérebro, medula espinal)
    - Necessário monitorização frequente dos pontos de pressão
      (↓ pressão de perfusão pode ↑ risco de necrose de pressão)
- **Teste de acordar**
  - Avaliação mais confiável de medula intacta
  - Envolve delicado acordar lento com analgesia continuada coordenada com equipe cirúrgica após instrumentação
  - Pac. solicitado a obedecer a comandos à emersão com restabelecimento de anestesia geral após neuroavaliação
  - Plano deve ser descrito ao pac. antes da cirurgia
    (explicar possibilidade de lembrança intraoperatória)
  - Técnicas comuns de acordar rápido incluem TIVA (propofol, remifentanil e/ou dexmedetomidina), N_2O-narcótico, agente inalatório de ação curta (desflurano)

COMPLICAÇÕES EM CIRURGIA ORTOPÉDICA

- Cimento ósseo de metil metacrilato
  - Polímero cria ligação forte entre osso e aparelhagem implantada
  - Expande-se para dentro do osso esponjoso quando aplicado, pode resultar em ↑ pressões intramedulares → deslocamento de gordura intramedular → **embolia de gordura**
  - Monômeros de cimento podem causar ↓ SVR/↓ BP se entrarem na circulação sistêmica
  - Sinais: Hipóxia, ↓ BP, disritmias, hipertensão pulmonar, ↓ débito cardíaco
  - Terapia: Alta FiO_2, euvolemia e suporte hemodinâmico
- Síndrome de embolia gordurosa (FES)
  - Muitas vezes ocorre com fraturas de ossos longos e alargamento intramedular
  - Risco ↑ 24 h pós-lesão sem fixação óssea adequada
  - Sinais: Petéquias na pele, erupção cutânea, glóbulos de gordura na urina, hipotensão, taquicardia, hipóxia/dispneia, estado mental alterado, infiltrados pulmonares na CXR
  - Terapia: Suportiva para corrigir hipóxia o instabilidade hemodinâmica, entubação com PEEP para hipoxemia refratária; esteroides controvertidos
- Manejo de perda sanguínea em cirurgia ortopédica
  - Doação autóloga de sangue colhida várias semanas antes de procedimento eletivo
  - Eritropoetina pré-op
  - Torniquete para cirurgia em extremidade
    - Aplicação proximal ao local cirúrgico para ↓ fluxo sanguíneo (campo cirúrgico exangue)
    - Complicações incluem lesão isquêmica, dor de torniquete e lesão de reperfusão
    - Relativamente contraindicado em pacs. com anemia falciforme (isquemia de membro promove afoiçamento)
  - Hemodiluição normovolêmica aguda – sangue do pac. colhido ao início da cirurgia com substituição concomitante por líquidos IV; sangue é retornado ao pac. no fim da cirurgia
  - Salvamento de sangue intraoperatório/recuperador de células
  - Antifibrinolíticos – ácido aminocaproico, ácido tranexâmico
  - Hipotensão deliberada

- DVT/PE
  - Profilaxia – melhor prevenção
  - Principal causa de morbidade/mortalidade peroperatória em cirurgia ortopédica
  - Fatores de risco: Cirurgia prolongada, substituição de quadril/joelho, uso de torniquete, ↓ mobilidade pós-op.
    - Com novos anticoagulantes (p. ex., fondaparinux) usados peroperatoriamente, técnicas neuroaxiais devem ser evitadas e os riscos de bloqueios nervosos periféricos devem ser ponderados com riscos e benefícios
    - Encorajar deambulação precoce/fisioterapia
    - Usar aparelhos de compressão de pernas intermitente durante todo o período peroperatório
    - Iniciar anticoagulação com baixa dose (varfarina/LMWH) pré-operatoriamente
    - Considerar filtro de IVC profilático em pacientes de alto risco

Complicações do Uso de Torniquete Intraoperatório	
Lesão Isquêmica	• Insuflação prolongada > 2 h pode causar isquemia neural/tecidual com possível lesão permanente • Se for necessária duração mais longa, torniquete deve ser esvaziado, restaurada perfusão e reinflado após 10–15 min
Dor de Torniquete	• Hipertensão progressiva ocorrendo 30–60 min após insuflação do manguito, mesmo no contexto de bloqueamento anestésico regional adequado (espinal, epidural, bloqueio nervoso periférico) • Mecanismo desconhecido; admitido mediado por fibras C não mielinizadas resistentes ao bloqueamento anestésico local • Trat.: Analgesia IV frequentemente inefetiva; vasodilatadores podem ser usados para baixar BP; esvaziamento e reenchimento do torniquete como acima
Lesão de Reperfusão Após Esvaziamento do Torniquete	• Metabólitos ácidos e êmbolos gerados no membro isquêmico reentram na circulação sistêmica, causando hipotensão, hipóxia, hipercarbia, hipertensão pulmonar, embolia e/ou acidose metabólica • Geralmente transitória → trat. pode incluir líquidos e vasopressores, cálcio e bicarbonato SOS para hiperpotassemia e acidose grave, respectivamente

ANESTESIA PARA CIRURGIA ENDÓCRINA

MATVEY BOBYLEV

GLÂNDULA TIREOIDE

Avaliação Laboratorial da Função Tireóidea em Várias Situações Clínicas				
Estado Fisiológico	TSH Sérico	T_4 Livre Sérica	T_3 Sérica	Captação de Radioiodo em 24 h
Hipertireoidismo não tratado	↓	↑	↑	↑
Hipertireoidismo, toxicose de T_3	↓	Normal	↑	Normal ou ↑
Hipotireoidismo primário não tratado	↑	↓	↓ ou normal	↓ ou normal
Hipotireoidismo secundário a dç. hipofisária	↓ ou normal	↓	↓ ou normal	↓ ou normal
Eutireóideo sob iodo	Normal	Normal	Normal	↓
Eutireóideo sob hormônio tireóideo exógeno	Normal	Normal sob T_4, ↓ sob T_3	↑ sob T_3, normal sob T_4	↓
Eutireóideo sob estrogênio	Normal	Normal	↑	Normal
Síndrome doente eutireóidea	Normal, ↓ ou ↑	Normal ou ↓	Baixa	Normal

Hipertireoidismo

Causas	Características Clínicas
• Dç. de Graves (bócio tóxico difuso) • Bócio nodular tóxico (doença de Plummer) • Bócio subesternal e multinodular • Tireoidite • Induzido por iodo • Mediado por TSH	• Tríade de Graves (massa visível no pescoço, tireotoxicose clínica, exoftalmia) • Hipermetabolismo (sudorese, perda de peso, intolerância ao calor, sede) • Sinais cardiovasculares (insuficiência cardíaca de alto débito, CHF, edema periférico, arritmias [taq. v. e fibr. atr.]
Diagnóstico	**Tratamento**
• História e exame físico • TFTs • Estudos de imageamento (MRI, US)	• **Cirúrgico:** Ressecção tireóidea total e subtotal (incluindo tireoidectomia quase total ou subtotal) • **Não cirúrgico** *(ver tabela abaixo)*

Tratamento Clínico do Hipertireoidismo			
Droga	Doses	Mecanismo de Ação	Comentários
Drogas Anti Tireóideas Propiltiuracil	Dose inicial: 100–150 mg VO 3 v/d	Inibe síntese de hormônio tireóideo. em grandes doses PTU bloqueia conversão periférica de T_4 em T_3	Resultando ↓ no nível de T_3 sérica descrito dentro de 4–8 h após uma única dose VO de 200 mg de PTU
Metimazol	Dose inicial: 20–40 mg/d VO Dose de manutenção 2,5–15 mg/dia VO		
Betabloqueadores Propranolol	20–80 mg VO 3 v/d; 1–2 mg IV c. 4–8 h	Melhora ação de T_3 e T_4 nos tecidos, inibe efeitos adrenérgicos	Controle de arritmias cardíacas, intolerância ao calor e manifestações psicomotoras
Atenolol	25–50 mg/d VO (até 200 mg por dia)		

(Continua)

Iodetos			
KI 10% solução de Lugol (10 mg KI e 5 mg iodo por gota)	Sol. Lugol: 3–5 gotas em água VO 3 v/d; KI: 1–2 gotas em água VO 2 v/d	Bloqueia liberação de hormônio tireóideo, inibe formação de T_3, T_4, ↓ tamanho da glândula tireoide	Iodetos reservados para tratamento de tempestade tireóidea, ou por 10–14 dias antes de cirurgia, inclusive tireoidectomia
Esteroides			
Prednisona	40–60 mg VO cada dia por 4–6 semanas	Inibem conversão de T_4 em T_3, ↓ TSH; ação imunossupressiva	Podem aliviar sintomas de hipertireoidismo e restaurar conc. de T_3 sérica ao normal dentro de 7 d
Dexametasona	2 mg IV cada 6 h		
Hidrocortisona	100 mg IV c. 8 h		
Iodo Radioativo			
Iodo-131	10–15 mCi	Destruição da glândula tireoide por radiação	Efeito máx. geralmente visto em 3 meses

Anestesia para Hipertireoidismo
- **Pré-op.**
  - Geral: Estado eutireóideo preferido (risco de tempestade tireóidea), checar TFTs, continuar meds. antitireóideas e β-bloqueadores até o dia da cirurgia
  - Via aérea: Checar quanto à compressão, desvio traqueal e massa tireóidea subesternal, considerar entubação fibroscópica acordada, se via aérea parecer difícil
  - Benzodiazepínicos para sedação pré-op.
- **Intraop.**
  - Geral: Evitar/usar cautelosamente estimulantes do sistema nervoso simpático (epinefrina, cetamina, efedrina, fenilefrina) → HTN/taquicardia grave
  - Assegurar proteção ocular do pac. (pac. muitas vezes tem exoftalmia)
  - Tiopental possui atividade antitireóidea em altas doses
  - Vigiar sinais de tempestade tireóidea (hipertermia, taquicardia, ↑ BP)
  - Tireotoxicose autoimune pode ser associada a miopatias
- **Pós-op.**
  - Complicações: Perturbações hormonais e problemas de manejo da via aérea
  - Tempestade tireóidea: Condição ameaçadora à vida, podem-se desenvolver 6–24 depois da cirurgia, causada pela liberação maciça de T_3 e T_4
    Sinais: Taquicardia, febre, confusão, vômito, desidratação, CHF, agitação *(diferentemente da MH, não associada a ↑ CPK, rigidez muscular ou acidose)*
  - Lesão/remoção de glândulas paratireoides → hipocalcemia em 24–73 h pós-op.
  - Lesão de nervo laríngeo recorrente → causa rouquidão se unilateral, estridor se bilateral
    diagnóstico por laringoscopia fibroscópica
  - Hematoma no pescoço → obstrução parcial/completa da via aérea superior
    Tratamento = pronta abertura da ferida no pescoço e drenagem

Tratamento da Tempestade Tireóidea
• Iodo: 5 gotas de KI 10% VO 3 v/d ou 10 gotas de sol. de Lugol VO 3 v/d; ou 1 g NaI lentamente por *drip* IV ao longo de 24 h
• Propiltiuracil: 600 mg VO dado antes de iodo, a seguir 400 mg c. 6 h
• Propranolol: 40 mg VO 4 v/d; ou 1 mg *lentamente* IV cada 4 h sob monitorização estreita; não exceder 1 mg/min; repetição de dose de 1 mg pode ser dada após 2 min; ou infusão de esmolol
• Soluções de glicose IV
• Correção de desidratação e desequilíbrio eletrolítico
• Cobertor de resfriamento para hipertermia
• Drogas antiarrítmicas (p. ex., bloqueador de canal de Ca, adenosina, β-bloqueador) se necessário para fibrilação atrial
• Tratamento de dç. subjacente, como infecção
• Corticosteroides: Hidrocortisona 100 mg IV cada 8 h ou dexametasona 8 mg IV cada dia
• Um agente de radiocontraste iodado (se disponível) para inibir a conversão periférica de T_4 em T_3

Hipotireoidismo

Hipotireoidismo	
Causas Primárias	**Causas Secundárias**
↓ produção de hormônios tireóideos, tireoidite de Hashimoto (pode ser associado a DM ou dç. de Addison), causas congênitas, deficiência de iodo, tireoidectomia, ablação radioativa da tireoide, uso excessivo de med. antitireóidea, efeito colateral da amiodarona	↓ TSH em decorrência de deficiência isolada na produção de TSH pela hipófise anterior, resistências aos hormônios tireóideos, destruição da hipófise anterior (tumor/cirurgia)
Características Clínicas	**Diagnóstico**
Intolerância ao frio, dores articulares, edema m. infs. (em razão de CHF), bradicardia, respostas vent. deprimidas à hipóxia e hipercapnia, fç. barorreceptora anormal, olhos empapuçados, fraqueza muscular, constipação, perda de cabelo	Com base na história, exame físico, TFTs
	Tratamento
	Terapia de reposição (levotiroxina)

Anestesia para Hipotireoidismo
- **Pré-op.**
  - Suplementos tireóideos devem ser continuados até a cirurgia
  - Retardar cirurgias eletivas em casos de hipotireoidismo não tratado
    (risco de instabilidade cardiovascular e coma mixedematoso)
  - Hipotireoidismo subclínico **não** associado a ↑ risco cirúrgico
  - Em casos de emergência: Considerar pré-tratamento com tireoxina e esteroides IV
  - Pacs. geralmente obesos, podem ter língua grande, pescoço curto, esvaziamento gástrico retardado
- **Intraop.**
  - Pacs. hipotireóideos sensíveis a narcóticos e sedativos
  - Indução: Manter hemodinâmica estável (considerar cetamina ou etomidato)
  - Hipotensão decorrente de fç. barorreceptora anormal, ↓ débito cardíaco, hipovolemia
  - Hipotermia desenvolve-se muito rapidamente e é difícil de tratar
  - Perturbações metabólicas comuns: ↓ Na e ↓ glicemia
  - Hipoventilação é comum (resposta amortecida à hipóxia)
  - Coma mixedematoso (forma grave de hipotireoidismo descompensado) pode ocorrer (ver tabela abaixo)
- **Pós-op.**
  - Hipotermia, metabolismo lento de drogas e depressão resp. podem retardar extubação
  - Extubação deve ser feita em pacs. acordado e normotérmico
  - Anestesia regional e cetorolaco = preferível para controle da dor (usar opioides com cautela)

Coma Mixedematoso	
Sinais Clínicos	**Tratamento**
• Estupor/coma • Hipotermia • Bradicardia • CHF • ↓ Na • ↓ BP • Precipitado por cirurgia, trauma, infecção, estresse	• Suportar ventilação e BP • Líquidos IV • Corrigir ↓ Na e glicemia • *Levotiroxina* (100–500 mcg IV lentamente, a seguir 75–100 mcg IV diariamente) ou *liotireonina* (T₃ sintética – de ação curta, ajustes rápidos de dose) a 25–50 mcg infusão IV lenta, a seguir 65–100 mcg/dia divididos em 3 ou 4 v/d

---

GLÂNDULAS PARATIREOIDES

Hiperparatireoidismo

Anestesia para Hiperparatireoidismo
- ECG: Intervalos PR e QT curtos, distúrbios da condução cardíaca (↑ níveis de Ca)
- Manter hidratação e bom débito urinário
- Considerar uso de doses mais baixas de bloqueadores neuromusculares não despolarizantes em pacs. fracos/sonolentos

Causas Primárias	Causas Secundárias
Secreção inapropriada de PTH (geralmente adenoma paratireóideo)	↑ secreção de PTH como resposta a baixo Ca (por outras causas)
Hiperparatireoidismo ectópico (pseudo-hiperparatireoidismo) = secreção pelo tumor de proteína relacionada com PTH (PTHrP)	
Características Clínicas	**Diagnóstico**
Fraqueza muscular, estado mental alterado, coma, CHF, HTN, fraturas de compressão vertebral, osteoporose, cálculos renais, pancreatite e úlceras pépticas	Hiperparatireoidismo primário: ↑ PTH sérico, Ca sérico > 5,5 mEq/L, Ca ionizado > 2,5 mEq/L Estudos de imageamento (osteoporose, cálculos renais)
Tratamento	
Tratamento = cirúrgico; nenhum tratamento clínico efetivo para hiperparatireoidismo primário *(objetivo do tratamento agudo = controlar Ca sanguíneo elevado; considerar hemodiálise em casos graves)*	

Tratamento Clínico do Hiperparatireoidismo			
Agente	**Modo de Ação**	**Indicações**	**Precauções**
Soro fisiológico 2–4 L IV por dia por 1–3 d	Aumenta filtração e excreção de Ca^{2+}	Ca^{2+} grave > 14 mg/dL (3,5 mmol/L); Ca^{2+} moderado com sintomas	Pode exacerbar CHF; baixa Ca^{2+} 1–3 mg/dL (0,25–0,75 mmol/L)
Furosemida 10 a 20 mg IV conforme necessário	Inibe reabsorção de cálcio no túbulo distal	Após reidratação agressiva	Perda de K^+, desidratação se usada antes de restaurado volume
Bisfosfonatos pamidronato, 60–90 mg IV em 4 h; ácido zoledrônico, 4 mg IV em 15 min	Inibe ação dos osteoclastos e reabsorção óssea	Hipercalcemia de malignidade	Nefrotoxicidade, Ca^{2+} de rebote no hiperparatireoidismo. Efeitos máx. em 72 h
Calcitonina 4 a 8 U por kg IM ou SC c. 6 h durante 24 h	Inibe reabsorção óssea, aumenta excreção de Ca^{2+}	Tratamento inicial (após reidratação) no Ca^{2+} grave	Rebote de Ca^{2+} após 24 h, vômito, cãibras, rubor
Glicocorticoides – hidrocortisona, 200 mg IV por dia por 3 d	Inibe conversão de vitamina D em calcitriol	Intoxicação pela vit. D, malignidades hematológicas, dç. Granulomatosa	Imunossupressão, miopatia
Mitramicina, 25 mcg/kg/d IV ao longo de 6 h por 3–8 doses	Citotóxica para osteoclastos	Raramente usada em hipercalcemia grave	Toxicidade medular, hepática, renal

Hipoparatireoidismo

Causas de Hipoparatireoidismo	
Ausência/baixa secreção de PTH (secundária à paratireoidectomia): hipoplasia/aplasia de glândulas paratireoides (síndrome de DiGeorge); resistência dos tecidos periféricos à ação do PTH	
Características clínicas *(resulta de ↓ Ca)*	
Neurológicas: Irritabilidade neuromuscular, laringospasmo, estridor inspiratório, tetania, convulsões, parestesia perioral, demência	**Cardiovasculares:** Hipotensão, intervalo QT prolongado, CHF
Sinal de Chvostek *(percussão n. facial → contrações musculares faciais dolorosas)*, sinal de Trousseau *(aplic. torniq. 3 min → espasmo/isquemia de membro)*	**Musculoesqueléticas:** Cãibras musculares e fraqueza
Diagnóstico	
Conc. Ca sérico < 4,5 mEq/L, conc. Ca ionizado < 2 mEq/L, ↓ nível PTH sérico	
Tratamento	
Manter nível normal Ca sérico e ionizado; tratar hipocalcemia aguda com 100–300 mg Ca elementar →10–30 mL gluconato Ca 10% em 150 mL D5W IV ao longo de 10 min; velocidade inicial é 0,3–2 mg/kg/h; terapia crônica = (1) preparações de Ca orais, (2) ergocalciferol, diidrotaquisterol (formas de vitamina D), (3) ligadores de fosfato (hidróxido de alumínio)	

Anestesia para Hipoparatireoidismo
- **Pré-op.** – Ca sérico e ionizado deve ser normalizado; especialmente para pacs. com sintomas cardíacos
- **Intraop.** – hipocalcemia preexistente pode aumentar bloqueio neuromuscular
  - Hemocomponentes contendo citrato (bem como albumina 5%) ↓ nível de Ca sérico
- **Pós-op.** – hipocalcemia pode causar recuperação prolongada de bloqueio neuromuscular

Feocromocitoma
- Pode ser associado à síndrome de neoplasia endócrina múltipla dominante autossômica (MEN tipos 2a e b)
- Secreta epinefrina, norepinefrina e ocasionalmente dopamina
  - Secreção pode ser intermitente ou contínua
  - Alteração no fluxo sanguíneo ao tumor, pressão direta e meds. podem desencadear liberação de catecolamina

Feocromocitoma – Causas, Características e Tratamento	
Causas	Etiologia desconhecida: 25% familial, 75% esporádico (relação homens:mulheres 2:1)
	Tumor originado de tecido cromafim na medula da glândula suprarrenal e em gânglios simpáticos
Características clínicas	História de HTN resistente e diabetes
	Cardiomiopatia dilatada idiopática
	Ataques hiperadrenérgicos (episódios autolimitados de cefaleia, ansiedade, diaforese, palidez)
Características laboratoriais	Medição de metabólitos fracionados de catecolaminas em urina de 24 h: Normetanefrina > 900 mcg; metanefrina > 400 mcg
	Teste de supressão de clonidina: clonidina normalmente suprime a liberação de catecolaminas de neurônios, mas não de feocromocitoma
Tratamento	Excisão cirúrgica: pacs. devem ser estabilizados pré-op. com α e β-bloqueadores, líquidos IV

Anestesia para Feocromocitoma
- **Pré-op.:** Objetivo = controlar BP e restaurar volume intravascular
  - Começar α-bloqueamento 10–14 d antes da cirurgia e **antes** do β-bloqueio
    - Se acidentalmente começar β-bloqueamento antes do α-bloqueamento → HTN grave por α-estímulo sem oposição
  - Fenoxibenzamina = α-antagonista de escolha (outra opção é prazosina)
    - Dose inicial = 10 mg 4 v/d ou 2 v/d a seguir aumentar dose em 10–20 mg em doses divididas a cada 2–3 d conforme necess. para controlar BP (dose final objetivo = 20–100 mg cada dia)
  - Propranolol 10 mg 4 v/d (deve ser iniciado 3–4 d antes da cirurgia)
  - Bloqueadores dos canais de Ca – nicardipina 30 mg 2 v/d para suplementar α e β-bloqueamento se BP estiver mal controlada
  - Hidratar todos os pacientes com feocromocitoma – cuidadosamente em pacs. com sinais de CHF
  - Nitroprussiato infusão (também fentolamina IV) para tratamento de crise de HTN aguda
  - Metirosina – inibidor da síntese de catecolamina, às vezes usado pré-op.
- **Intraop.**
  - GA vs. regional – sem influência sobre resultado do pac.
  - Evitar desflurano, estimulantes simpáticos (cetamina, efedrina) e hipoventilação (causam liberação não neurogênica de catecolaminas), atracúrio e morfina (liberação de histamina)
  - Preparar infusões de nitroprussiato e fenilefrina antecipadamente
  - Linha arterial antes da indução, ± linha central (avaliação do volume intravascular), ± cateter de PA
  - Indução **delicada** – ontubação pode causar liberação maciça de catecolaminas
  - Manipulação do tumor – pode causar liberação maciça de catecolamina → crise do HTN
  - Ligadura de veia suprarrenal → queda aguda no nível de catecolamina sanguíneo → causar hipotensão *(tratar com administração de líquido e simpaticomiméticos diretos)*
  - Vasoplegia resistente à catecolamina: Também pode usar vasopressina para reverter
  - Taquicardia refratária: Tratar com esmolol (25–300 mcg/kg/min)
- **Pós-op.**
  - Manter BP normal; em cerca de 50% pacs. BP permanecerá elevada
  - Adrenalectomia bilateral → suporte esteroide pode ser necessário

DIABETES

Tipos de Diabetes	
Diabetes Melito Tipos IA e IB	**Diabetes Melito Tipo II**
• 10% dos diabéticos	• 90% dos diabéticos
• Dependente de insulina	• Não dependente de insulina
• Desenvolve-se cedo na vida	• Desenvolve-se em idade mais velha
• ↓ risco familiar	• ↑ risco familiar
• Tipo IA – anticorpos às células das ilhotas em > 90% dos casos	• Anticorpos às células das ilhotas em 0,1–1%
• Tipo IB – não encontrados anticorpos	• Produção diminuída de insulina
• Produção de insulina cessa virtualmente	

Farmacologia da Insulina			
Insulina	**Início**	**Máximo**	**Duração (h)**
Lispro, Aspart	Dentro de 15 min	1 h	3–4
Regular	< 1 h	2–4 h	6–8
NPH	1–2 h	4–8 h	12–16
Lenta	1–3 h	6–14 h	20+
Ultralenta	6 h	14–18 h	18–24
Glargina	1,5 h	Sem máx. distinto	24

Anestesia para Diabetes
- **Pré-operatório**
  - Checar tipo, duração e gravidade do diabetes – quanto mais grave, mal controlado e de longa duração for a doença, mais alto é o risco de complicações a longo prazo
  - Checar terapia atual quanto ao tipo e dose (dieta, droga hipoglicêmica oral ou insulina)
  - Glicemia matinal e ensaio de HbA1c ajudam a avaliar estado do controle diabético
    Nível de creatinina e eletrólitos podem refletir grau de nefropatia
  - Checar presença de doença de artéria coronária, HTN, doença vascular encefálica e doença vascular periférica, checar EKG quanto à presença de distúrbio do ritmo e MIs prévios
  - Considerar bicitrato Na e metoclopramida em pacs. com GERD e gastroparesia
  - Neuropatia periférica grave pode impedir uso de anestesia regional
  - Insulinas de ação longa devem ser suspensas e substituídas por insulina protamina e lenta
  - Drogas sulfonilureias de ação longa, como clorpropamida, devem ser suspensas e substituídas por agentes de ação curta. Metformina suspensa, se preocupação com acidose metabólica intraop. Pacs. diabéticos tipo 2 com hiperglicemia acentuada sob tratamento oral devem ser mudados para insulina antes da operação
- **Cirurgia de emergência**
  - Estabilizar controle metabólico/situação de volume tanto quanto possível (retardar cirurgia se possível)
  - Maximizar situação de glicose, eletrólitos, acidobásica – infusões de insulina e glicose
  - Infusão de soro fisiológico, se volume estiver depletado (dependendo da função renal e situação cardíaca)
  - Infusão de K^+, se função renal for normal e K^+ sérico normal ou baixo
  - Infusão de bicarbonato somente em pacs. com acidose grave
- **Tratamento intraoperatório**
  - Monitorização da glicemia = obrigatório em todos os pacs. dependentes de insulina e pacs. mal controlados
  - Pacs. sob NPH (neutra protamina Hagedorn) ou PZI (insulina protamina zinco)
    - ↑ risco de reações anafiláticas à protamina (secundárias à sensibilização prévia)
    - Necessidades de insulina em diabéticos variam durante cirurgia; necessário individualizar

Recomendações da American Diabetes Association para Glicemias-Alvo em Pacientes Internos		
População de Pacientes	**Glicemia-Alvo**	**Fundamentação**
Clínica/cirurgia geral	Jejum: 90–126 mg/dL	Melhores resultados, ↓ taxas de infecção
	Aleatória: < 180 mg/dL	
Cirurgia cardíaca	< 150 mg/dL	↓ mortalidade, ↓ risco de infecção da ferida esternal
Doença crítica	80–110 mg/dL (controverso em razão de ↑ mortalidade); < 180 mg/dL parece mais seguro	↓ mortalidade, morbidade (SICU), ↓ morbidade, ↓ hospitalização (MICU)
Doenças neurológicas agudas	< 110 mg/dL	↑ mortalidade se glicemia à admissão > 110 mg/dL

Preparação Pré-Operatória do Paciente Diabético (Amostra de Norma)	
Terapia Usual do Paciente	**Esquema Sugerido**
Medicações somente orais	*Noite antes da cirurgia:* Tomar todas as medicações orais incluindo até dose(s) noturna da noite da véspera *Manhã da cirurgia:* Não tomar meds. orais para diabetes
Lantus (Glargina)	*Noite antes da cirurgia:* Tomar dose usual *Manhã da cirurgia:* Tomar dose usual, mas se glicose for baixa pela manhã em jejum, pode ser necessário reduzir a dose em 10–20%
NPH ou lente ou ultralente	*Noite antes da cirurgia:* Tomar dose usual. Se glicose for baixa pela manhã em jejum, pode-se reduzir a dose em 10–20% *Manhã da cirurgia:* Não tomar insulina (mas monitorização atenta é necessária)
Insulinas pré-misturadas (70/39, 75/25)	*Noite antes da cirurgia:* Tomar dose usual de insulina. Se glicoses em jejum forem baixas pela manhã, reduzir dose em 10–20% *Manhã da cirurgia:* Com base no caso, glicemia checada à chegada
Insulinas de ação rápida (Humalog, Novolog, Regular)	*Noite antes da cirurgia:* Tomar dose usual de insulina de ação curta com jantar *Manhã da cirurgia:* Com base no caso, glicemia checada à chegada
Bomba de insulina	*Noite antes da cirurgia:* Continuar velocidade basal. Se glicoses em jejum forem baixas pela manhã, pode reduzir velocidade basal em 10–20% *Manhã da cirurgia:* Continuar velocidade basal, reduzir como acima

Protocolo para Infusão de Insulina Peroperatória	

- Misturar 50 U insulina regular em 500 mL NS (1 U/h = 10 mL/h)
- Iniciar infusão a 0,5–1 U/h
- Checar nível de glicemia cada 1–2 h e ajustar velocidade de infusão conforme necessário
- Infusão de insulina (U/h) = glicemia (mg/dL)/150

Glicemia	Infusão
< 80 mg/dL	Desligar infusão de insulina por 30 min; dar 25 mL de glicose 50%; checar novamente o nível em 30 min
80–120 mg/dL	↓ velocidade de infusão de insulina por 0,3 U/h
120–180 mg/dL	Nenhuma alteração na velocidade de infusão de insulina
180–220 mg/dL	↑ velocidade de infusão de insulina por 0,3 U/h
220 mg/dL	↑ velocidade de infusão de insulina por 0,5 U/h

- **Pós-op.**
  - Tratar N/V em pacs. com gastroparesia com metoclopramida uma vez que pacs. têm risco aumentado de infecção, MI, hiper/hipoglicemia, disfunções CV e renal
- **Emergências diabéticas**
  - *Cetoacidose diabética:* Geralmente desencadeada por trauma ou infecção no DM Tipo I
    - Náuseas, vômito, desidratação, poliúria, polidipsia, sonolência → coma
    - Hiperglicemia, acidose metabólica com *anion gap largo*, cetonas no sangue e urina, ↓ K^+
    - Tratamento: Colocar linha arterial, considerar entubação para depressão grave do CNS
      - Começar infusão de insulina (10 U IV, a seguir 5–10 U/h)
      - Soro fisiológico a 5–10 mL/kg/h (déficit de líquido de 3–8 L não incomum) *acrescentar glicose 5% quando glicemia < 250 mg/dL*
      - Reencher K (0,3–0,5 mEq/kg/h)
      - Bicarbonato não necessário geralmente
  - *Coma hiperosmolar, hiperglicêmico, não cetótico* (geralmente DM tipo II)
    - Desidratação grave e associado à hiperglicemia aguda (> 600 mg/dL)
    - Tratamento: Corrigir hipovolemia e hiperglicemia
      - Ressuscitação reidratação com soro meio-fisiológico (0,45%)
      - Dar 10 U insulina regular IV imediatamente → *drip* de insulina (ver protocolo acima)
  - **Hipoglicemia** – resultado de estresse, refeição perdida, exercício, consumo de álcool
    - Hipoglicemia é muito mais perigosa e pac. inconsciente do que hiperglicemia *(mais seguro errar para o lado de hiperglicemia)*
    - Sintomas: Diaforese, taqui, cognição prejudicada, confusão, nível de consc. e convulsões
    - Tratamento: glicose 50% IV, dose inicial 25 mL

Tratamento da Insuficiência Suprarrenal: Doses Equivalentes de Esteroides			
Esteroide	**Efeito Glicocorticoide/Anti-Inflamatório (mg)**	**Efeito Mineralocorticoide**	**Meia-Vida (h)**
Cortisona	100	100 mg	8–12
Hidrocortisona	80	80 mg	8–12
Prednisona	20	100 mg	12–36
Prednisolona	20	100 mg	12–36
Metilprednisolona	16	Sem efeito	12–36
Dexametasona	2	Sem efeito	16–72

INSUFICIÊNCIA SUPRARRENAL

Anestesia para Insuficiência Renal
- **Pré-op.** – administrar dose de estresse de corticosteroide (geralmente 100 mg hidrocortisona IV)
- **Intraop.**
  - Risco de má tolerância à carga hídrica, hipoglicemia, ↑ K^+, arritmias
  - Hipotensão inexplicada (que não responde a líquidos e vasopressores)
    - → Tratar com glicocorticoide
  - Evitar etomidato (suprime função suprarrenal)
- **Pós-op.**
  - Fornecer suplementação corticosteroide adequada

Excesso de Corticosteroides (Síndrome de Cushing)
- **Causas**
  - Primário – Adenoma/hiperplasia suprarrenal
  - Secundário – Microadenoma hipofisário secretor de ACTH (dç. de Cushing), tumores secretores de ACTH, uso de esteroide exógeno
- **Características clínicas:** Fácies lunar, giba de búfalo, obesidade central, hirsutismo, atrofia da pele, osteoporose, equimoses fáceis, diabetes, miopatia proximal, necrose asséptica da cabeça do fêmur, alterações do estado mental, pancreatite, poliúria/polidipsia

Anestesia para Síndrome de Cushing
- **Pré-op.:** Risco de hipopotassemia e intolerância à glicose (checar ambos)
  - Pacs. cushingoides podem ter HTN, CHF, pele frágil, osteoporose
  - Usar esteroides em dose de estresse em caso de síndrome de Cushing
- **Intraop.**
  - Obesos (potencialmente via aérea/acesso IV difíceis), frequentemente HTN
  - Atenção especial ao posicionamento (pele se rompe com facilidade)
  - Opioides em alta dose podem causar depressão resp. e dificuldade na extubação

- **Evolução pós-op.**
  - Mau desempenho ventilatório (↓ FRC), má mobilização, úlceras de pressão, ↑ infecção

Hiperaldosteronismo (Síndrome de Conn)
- **Causas**
  - Primário – (síndrome de Conn) secreção excessiva de aldosterona por um adenoma suprarrenal (60%), hiperplasia suprarrenal bilateral (30%), carcinoma (raro)
  - Secundário – altos níveis plasmáticos de renina e aldosterona (em razão de CHF/cirrose hepática)
- **Características clínicas**
  - HTN maligna (centralmente mediada ou induzida por aldosterona)
  - ↓ K^+ frequentemente grave e pode ser exacerbada por diuréticos → fraqueza e tetania
  - Pacs. com HTN frequentemente hipovolêmicos (hipovolemia e ↓ K^+ indicam grave déficit de K^+ total)
  - Alcalose metabólica por perda de H^+

Anestesia para Síndrome de Conn
- **Pré-op.:** Corrigir ↑ BP, alcalose metabólica, hipopotassemia
  - Espironolactona (até 400 mg cada dia) pode controlar HTN e moderada hipovolemia/↓ K^+
- **Intraop.:** Se CHF, HTN não controlada, hipovolemia presente → colocar linha arterial
  - Manipulação cirúrgica da suprarrenal pode liberar catecolaminas → instabilidade CV
  - Dar corticosteroide e mineralocorticoides em casos de adrenalectomia bilateral
- **Pós-op.:** Objetivo = manter BP normal, equilíbrio eletrolítico
  - Continuar corticosteroide e mineralocorticoides em casos de adrenalectomia bilateral

NEURO-HIPÓFISE (HIPÓFISE POSTERIOR)
- Hipófise posterior libera oxitocina e hormônio antidiurético (ADH, vasopressina)
- ADH estimula rins a conservar água
  - Baixo ADH → diabetes insipidus
  - Alto ADH → síndrome de secreção inapropriada de hormônio antidiurético (SIADH)

Diabetes Insipidus (DI)
- **Causas:** DI central – Insuficiente ADH pela hipófise (traumatismo cranioencefálico, doenças genéticas, infecções, dç. vascular, tumores)
  - DI nefrogênico – falta de resposta do rim ao ADH (por drogas, dç. renal crônica)
- **Características clínicas:** Sede, poliúria (até 20 L/d), baixa BP e desidratação
- **Diagnóstico:** Densidade da urina ≤ 1.005, osmolalidade da urina < 200 mOsm/kg, osmolalidade plasmática ao acaso > 287 mOsm/kg
- **Tratamento:** Análogos de vasopressina SC/nasal/PO (desmopressina), clorpropamida, carbamazepina, diuréticos tiazídicos
- **Manejo anestésico**
  - **Pré-op.** – restaurar volume intravascular, desmopressina nasal 10 mcg 2 v/d–3 v/d
  - **Intraop.**
    - Ausência total de ADH: 100 mU vasopressina antes da cirurgia seguida por infusão (100 200 mU/h titulada ao débito urinário)
    - Deficiência parcial de ADH: Nenhuma vasopressina (a menos que osmolalidade plasmática > 290)
  - **Pós-op.** – continuar desmopressina e monitorar equilíbrio eletrolítico

Síndrome de Secreção Inapropriada de Hormônio Antidiurético (SIADH)

Causas do SIADH		
Tumores	**Doença do CNS**	**Drogas**
Carcinoma de pequenas células do pulmão Próstata Pâncreas Timo Linfoma	Meningite Traumatismo craniano Tumores Hemorragia subaracnóidea/subdural Trombose/hemorragia cerebral Vasculite de SLE Abscesso cerebral Síndrome de Guillain-Barré Porfiria intermitente aguda	Clopropamida Fenitoína Clofibrato Vincristina Ciclofosfamida Carbamazepina
Doença Endócrina		**Lesões Pulmonares**
Hipopituitarismo Hipotireoidismo Hipoadrenalismo		Tuberculose Sarcoidose Aspergilose Pneumonia Abscesso pulmonar
Outras Causas		
Pós-operatório Cirrose hepática Abstinência de álcool		

- **Características clínicas:** ↓ Na superposta aos sintomas da patologia subjacente
  - ↓ Na decorrente de um efeito dilucional, *não* depleção de Na (pode ser sintomas clínicos)
  - Sintomas: Podem incluir náusea, fraqueza, anorexia; Na < 110 mmol/L → coma
- **Diagnóstico:** Necessário distinguir SIADH de outras causas (como hiponatremia dilucional) *(causas de ↓ dilucional de Na: Excessiva infusão de glicose/soro fisiológico/uso de diuréticos)*
  - Diagnóstico confirmado por Na sérico < 130 mmol/L, osmolalidade plasmática < 270 mOsm/L, Na urinário > 20 mEq/L e osmolalidade urinária elevada
- **Tratamento:** Atacar problema subjacente
  - Liberação de ADH (pela hipófise ou por tumor) não pode ser suprimida por terapia clínica
  - Alívio sintomático: Restrição da ingestão de água a 500–1000 mL por 24 h (osmolalidades plasmática e urinária devem ser medidas regularmente)
  - Restrição de líquido pode não ser apropriada em SAH – pode promover vasospasmo
  - Demeclociclina: Quando restrição de líquido é difícil
- **Manejo anestésico**
  - Corrigir hiponatremia, monitorizar estado de volume por cateter de CVP ou PA
  - Monitorizar eletrólitos (osmolaridade urinária, osmolaridade plasmática, Na sérico) *(inclusive imediatamente após a cirurgia)*

ANESTESIA PARA OBSTETRÍCIA E CIRURGIA GINECOLÓGICA

PALOMA TOLEDO

Alterações Fisiológicas da Gravidez	
Metabolismo e respiração	• Consumo de oxigênio ↑ por 30–60% • TV ↑ 45% e RR ↑ 10% • MV ↑ em 55% (por efeito da progesterona) • FRC, RV e ERV ↓ 20% a termo • ↓ ERV e RV, mas TLC a mesma • No trabalho, MV pode ↑ a 300% • PCO_2 ↓ para 28–32 mm Hg – alcalose respiratória incompletamente compensada • ↓ conteúdo de O_2 (secundário à anemia)
Circulação	• CO ↑ em 40%, volume sanguíneo ↑ 35% • Perfusão uterina ↑ para 700–900 mL/min (20% do débito cardíaco) • BP: Diminuição nas pressões sistólica e diastólica, SVR ↓ 20%. HR ↑ 15% • Compressão aortocaval (o útero grávido comprime a veia cava e também a aorta na posição supina); isto pode ↓ CO por 25%, aumentar a pressão venosa uterina, insuficiência uteroplacentária e possivelmente sofrimento fetal • Hemodinâmica pós-parto: CO ↑ 75%, retorno aos valores pré-trabalho pelas 48 h, valores pré-gravidez pelas 12–24 semanas • ↑ volume de distribuição
Hematologia e coagulação	• Volume sanguíneo ↑ 50%, aumento no volume plasmático > aumento na massa de RBC → anemia relativa • Conc. colinesterase plasmática ↓ 25% • Estado hipercoagulável na gravidez: ↑ giro de plaquetas, coagulação e fibrinólise • 2,3 DPG → mudança para direita da curva da oxiemoglobina → ↑ fornecimento de O_2
GI	• Aumento uterino → distorção da junção gastroesofágica e distorção do ângulo pilórico interferem com o esvaziamento gástrico • ↓ no tônus do LES, ↑ na pressão intragástrica leva a ↑ risco de aspiração • Trabalho de parto e narcóticos ↓ esvaziamento gástrico
CNS	• MAC ↓ em 20–40% • ↓ resposta vasopressora • ↓ necessidade de anestésicos epidurais e espinais

Períodos do Trabalho de Parto		
Período do Trabalho de Parto	Eventos	Inervação
1º	Início de contrações regulares até 10 cm de dilatação cervical	T10–L1
2º	Dilatação completa até parto do feto	S2–S4
3º	Parto do feto até parto da placenta	S2–S4

ANESTESIA PARA TRABALHO DE PARTO

- Escolhas de analgesia não farmacológica: Hipnoterapia, hidroterapia e estimulação nervosa elétrica transcutânea (TENS)
- Analgesia farmacológica: Analgesia por inalação, analgesia opioide parenteral (fentanil, nalbufina), bloqueio pudendo, bloqueio paracervical, analgesia neuroaxial. Destas, analgesia epidural e espinal-epidural combinada (CSE) são mais efetivas

Medicações Comuns Usadas em Anestesiologia Obstétrica para Analgesia Sistêmica

Nome	Classe	Posologia Comum	Duração
Morfina	Opioide	2–4 mg IV	3–4 h
Hidromorfona	Opioide	1–2 mg IM/IV	1–2 h
Meperidina	Opioide	25–50 mg IV	2–3 h
Fentanil	Opioide	25–50 mcg IV	30–60 min
Nalbufina	Agonista/antagonista misto	10 mg IV	3–6 h
Butorfanol	Agonista/antagonista	1–2 mg IV	3–4 h

Escolhas para Iniciar Analgesia Neuroaxial em Trabalho de Parto

	Vantagens	Desvantagens
Espinal-epidural combinada (CSE)	• Início rápido em comparação à epidural, importante em mulheres multíparas e trabalho de parto ativo • Mínimo bloqueamento motor • Satisfação materna global melhorada em comparação à analgesia epidural • Mais baixa probabilidade de falha de cateter epidural	• Não se pode diagnosticar um cateter não funcional até a espinal recuar • Prurido aumentado em comparação à analgesia epidural
Epidural	• Capacidade de titular lentamente o nível • Capacidade de diagnosticar um cateter funcional após colocação (importante em parturientes com má via aérea, obesidade mórbida)	• Início mais lento que CSE • Altas concentrações de anestésico local podem levar ao bloqueamento motor
Cateter espinal contínuo	• Capacidade de titular o nível • Início rápido	• Risco aumentado de cefaleia pós-punção dural em comparação à CSE ou epidural

Fonte: Adaptada de *Lancet* 1995;345:1413–1416; *Anesthesiology* 2001;95:913–920.

Anestesia para Cesariana

Situação	Escolhas de Anestesia	Vantagens
Cesariana urgente	• Espinal/CSE • Epidural • Prolongar anestesia com cateter epidural de demora ou cateter espinal • GA	Para cesariana urgente: • Se a paciente tiver um cateter epidural ou espinal *in situ*, ele pode ser usado para dar anestesia para cirurgia • Se a paciente não tiver um cateter de demora, uma anestesia espinal pode ser efetuada a não ser que haja uma contraindicação à anestesia regional, caso em que deve ser realizada uma anestesia geral
Cesariana de emergência	• Espinal • Prolongar anestesia com cateter epidural de demora ou cateter espinal • GA • Bloqueio de anestesia local pelo cirurgião (em caso de impossibilidade de executar #1–3)	Em cesarianas de emergência, a decisão sobre o modo de anestesia depende dos estados materno e fetal: • Se houver um cateter epidural de demora, ele pode ser usado com um anestésico local de início rápido como cloroprocaína • Se houver sofrimento fetal grave e não houver cateter epidural de demora, pode não haver tempo para fazer uma técnica regional; por essa razão anestesia geral deve ser efetuada • Se paciente e feto estiverem estáveis, uma técnica regional deve ser executada

Contraindicações à Anestesia Regional	
Absolutas	Recusa da paciente Coagulopatia grave Sepse ou infecção no local de punção Hipovolemia grave Pressão intracraniana aumentada
Relativas	Lesões valvares cardíacas (AS ou MS grave) Trombocitopenia (ver abaixo)
Controvertidas	Cirurgia prévia nas costas Trombocitopenia (limiares variam conforme a instituição); *Beillin* em uma revisão retrospectiva observou ausência de complicações neurológicas em mulheres com contagens de plaquetas de 69.000–80.000 ao tempo da colocação de analgesia neuroaxial (*Anesth Analg* 1997;85:385–388)

Morbidade e Mortalidade da GA na População Obstétrica
• Complicações relacionadas com anestesia são a 10ª principal causa de morte relacionada com gravidez nos EUA
• Incidência de entubação falhada é 1:280 (8× mais alta que na população não grávida)
• O risco de mortalidade materna não é diferente entre anestesias geral e regional (razão de risco 1,7, IC 95%:0,6–4,6, P = 0,2)
• Dois terços das mulheres que morreram de complicações de anestesia geral morreram de problemas de manejo da via aérea, incluindo aspiração, indução ou problemas da entubação; ventilação inadequada; e insuficiência respiratória

Fonte: Adaptada de *Anesthesiology* 1997;86:277–284; *Obstet Gynecol* 2010;116:1302–1309; *Obstet Gynecol* 2011;117:68–74.

Anestesia Geral: Implicações Anestésicas das Alterações Fisiológicas Maternas
Entubação Endotraqueal
• Necessários menores tubos endotraqueais (pode haver edema da via aérea)
• Risco aumentado de trauma com entubação nasotraqueal
• Risco aumentado de entubação falhada
Oxigenação Materna
• *Shunt* fisiológico aumentado quando supina
• Velocidade aumentada de desnitrogenação
• Velocidade aumentada de declínio da PaO_2 durante apneia
Ventilação Materna
• Necessária ventilação minuto aumentada

Fonte: Shnider SM, Levinson G. Anesthesia for cesarean section. In; Shnider SM, Levinson G, eds. *Anesthesia for Obstetrics*. 3rd ed. Philadelphia, PA. 1993:211–256.

Medicações Comuns Usadas em Analgesia e Anestesia Neuroaxiais	
Cenário	**Esquemas Comuns**
Analgesia para trabalho de parto iniciada por técnica CSE	• 25 mcg fentanil ou 10 mcg sufentanil • 2,5 mg bupivacaína com 15 mcg fentanil
Analgesia para trabalho de parto iniciada com técnica epidural	Esquemas de aplicação epidural inicial comuns incluem anestésico local ± fentanil 50–100 mcg • Bupivacaína 0,125–0,25% (15 mL) • Ropivacaína 0,1–0,2% (6–10 mL) • Lidocaína 1% (6–10 mL)
Esquemas comuns de dose de teste	• Lidocaína 1,5% + epi 1:200.000 (3 mL) • Fentanil 100 mcg • Ar (1 mL) enquanto monitorizando Doppler precordial • 2-cloroprocaína 3% (3 mL)
Esquemas de infusão de manutenção para analgesia epidural	• Bupivacaína 0,04–0,125% com fentanil 1–2 mcg/mL a 8–15 mL/h • Bupivacaína 0,125% simples a 8–15 mL/h

(*Continua*)

Dose epidural	• Bupivacaína 0,06–0,125% → 8–15 mL • Considerar adicionar: fentanil 1–3 mcg/mL, sufentanil 0,1–0,5 mcg/mL
Esquema de infusão de manutenção com cateter espinal	Bupivacaína 0,06% a 12 mL/h, pode titular se houver dor de escape
Espinal para cesariana	Anestésico local: bupivacaína 8–12 mg ou lidocaína 50–70 mg com fentanil 15 mcg, ± morfina 150 mcg, ± epinefrina 100–200 mcg
Epidural para cesariana	2-cloroprocaína 3% ou lidocaína 2% com bicarbonato e epinefrina (15–20 mL total)
Morfina epidural para dor pós-operatória	3–4 mg
Bloqueio do plano do transverso do abdome (TAP)	Ropivacaína 0,5% 3 mg/kg até 40 mL (20 mL por lado) Ver Capítulo 6

Manejo da Analgesia Neuroaxial para Trabalho de Parto	
Sequência Típica de Eventos	**Observações**
1. Pedido de analgesia do obstetra	Nenhuma evidência suportando retardar colocação de epidural até uma dilatação cervical arbitrária
2. Efetuar avaliação pré-analgesia, incluindo exame físico, obter consentimento	Conforme diretrizes de prática da ASA para anestesia OB: Uma história e exame físico focados podem ser associados a ↓ complicações maternas, fetais e neonatais
3. Administrar profilaxia antiácido	Pacientes devem receber um antiácido não particulado
4. Lavar suas mãos, usar técnica asséptica	
5. Colocar manguito de BP e oxímetro de pulso; tirar BP básica; considerar *bolus* de líquido	Medir pressão arterial a cada 2–3 min durante procedimento
6. Posicionar a paciente	Posição sentada ou lateral são aceitáveis. Sentada pode facilitar identificação de marcos anatômicos em pacientes obesas
7. Se iniciando com CSE, administrar medicações intratecais	Ver tabela acima (Medicações Comuns Usadas em Analgesia e Anestesia Neuroaxiais) para esquemas comuns de posologia
8. Colocar cateter epidural, administrar dose de teste para avaliar quanto a cateter intravascular/intratecal	
9. Se iniciando com uso de técnica epidural, depois de uma dose de teste negativa, *bolus* de anestésico local através do cateter epidural	
10. Começar infusão epidural	Esquemas de manutenção incluem aplicação de *bolus* intermitentes pelo cateter epidural ou infusão contínua de medicações ± PCEA. Ver tabela acima (Medicações Comuns Usadas em Analgesia e Anestesia Neuroaxiais)
11. Monitorizar BP por 15–20 min após injeção	Fenilefrina e efedrina são vasopressores aceitáveis para uso em TP e P
12. Acompanhar até o parto	Monitorizar sinais vitais maternos, bloqueio motor e nível de analgesia cada 2–3 horas; se analgesia inadequada, administrar dose de *bolus* de medicação epidural antes da regressão de 2 dermátomos

Fonte: Adaptada de *N Engl J Med* 2005;352:655–665; *Anesthesiology* 2007;106:843–863.

Anestesia Regional: Implicações Anestésicas das Alterações Fisiológicas Maternas

Considerações Técnicas
- Lordose lombar aumentada
- Retorno do CSF fica inalterado
- Sensibilidade reduzida da técnica de "gota pendente"

Hidratação
- Necessidades hídricas aumentadas para prevenir hipotensão[a]

Necessidades Posológicas de Anestésico Local[b]
- Dose subaracnóidea reduzida 20–33%

[a]Em relação àquela necessária às mulheres não grávidas.
[b]Alteração na necessidade posológica segmentar em relação às mulheres não grávidas.
Fonte: Shnider SM, Levinson G. Anesthesia for cesarian section. In: Shnider SM, Levinson G, eds. Anesthesia for Obstetrics. 3rd ed. Phildelphia, PA: 1993:211–246.

Anestesia para Cesariana

Sequência Típica de Eventos	Observações
1. Arrumar OR	
2. Efetuar avaliação pré-anestésica, incluindo exame físico, obter consentimento; avaliar necessidade de trabalho de laboratório e disponibilidade de sangue	Conforme diretrizes da ASA para anestesia OB, uma H e EF focados podem ser associados a ↓ complicações maternas, fetais e neonatais
3. Administrar profilaxia antiácida (independentemente do modo planejado de anestesia) e antibióticos antes da incisão na pele	Pacientes devem receber um antagonista do receptor H2 ou inibidor de bomba de prótons, metoclopramida e um antiácido não particulado
4. Monitores padrão da ASA, posicionar paciente para espinal ou epidural	Posição sentada ou lateral ambas aceitáveis. Sentada pode facilitar identificação de marcos anatômicos em pacientes obesas
5. Lavar suas mãos, usar técnica asséptica	Diretrizes da ASA recomendam remover joias e relógios; usar gorro e máscara, e preparação da pele com prep. de clorexidina
6. Colocar espinal ou epidural	Ver tabela (página 25-3) Medicações Comuns Usadas em Analgesia e Anestesia Neuroaxiais
7. Administrar cocarga hídrica	Cristaloide 10–15 mL/kg deve ser administrado ao tempo da colocação do bloqueio neuroaxial
8. Se a paciente tiver um cateter epidural, aplicar pelo cateter epidural	Escolha do anestésico local depende da urgência do parto; clorprocaína 3% tem um início mais rápido que lidocaína 2%, por essa razão pode ser usado para partos cesáreos de emergência
9. Considerar morfina epidural após o parto do bebê	Morfina epidural pode ser usada para analgesia pós-operatória (tem um risco assoc. de depressão resp. pós-parto, especialmente se combinada com outros analgésicos sistêmicos)
10. Colocar paciente em posição do desvio uterino esquerdo (LUD)	Usar uma cunha ou compressa grande dobrada
11. Averiguar nível de sensibilidade e documentar	Nível sensitivo T4–T6 deve ser obtido antes de incisão cirúrgica
12. Tratar hipotensão	*Bolus* de fenilefrina 100 mcg ou efedrina 5–10 mg
13. Depois de clampeado o cordão, administrar ocitocina	ED_{50} para infusões de ocitocina é 0,29 IU/min

Fonte: Adaptada de *Anesthesiology* 2010;112:530–534; *Anesth Analg* 2010;110:154–158; *Anesthesiology* 2007;106:843–863.

Anestesia Geral para Cesariana de Emergência	
Sequência Típica de Eventos	**Observações**
1. Cesariana pedida pelo obstetra; maximizar perfusão placentária e oxigenação a caminho da OR	**Assegurar LUD** no transporte e na OR Administrar O_2 100% à chegada na OR Administrar um antiácido não particulado tão logo seja possível
2. Discutir urgência do procedimento com os obstetras	Com base na urgência, decidir se há tempo para uma anestesia regional
3. História e exame físico focalizados, incluindo um exame da via aérea	
4. Pré-oxigenar bem, preparar para uma indução em sequência rápida	
5. Induzir anestesia geral após confirmação da prontidão da equipe cirúrgica	Tiopental, propofol, etomidato e cetamina todos adequados para indução. Succinilcolina ou NMBD se houver contraindicação à succinilcolina
6. Antes do parto, manter anestesia com N_2O 50% ou O_2 100%, agente halogenado 1 MAC	Administrar antibióticos quando ficarem à disposição
7. Após o parto, aumentar concentração N_2O para 66%, diminuir agente halogenado para 0,5 MAC	Opioides e benzodiazepínicos podem ser administrados após retirada do feto
8. Extubar uma vez que a paciente esteja acordada e satisfaça critérios de extubação	

Anestesia Geral: Farmacologia durante a Gravidez[a]
Anestésicos por Inalação • Concentração alveolar mínima reduzida 20–40% • Velocidade de indução aumentada
Agentes de Indução • ED_{90} do tiopental reduzida 35% • Meia-vida de eliminação do tiopental prolongada • Meia-vida de eliminação do propofol inalterada
Meperidina • Meia-vida de eliminação inalterada
Succinilcolina • Duração do bloqueamento inalterada (ou diminuída) • Sensibilidade reduzida
Relaxantes Musculares não Despolarizantes • ED_{50} do vecurônio reduzida • Meia-vida de eliminação do vecurônio e pancurônio encurtada • Duração do bloqueamento do atracúrio inalterada
Agentes Cronotrópicos • Resposta diminuída
Pressores • Resposta variável

[a] Alterações em relação a mulheres não grávidas.
Fonte: Shnider SM, Levinson G. Anesthesia for cesarian section. In: Shnider SM, Levinson G, eds. Anesthesia for Obstetrics. 3rd ed. Philadelphia, PA: 1993:211–246.

Anestesia para Colocação de Cerclagem ou Ligaduras Tubárias Pós-Parto

Anestesia para colocação de cerclagem e ligaduras tubárias é semelhante à anestesia para cesariana	Esquemas intratecais comuns incluem • Bupivacaína 0,5–0,75% 12 mg ± fentanil 15–25 mcg • Lidocaína 5% 50–75 mg + fentanil 15–25 mcg

Anestesia para Gestações Múltiplas

Alterações fisiológicas e anatômicas da gravidez exageradas em comparação à gravidez única	• ↓ TLC, ↓ FRC, ↑ taxa metabólica materna → desenvolvimento mais rápido de hipoxemia • ↑ ganho de peso • ↑ risco de aspiração (↓ tônus do LES) • Volume sanguíneo ↑ adicionais 500 mL • ↑ CO
↑ complicações maternas	• ↑ risco de trabalho de parto prematuro, PROM • ↑ risco de pré-eclâmpsia • ↑ trauma perineal • ↑ risco de atonia uterina anteparto e pós-parto (PPH)
Manejo anestésico para parto vaginal	• Analgesia epidural para trabalho de parto • Relaxamento uterino ou cervical pode ser necessário para parto do gêmeo B
Manejo anestésico para parto cesáreo	• Anestesia regional, técnica preferida • Se GA, é necessária pré-oxigenação adequada • Acesso IV adequado, tipagem e triagem sanguínea

Implicações Anestésicas do Parto de Nádegas

Escolha da anestesia depende do modo do parto	A maioria dos fetos de nádegas é partejadas por cesariana, anestesia usual é um bloqueamento espinal
Prolapso do cordão	Se ocorrer prolapso do cordão, anestesia precisa ser iniciada imediatamente (neuroaxial ou GA)
Cabeça retida	Cabeça fetal pode ficar retida no colo; nitro IV ou GA pode ser usada para facilitar relaxamento do músculo liso, seguida por anestésico volátil em alta concentração

Implicações da Prova de Trabalho após Cesariana (TOLAC)

- 1% risco de ruptura uterina – sinais incluem sofrimento fetal, dor abdominal, dor à palpação uterina, cessação de contrações uterinas, partes fetais palpáveis no abdome
- Monitorização contínua da FHR, considerar monitorização da pressão intrauterina
- Acesso IV
- Amostra de sangue disponível no banco de sangue (Colher e Reter) ou Tipagem e Triagem
- Analgesia epidural **não** contraindicada; dor de escape que não é aliviada entre as contrações uterinas pode ser indicadora de ruptura uterina

CEFALEIA PÓS-PUNÇÃO LOMBAR (PDPH)

Diagnóstico diferencial (Dx dif): Cefaleia inespecífica, enxaquecas, cefaleias de lactação, trombose de veia cortical, hematoma subdural, hemorragia subaracnóidea
H&P e +/– neuroimageamento necessários para diagnóstico correto

Cefaleia Pós-Punção Dural		
Sintomas	Início e Duração	Tratamento
Cefaleias posicionais (piores quando sentada/em pé, melhoradas em supina) Cefaleia frontal, occipital ou generalizada Sintomas associados incluem diplopia/fotofobia, náusea, vômito, rigidez do pescoço, zumbido	Início de cefaleia tipicamente 24–48 h após punção dural; duração geralmente 7–14 d	*Tratamento conservador* inclui: • ↑ Ingestão de líquido • ↑ Ingestão de cafeína • Analgésicos orais como Fioricet (contém acetaminofeno, butalbital, cafeína), NSAIDs *Padrão ouro:* Remendo sanguíneo epidural: 15–20 mL de sangue injetado de modo estéril dentro do espaço epidural; alívio frequentemente imediato, pode levar 24 h

DROGAS USADAS EM CIRURGIA OBSTÉTRICA

Drogas Obstétricas Comuns			
Droga	Indicação	Mecanismo	Efeitos Colaterais
Efedrina	Hipotensão	α e β-agonista (indireto)	HTN, arritmias, isquemia miocárdica, ↑fluxo sanguíneo uterino
Fenilefrina	Hipotensão	α-agonista (direto)	HTN, bradicardia reflexa, aumenta resistência vascular uterina
Oxitocina	Estimular contrações uterinas	Ativa receptores à oxitocina miometriais, aumenta permeabilidade ao sódio	Hipotensão, taquicardia, ruborização, efeito antidiurético
Prostaglandinas (15-metil $PGF_{2\alpha}$)	Maturação cervical, atonia uterina	Ativa contrações do músculo liso uterino	Broncoconstrição, vasoconstrição, HTN, náusea, vômito, diarreia
Alcaloides de ergot (metilergonovina)	Atonia uterina	Ativação direta do músculo liso uterino	Vasoconstrição arterial e venosa, HTN, vasoconstrição coronariana, bradicardia
Terbutalina	Inibir contrações uterinas (tocólise)	Agonista dos receptores β_2	HTN, arritmia, isquemia miocárdica, edema pulmonar

Drogas Anti-Hipertensivas Usadas para Prevenir ou Tratar Hipertensão Durante Anestesia Geral

Drogas	Administração e Dose	Início e Duração de Ação	Efeito sobre os Fluxos Sanguíneo Uterino e Placentário	Propriedades Vantagens	Propriedades Desvantagens
Hidralazina (vasodilatador arteriolar)	Bolus IV: 5–10 mg	Efeito máximo exige 20–30 min após administração IV; duração cerca de 2 h	Originalmente se admitiu melhorar o fluxo, isto agora foi posto em questão	• Fácil de administrar, desnecessário equipamento ou monitorização especial • Mantém débito cardíaco materno • Longa história de uso seguro em obstetrícia	• Início lento, inconfiável • Taquicardia materna • Fluxo sanguíneo placentária diminuído, sofrimento fetal • Trombocitopenia neonatal • Náusea materna
Labetalol (β e α-bloqueador) ($β_2$-agonista)	Bolus IV: 10–20 mg até total 1 e 1–3 mg/kg	Início IV 1–2 min; duração 2–3 h	Melhor fluxo sanguíneo uterino e placentário	• Fácil de administrar, desnecessário equipamento ou monitorização especial • Pouco risco de ultrapassar o efeito necessário • Nenhuma bradicardia ou sofrimento fetal • Fluxo sanguíneo placentário melhorado • Poucos efeitos colaterais maternos • Início rápido • Tornando-se amplamente usado por obstetras e anestesiologistas	• Grande variação na dor efetiva • Sozinho, pode não tratar efetivamente BP • Usar com cautela em pacientes com COPD ou função ventricular comprometida
Nitroglicerina (vasodilatador)	Infusão IV constante: infusão 15–50 μg/min; 25–50 μg/500 mL (50–100 μg/mL)	Início menos de 2 min; duração apenas alguns minutos	Questionável, depende do estado de hidratação materna; foi associada à deterioração fetal	• Início e dissipação rápidos	• Necessária bomba IV para administrar • Deve ser constituída em vidro • Pode necessitar de linha arterial • Grande variação na resposta

(Continua)

Trimetafan (bloqueador ganglionar)	*Boluses* IV 1–4 mg Infusão 0,3–5 mg/min (1 mg/mL)	Início IV menos de 1 min; duração menos de 5 min	Mínimo, se não houver hipotensão materna grave	• Confiável, ação rápida • Grande peso molecular limita transferência fetal • Desaparecimento rápido	• Pode exigir linha arterial para monitorização BP • Interfere com ação de pseudocolinesterase resultando em duração prolongada da succinilcolina • Pode causar liberação de histamina • Pode causar midríase
Nitroprussiato (vasodilatador arterial de ação direta)	Infusão constante IV 0,15–10 µg/kg/min; 50 mg/500 mL glicose 5% em água (100 µg/mL)	Início IV menos de 1 min; duração apenas alguns minutos	Dilata artéria uterina *in vitro*, sem efeitos nocivos a menos que presente hipotensão grave	• Início e desaparecimento rápidos • Anti-hipertensivo potente, confiável • Sem efeitos nocivos sobre o feto	• Solução instável, proteger da luz • Fácil de passar da conta, necessária linha arterial • Difícil de titular • Pressão intracraniana aumentada • Toxicidade de cianeto; não um problema com uso a curto prazo e infusão < 3 µg/kg/min • Taquifilaxia

Fonte: Shnider SM, Levinson G. Anesthesia for cesarean section. In: Shnider SM, Levinson G, eds. *Anesthesia for Obstetrics*. 3rd ed. Philadelphia, PA: 1993:211–246.

Sedativos e Adjuntos Não Opioides Usados em Trabalho de Parto

Classe	Droga	Dose Usual	Início	Duração	Comentários
Barbitúricos	Pentobarbital (Nembutal)	100–200 mg VO/IM	30–60 min		Possível efeito antianalgésico, se usado isolado
	Secobarbital (Seconal)	100 mg VO/IM			Útil apenas em fase muito inicial ou latente de trabalho de parto
Fenotiazinas	Prometazina (Phenergan)	25 mg IV/50 mg IM	20 min	4–5 h	Possível contribuição para hipotensão materna, efeito antiemético, largo uso em combinação com opioides
	Propiomazina (Largon)	20–40 mg IV/IM	15–30 min IV, 40–60 min IM	1–2 h IV, 3–4 h IM	Início e duração mais curtos que prometazina, hipotensão materna, depressão respiratória maior que prometazina
Anti-histamínicos	Hidroxizina (Vistaril)	60 mg IM	50 min	4 h	Uso para prevenir náusea e vômito com opioides, dolorosa à injeção, sem formulação IV
Benzodiazepinas	Diazepam (Valium)	2–5 mg IV/10 mg IM	5 min	1–2/3–4 h	Uso como tratamento para convulsões eclâmpticas, um metabólito ativo, meia-vida prolongada no recém-nascido, depressão neonatal possivelmente prolongada, hipotonia neonatal e termogênese prejudicada, raro uso em trabalho de parto
	Lorazepam (Ativan)	1–2 mg IV/2–4 mg IM	20–40 min	6–8 h	Meia-vida de eliminação mais curta, porém efeito clínico mais longo, não usado rotineiramente em obstetrícia
	Midazolam (Versed)	1–5 mg IV em incrementos	3–5 min	1–2 h	Hidrossolúvel, boa amnésia, meia-vida curta, não útil no primeiro período do trabalho de parto – principalmente adjunto após cesariana
Dissociativa	Cetamina (Ketalar)	10–20 mg IV incrementos, até 1 mg/kg ao longo de 30 min	30–60 s	5 min	Efeitos psicotomiméticos com doses mais altas, não útil para trabalho de parto no primeiro período, usado imediatamente antes do parto ou como adjunto à anestesia regional, doses mais altas possivelmente levando à perda de consciência e tônus uterino aumentado

Fonte: Shnider SM, Levinson G. Anesthesia for cesarian section. In: Shnider SM, Levinson G, eds. *Anesthesia for Obstetrics*. 3rd ed. Philadelphia, PA. 1993:211–246.

AVALIAÇÃO E TERAPIA FETAIS INTRAPARTO

Desacelerações Fetais		
Tipo de Desaceleração	Cronologia em Relação à Contração	Etiologia
Precoce	Simultânea com a contração	Reflexo vagal à compressão da cabeça
Tardia	Início: 10–30 s após o começo da contração. Término: 10–30 s depois	Insuficiência uteroplacentária, hipoxemia, descompensação circulatória fetal
Variável	Variável em profundidade, forma e duração	Compressão da cabeça ou cordão

FLUXO SANGUÍNEO UTEROPLACENTÁRIO

$$\text{Fluxo sanguíneo uterino} = \frac{\text{Pressão arterial uterina (UAP)} - \text{(Pressão venosa uterina (UVP))}}{\text{Resistência vascular uterina (UVR)}}$$

Fatores Que Diminuem o Fluxo Sanguíneo Uterino

Diminuição na UAP • Qualquer fator que cause hipotensão materna causará ↓ na UAP • UAP é diretamente proporcional à MAP materna	• Compressão aortocaval • Hipovolemia secundária à hemorragia • Simpatectomia
Aumento na UVP	• Compressão da veia cava • Contrações uterinas/hipertonia uterina • Hipertonia muscular esquelética (Valsalva)
Aumento na UVR	• Liberação de catecolamina • Liberação de vasopressina secundária à hipovolemia • Vasopressores (efedrina)

TRANSFERÊNCIA PLACENTÁRIA DE MEDICAÇÕES

Agentes de indução inalacionais e IV, anestésicos locais → podem cruzar a placenta
- Entretanto, bupivacaína é altamente ligada à proteína, e cloroprocaína é altamente metabolizada (concentração fetal destas drogas é mais baixa do que quando é usada lidocaína)

Drogas que não Atravessam a Placenta	
Relaxantes musculares	NMBDs não são capazes de cruzar em razão do alto peso molecular e ionização
Anticoagulantes	Heparina e LMWH não são capazes de atravessar em decorrência do alto peso molecular
Anticolinérgicos	Glicopirrolato não cruza com facilidade; atropina cruza
Insulina	Insulina não é capaz de atravessar a placenta em razão do alto peso molecular

ESCORE DE APGAR

Avaliação do Recém-Nascido: Escore de Apgar			
Escore	0	1	2
Cor	Pálido ou branco	Corpo rosado, acrocianose periférica	Rosa
HR	Ausente	< 100	> 100
Resposta à estimulação	Nenhuma	Careta	Tosse, espirro
Tônus muscular	Flácido	Algum movimento	Movendo-se
Respiração	Nenhuma	Fraca, irregular	Chorando, regular

Normal: 7–10.
Comprometimento moderado: 4–6.
Necessita ressuscitação: 0–3.

HEMORRAGIA ANTEPARTO

	Hemorragia Anteparto
Placenta prévia (placenta localizada sobre o óstio interno)	• Fatores de risco: Multiparidade, idade, cesariana prévia, plac. prévia precedente • Apresentação: Sangramento vaginal indolor no 2º ou 3º trimestre • Diagnóstico: US vs. MRI • Manejo anestésico: Acesso IV de grosso calibre, avaliar estado de volume, tipagem e triagem de sangue • Escolha da anestesia: GA vs. regional, considerar ↑ risco de acreta se hist. de cesariana prévia
Descolamento de placenta (separação da placenta do local de implantação)	• Fatores de risco: HTN, idade, uso de tabaco, uso de cocaína, trauma, PROM, hist. de descol. prévio • Apresentação: Sangramento vaginal doloroso, ↑ atividade uterina, dor à palpação uterina • Manejo anest.: Acesso IV grosso calibre, avaliar estado de volume, avaliar estado da coagulação pois descolamento da placenta é associada à coagulopatia de consumo, tipagem e triagem de sangue • Escolha da anestesia: GA vs. regional

Placentação anormal (placenta anormalmente aderente)	• Placenta acreta: Placenta anormalmente aderente.
	• 3 subtipos:
	  • Placenta acreta: Aderência ao miométrio, não invadindo músculo
	  • Placenta increta: Placenta invade músculo uterino
	  • Placenta percreta: Placenta invade serosa uterina ou outras estruturas pélvicas
	• Fatores de risco: Cesariana prévia, placenta prévia
	• Diagnóstico: Diag. anteparto pode ser feito com US/IRM intraparto com dificuldade para separar placenta ou em laparotomia
	• Manejo anest.: Acesso IV de grosso calibre, avaliar estado de volume, avaliar estado da coagulação, tipagem e triagem de sangue
	• Escolha da anestesia: GA vs. regional

Ruptura uterina	• Incidência: < 1% das pacs. com cirurgia uterina prévia • Apresentação: Sangramento vaginal, hipotensão, sofrimento fetal, ± dor • Fatores de risco: Cirurgia uterina prévia, trauma uterino • Tratamento: Cesariana de emergência • Manejo anest.: Acesso IV de grosso calibre, avaliar estado de volume, avaliar estado da coagulação, tip. e tr. sangue, GA ou extensão de anestesia epidural, se pac. estiver hemodinamicamente estável
Vasa prévia (vasos fetais em localização transversa nas membranas na frente da parte de apresentação)	• Fatores de risco: Placenta prévia, gestação múltipla, placenta anormal, gravidez de IVF • Manejo obstétrico: Cesariana imediata • Escolha da anestesia: GA vs. regional dependente da urgência da cesariana

HEMORRAGIA PÓS-PARTO

- Incidência: 10% de todos os partos
- Definição: 500 mL EBL em parto vaginal, 1.000 mL EBL em cesariana
- Manejo anestésico:
  → Avaliar estado de volume da pac., hemoglobina e estado da coagulação, acesso IV
  → Enviar amostra para tipagem e triagem, ou tipagem e prova cruzada de sangue
  → Administrar líquido IV, sangue o vasopressores, conforme indicado

Hemorragia Pós-Parto	
Causa	**Comentários**
Atonia uterina (fatores de risco: Gestação múltipla, poli-hidrâmnio, corioamnionite, trabalho de parto precipitado, alta conc. de oxitocina usada no trabalho, alta conc. de agentes halogenados)	• Considerar massagem uterina • Considerar agentes uterotônicos (oxitocina, Cytotec, alcaloides de ergot ou prostaglandina)
Placenta retida	• Tratamento é remoção manual da placenta • GA em pacs. instáveis, caso contrário considerar estender anestesia epidural • Relaxamento uterino adicional pode ser obtido com 50–250 mcg de nitroglicerina ou ↑ conc. de agente volátil
Placentação anormal	Ver discussão acima
Trauma genital (vaginal, vulvar e laceração cervical)	Anestesia neuroaxial pode ser estendida para reparo se pac. estiver hemodinamicamente estável
Inversão uterina	• Anestesia epidural/espinal se pac. hemodinamicamente estável • Relaxamento uterino pode ser necessário para reposição do útero invertido (considerar nitroglicerina IV ou anestésicos voláteis)

DOENÇAS HIPERTENSIVAS DA GRAVIDEZ

Diagnóstico Diferencial da Hipertensão na Gravidez			
	Época do Diagnóstico	**Resolução após Gravidez**	**Proteinúria**	**Comentários**
Hipertensão gestacional (gHTN)	< 20 sem. de gestação	Sim	Não	25% das mulheres com gHTN podem desenvolver pré-eclâmpsia
Hipertensão crônica	< 20 sem. de gestação	Não	Não	
Hipertensão induzida pela gravidez	> 20 sem. de gestação	Sim	Não	
Pré-eclâmpsia	> 20 sem. de gestação	Sim	Sim (> 300 mg em amostra de urina de 24 h ou uma proteína ao acaso de 30 mg/dL)	• Convulsões indicam progressão para eclâmpsia • Síndrome HELLP (ver adiante)

Pré-Eclâmpsia
- Definição: Hipertensão ± proteinúria após 20 semanas de gestação
- Fisiopatologia: Mecanismo exato desconhecido, pode envolver desequilíbrio entre prostaglandinas (tromboxano A e prostaciclina), sensibilidade anormal a catecolaminas, ou reações antígeno-anticorpo entre tecidos fetais e maternos
- Tratamento: Única cura definitiva para pré-eclâmpsia é retirada do feto

Gravidade da Pré-Eclâmpsia			
	Critérios de Pressão Arterial	**Proteinúria**	**Comentários**
Pré-eclâmpsia branda	SBP > 140 ou 30 mm Hg acima do normal DBP > 90 ou 15 mm Hg acima do normal	< 5 g/24 h	Pré-eclâmpsia branda pode progredir para pré-eclâmpsia grave; pode levar a edema periférico
Pré-eclâmpsia grave	SBP > 160 ou DBP > 110	> 5 g/24 h	Sintomas de órgãos finais podem incluir HA, alterações visuais, dor RUQ, anormalidades lab. (> LFTs, trombocitopenia), oligúria ou IUGR

Manejo Anestésico da Pré-Eclâmpsia		
Manejo da HTN Intraparto	Objetivos hemodinâmicos incluem prevenção de HTN grave (risco de hemorragia) mantendo perfusão placentária adequada	Hidralazina, labetalol, metildopa, nitroprussiato de sódio ou nitroglicerina
Profilaxia de Convulsão	Mg (*bolus* de 4 g, seguido por uma infusão). Mg ↑ sensibilidade a NMBD e ↓ resposta a vasopressores	Conc. Mg sérico: 4–6 mEq/L → terapêutica 5–10 mEq/L → alarga. QRS 10 mEq/L → ↓ reflexos tendinosos profundos 15 mEq/L arritmias, fraqueza respiratória 25 mEq/L parada cardíaca *Tratamento de toxicidade de Mg = cloreto de cálcio*
Estado da Coagulação	Pré-eclâmpticas podem-se tornar trombocitopênicas em decorrência de agregação e consumo de plaquetas	Checar contagem de plaquetas, checar estado da coagulação se LFTs elevados. Se pac. não estiver trombocitopênica ou coagulopática, pode-se usar anestesia/analgesia regional
Monitorização	Considerar monitorização da BP arterial em pacs. com HTN grave, ou monitorização da CVP se estado de volume não for claro ou pac. estiver oligúrica	

Manejo da Síndrome HELLP	
Diagnóstico	HELLP (hemólise, LFTs elevados, baixas plaquetas) = forma grave de pré-eclâmpsia; resolução da hemólise; trombocitopenia pode exigir 24–72 h
Manejo anestésico	Retirada = único tratamento da síndrome HELLP – seguir manejo de pré-eclâmpsia Se parturiente estiver trombocitopênica, usar analgesia neuroaxial com cautela

ANESTESIA PARA CIRURGIA GINECOLÓGICA

Ligadura Tubária Pós-Parto (PPTL)
- Benefícios da PPTL imediata incluem
  - Facilidade de acesso às tubas uterinas (útero e ovários estão fora da pelve)
  - ↓ risco de laceração intestinal, lesão vascular
  - ↓ duração da hospitalização, ↓ custo (em comparação a procedimento em paciente externa)

Considerações Anestésicas para Ligadura Tubária Pós-Parto	
Estado NPO	Aplicam-se diretrizes de NPO (ver Capítulo 1) Esvaziamento gástrico ↓ se opioides tiverem sido usados
Risco de PPH	Pacs. em risco de PPH durante 24 h Considerar sangramento uterino se pac. estiver hemodinamicamente instável intraoperatoriamente
Requisitos de anestesia local	↓ requisitos: retornam ao valor pré-gravidez depois de 12–36 h pós-parto
Anestesia regional *vs.* geral	Regional preferida (espinal ou epidural se *in situ*) Risco de falha de cateter epidural ↑ se intervalo do parto à cirurgia > 8–10 h

Objetivos Anestésicos da Cirurgia Não Obstétrica na Paciente Grávida[a]	
• Manter perfusão placentária	Evitar hipotensão materna, hipocarbia, hipoxemia, catecolaminas
• Evitar trabalho de parto prematuro	
• Evitar possíveis teratógenos	Mais alto risco no 1º trimestre; benzodiazepínicos, N_2O, evitar cetamina no 1º trimestre (embora não haja evidência de que drogas anestésicas causem problemas na organogênese)
• Profilaxia antiácida	
• Escolha da anestesia (regional vs. GA)	Usar regional quando possível; se GA, RSI
• Monitorização da FHR	Monitorizar pré- e pós-op. depois de 16 semanas de gestação

[a]Observação: Cirurgia eletiva deve ser adiada até pós-parto se possível.

Considerações Anestésicas em Cirurgia Ginecológica				
Procedimento	**Indicação**	**Posicionamento**	**Escolha de Anestesia**	**Considerações Anestésicas**
Histeroscopia	• Aval. de sangramento uterino anormal • Aval. causa de infertilidade	Litotomia	MAC, GA (LMA ou ETT), ou anestesia neuroaxial	• Procedimento geralmente curto • Considerar profilaxia antiemética • Potencial de sobrecarga hídrica (útero muitas vezes distendido com um líquido viscoso)
Dilatação e curetagem (D&C)	• Aval. de sangramento uterino • Aborto incompleto ou retido	Litotomia	Bloqueio paracervical, MAC, espinal, ou GA (LMA ou ETT)	• Considerar profilaxia antiemética • Raro risco de perfuração uterina ou hemorragia
Dilatação e evacuação (D&E)	• Aborto no 2º trimestre (por indicações fetais ou maternas)	Litotomia	Bloqueio paracervical, MAC, espinal, GA (LMA ou ETT)	• Considerar profilaxia antiemética • Raro risco de perfuração uterina ou hemorragia
Conização do colo (procedimento LEEP – proc. excis. eletrocir. c/alça)	• Diagnóstico e tratamento de displasia cervical	Litotomia	MAC, GA (LMA ou ETT), espinal	• Frequentemente procedimentos curtos; não exigem anestesia
Histerectomia total abdominal (TAH) ± BSO	• Câncer uterino ou cervical • Fibromas não respondendo à terapia hormonal • Endometriose	Supino	GA (ETT) ± epidural para alívio da dor pós-op., ou anestesia neuroaxial (epidural)	• Se hist. de químio, considerar implicações card. e pulmonares • Considerar monitorização invasiva • Potencial de perda sanguínea – T. e t. ou prova cruzada
Histerectomia vaginal		Litotomia		
Histerectomia laparoscópica robótico-assistida		Trendelenburg acentuado	GA (ETT)	Mesmas considerações que para HTA e cirurgia laparoscópica

Cirurgia laparoscópica	Pode ser usada para muitas cirurgias (p. ex., gravidez ectópica, histerectomia, ligadura tubária pós-parto)	Trendelenburg	GA com ETT	• Possível compr. resp. por insufl. CO_2 (geralmente 15 mm Hg) • ↑ vent. min. necessária se insuflação com CO_2 • Considerar profilaxia antiemética
Vulvectomia ou outras cirurgias oncológicas	Malignidade pélvica	Supino/litotomia	GA com ETT ± epidural para alívio da dor pós-op.	• Se hist. de químio, considerar implicações card. e pulmonares • Considerar monitorização invasiva • Potencial de perda sanguínea – T. e t. ou prova cruzada

Anestesia Pediátrica

THOMAS M. ROMANELLI

Anatomia

Via Aérea Superior
- Bebês e crianças pequenas
  - Língua maior e mandíbula mais curta em relação à cavidade oral
  - Epiglote maior e mais estreita, angulada afastando-se (não paralela) ao eixo traqueal *(lâminas retas podem melhorar elevação epiglótica)*
- Glote de bebê = em direção cefálica e anterior, criando ângulo mais agudo para laringoscopia
  - Pregas vocais têm fixação anterior mais inferior
  - ETT pode ficar preso sobre a comissura anterior das pregas vocais
- Cartilagem cricoide não expansível = parte mais estreita da via aérea do bebê
  - ETT pode passar com facilidade através das pregas vocais, mas traumatizar a área embaixo (uma vez que esta área é menor que a abertura glótica)
  - ETT sem manguito geralmente usado se pac. < 10 anos de idade para evitar edema subglótico/estridor
  - Recomenda-se vazamento de ar com 20–25 cm H_2O para assegurar ajuste apropriado e limitar edema
- Considerar ETT com manguito para grandes procedimentos abdominais/torácicos
  - Permite ventilação com pressão positiva (PPV)
  - Presença de um manguito ↑ diâmetro externo em 0,5 mm
  - Estridor é mais provável quando nenhum vazamento existe a 30 cm H_2O
- Traqueia do recém-nascido = apenas 4 cm de comprimento; cuidado precisa ser tomado para evitar entubação de brônquio principal
- Diâmetro traqueal = 4–5 mm
  - Resistência da via aérea e fluxo laminar são piorados por qualquer quantidade de edema
- Bebês – são descritos como respiradores nasais obrigatórios (secundariamente à coordenação imatura entre impulso resp. e estimulação sensitivo-motora orofaríngea)
  - Uma vez que a laringe seja posicionada mais alto (mais posterior), a língua repousa de encontro aos palatos duro e mole durante respiração tranquila
  - Bebês desenvolvem melhor controle pelos 4–5 meses de idade

Acesso Venoso
- Acesso vascular muitas vezes procedido por indução inalatória
  - Limita ansiedade de procedimento e reflexos de afastamento e fornece vasodilatação
  - Pac. em risco de aspiração (estômago cheio) deve ter IV inserida acordado *(os pais podem ser úteis para facilitar esta tarefa)*
- Locais de acesso incluem dorso da mão, espaço antecubital, veias proeminentes do couro cabeludo em bebês, veias safenas adjacentes aos maléolos mediais; intraósseo → considerar na presença de desidratação/trauma grave (p. ex., queimadura)
- Cateterismo de artéria umbilical → pode permitir acesso vascular rápido em recém-nascido *(colocação deve ser confirmada por radiografia)*
- Todas as linhas IV devem ser cuidadosamente examinadas para ter certeza de que não há bolhas de ar *(ar pode atravessar PFP e resultar em embolização)*

Fisiologia

Transição da Circulação Fetal para a Neonatal
- Feto recebe sangue oxigenado via veia umbilical
- Série de *shunts* intracardíaco (forame oval) e extracardíaco (canal arterial e ducto venoso) cria sistema circulatório fetal paralelo (ver Fig. 26-1)
  - Permite que o sangue se desvie da alta resistência dos vasos pulmonares
  - Sangue desoxigenado é retornado à placenta via artérias umbilicais
- Transição para circulação neonatal → ocorre quando cordão umbilical é pinçado e começa a respiração espontânea
  - Resistência vascular pulm. cai, mudando fluxo sanguíneo de paralelo para série
    - Pressões intracardíacas esquerdas ↑ para fechar forame oval
    - Sangue altamente oxigenado ↓ níveis de prostaglandinas placentárias → Estimula contração e fechamento do canal arterial
- *Shunts* não são fechados anatomicamente imediatamente após o nascimento
  - Algumas condições (hipóxia, acidose, sepse)→ circulação fetal persistente

Respiratória
- Principais vias aéreas de condução estabelecidas pela 16ª semana de gestação
  - Ácinos e todas as estruturas distais continuam desenvolvimento até o termo
  - Alvéolos maturam após o nascimento, continuam a ↑ em número até 8 anos de idade

Figura 26-1. Circulação fetal.

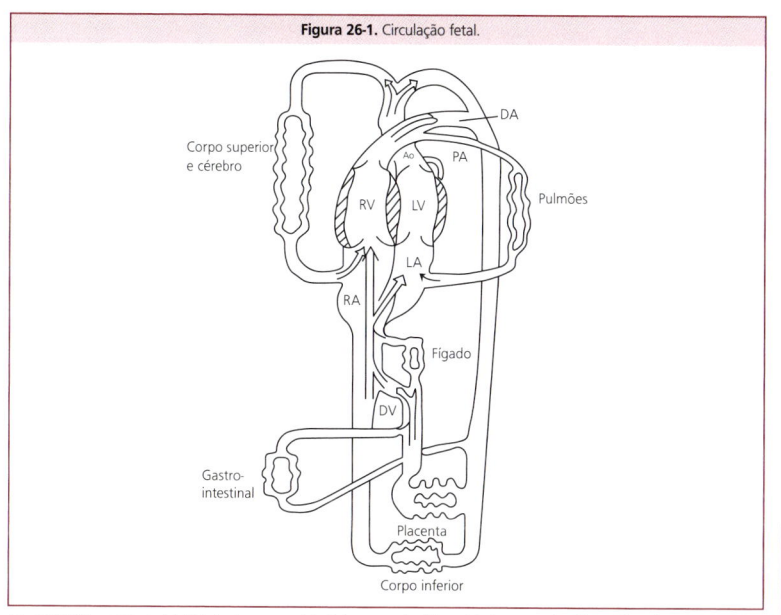

Ao, aorta; DA, canal arterial; DV, ducto venoso; LA, átrio esquerdo; LV, ventrículo esquerdo; PA, artéria pulmonar. RA, átrio direito; RV, ventrículo direito.
Reproduzida com permissão de Rudolph AM. Changes in the circulation after birth. In: Rudolph AM, ed. *Congenital Diseases of the Heart*. Chicago: Year Book Medical, 1974.

- Parede torácica do bebê se deforma com facilidade → por causa da estrutura cartilaginosa
  - Músculos acessórios fornecem suporte limitado (precária configuração anatômica das costelas)
  - Diafragma do bebê contém 20–25% de fibras musculares tipo I resistentes à fadiga → movimentos paradoxais da parede torácica quando há ↑ esforço inspiratório
  - ↑ trabalho da respiração → deterioração para insuficiência respiratória, esp. em bebê prematuro
- FRC similar em bebês e adultos por kg
  - Em razão do recuo elástico limitado, capacidade de fechamento no bebê pode-se aproximar/exceder FRC: Leva à retenção de ar → quando pequenas vias aéreas se fecham no fim de expiração
    Causa de alterações relacionadas com idade na PaO_2
- ↑ complacência traqueal em bebês; pode levar ao colapso traqueal dinâmico
- Alterações na PaO_2, $PaCO_2$ e pH controlam a ventilação → atuam sobre quimiorreceptores
  - Grau de resposta diretamente relacionado com a idade gestacional e pós-natal
  - Hipóxia estimula esforço resp. do recém-nascido; alta conc. de O_2 pode deprimi-lo
  - Fatores inespecíficos (glicemia, Hct, temp.) também afetam respiração do bebê

Cardiovascular
- Miocárdio fetal/neonatal contém menos tecido contrátil do que o coração adulto
  - Ventrículo neonatal menos complacente durante diástole e gera menos tensão
  - Ventrículo do bebê não é capaz de ↑ adequadamente volume sistólico quando necessidades metabólicas ↑
  - Débito cardíaco proporcional a alterações na frequência cardíaca
    - Bradicardia → ↓ débito cardíaco; fatores que contribuem para bradicardia (hipóxia, hipercarbia, manipulação cirúrgica) devem ser corrigidos
- Considerar admin. empírica de anticolinérgico (atropina) para superar bradicardia induzida pela laringoscopia

Renal
- Rins muito ativos *in utero* e produzem quantidades copiosas de urina *(contribuem para manutenção do volume do líquido amniótico)*
- Ao nascimento GFR = 15–20% dos níveis adultos; atinge 50% dentro de 2 sem. e 100% por volta de 1 ano *(baixa GFR significa que bebês não são capazes de excretar excessivas cargas líquidas/drogas eliminadas por via renal)*

- Capacidade de excretar ácidos orgânicos pouco desenvolvida em recém-nascidos *(causa "acidemia fisiológica" observada no recém-nascido)*
- Capacidade de concentração é precária, e recém-nascidos são capazes de conc. urina apenas até 600–800 mOsm/kg

Hepática
- Gliconeogênese e síntese de proteína começa às 12 semanas de gestação *(estrutura do fígado perto do termo semelhante aos adultos; desenvolvimento funcional atrasado)*
- Bebês prematuros e pequenos para idade gestacional geralmente têm reservas de glicogênio diminuídas
  - → Propensos a episódios hipoglicêmicos após parto
  - → Tratar hipoglicemia prontamente (glicose 10% a 4 mL/kg/h)
- Níveis de albumina em bebês pré-termo são frequentemente baixos e afetam a ligação e disponibilidade de drogas
- **Icterícia fisiológica:** Decorrente da degradação de RBC e ↑ circulação entero-hepática de bilirrubina → Em oposição à icterícia patológica (encefalopatia por *kernicterus*)

Gastrointestinal
- Tônus esofágico ↓ em muitos recém-nascidos; atinge nível adulto ≈ 6 semanas
  - → Vômito em projétil após alimentação = sinal clássico de estenose pilórica
- Mecônio (água, secreções pancreáticas + células epiteliais intestinais)
  - Geralmente eliminado algumas horas após o parto
  - Bebês prematuros frequentemente têm evacuação retardada
    - Pode indicar dç. GI (íleo meconial/atresia intestinal)

Hematopoética
- Volume sanguíneo estimado neonatal = 85–90 mL/kg a termo, gradualmente ↓ com a idade
- HbF: Mais prevalente após nascimento, maior afinidade pelo O_2 do que HbA (adulta)
  - "Anemia fisiológica do bebê" em decorrência de HbF (substituída por HbA pelos 3 meses)
  - Níveis de Hb elevam-se a 12–13 g/dL pela idade de 2 anos; em adultos, atingem 14 nas mulheres e 15,5 nos homens
- Fatores da coag. dependentes da vit. K ≈ 40% dos níveis adultos (secundariamente à síntese hepática imatura)
  - PT prolongado normalmente visto em bebês de pré-termo e de termo completo

Neurológica
- Fases do crescimento cerebral: (1) Divisão celular neuronal (15–20 sem. de gestação) e (2) divisão celular glial (25 sem. –2 anos); mielinização continua até o 3º ano
- Desnutrição, interrupção da barreira hematoencefálica e trauma podem afetar o desenvolvimento
- Marcos do desenvolvimento representam velocidade média de maturação neurológica
  - Desvios da norma **não** indicam necessariamente problemas importantes
  - Retardo do desenvolvimento do bebê prematuro pode ser considerado normal *(dependendo do grau de prematuridade)*

Regulação de Temperatura
- Bebês perdem calor rapidamente secundariamente a: ↑ relação área de superfície:peso, falta de tecidos adiposo/ subcutâneo
  - Bebês dependem de termogênese sem tremor
    - Aumento mediado por catecolamina na atividade metabólica da gordura castanha
      - → Catecolaminas também causam: Vasoconstrição pulm. e periférica, ↑ uso de O_2, hipóxia, acidemia
- Métodos efetivos para limitar perda de calor incluem
  - ↑ temp. amb., cobrir bebê com isolante térmico, uso de lâmpada de aquecimento

Farmacologia

Composição Líquida Corporal
- TBW em bebês ≈ 85%, ≈ 60% cerca de 1 ano de idade; água extracelular (ECW) diminui mais rapidamente que água intracelular (ICW)
- Peso de gordura, músculo, órgãos são dependentes da idade, afetam farmacodinâmica/cinética
- Bebês têm ECW maior que adultos → volume de distribuição de drogas é expandido
  - Drogas com captação tecidual limitada podem necessitar de posologia mais alta com base no peso

Maturidade dos Sistemas de Órgãos
- Sistemas enzimáticos envolvidos em biotransformação relativamente imaturos
  - Drogas podem ter meia-vida de eliminação prolongada

Ligação a Proteína
- Frequentemente apenas droga não ligada é clinicamente ativa (muitas drogas são ligadas à proteína)
  - Albumina é a principal proteína ligadora para drogas ácidas (benzodiazepínicos e barbitúricos)
  - Albumina neonatal quantitativa e qualitativamente deficiente → diminuindo capacidade de ligação

Receptores
- Variações relacionadas com a idade na resposta às drogas podem ser secundárias a sensibilidades de receptores

AVALIAÇÃO PRÉ-OPERATÓRIA

Avaliação Psicológica
- Usar linguagem clara, simples, para discutir riscos potenciais (evitar revelar na presença de uma criança informações que possam ↑ ansiedade)
- Objetivos psicológicos da entrevista pré-operatória
  - Identificar causas específicas de ansiedade e avaliar benefício potencial de sedação pré-op.
  - Analisar riscos potenciais pertinentes ao procedimento
  - Descrever expectativas razoáveis quanto a desconforto pós-op., efeitos colaterais
  - Tranquilizar pais e paciente
- Especialistas em vida de criança podem facilitar educação do pac. e aliviar ansiedade
  - Objetos de conforto podem acompanhar pac. à OR
  - Presença parental pode ser útil; riscos legais percebidos são em grande parte exagerados

Diretrizes com Base na Idade para Interação com Pacientes Pediátricos	
Recém-nascidos e bebês < 9 meses	Tipicamente não temem estranhos e separação geralmente não é complicada; sedação pré-op. geralmente desnecessária e pode prolongar despertar
Cerca 2 anos	Cônscios do seu ambiente mas capacidade limitada de raciocínio e teste da realidade. Beneficiam-se mais com sedação pré-op. e participação parental à indução
Escolares	Frequentemente não lidam bem com perda de controle; podem admitir medo de acordar durante cirurgia; podem ser relutantes em fazer perguntas
Adolescentes	Frequentemente se focalizam em efeitos colaterais cosméticos e imagem corporal alterada após cirurgia. Sedação pré-op. pode-se estender além de drogas incluindo meditação ou música

Drogas e Posologia Sugeridas para Sedação Pré-Operatória			
Droga	Via	Dose (mg/kg)	Tempo de Início (min)
Midazolam	IV	0,01–0,03	< 5
	Oral	0,5–0,75	15–30
	Nasal	0,1–0,2	15–30
	IM	0,05	5–10
	VR	1–3	10
Fentanil	IV	0,001–0,005	< 5
	Oral ("Actiq")	0,010–0,020	15-20
Cetamina	IV	1–2	1–2
	Oral	5	20–45
	IM	2–3	5–10
Metoexital	VR	20–30	5–10
Hidrato de cloral	VO, VR	30–100	30–60

Analgésicos Não Opioides para Crianças			
Droga	Dose	Intervalo	Via
Ibuprofeno	4–10 mg/kg	c. 6–8 h	VO
Naproxeno	5–7 mg/kg	c. 6–8 h	VO
Tolmetina	5–7 mg/kg	c. 6–8 h	VO
Colina magnésio salicilato	10–15 mg/kg	c. 8 h	VO
Cetorolaco	Primeira dose: 1 mg/kg Dose de repetição: 0,5 mg/kg	c. 8 h	IV ou IM
Acetaminofeno	10–15 mg/kg 15–20 mg/kg	c. 4 h c. 4 h	VO VR

Fonte: Adaptada de Kahan M. Pain management in the critically ill child. In: Hamill RJ, Rowlingson JC, eds. *Handbook of Critical Care Pain Management*. New York: McGraw-Hill, 1994:507–521.

Avaliação Pré-Operatória de Pacientes Pediátricos com Foco nos Sistemas	
História	Perguntas Importantes e Achados Pertinentes
Pré-natal e parto	Idade gestacional; escore de Apgar ao nascer; duração de entubação e suporte ventilatório; condições congênitas assoc. (BPD, cardiopatia cianótica); freq. de hospitalização; revisão de curvas de crescimento (falta de desenvolvimento); persistência de apneia/bradicardia
Via aérea	Feições dismórficas (p. ex., Pierre Robin = assoc. à via aérea difícil); micrognatia, dentes frouxos; cárie avançada
Respiratória	Sintomas de URI aguda/recente; asma; contatos doentes; exposição a fumo de 2ª mão; presença de sibilância, estritor; batimentos nasais, cianose; apneia de sono
Cardíaca	Sopros assoc. a PFO, PDA, cardiopatia congênita; freq./duração de ataques cianóticos; taquipneia; má tolerância à alimentação
Gastrointestinal	Vômito repetitivo; eliminação retardada de mecônio; distensão abd.
Hematológica	Equimose; palidez; história de família de anemia falciforme/talassemia
Neurológica	Padrões de atividade convulsiva; retardo do desenvolvimento; fraqueza motora; hipotonia; evidência de ↑ ICP

Padrões Estimados de Sinais Vitais Pediátricos				
Idade	RR	HR	SBP	DBP
Pré-termo	55–60	120–180	45–60	20–45
Recém-nascido	40–55	100–160	55–75	20–60
Bebê (< 6 meses)	30–50	80–140	85–105	55–65
1 ano	30–35	80–120	90–105	55–65
6 anos	20–30	75–110	95–105	50–70
10 anos	20–30	80–100	95–110	55–70
16 anos	15–20	60–80	110–125	65–80

Equipamento e Arrumação da OR

- Tamanho de ETT oral = (idade/4) + 4; profundidade ≈ (diâmetro interno ETT × 3)

Seleção de Tamanho Sugerido de ETT e Profundidades de Inserção Apropriadas			
Idade/Peso	Diâmetro Interno (mm)	Profundidade (Oral, cm)	Profundidade (Nasal, cm)
< 1,5 kg	2,5	9–10	12–13
1,5–3,5 kg	3	9,5–11	13–14
Termo	3,5	10–11,5	13,5–14,5
3–12 meses	4	11–12	14,5–15
12–24 meses	4,5	12–13,5	14,5–16

Lâmina Laringoscópica e Tamanhos de LMA Recomendados			
Idade/Peso	Lâmina	Peso (kg)	Tamanho LMA
Prematuro	Miller 0	< 5	1
Recém-nascido	Miller 0	5–10	1,5
1–4 anos	Miller 1	10–20	2
4–10 anos	Miller 2, Mac 2	20–30	2,5
Adolescente	Miller 2, Mac 3	> 30	3
Adultos normais/grandes	Miller 2, Mac 3–4	60–90	3–5
Adultos grandes	Miller 2–3, Mac 3–4	> 90	5

Líquidos Intravenosos

- Reidratação: Com base no déficit de jejum, necessidade de manutenção continuada, perda sanguínea, e potencial de desvios hídricos induzidos cirurgicamente (formação de 3º espaço)
- Ringer-lactato frequentemente apropriado
- Soro fisiológico aconselhado para pacs. com disfç. renal, miopatia mitocondrial ou procedimentos neurocirúrgicos
- Solução de glicose para recém-nascidos (reservas de glicogênio limitadas) e diabetes recebendo meds. hipoglicemiantes.

- "Buretrol" ou outro aparelho de medição frequentemente usado para crianças < 6 meses
- Permite controle cuidadoso da admin. de líquido
- Crianças mais velhas podem receber líquidos IV através de um conjunto de infusão por gravidade de 60 gotas/mL
- **Remover todas as bolhas de ar** (risco de PFO) da tubulação IV e portas de injeção

Doses Sugeridas de Drogas Comuns de Emergência		
Droga	IV	IM/(SC)
Atropina	0,01–0,02 mg/kg	0,02 mg/kg
Succinilcolina	1–2 mg/kg	3–4 mg/kg
Efedrina	0,1–0,2 mg/kg	–
Epinefrina	10 mcg/kg	10 mcg/kg

Drogas de Emergência
- Todas as drogas de emergência devem ter agulha calibre 22 de 3,75 cm para injeção IM de emergência

TÉCNICAS DE ANESTESIA

Indução

Comparação de Métodos de Indução Pediátrica e Drogas comumente Usadas		
Técnica	Vantagens	Desvantagens
Indução com máscara (sevoflurano)	Início rápido (2–3 min) Evita IV acordada Respiração espontânea Participação dos pais Facilita início de IV por vasodilatação	Prender respiração/laringospasmo Contraindicada para estômago cheio/MH Via aérea desprotegida Gases são frios e secos Exige boa vedação
Intravenosa (propofol)	Início rápido (< 30 s) Minimiza duração de via aérea desprotegida	Ansiedade com "injeções" Dor à injeção Mau funcionamento Extravasamento
Intramuscular (cetamina)	Breve (2–4 min) Pode-se injetar em múltiplos locais Não exige cooperação	Dor à injeção Dificuldades com crianças obesas Secreções com cetamina Lesão nervosa
Retal (metoexital)	Início rápido (1–2 min) Eliminação rápida	Útil apenas em crianças pequenas Nenhum aparelho de administração pré-embalado Via aérea desprotegida

Manutenção
- Podem ser usados agentes voláteis ou técnicas à base de TIVA
  - Seleção de drogas guiada pela dç. coexistente e duração da cirurgia
- Regra "4–2–1" pode dirigir reidratação
  - Recém-nascidos e bebês necessitam de cuidado adicional para evitar sobrecarga hídrica (aparelhos de medição) e fornecer suplementação de glicose (D5NS)
- EBV (volume sanguíneo estimado) deve sempre ser calculado para guiar hidratação quando cirurgia tem uma alta EBL (perda sanguínea estimada)
- Embora crianças tolerem Hcts mais baixos, elas também têm ↑ taxas metabólicas e necessidades de O_2

Cálculo de Líquido de Manutenção Pediátrico	
Peso (kg)	Velocidade
< 10	4 mL/kg/h
10–20	40 mL/h + 2 mL/kg/h para cada kg > 10 kg
> 20	60 mL/h + 1 mL/kg/h para cada kg > 20 kg

HCT e EBV Estimados		
Idade	HCT (%)	EBV (mL/kg)
Prematuro	45–60	90–100
Recém-nascido	45–60	80–90
3–6 meses	30–33	70–80
6 meses–1 ano	32–35	70–80
1–12 anos	35–40	70–75
Adulto	38–45	60–70

CONDIÇÕES CLÍNICAS

Respiratórias

Apneia de Prematuridade
- Recém-nascidos < 34 semanas de idade gestacional → risco aumentado de complicações resp. peroperatórias
  - Resposta imatura à hipóxia e hipercarbia → apneia central
- GA pode exacerbar; regional pode ↓ incidência de ataques pós-op. (não eliminar); outros fatores contributivos incluem hipoglicemia, hipotermia, anemia
- Terapias: Posicionamento (evitar obstrução mecânica da via aérea), estimulantes resp. (metilxantina/cafeína 10 mg/kg) em pacs. de alto risco, monitorização apropriad
- Geralmente recém-nascidos prematuros < 60 semanas pós-concepção → necessitam de monitorização cardiorrespiratória contínua por 24 h pós-op. *(nada de procedimentos ambulatoriais)*

Prematuridade – Preocupações Peroperatórias
• ↑ risco de hipotermia
• Incapazes de regular controle da glicose
• ↑ risco de apneia pós-op. (esp. se < 55 semanas de idade pós-concepcional)
• Retinopatia de prematuridade (esp. se < 44 semanas idade pós-concepcional)
• Disfunção pulmonar

Aspiração de Mecônio
- Presença de líquido amniótico espesso, corado de mecônio durante aspiração preocupante → pode resultar em profunda angústia resp. e hipoxemia
- Aspirar narinas e cavidade oral imediatamente após parto
  - Transferir recém-nascido para aquecimento radiante e entubar
  - Aplicar aspiração e retirar ETT; repetido até que apenas vestígio de mecônio seja visto
- PPV não deve ser usada inicialmente
  - Pode espalhar mecônio distalmente para dentro da árvore brônquica
  - Se houver desenvolvimento de bradicardia/cianose → VPP delicada com pressão de O_2 100%

Displasia Broncopulmonar (BPD)
- Dç. pulm. do recém-nascido; problemático definir com precisão uma vez que apresentação tenha variado
- Inicialmente descrita lesão pulmonar por ventilação mec. agressiva e alta FiO_2
  - Desenvolve hipertrofia do músculo liso, inflamação da via aérea, hipertensão pulmonar
  - Surfactante exógeno, esteroides e modos mais delicados de vent. → sobrevida melhorada *(incidência global da dç. não diminuiu)*
- Bebês < 30 semanas idade gestacional →
  - Apresentam parênquima pulmonar imaturo e alvéolos disfuncionais
- Disfç. pulm. será persistente em graus variados (pode afetar tratamento mais tarde)
  - Hiper-reatividade da via aérea e infecções resp. comuns
  - Tratamento de suporte na OR → ventilação delicada, limitar barotrauma, β_2-agonistas
  - Considerar necessidade de admissão pós-op. na ICU

Hérnia Diafragmática Congênita (CDH)
- Defeito diafragmático → apresenta-se ao nascimento com cianose, angústia respiratória, abd. escafoide
  - Presença de herniação do conteúdo abd. → resulta em hipoplasia pulmonar e dos vasos pulmonares
  - Não simplesmente compressão pulmonar e atelectasia
- Correção cirúrgica → adiada vários dias para otimizar condição cardiopulmonar do pac.
  - Defeitos graves frequentemente exigem mais suporte (ECMO [oxig. membr. extracorp.] ou óxido nítrico)
- Manejo anestésico
  - Entubação (acordada, inalação ou RSI) deve minimizar distensão gástrica
  - Manutenção geralmente volátil + narcótico (evitar N_2O → risco de pneumotórax)
  - Linha arterial + CVP para amostragem sang./ressusc. hídrica; manut. temp. é importante
  - Manter baixa resistência vascular pulmonar → evitar hipóxia e hipercarbia
- Pneumotórax contralateral → colapso cardiovascular súbito e ↓ complacência pulmonar
- Pós-op.: Transferir para NICU entubado e paralisado

Asma
- Tríade de inflamação da via aérea, defeitos reversíveis do fluxo, hiper-reatividade da via aérea
- Sinais e sintomas: Sibilância, dispneia, aperto no tórax, tosse
- Entrevista pré-op.: Freq. de episódios, meds. atuais, admissões em hospital, uso de esteroide
- Broncospasmo grave → pode restringir o fluxo de ar a ponto de a sibilância desaparecer
- Manejo anestésico: O_2 suplementar, broncodilatadores, anticolinérgicos
  - Epinefrina pode ser necessária para tratar episódios graves de broncospasmo
- Evitar uso de ETT (pode precipitar broncospasmo) para procedimentos não invasivos

Epiglotite e Crupe		
	Epiglotite	**Crupe**
Etiologia	H. influenzae (bacteriana)	Viral
Idade	1–8 anos	6 meses–6 anos
Cronologia	Início rápido	Início gradual
Achados radiológicos	Epiglotite inchada	Sinal "do campanário" (estreitamento edematoso da entrada subglótica)
Sinais e sintomas	Febre alta, estridor, babação	Febre branda, tosse "canina", cianótico
Manejo anestésico	Cirurgia de sobreaviso para via aérea cirúrgica de emergência, geralmente indução inalatória (posição sentada) enquanto pac. respira espontaneamente; nada de laringoscopia acordada (risco de laringospasmo)	Névoa fria, adrenalina racêmica (nebulizada), esteroides se necessário, fazer entubação na OR, considerar indução por máscara
Usar ETT menos que o normal (em razão de edema)		

Aspiração de Corpo Estranho
• Manipulação da via aérea (ainda que pequena) → pode converter obstrução parcial em completa
• Corpo estranho supraglótico: Cuidadosa indução inalatória e delicada endoscopia da via aérea superior para remover corpo estranho
• Corpo estranho subglótico: RSI ou indução inalacional → seguida por broncoscopia rígida ou ETT + broncoscopia flexível
• Essencial boa comunicação entre cirurgião e anestesiologista

Tetralogia de Fallot	
Definição	Estenose pulmonar, VSD, aorta sobreposta, RVH
Manejo do ataque "da ETTra"	↑ obstrução do trato de ejeção ventricular e PVR → aum. *shunt* D para E através VSD → cianose; hiperventilação para ↓ PVR, fenilefrina para ↑ SVR (> PVR) → causa *shunt* E–D; também se pode dar líquidos, propranolol
Manejo anestésico	**Objetivos:** ↓ *shunt* D para E (evitar ↑ PVR, ↓ SVR, ↑ contratilidade cardíaca)
	Técnicas: Hidratação, continuação de β-bloqueamento, evitar de choro
	Indução: Cetamina (mantém SVR) vs. indução inalatória (risco de ↑ PVR em decorrência de hipoxemia e hipercarbia)
Manejo de SVR/PVR	↓ SVR: Agente volátil potente, drogas liberadoras de histamina, α-bloqueadores ↑ PVR: Acidose, hipercarbia, hipóxia, PPV/PEEP, N_2O

Infecções do Trato Respiratório Superior (URIs)
- Crianças têm ≈ 6–8 URIs/ano; maioria causada por rinovírus
  - Crupe, gripe, faringite estrept. e rinite alérgica → podem simular URIs
- URIs ↑ reatividade da via aérea por 4–6 semanas após início dos sintomas
  - Complicações potenciais da GA → laringospasmo, broncospasmo e dessat.
- Fatores de risco para eventos resp.: Hist. de prematuridade, dç. reativa da via aérea coexistente, exposição à fumaça, ETT, congestão/secreções nasais, cirurgia da via aérea
- Não exequível cancelar todas as crianças com URI recente: remarcar cirurgia eletiva se:
  - Corrimento nasal purulento, tosse produtiva, febre > 37,7°C
  - Nenhuma alteração no estado funcional (apetite, atividade), é provável que tolere procedimento rápido
- LMA técnica aceitável para evitar manipulação desnecessária da via aérea
  - Considerar extubações profundas (respirando espontaneamente sob ≥ 2 MAC de sevo) para minimizar irritação da via aérea durante a emersão

Exposição à Fumaça
- Fumaça leva a risco aum. de eventos resp. adversos sob GA → laringo/broncospasmo, prender respiração, obstrução da via aérea, ↑ secreções orais

Cardíacas
Forame Oval Patente (FOP)
- *Shunt* intracardíaco → permite circulação fetal *in utero* (comunicação interatrial)
  - Geralmente se fecha durante o parto, logo depois da 1ª respiração do bebê
  - Resistência vascular pulm. cai e pressões atriais E excedem D → fechando a aba
- Condições com ↑ pressões atriais direitas podem reabrir este conduto → hipóxia
- Embolia paradoxal: Pode ocorrer em pacs. com PFO → se não forem tomadas precauções

Defeitos Septais Atriais e Ventriculares (ASD/VSD)
- ASD e VSD → resultam em *shunts* da esquerda para a direita, não presentes com hipoxemia sistêmica a não ser que sejam defeitos grandes e sobrecarga de volume seja grave
- Pequenos defeitos geralmente assintomáticos e hemodinamicamente estáveis
  - Com o tempo, fluxo de *shunt* pode → levar à sobrecarga de volume do coração direito e CHF
  - Procedimentos corretivos geralmente programados de acordo com gravidade da doença
- Manejo anestésico
  - Evitar hipóxia e hipercarbia (resistência vascular pulmonar aumentada)
  - Condições em que ↑ pressão coração D acima do lado E pode provocar inversão do *shunt* e hipoxemia crítica

Neurológicas
Distrofia Muscular de Duchenne
Associada à hipertermia maligna, devem ser empregadas técnicas anestésicas isentas de desencadeadores

Metabólicas
Doença Mitocondrial (MD)
- Grupo variado de defeitos enzimáticos complexos que afetam adversamente o metabolismo de energia
  - Incidência 1:5.000 com idade variável de início e apresentação
- Produção anormal de ATP afeta cérebro, coração e músculo; pode levar a:
Convulsões, espasticidade e retardo do desenvolvimento, hipotonia, cardiomiopatia, arritmias, dismotilidade GI crônica, crescimento retardado
- Nenhuma assoc. provada entre MD e hipertermia maligna
  - Pacs. podem ser sensíveis ao propofol, mas não há diretrizes claras a respeito do seu uso
  - Estar consciente do potencial de acidose metabólica
- Soro fisiológico geralmente recomendado para líquidos de manutenção
  - Admin. lactato pode causar piora dos sintomas
  - Necessidades hídricas podem estar elevadas
  - Crianças também podem necessitar de suplementação de glicose e monitorização seriada

Gastrointestinais
Estenose Pilórica
- Obstrução da luz pilórica geralmente idade 5 semanas → vômito em projétil, persistente, sem bile
- Condição = emergência clínica (não cirúrgica)
  - Bebê pode ficar gravemente desidratado e ter anormalidade eletrolítica concomitante
  - Vômito é rico em íon H^+, causa alcalose hipopotassêmica, hipoclorêmica
  - Necessário corrigir antes do reparo cirúrgico
- ↑ risco de aspiração
  - Necessária descompressão gástrica (NG) imediatamente antes da indução
  - Indução IV em sequência rápida com succinilcolina ou
  - Entubação ETT oral acordada pode exigir auxílio para segurar fisicamente o bebê
  - Procedimento = geralmente breve, desnecessário relaxamento muscular de ação longa

Fístula Traqueoesofágica (TEF)
- Apresentação mais comum (85%) = Tipo C (atresia esof. prox. c/fístula distal)
- Sintomas: Tosse, salivação excessiva e episódios cianóticos
  - Impossibilidade de passar cateter de aspiração de extremidade macia para dentro do estômago = diagnóstico
  - Presença de bolsa esofágica cega confirmada por radiografia
- Avaliação pré-op: Focada em suporte resp., precauções para aspiração, e identificação de outra anorm. congênita (eco para excluir defeitos de coxim endocárdico)
- Manejo anestésico: Linha arterial geralmente colocada
  - Posicionar pac. sobre cunha de 30° para evitar aspiração passiva de líquido gástrico
  - Técnicas de indução: Deve-se minimizar risco de aspiração (entubação acordada, RSI)
  - Evitar PPV antes da entubaçao
    - Pode causar distensão gástrica importante, elevação diafragmática e hipóxia
    - Gastrostomia profilática pode evitar acumulação de ar gástrico
- Entubação deliberada do brônquio principal D → limita transmissão de ar através da fístula
  - Passar ETT distal à fístula, então retirar até que sons respiratórios bilaterais sejam obtidos
- Isolamento pulmonar realizado indiretamente pela compressão cirúrgica do pulmão de cima
  - Pode ser mal tolerado (desequilíbrio $\dot{V}/\dot{Q}$); considerar reinflação pulmonar intermitente
  - Hipotensão pode ocorrer → distorção de estruturas mediastinais e ↓ retorno venoso
- Extubar pacs. estáveis (com bom controle da dor) a fim de evitar pressão sobre linha de sutura traqueal
  - Se pac. permanecer entubado, apenas aspiração com um cateter pré-medido que não se estenda além da extremidade distal do ETT

Gastrosquise e Onfalocele
- Envolvem defeitos da parede abdominal anterior com hérnia de componentes viscerais

Comparação de Gastrosquise e Onfalocele		
	Gastrosquise	**Onfalocele**
Etiologia	Oclusão da artéria onfalomesentérica	Falha da migração do saco vitelino para o abdome
Incidência	1:15.000	1:6.000
Apresentação	Lateral ao umbigo	Mediana
Saco Herniário	Ausente	Presente
Função Intestinal	Anormal	Normal
Anomalias Associadas	Prematuridade	Síndrome de Beckwith–Wiedemann; cardiopatia congênita; extrofia da bexiga

- Cobrir vísceras expostas para evitar perda de calor evaporativa e limitar infecção
  - Ocorrem grandes desvios de líquidos; líquidos devem ser repostos agressivamente
  - Importante monitorização seriada de eletrólitos e glicose (colocar linha arterial/CVP)
- Técnica anestésica
  - Entubação acordada ou RSI; evitar N_2O
- Fechamento do defeito pode → ↑ pressões intra-abdominais que podem causar → ↑ pressão máx. via aérea, ↓ retorno venoso, hipotensão, isquemia de extremidades inferiores
- Pós-op.: Geralmente necessita suporte vent. mec.

Enterocolite Necrosante
- Etiologia multifatorial: Pacs. geralmente se apresentam com distensão abdominal e fezes sanguíneas
  - Bebês de pré-termo < 20 sem. idade gestacional → mais alto risco
- Hipoperfusão e isquemia intestinais → parede intestinal enfraquecida → pode perfurar
- Manejo da anestesia: Colocar linha arterial e CVP
  - Ressuscitação deve incluir cristaloides e hemocomponentes
  - Monitorizar débito urinário, evitar N_2O
  - DIC, trombocitopenia podem ocorrer
- Pacs. muitas vezes retornam para reexploração

Síndromes Congênitas Pediátricas

Síndromes e suas Implicações Anestésicas		
Nome	**Descrição**	**Implicações Anestésicas**
Síndrome adrenogenital	Incapacidade de sintetizar hidrocortisona. Virilização da mulher	Todos necessitam de hidrocortisona mesmo se não perdendo sal. Checar eletrólitos
Síndrome de Alpert	Anormalidades craniofaciais, sindactilia e potencial retardo do desenvolvimento	Possível hidrocefalia e pressões elevadas intracranianas. Prever dificuldade potencial da via aérea
Ataxia–telangiectasia	Ataxia cerebelar. Telangiectasia da pele e conjuntivas. IgA sérica diminuída. Malignidade reticuloendotelial	Imunidade defeituosa; infecções recorrentes do tórax e seios. Bronquiectasia
Síndrome de Beckwith (gigantismo infantil)	Peso ao nascer > 4.000 g. Macroglossia e onfalocele	Hipoglicemia neonatal grave persistente. Problemas da via aérea
Querubinismo	Lesão tumoral da mandíbula e maxilares com massas intraorais. Pode causar dificuldade respiratória	Entubação pode ser extremamente difícil. Pode necessitar de traqueostomia
Cretinismo (hipotireoidismo congênito)	Tecido tireóideo ausente ou síntese deficiente de tireoxina e bócio	Problemas da via aérea: língua grande, bócio. Centro respiratório muito sensível à depressão. Retenção de CO_2 comum. Hipoglicemia, hiponatremia, hipotensão. Baixo débito cardíaco. Transfusão mal tolerada
Síndrome do *cri-du-chat*	Anormalidade cromossomo 5P. Choro anormal, microcefalia. Micrognatia. Cardiopatia congênita	Problemas da via aérea: estridor, laringomalacia. Possivelmente entubação difícil

(*Continua*)

Síndrome de Down	Microcefalia. Nasofaringe pequena. Hipotonia. 60% têm cardiopatia congênita. Atresia duodenal em alguns. Anormalidades da coluna cervical	Via aérea difícil; língua grande, boca pequena. Risco de espasmo laríngeo, especialmente em extubação. Problemas de anomalias cardíacas
Distrofia muscular de Duchenne	Distrofia muscular com comprometimento frequente do músculo cardíaco. Geralmente morrem na 2ª década. Quantidade de comprometimento muscular esquelético e comprometimento cardíaco não relacionada	Como na miotonia congênita mais comprometimento muscular. Mínima posologia de drogas. Evitar depressores respiratórios, relaxantes musculares. Pode ser necessário suporte ventilatório pós-operatório
Síndrome de Edward (trissomia 18E)	Cardiopatia congênita em 96%. Micrognatia em 80%. Malformações renais 50–80%. Geralmente morrem quando lactentes	Possível entubação difícil. Cuidado com drogas eliminadas por via renal
Síndrome de Ehlers–Danlos	Anormalidade do colágeno com hiperelasticidade e tecidos frágeis. Aneurisma dissecante da aorta. Fragilidade de outros vasos sanguíneos. Possível diátese hemorrágica	CVC – ruptura espontânea de vasos. Angiograma 1% mortalidade. Anormalidades da condução ECG. IV difícil de manter; hematoma. Maus tecidos e defeitos da coagulação levam à hemorragia especialmente trato GI. Pneumotórax espontâneo
Paralisia periódica familiar	Doença muscular. Hipopotassemia, ataques de tetraplegia	Monitorizar K^+ sérico. Limitar uso de glicose. Monitorizar ECG. Evitar relaxantes
Síndrome de Fanconi (acidose tubular renal)	Geralmente secundária a outra doença. Defeito tubular proximal. Acidose, perda de K^+. Desidratação	Função renal prejudicada. Tratar anormalidades eletrolíticas e acidobásicas. Procurar doença primária (galactosemia, cistinose etc.)
Homocisteinúria	Erro inato do metabolismo. Fenômenos tromboembólicos devidos ao espessamento intimal. Ectopia da lente. Osteoporose. Cifoescoliose	Dextrana-80 para reduzir viscosidade e adesividade das plaquetas, aumentar perfusão periférica. Angiografia pode precipitar trombose, especialmente cerebral
Síndrome de Kartagener	Dextrocardia, sinusite e bronquiectasia. Imunidade anormal	Entubação traqueal crônica
Síndrome de Klippel–Feil	Fusão congênita de duas ou mais vértebras cervicais, levando à rigidez do pescoço.	Dificuldade da via aérea e entubação
Síndrome de fenda facial mediana	Graus variados de fenda facial. Lipomas frontais. Dermoides	Fendas nasal, labial e palatal podem causar dificuldades de entubação
Síndrome de Marfan (aracnodactilia)	Doença do tecido conectivo. Raiz aórtica dilatada leva à IA. Aneurisma aórtico, torácico ou abdominal. Artéria pulmonar, valva mitral comprometida. Cifoescoliose, *pectus excavatum*, cistos pulmonares, instabilidade articular e luxação	Cuidado com drogas depressoras miocárdicas. Precaução possível dissecção da aorta. Função pulmonar precária. Possível pneumotórax. Cuidado ao posicionar; articulações facilmente luxadas
Miastenia congênita	Semelhante à miastenia grave adulta	Evitar depressores respiratórios, relaxantes musculares. Pode necessitar de IPPV. Problemas com terapia anticolinesterásica pré e pós-op. se necessário. Halotano pode causar tremor pós-op. e miotonia. Complicações pulmonares decorrentes de tosse precária
Doença de McArdle	Doença de armazenamento de glicogênio V	Músculos afetados incluindo músculo cardíaco. Cuidado com drogas depressoras cardíacas
Síndrome de Pierre Robin	Fenda palatina, micrognatia, glossoptose. Cardiopatia congênita associada pode ocorrer	Prever via aérea difícil. Micrognatia e glossoptose podem levar à dificuldade resp., exigindo traq. ou sutura da língua para aliviar obstrução orofaríngea posterior
Porfiria	Porfiria intermitente = mais comum forma dominante autossômica. Usu. latente antes puberdade. Dor abd. disfç. neurológica, desequilíbrios eletrolíticos e perturbações psiquiátricas caracterizam episódios agudos	Evitar barbitúricos (tiopental, metoexital). Cetamina, etomidato e propofol parecem seguros. Manutenção da anest. com opioides, agentes voláteis e bloqueadores neuromusculares não despolarizantes é recomendada. Evitar anestesia regional na presença de déficit neurológico existente
Síndrome de Prader–Willi	Recém-nascido – hipotonia, má alimentação, reflexos ausentes. Segunda fase – hiperativo, polifagia incontrolável, retardo mental	Obesidade de proporções extremas levando à insuficiência cardiopulmonar

Esclerodermia	Enrijecimento cutâneo difuso. Cirurgia plástica necessária para contraturas e constrições	Cicatrizes faciais e bucais; via aérea e entubação difíceis. Restrição torácica; má complacência. Fibrose pulmonar difusa, hipóxia. Veias frequentemente invisíveis e impalpáveis. Fibrose cardíaca ou *cor pulmonale*. História de terapia esteroide
Síndrome de Stevens–Johnson	Eritema multiforme, lesões urticariais e erosões da boca, olhos e genitália. Possivelmente hipersensibilidade a agentes exógenos (p. ex., drogas)	Lesões orais; evitar entubação e estetoscópio esofágico. Monitorização difícil por causa de lesões na pele, porém essencial. ECG – fibrilação, miocardite, pericardite ocorrem. Controle de temp. – episódios febris. Acesso intravenoso – essencial, mas evitar dissecção por causa de infecção. Cetamina provavelmente melhor anestesia. Podem ocorrer bolhas pleurais e pneumotórax
Doença de Tay–Sachs	Gangliosidose. Cegueira e progressiva demência e degeneração do sistema nervoso central	Nenhum risco anestésico descrito. Perda neurológica progressiva leva a complicações respiratórias. Medidas suportivas são o único tratamento
Síndrome de Treacher Collins	Micrognatia e arcos zigomáticos aplásicos. Microstomia, atresia coanal. Cardiopatia congênita pode ocorrer	Possíveis dificuldades de via aérea e entubação. Menos grave que deformidade de Pierre Robin
Síndrome de von Hippel–Lindau	Hemangioblastoma retiniano ou do CNS (fossa posterior ou medula espinal). Associada a feocromocitoma e cistos renais, pancreáticos ou hepáticos	Problemas decorrentes de feocromocitoma, patologia renal ou hepática associada
Doença de von Recklinghausen	Manchas café com leite. Tumores em todas as partes do CNS. Tumores periféricos associados a troncos nervosos. Incidência aumentada de feocromocitoma. Alterações pulmonares císticas em favos. Displasia de artéria renal e hipertensão	Triagem de feocromocitoma (VMA urinário). Deve ser investigada quanto à função pulmonar. Tumores podem ocorrer na laringe e trato de ejeção ventricular direito. Cuidado com drogas excretadas pelo rim, se rins comprometidos
Doença de Wilson (degeneração hepatolenticular)	Ceruloplasmina diminuída causa depósitos anormais de cobre, especialmente no fígado e núcleos motores do CNS. Acidose tubular renal	Insuficiência hepática secundária à fibrose. Indução IV (propofol, cetamina, etomidato) aceitável. Apneia incomum com administração de succinilcolina, apesar de deficiência de pseudocolinesterase. Considerar posologia reduzida de drogas excretadas pelos rins
Síndrome de Wolff–Parkinson–White	Anormalidade ECG – PR curto, QRS prolongado com variação fásica em 40%. Associada a muitos defeitos cardíacos. Via de condução anômala entre átrios e ventrículos. Onda delta pode estar presente no ECG	Escopolamina preferida à atropina como agente secante. Taquicardia decorrente de atropina ou apreensão pode alterar ECG e sugerir infarto, com depressão do segmento ST. SVT paroxística à indução de anestesia ou durante cirurgia cardíaca foi descrita. Deve ser tratada com digital, propranolol, marca-passo, se necessário. Neostigmina pode acentuar padrão W–P–W

Fonte: Adaptada de Pajewski TN. *Anesthesiology Pocket Guide*. Philadelphia, PA: Lippincott-Raven, 1997.

Ressuscitação Pediátrica e Neonatal

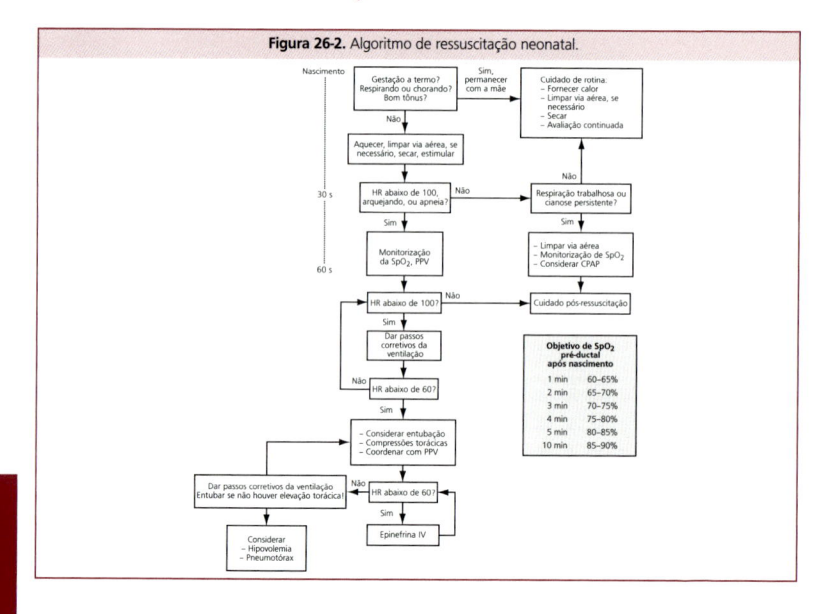

Figura 26-2. Algoritmo de ressuscitação neonatal.

Algoritmo de Ressuscitação Neonatal

Observação: O sumário seguinte não visa a ser um substituto do curso de Ressuscitação Neonatal conforme administrado por um instrutor certificado

- ~10% dos recém-nascidos necessitam de assistência direta para obter estabilidade cardiopulmonar durante a transição para a vida extrauterina. < 1% necessita esforços extensos
- Recém-nascidos de termo com respiração/choro e tônus adequados devem ser enxugados e mantidos aquecidos. Todos os outros necessitam de avaliação rápida e as seguintes intervenções sequenciais
- Secar e manter aquecido, posicionar, checar via aérea, estimular para respirar
- Ventilação com Ambu-bolsa, monitorização de oximetria, possível entubação
- Compressões torácicas
- Medicações e expansão de volume

Novas recomendações desde 2010:

- Avaliação inicial agora seguida por avaliação simultânea do coração e respirações. Monitorização de oximetria deve ser usada cedo
- Em bebês de termo completo, ressuscitação deve começar com ar em vez de FiO_2 100%
- Oxigênio suplementar deve ser misturado com ar, e a concentração fornecida guiada pela oximetria
- Evidência atual nem suporta nem contradiz a aspiração endotraqueal de rotina dos bebês nascidos na presença de líquido amniótico corado de mecônio
- Relação compressão torácica–ventilação neonatal deve permanecer 3:1, relação mais alta a ser aplicada, se parada neonatal decorrente de etiologia cardíaca
- Hipotermia terapêutica pode ser considerada para bebês de termo/próximo do termo com encefalopatia hipóxico-isquêmica em evolução
- É apropriado considerar a cessação de esforços de ressuscitação, se nenhuma frequência cardíaca detectável por 10 min
- Retardar pinçamento do cordão durante pelo menos 1 min em bebês que NÃO necessitam de ressuscitação

PALS – Suporte Cardíaco Avançado da Vida Pediátrico (PALS) (Ver Também Capítulo 34)

Observação: O sumário a seguir não visa a ser um substituto do curso PALS, conforme administrado por um instrutor certificado

- Algoritmos atuais do PALS são fundamentados na identificação e tratamento apropriado das condições precipitantes que em última análise levam à parada cardíaca pediátrica. As condições incluem sofrimento respiratório, insuficiência respiratória, vários estados de choque e arritmias
- A realização de qualquer algoritmo é com base no modelo "avaliar, classificar, decidir, atuar" de comportamento das equipes de prestadores profissionais de saúde. O processo é iterativo
- Avaliações progridem de avaliações gerais do paciente para exames focados e identificação da fisiopatologia
- Geral: Aparência, trabalho da respiração, circulação → determinar a presença de condição ameaçadora à vida
- Primária: Via aérea, respiração, circulação, incapacidade, exposição → avaliação prática com mãos à obra, incluindo medição dos sinais vitais e oximetria. Tratamento inicial pode incluir medidas para manter desimpedimento da via aérea, suportar/prover respirações, e estabelecer acesso IV e começar ressuscitação hídrica
- Secundária: Formato (em inglês) SAMPLE (sinais e sintomas, alergias, medicações, história médica pregressa, última refeição e eventos) fornece mecanismo para História e Exame Físico complementados por estudos de laboratório (HCT, ABG, CXR, capnografia) para guiar esforços continuados de tratamento
- Todos os esforços de tratamento PALS devem ser suportados por CPR de alta qualidade quando indicado

Alterações importantes no PALS desde 2010

- Desfibrilação – dose inicial de 2–4 J/kg aceitável. Para VF refratária, pode-se aumentar para 4 J/kg. Níveis de energia subsequentes devem ser pelo menos 4 J/kg, não excedendo 10 J/kg
- Taquicardia de complexos largos agora identificada por largura do QRS de > 0,09 s. Isto simplifica a atribuição prévia por idade das medidas de QRS normais. Influência diz respeito a interpretações de computador
- Administração de rotina de cálcio NÃO é recomendada A NÃO SER QUE haja evidência de hipocalcemia, superdose de bloqueador de canal de cálcio, hipermagnesemia ou hiperpotassemia
- Etomidato NÃO é recomendado para uso de rotina em pacientes pediátricos com choque séptico
- Diretrizes específicas agora cuidam de estratégias de tratamento de ressuscitação em pacientes com cardiopatia congênita e hipertensão pulmonar. (Considerar uso precoce de ECMO se disponível)
- Após restauração de débito cardíaco efetivo, monitorizar continuamente a saturação de oxigênio. Considerar a titulação da oxigenoterapia para manter $SpO_2 \geq 94\%$ (reduzir risco de lesão oxidativa por efeito de isquemia–reperfusão)
- Efetuar detecção de CO_2 (capnografia ou colorimetria) para confirmar colocação do ETT em todos os contextos e durante transporte
- Hipotermia terapêutica (32–34°C durante 12–23 h) pode ser considerada para pacientes pediátricos que permanecem comatosos após ressuscitação de parada cardíaca. Possível benefício para recuperação neurológica

Anestesia Ambulatorial

Ursula A. Galway

Seleção do Paciente/Procedimento

- Classe ASA: Preferidas ASA 1 e 2
  - ASA 3 e 4 só se a doença for compensável/estável
- Evitar pacs.: Problemas médicos não avaliados/doença aguda
  - Doença que exigirá hospitalização depois da cirurgia
- Procedimentos: Têm baixas taxas de complicações pós-op.
  - Cuidado cirúrgico pós-op. imediato executável em casa
  - Evitar casos com alta perda sanguínea prevista/invasivos importantes
- Aval. pré-op.: Considerar testagem pré-admissão/entrevista por telefone
  - Lembrar normas de jejum, testes laboratoriais, conforme necessário

Náusea e Vômito Pós-Op. (PONV)

- Incidência: 20–30% dos pacs. cirúrgicos gerais, 70–80% dos pacs. alto risco
- Impacto: Responsáveis por 0,1–0,2% das admissões hospitalares não previstas
  - ↑ Duração da permanência na PACU e custos, ↓ satisfação do pac.

Fatores de Risco de PONV		
Fatores do Paciente	**Fatores Anestésicos**	**Fatores Cirúrgicos**
Mulher	Anestésicos voláteis	Procedimento cirúrgico (oftalmológico, ginecológico, mama, abdominal, laparoscopia)
Não fumantes	Óxido nitroso (controvertido)	Duração cirúrgica: Cada 30 min adicionais elevam risco de PONV em 60%
História de PONV ou doença do movimento	Opioides	

Fonte: Adaptada de Gan et al. SAMBA guidelines for the management of PONV. *Anesth Analg.* 2007;105:1615–1628.

- Redução do risco (*Anesth Anal.* 2007;105:1615–1628)
  - Técnicas regionais (anestesia geral tem risco 11 vezes ↑ de PONV)
  - Propofol (risco de PONV 19% ↓ em comparação a agentes inalatórios)
  - Evitar óxido nitroso (risco 12% ↓ PONV), anestésicos inalatórios, neostigmina
  - Minimizar opioides
  - Assegurar hidratação adequada

Escore Simplificado de Risco de PONV	
Fatores de Risco	**Pontos**
Mulher	1
História de PONV/cinetose	1
Não fumante	1
Opioides peroperatórios	1

Predição e Profilaxia de PONV		
Nº de Pontos	**% Risco de PONV**	**Profilaxia**
0	10% (baixo risco)	Sem profilaxia
1	21% (baixo risco)	
2	39% (risco moderado)	Monoterapia
3	61% (alto risco)	Terapia multimodal/ considerar TIVA
4	79% (alto risco)	

Fonte: Adaptada de Apfel et al. A simplified risk score for predicting PONV: conclusions from cross-validations between two centers. *Anesthesiology.* 1999;91:693–700.

- Estratégia de resgate de PONV
  - Se agente inicial for inefetivo → dar droga de uma classe diferente
  - Repetir droperidol e antagonistas 5-HT3 cada 6 h
  - Não recomendado repetir administração de dexametasona
- Critérios de alta
  - Frequentemente com base em sistemas formais de escore (ver Capítulo 13-6, Tratamento na PACU) ou avaliação da enfermeira/médico
  - Ingestão oral: Não exigida antes da alta
  - Micção: Só requerida se pac. recebeu anestesia neuroaxial ou fez cirurgia ginecológica, de hérnia, anorretal ou genital

- Anestesia espinal/epidural: Pac. tem que ter retorno da sensibilidade e nenhum bloqueio motor
- Bloqueios nervosos: Alta pode ocorrer antes do retorno completo da função motora/sensitiva, instruir pac. para proteger membro anestesiado

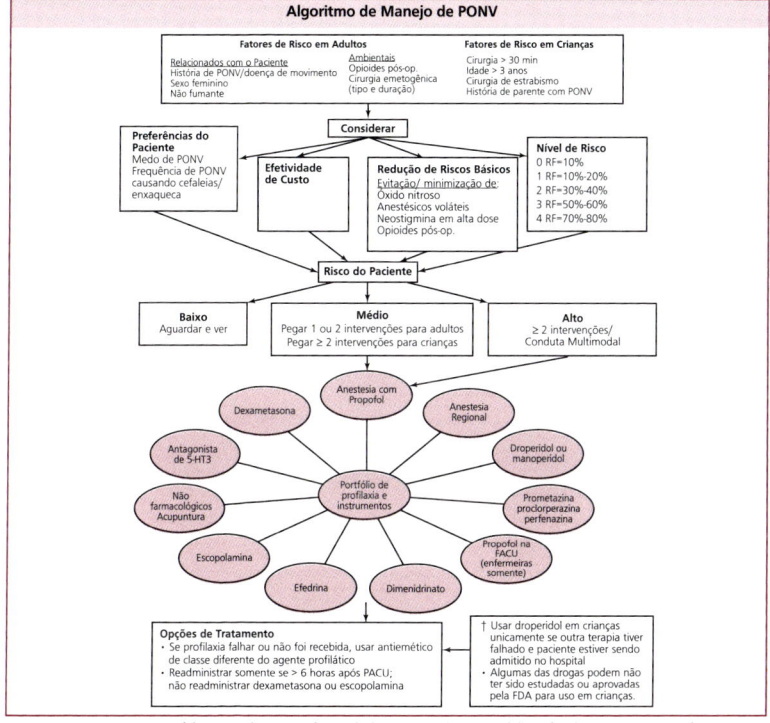

Algoritmo de Manejo de PONV

Fatores de Risco em Adultos
- Relacionados com o Paciente
  - História de PONV/doença de movimento
  - Sexo feminino
  - Não fumante
- Ambientais
  - Opioides pós-op.
  - Cirurgia emetogênica (tipo e duração)

Fatores de Risco em Crianças
- Cirurgia > 30 min
- Idade > 3 anos
- Cirurgia de estrabismo
- História de parente com PONV

Considerar

- **Preferências do Paciente**
  - Medo de PONV
  - Frequência de PONV causando cefaleias/enxaqueca
- **Efetividade de Custo**
- **Redução de Riscos Básicos**
  - Evitação/ minimização de:
    - Óxido nitroso
    - Anestésicos voláteis
    - Neostigmina em alta dose
    - Opioides pós-op.
- **Nível de Risco**
  - 0 RF=10%
  - 1 RF=10%-20%
  - 2 RF=30%-40%
  - 3 RF=50%-60%
  - 4 RF=70%-80%

Risco do Paciente

- **Baixo**: Aguardar e ver
- **Médio**: Pegar 1 ou 2 intervenções para adultos; Pegar ≥ 2 intervenções para crianças
- **Alto**: ≥ 2 intervenções/ Conduta Multimodal

Portfólio de profilaxia e instrumentos:
- Anestesia com Propofol
- Dexametasona
- Anestesia Regional
- Antagonista de 5-HT3
- Droperidol ou manoperidol
- Não farmacológicos Acupuntura
- Prometazina proclorperazina perfenazina
- Escopolamina
- Propofol na FACU (enfermeiras somente)
- Efedrina
- Dimenidrinato

Opções de Tratamento
- Se profilaxia falhar ou não foi recebida, usar antiemético de classe diferente do agente profilático
- Readministrar somente se > 6 horas após PACU; não readministrar dexametasona ou escopolamina

† Usar droperidol em crianças unicamente se outra terapia tiver falhado e paciente estiver sendo admitido no hospital
- Algumas das drogas podem não ter sido estudadas ou aprovadas pela FDA para uso em crianças.

Fonte: Gan TJ, Meyer TA, Apfel CC, et al.: Society for Ambulatory Anesthesia Guidelines for the management of postoperative nausea and vomiting. *Anesth Analg.* 2007;105:1615–1628.

Drogas Antieméticas

Classe	Droga	Dose IV	Cronologia	Efeitos Colaterais
Antagonistas de 5-HT3	Ondansetron Granisetron Dolasetron Tropisetron	4 mg 0,35–1,5 mg 12,5 mg 2 mg	Fim da cirurgia	Cefaleias
Esteroide	Dexametasona	4–6 mg	À indução	
Butirofenonas	Droperidol Haloperidol	0,625–1,25 mg 0,5–2 mg	Fim da cirurgia	Prolongamento de QT, sonolência, efeitos extrapiramidais
Fenotiazinas	Prometazina Proclorperazina	6,25–25 mg 5–10 mg	Fim da cirurgia	Sonolência, agitação, efeitos extrapiramidais
Anti-histamínico	Dimenidrinato	1 mg/kg IV		Sedação

(*Continua*)

Outros	Propofol	20 mg IV	Na PACU	Depressão respiratória
	Escopolamina	Adesivo transd.	4 h antes do fim da cirurgia	Sedação, confusão, boca seca
	Efedrina	0,5 mg/kg IM	Fim da cirurgia	
	Metoclopramida	10–20 mg	1 h antes do fim da cirurgia	Efeitos extrapiramidais
	Aprepitant	40 mg VO	3 h antes da indução	Inibição do citocromo P450, hipotensão, cefaleia
Não farmacológicos	Acupressão Acuestimulação (ReliefBand)		Pré- ou pós-indução	

PROBLEMAS DE DOR NO CONTEXTO DE PACIENTES AMBULATORIAIS

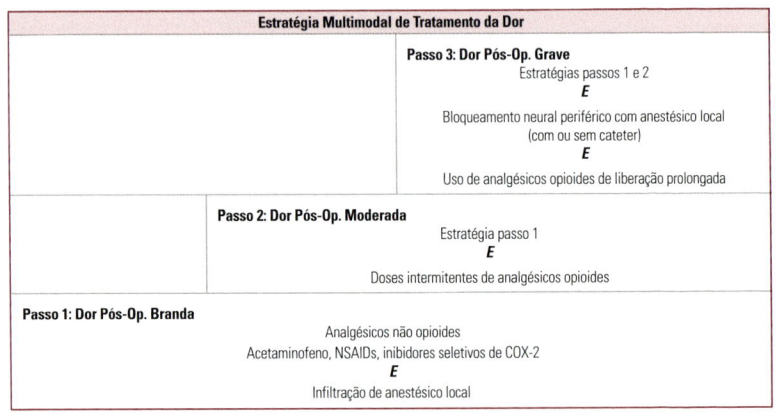

Estratégia Multimodal de Tratamento da Dor		
		Passo 3: Dor Pós-Op. Grave Estratégias passos 1 e 2 **E** Bloqueamento neural periférico com anestésico local (com ou sem cateter) **E** Uso de analgésicos opioides de liberação prolongada
	Passo 2: Dor Pós-Op. Moderada Estratégia passo 1 **E** Doses intermitentes de analgésicos opioides	
Passo 1: Dor Pós-Op. Branda Analgésicos não opioides Acetaminofeno, NSAIDs, inibidores seletivos de COX-2 **E** Infiltração de anestésico local		

Fonte: Adaptada de Crews JC. Multimodal pain management strategies for office-based and ambulatory procedures. *JAMA*. 2002;282:629–632.

Sumário de Opções para Tratamento da Dor Pós-Operatória		
Via	**Classe Terapêutica**	**Medicação/Dose**
INTRAVENOSA/ INTRAMUSCULAR	Opioides	Fentanil 25–100 mcg/kg a cada 30–60 min Hidromorfona 0,2–2 mg a cada 4–6 h Meperidina 25–50 mga a cada 3–4 h Morfina 1–10 mg cada 2–6 h
	NSAIDs	Cetorolaco 30 mg a cada 4–6 h Ibuprofeno 400–800 mg a cada 6 h
	AGONISTAS/ANTAGONISTAS MISTOS	Butorfanol 20 mcg/kg Nalbufina 0,25 mcg/kg
	OUTROS	Acetaminofeno 1.000 mg IV a cada 6 h (total 4 g/d)
ORAIS	NSAIDs	Ibuprofeno 400–800 mg a cada 4–6 h Cetorolaco 10–20 mg a cada 4–6 h Naproxeno 500 mg a cada 6–8 h
	INIBIDORES DE COX-2	Celecoxibe 200–400 mg a cada 12 h
	COMBINAÇÕES OPIOIDE/NÃO OPIOIDE	Acetaminofeno/napsilato de propoxifeno (Darvocet) a cada 4–6 h Acetaminofeno/oxicodona (Percocet) a cada 4–6 h Acetaminofeno/codeína (Tylenol com codeína) a cada 4–6 h Acetaminofeno/hidrocodona (Vicodin) a cada 4–6 h
	OPIOIDES	Hidrocodona 5–10 mg a cada 4–6 h Morfina 10–30 mg a cada 3–4 h Oxicodona 5 mg a cada 3–6 h
	OUTROS	Acetaminofeno 325–1000 mg a cada 4–6 h

TRANSDÉRMICO	Opioides	*Patch* (adesivo) fentanil 25–100 mcg/h a cada 72 h
INTRANASAL	Opioides	Fentanil Meperidina Butorfanol
ANESTÉSICOS LOCAIS		Anestesia neuroaxial Bloqueio nervoso regional Infiltração local pelo cirurgião Cateter subcutâneo contínuo
MÉTODOS NÃO FARMACOLÓGICOS		Terapia com calor/frio, massagem, TENS, relaxamento, hipnose, acupuntura, *biofeedback*

ANESTESIA PARA CIRURGIA ESTÉTICA E CIRURGIA FORA DA SALA DE OPERAÇÕES (OR)

RUCHIR GUPTA • PADMA SURAMPUDI

ANESTESIA GERAL VS. REGIONAL

Lipoaspiração
- O procedimento mais frequente em cirurgia plástica
- Efetuado introduzindo-se hastes ocas dentro da pele e aspirando gordura subcutânea
- Lipoaspiração tumescente é a forma mais comum de lipoaspiração
- Técnica molhada: Injeta menos líquido do que a quantidade de gordura a ser removida

Técnicas Anestésicas
- Dor pode ser controlada com a lidocaína infundida + opioides IV/orais
- Procedimentos de baixo volume (técnica molhada) → considerar sedação profunda/GA/regional
- Procedimentos de grande volume (lipoaspiração tumescente) → considerar local ou sedação
- Limitar líquidos IV, se grande volume de solução estiver sendo infundido

Complicações
- Toxicidade de lidocaína (pode ocorrer pós-procedimento secundariamente à absorção sistêmica lenta)
- Sobrecarga de volume/CHF
- Hipovolemia, sangramento, embolia pulmonar, hipotermia

Blefaroplastia
- Técnica: Geralmente anestesia local + tratamento anestésico monitorizado (MAC)
- Após sedação, anestesia local é injetada dentro da pele palpebral, tornando a área insensível
- Evitar tosse durante o despertar (pode ↑ risco de sangramento)
- Considerar infusão de propofol/remifentanil para acordar

Mamoplastia de Aumento
- Técnica: Geralmente GA (separação do músculo peitoral pode exigir paralisia); MAC com anestesia local pode ser usado; considerar profilaxia antiemética

Mamoplastia de Redução
- Técnica: Geralmente GA; pode ser usado bloqueio paravertebral/epidural

Ritidoplastia (Facelift)
- Técnica: Geralmente GA ou MAC
- Precaução contra fogo na via aérea ao executar MAC + O_2 suplementar (proximidade de eletrocautério e O_2)
- Evitar tosse durante despertar (pode aumentar risco de sangramento)

CONSULTORIA PRÁTICA SOBRE LIPOASPIRAÇÃO

Soluções Anestésicas de Infiltração

- Para lipoaspiração de pequeno volume, soluções de umidificação com anestésicos locais podem fornecer suficiente alívio da dor sem anestesia adicional; pacs. ou anestesistas, no entanto, podem preferir sedação/anestesia geral mesmo com lipoaspiração de pequeno volume
- Evitar bupivacaína (Marcaina) como aditivo à sol. de infiltrado (efeitos colaterais graves, eliminação lenta e ausência de reversão de toxicidade)
- Lidocaína dada em grandes volumes pode causar toxicidade sistêmica. Medidas preventivas:
  - Limitar dose de lidocaína a 35–55 mg/kg (este nível pode não ser seguro em pacs. com baixas concentrações de proteína/condições em que subprodutos de lidocaína se acumulam). Níveis podem chegar ao máximo 8–12 h após infusão
  - Calcular a dose para peso corporal total e ↓ conc. de lidocaína, se necessário
  - Utilizar técnica supermolhada em vez de tumescente
  - Evitar lidocaína ao utilizar anestesia geral/regional
- Evitar epinefrina em pacs. com feocromocitoma, hipertireoidismo, HTN grave, dç. cardíaca ou dç. vascular periférica
- Considerar infiltração por tempos em vários locais para ↓ efeitos de excesso de epinefrina

Fonte: Adaptada de Iverson RE. Practice advisory on liposuction. *Plast Reconstr Surg.* 2004;113(5):1478–1490.

ANESTESIA FORA DA SALA DE OPERAÇÕES

Considerações Gerais/Segurança
- Avaliação pré-operatória completa de cada paciente é essencial
- Todos os pacientes que receberem alguma forma de anestesia devem ter monitores-padrão durante tratamento anestésico
- Equipamento de transporte deve também estar disponível (bolsa-válvula-máscara com O_2)
- Drogas de emergência devem estar disponíveis e acesso IV avaliado
- Cuidado e padrões pós-op. são os mesmos da anestesia com base na OR
- Prestar atenção a possíveis alergias a corante de contraste

Diretrizes da ASA para Localizações de Anestesia Fora da OR
- Fonte confiável de O_2, incluindo suprimento de reserva
- Aspiração adequada e confiável
- Sistema de varrição de resíduos adequado e confiável se forem ser usados gases anestésicos
- Bolsa autorressuscitadora autoinflável capaz de fornecer 0,9 FiO_2; adequadas drogas, suprimentos e equipamento para a atividade planejada
- Equipamento de monitorização adequada para obedecer aos padrões de monitorização da ASA
- Tomadas elétricas suficientes
- Local suficiente para equipamento
- Disponibilidade imediata de carro de emergência com desfibrilador e drogas de emergência
- Comunicação confiável em 2 vias
- Observação de todos os códigos de edificação e segurança e padrões de instalação

Fonte: Adaptada de *ASA Standards for Basic Intraoperative Monitoring.* (Ver também página 7-13.)

CT/MRI/NEURORRADIOLOGIA INTERVENCIONISTA

CT: Considerações Gerais
- Paciente deve usar blindagem de tireoide o tempo todo enquanto no tomógrafo de CT

CT: Monitores
- Monitores de anestesia regulares de OR podem ser usados
  - Monitores padrão da ASA exigidos, se qualquer anestesia for administrada

CT: Considerações Anestésicas
- Opções anestésicas variam de sedação leve à anestesia geral
- Fatores do paciente a considerar: Cooperação do pac., claustrofobia, comorbidades, idade, condição mental, duração do exame
- Assegurar extensão adequada de linhas IV, circuito de anestesia, cabos de monitorização.

Procedimentos Espaciais no Centro de CT

Biópsia Cerebral Estereotática
- Armação de metal colocada para efetuar procedimento (geralmente com local + benzodiazepínico)
- Técnica: MAC, titular sedação cuidadosamente para evitar comprometimento da via aérea se GA for necessária, entubação fibroscópica acordada pode ser a técnica mais segura

Vertebroplastia Percutânea
- Indicação: Reverter colapso vertebral em pacientes com osteoporose
- Técnica: Geralmente MAC (ou GA se pac. com dor excessiva)
- Paciente fica na posição prona → considerar suporte pélvico/torácico para evitar pressão sobre o abdome e interferência na ventilação

MRI: Considerações Gerais
- Indicações de anestesia: Crianças, deficiência mental, pacs. claustrofóbicos, pacs. com dificuldade resp., pacs. hemodinamicamente instáveis, pacs. com dor crônica
- Características distintivas na MRI:
  - Magneto poderoso
    - Remover equipamento ferromagnético: Estetoscópios, cartões de crédito, drives USB, canetas, chaves, cart. ident., *bips,* telefones celulares
    - Metais seguros: Berílio, níquel, aço inoxidável, tântalo e titânio
  - Dificuldade para acessar a via aérea
    - Titular cuidadosamente sedativos e ter monitores diante do clínico o tempo todo

MRI: Monitores
- Necessário equipamento de monitorização não ferroso
- Laringoscópios não magnéticos para emergências
- Assegurar comprimento adequado de linhas IV, circuito de anestesia, cabos de monitorização

Neurorradiologia Intervencionista
Considerações Gerais
- Monitores-padrão da ASA; se necessária linha arterial, pode ser radial ou através de bainha femoral
  - Linhas arteriais de bainha femoral → só MAP é útil
- Técnica: GA se estado de imobilidade for necessário; sedação se testagem neurológica rápida ou para a maioria das imagens diagnósticas

Hipertensão Deliberada
- Pode ser necessário ajudar cateteres de radiologia a fluírem para a localização desejada
- Geralmente 20–40% acima da básica; infusão de fenilefrina pode ser útil

Hipotensão Deliberada
- Pode ser necessária em endarterectomia carotídea/procedimentos de malformação arteriovenosa (AVM)
- Várias condutas podem ser usadas (↑ anestesia, labetalol, vasodilatadores – nitroprussiato/nitroglicerina/hidralazina)

Embolização de Malformação Arteriovenosa (AVM)
- Álcool polivinílico (PVA) injetado dentro dos vasos alimentadores da AVM
- Acesso: MAC (pode-se monitorizar continuamente o estado neurológico) ou GA
- Heparinização sistêmica pode ser necessária
- Complicações: Hemorragia secundária à anticoagulação (pode ser revertida com protamina), hemorragia secundária a trombo (pode ↑ BP 20–40 mm Hg); ↑ ICP (tratar com hiperventilação, cabeça ↑, manitol, furosemida)

Aneurismas Cerebrais
- Usam-se balões, espirais ou solução de polímero líquido para tratamento endovascular do aneurisma
- Geralmente efetuado sob anestesia geral, linha arterial deve ser colocada
- Importante ter OR disponível para o caso de ruptura e necessidade urgente de reparo cirúrgico

Trombólise Intra-Arterial Central
- Tratamento de AVE se < 6 h decorridas do início dos sintomas
- Geralmente realizada sob MAC (avaliação neurológica é desejável)

Endoscopia e ERCP (Colangiopancreatografia Retrógrada Endoscópica)
Considerações Gerais
- A maioria das endoscopias superiores e inferiores é efetuada sem um anestesiologista
- Posição lateral para endoscopia inferior; lateral/supina para endoscopia superior
- Importante ter acesso à via aérea o tempo todo

Técnica
- Opções anestésicas variam de sedação branda à anestesia geral
  - Para casos de sedação de anestesia: Combinação de midazolam/fentanil/propofol frequentemente usada
- Fatores do paciente a considerar: Cooperação do pac., comorbidades, idade, estado mental, duração do procedimento
- **Endoscopia superior:** Considerar anestesia tópica faríngea (lidocaína, benzocaína) antes da inserção do endoscópio
- Dor pós-op.: Relativamente baixa, geralmente por ar usado para insuflação
- **ERCP:** Pode ser efetuada em posição supina, lateral ou prona; pac. pode ter dor considerável durante dilatação de ducto biliar

TRATAMENTO DA DOR CRÔNICA

TANJA S. FREY

Ver também: *Urman RD, Vadivelu N. Pocket Pain Medicine; Lippincott, Williams & Wilkins, 1st ed., 2011.*

Dor nociceptiva: dor que se origina de dano real ou ameaça de dano a tecido não neural e é decorrente de ativação de nociceptores

Dor neuropática: dor causada por uma lesão ou doença do sistema nervoso somatossensitivo

Neurite: inflamação de um nervo ou nervos

Neuralgia: dor na distribuição de um nervo ou nervos

Neuropatia: perturbação da função ou alteração patológica em um nervo: em um nervo, mononeuropatia; em vários nervos, mononeuropatia múltipla; se difusa e bilateral, polineuropatia

Dor neurogênica: perturbação temporária da condução nervosa/percepção sensitiva normais em razão de impactos transitórios como estiramento, pancada ou descarga epiléptica

Neurapraxia: perda temporária de função motora e sensitiva em razão de interrupção da condução nervosa, sem perda de continuidade axial, geralmente durante uma média de seis a oito semanas antes da recuperação completa

Axonotmese: perda de continuidade do axônio e sua cobertura de mielina, mas preservação do epi e perineuro

Neurotmese: interrupção da fibra nervosa inteira e suas bainhas de cobertura (axônio, mielina, endo, epi e perineuro)

Dor central: dor iniciada ou causada por uma lesão primária ou disfunção no sistema nervoso central

Sensibilização: responsividade aumentada de neurônios nociceptivos a estímulos e/ou recrutamento de uma resposta a estímulos normalmente subliminares (centrais ou periféricos)

Dor psicogênica (psicalgia): dor física que é causada, aumentada ou prolongada por fatores mentais, emocionais ou comportamentais. Cefaleia, lombalgia e dor gastrointestinal são algumas das formas mais comuns

Tipos de Dor	
Dor nociceptiva	Dor por dano a tecido não neural levando à ativação de nociceptores
Dor neuropática	Dor causada por uma lesão ou doença do sistema nervoso somatossensitivo
Neurite	Inflamação de um nervo
Neuralgia	Dor na distribuição de um nervo
Neuropatia	Perturbação da função ou alteração patológica em um nervo: em um nervo, mononeuropatia; em vários nervos, mononeuropatia múltipla; se difusa e bilateral, polineuropatia
Dor neurogênica	Perturbação temporária da condução nervosa/percepção sensitiva normais por causa de impactos transitórios (p. ex., estiramento, contusão, descarga epiléptica)
Neurapraxia	Perda temporária de função motora e sensitiva em virtude de interrupção da condução nervosa, sem perda de continuidade axonal, geralmente durante uma média de 6 a 8 semanas antes da recuperação completa
Dor central	Dor a partir de uma lesão primária ou disfunção no sistema nervoso central
Dor psicogênica	Dor física que é causada, aumentada ou prolongada por fatores montais, emocionais ou comportamentais (frequentemente cefaleia, lombalgia e dor GI)

Dor aguda: 0 a 4–5 semanas
Dor subaguda: 1 a 3 meses
Dor crônica: dor persistente > 3 meses sem valor biológico

Definição de Termos de Dor	
Disestesia	Sensibilidade anormal desagradável (espontânea ou evocada)
Hiperestesia	↑ sensibilidade a estímulo não doloroso
Hiperalgesia	↑ dor em resposta a estímulo normalmente doloroso
Hiperpatia	Síndrome dolorosa com resposta anormalmente dolorosa a estímulo
Hipoestesia	↓ sensibilidade a estímulo não doloroso
Hipoalgesia	↓ dor em resposta a estímulo normalmente doloroso
Parestesia	Sensibilidade anormal (espontânea ou evocada)
Alodinia	Resposta dolorosa a estímulo não doloroso
Anestesia	Ausência de sensibilidade a estímulo doloroso ou não doloroso
Analgesia	Ausência de dor a estímulo doloroso
Anetesia dolorosa	Sensibilidade dolorosa em área anestésica
Meralgia parestésica	Entorpecimento/dor por compressão do n. cutâneo femoral lateral

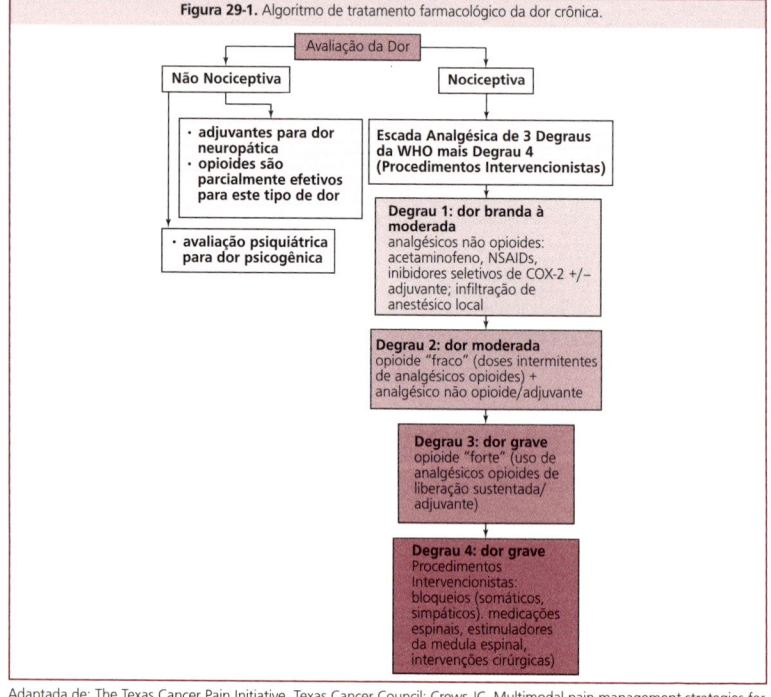

Figura 29-1. Algoritmo de tratamento farmacológico da dor crônica.

Avaliação da Dor

Não Nociceptiva
- adjuvantes para dor neuropática
- opioides são parcialmente efetivos para este tipo de dor
- avaliação psiquiátrica para dor psicogênica

Nociceptiva
Escada Analgésica de 3 Degraus da WHO mais Degrau 4 (Procedimentos Intervencionistas)

Degrau 1: dor branda à moderada
analgésicos não opioides: acetaminofeno, NSAIDs, inibidores seletivos de COX-2 +/− adjuvante; infiltração de anestésico local

Degrau 2: dor moderada
opioide "fraco" (doses intermitentes de analgésicos opioides) + analgésico não opioide/adjuvante

Degrau 3: dor grave
opioide "forte" (uso de analgésicos opioides de liberação sustentada/adjuvante)

Degrau 4: dor grave
Procedimentos Intervencionistas: bloqueios (somáticos, simpáticos). medicações espinais, estimuladores da medula espinal, intervenções cirúrgicas)

Adaptada de: The Texas Cancer Pain Initiative, Texas Cancer Council; Crews JC. Multimodal pain management strategies for office-based and ambulatory procedures. *JAMA* 2002;288:629–632.

LOMBALGIA

- Incidência anual: 15% da população; incidência 60-85% durante a vida; custos: > $90 bilhões/ano
- Fatores de risco: Fumo, obesidade, idade mais velha, sexo feminino, trabalho físico estilo de vida sedentário, baixa aquisição educacional, seguro de acidente/doença do trabalho, fatores psicológicos (p. ex., ansiedade, depressão, transtorno de somatização)
- Prognóstico: 90% se recuperam espontaneamente dentro de 4–6 semanas; após 6 meses < 50% retornam ao trabalho; após 1 ano apenas 10% retornam ao trabalho.

Diagnóstico Diferencial de Lombalgia
Causas Mecânicas (97%)
Discos intervertebrais (p. ex., discopatia degenerativa, hérnia)
Articulações intervertebrais (p. ex., artropatia de articulações facetárias), articulação sacroilíaca (SIJ)
Estenose de canal espinal, estreitamento de forame neural
Distensão ligamentar, muscular
Fraturas vertebrais
Transtorno de alinhamento (escoliose, cifose, espondilolistese)
Causas não Mecânicas (1%)
Neoplasma, infecção, hematoma
Causas de Dor Referida (2%)
Cardiovasculares (p. ex., dissecção/aneurisma aórtico)
Hematológicas (p. ex., crise falciforme)
Gastrointestinais (p. ex., pancreatite, colecistite)
Renais (p. ex., nefrolitíase, pielonefrite)
Doença pélvica (p. ex., prostatite, endometriose, massa retroperitoneal)

Avaliação da Lombalgia
Excluir emergências (p. ex., infecção, hematoma, deterioração neurológica aguda, progressão tumoral)
- **História**
  - Fatores incitadores/trauma, qualidade, início, localização, radiação, intensidade, frequência, duração, fatores de exacerbação/alívio (p. ex., meds., repouso, fisioterapia), história de lombalgia, história de malignidade ou sintomas constitucionais (febre, perda de peso), dor pior à noite, disfç. intestinal/vesical, disfç. sexual, história de dç. vascular periférica ou aneurisma aórtico abdominal, processo judicial em andamento, depressão/ansiedade, avals. prévias de lombalgia (visitas ao consultório/sala de emergência, estudos de imagem), tratamentos prévios (não intervencionistas e intervencionistas)
- **Exame físico**
  - Inspecionar visualmente a coluna vertebral: Escoliose, deformidades, alterações cutâneas locais (p. ex., sugestivas de infecção, doença vascular ou síndrome dolorosa regional complexa)
  - Palpar quanto a dor à palpação (sobre processos espinhosos e paraespinal)
  - Avaliar amplitude de movimento em extensão/flexão/rotação lateral da coluna (dor com flexão pode refletir dç. discal, dor com extensão pode refletir artropatia facetária ou estenose espinal, dor com movimento lateral pode refletir doença/herniação discal ou espondilose)
  - Perguntar se quaisquer movimentos reproduzem ou aliviam a dor; avaliar marcha e articulação do quadril
  - Exame retal, abdominal e pélvico para excluir patologia na próstata, bexiga, abdome e pelve
  - Efetuar testes provocativos (p. ex., elevação da perna reta, testes de Faber e de Gaenslen)
- **Avaliação psicossocial** (p. ex., SOAP, COMM, DAST)
- **Imagem diagnóstica** (p. ex., radiografia simples, CT, MRI, SPECT, discografia provocativa, mielografia, ultrassonografia)
- **Testagem diagnóstica adicional** (p. ex., testagem eletrodiagnóstica (EMG/NCV), teste de vibração óssea, procedimentos intervencionistas (p. ex., bloqueio de ramo facetário medial [FMBB], bloqueio seletivo de raiz nervosa [SNRB])
- **Testagem laboratorial** (geralmente não necessária a menos que suspeitada infç., malignidade ou dç. reumatológica)

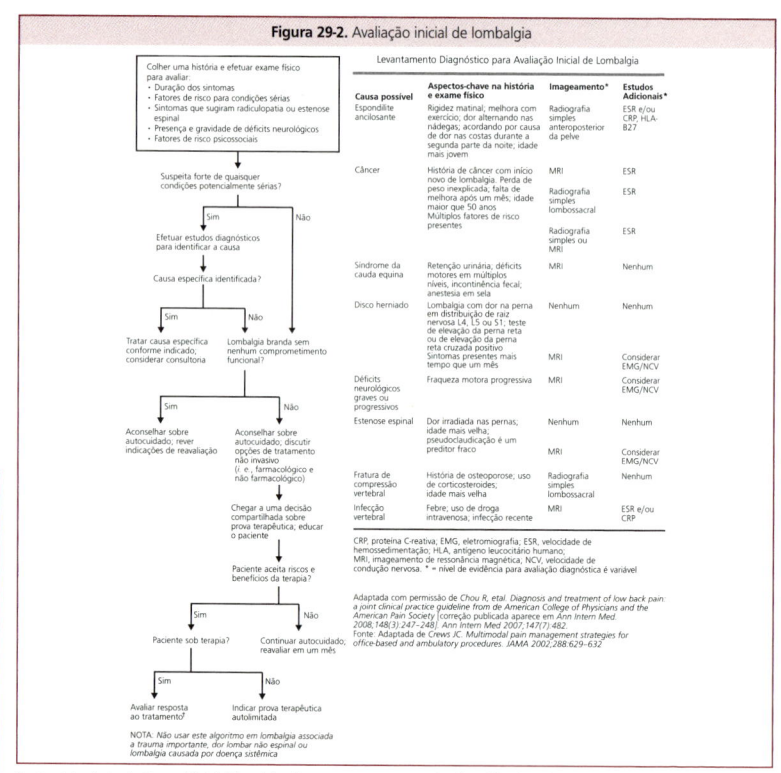

Avaliação Inicial

Figura 29-2. Avaliação inicial de lombalgia

Fluxograma à esquerda:

Colher uma história e efetuar exame físico para avaliar:
- Duração dos sintomas
- Fatores de risco para condições sérias
- Sintomas que sugiram radiculopatia ou estenose espinal
- Presença e gravidade de déficits neurológicos
- Fatores de risco psicossociais

↓

Suspeita forte de quaisquer condições potencialmente sérias?

- **Sim** → Efetuar estudos diagnósticos para identificar a causa → Causa específica identificada?
  - **Sim** → Tratar causa específica conforme indicado; considerar consultoria
  - **Não** → Lombalgia branda sem nenhum comprometimento funcional?
- **Não** → (segue para Lombalgia branda...)

↓

- **Sim** → Aconselhar sobre autocuidado; rever indicações de reavaliação
- **Não** → Aconselhar sobre autocuidado; discutir opções de tratamento não invasivo (i. e., farmacológico e não farmacológico)

↓

Chegar a uma decisão compartilhada sobre prova terapêutica; educar o paciente

↓

Paciente aceita riscos e benefícios da terapia?

- **Sim** → Paciente sob terapia?
  - **Sim** → Avaliar resposta ao tratamento?
  - **Não** → Indicar prova terapêutica autolimitada
- **Não** → Continuar autocuidado; reavaliar em um mês

NOTA: Não usar este algoritmo em lombalgia associada a trauma importante, dor lombar não espinal ou lombalgia causada por doença sistêmica

Tabela à direita: Levantamento Diagnóstico para Avaliação Inicial de Lombalgia

Causa possível	Aspectos-chave na história e exame físico	Imageamento*	Estudos Adicionais*
Espondilite ancilosante	Rigidez matinal; melhora com exercício; dor alternando nas nádegas; acordando por causa de dor nas costas durante a segunda parte da noite; idade mais jovem	Radiografia simples anteroposterior da pelve	ESR e/ou CRP, HLA-B27
Câncer	História de câncer com início novo de lombalgia. Perda de peso inexplicada; falta de melhora após um mês; idade maior que 50 anos	MRI	ESR
		Radiografia simples lombossacral	ESR
	Múltiplos fatores de risco presentes	Radiografia simples ou MRI	ESR
Síndrome da cauda equina	Retenção urinária, déficits motores em múltiplos níveis, incontinência fecal; anestesia em sela	MRI	Nenhum
Disco herniado	Lombalgia com dor na perna em distribuição de raiz nervosa L4, L5 ou S1; teste de elevação da perna reta ou de elevação da perna reta cruzada positivo	Nenhum	Nenhum
	Sintomas presentes mais tempo que um mês	MRI	Considerar EMG/NCV
Déficits neurológicos graves ou progressivos	Fraqueza motora progressiva	MRI	Considerar EMG/NCV
Estenose espinal	Dor irradiada nas pernas; idade mais velha; pseudoclaudicação é um preditor fraco	Nenhum	Nenhum
		MRI	Considerar EMG/NCV
Fratura de compressão vertebral	História de osteoporose; uso de corticosteroides; idade mais velha	Radiografia simples lombossacral	Nenhum
Infecção vertebral	Febre; uso de droga intravenosa; infecção recente	MRI	ESR e/ou CRP

CRP, proteína C-reativa, EMG, eletromiografia; ESR, velocidade de hemossedimentação, HLA, antígeno leucocitário humano; MRI, imageamento de ressonância magnética; NCV, velocidade de condução nervosa. * = nível de evidência para avaliação diagnóstica é variável

Adaptada com permissão de Chou R, et al. Diagnosis and treatment of low back pain: a joint clinical practice guideline from de American College of Physicians and the American Pain Society (correção publicada aparece em *Ann Intern Med.* 2008;148(3):247–248). *Ann Intern Med* 2007;147(7):482.
Fonte: Adaptada de Crews JC. Multimodal pain management strategies for office-based and ambulatory procedures. *JAMA* 2002;288:629-632

Fonte: Adaptada de Crews JC. Multimodal pain management strategies for office-based and ambulatory procedures. *JAMA* 2002;288:629–632.

Testagem de Força

Teste	Músculos	Inervação
Flexão de quadril	Músculo iliopsoas	L1–3, plexo lombar
Abdução (abd)/adução (ad) de quadril	Abd: Músculo glúteo médio/mínimo	Abd: L4–S1, nervo glúteo
	Ad: Músculo adutor longo/curto/magno, músculo grácil	Ad: L2–4, nervo obturatório
Flexão (flex)/extensão (ext) de joelho	Flex: Músculo bíceps femoral	Flex: L5–S2, nervo isquiático
	Ext: Músculo quadríceps	Ext: L2–5, nervo femoral
Flexão plantar/dorsiflexão do pé	Flex plantar: Músculo gastrocnêmio, músculo sóleo	Flex plantar: S1–2, nervo tibial
	Dorsiflex: Músculo tibial anterior	Dorsiflex: L4–5, nervo fibular profundo

0/5, ausência de contração; 1/5, contração mínima, nenhum movimento; 2/5, movimento no plano horizontal, amplitude completa de movimento, se gravidade eliminada; 3/5, movimento contra gravidade; 4/5, movimento contra mínima resistência; 5/5, força sem restrição, movimento contra resistência completa.
Fonte: Urman RD, Vadivelu N. Pocket Pain Medicine. Lippincott, Williams & Wilkins, 1st ed., 2011, p. 28-2.

Testagem Sensitiva

Testagem Sensitiva	
Nervo	Dermátomo Sensitivo (Ver Figura 6-1 para Mapa dos Dermátomos)
L1	Sulco inguinal
L2	Coxa anterossuperior
L3	Coxa anterior ao joelho medial
L4	Coxa anterolateral ao joelho anterior e hálux
L5	Coxa lateral ao joelho lateral, crista tibial anterior, pés plantar e dorsal
S1	Coxa posterolateral até calcanhar, pé lateral, dedo mínimo do pé
S2	Coxa posteromedial até calcanhar
S3–5	Área genital/anal

Fonte: Urman RD, Vadivelu N. Pocket Pain Medicine. Lippincott, Williams & Wilkins, 1st Ed., 2011, p 28-3.

Testagem de Reflexos
Reflexo patelar: Inervação L3–4
Reflexo aquileu: Inervação S1–2

Padrões de Herniação de Disco Intervertebral Cervical e Lombar					
Disco	Raiz	Dor Parestesia	Perda Sensitiva	Perda Motora	Perda de Reflexo
C4–C5	C5	Pescoço, ombro, braço	Ombro	Deltoide, bíceps, infraespinoso	Bíceps
C5–C6	C6	Pescoço, ombro, braço lat., antebraço radial, polegar e indicador	Braço lat., antebraço radial, polegar e indicador	Bíceps, braquiorradial	Bíceps, braquiorradial, supinador
C6–C7	C7	Pescoço, braço lat., dedos anular e indicador	Antebraço radial, dedos indicador e médio	Tríceps, extensor ulnar do carpo	Tríceps, supinador
C7–T1	C8	Antebraço e mão ulnares	Metade ulnar do dedo anular, dedo mínimo	Músculos intrínsecos da mão, extensores do punho, flexor prof. dos dedos	Flexão dos dedos
L3–L4	L4	Coxa anterior, canela interna	Coxa e canela anteromediais, pé interno	Quadríceps	Patelar
L4–L5	L5	Coxa e panturrilha lat., dorso do pé, hálux	Panturrilha e hálux lat.	Extensor longo do hálux, ± dorsiflexão, invers. e evers. do pé	Nenhuma
L5–S1	S1	Dorso da coxa, panturrilha posterolateral, pé lat.	Panturrilha posterolat., pé lat. e planta do pé, dedos menores	Gastrocnêmio ± eversão do pé	Aquileu

Diferenciação dos Padrões de Dor	
Dor somática	Dor evocada por estimulação de terminações nervosas na pele e sistema musculoesquelético. Frequentemente simula dor radicular na extremidade proximal (braço, coxa)
Dor referida	Dor percebida distante do local de origem
Dor radicular	Dor evocada por irritação da raiz dorsal sensitiva do nervo espinal ou gânglio da raiz dorsal (DRG). Improvável que seja de origem somática na extremidade distal (antebraço, perna)
Radiculopatia	Função do nervo está comprometida causando dor, perda sensitiva e/ou motora

Adaptada com permissão de Chou R, et al. Diagnosis and treatment of low back pain: a joint clinical practice guideline from de American College of Physicians and the American Pain Society [correção publicada aparece em Ann Intern Med. 2008;148(3):247–248]. Ann Intern Med 2007;147(7):482.

Algoritmo de Tratamento de Lombalgia em Adultos

Lombalgia não sob terapia
↓
Iniciar prova de terapia de tempo limitado, acompanhamento dentro de quatro semanas
↓
Lombalgia sob terapia
↓
Ⓐ Avaliar resposta ao tratamento
↓
Lombalgia resolvida ou melhorada sem déficits funcionais importantes?
↓ Sim / Não
- Sim → Continuar autocuidado; reavaliar em um mês
- Não → Sinais ou sintomas de radiculopatia ou estenose espinal
  ↓ Sim / Não
  - Sim → Considerar imageamento diagnóstico (MRI) se já não tiver sido feito; considerar encaminhamento
    ↓
    Compressão importante (concordante) de raiz nervosa ou estenose espinal está presente?
    ↓ Sim / Não
    - Sim → Considerar encaminhamento para consideração de cirurgia ou outros procedimentos invasivos
    - Não → Reavaliar sintomas e fatores de risco e reavaliar diagnóstico; considerar estudos de imageamento
  - Não → Considerar intervenções alternativas farmacológicas ou não farmacológicas para déficit funcional importante, considerar abordagem multidisciplinar mais intensiva ou encaminhamento
↓
Retornar para avaliação da resposta ao tratamento → Ir para **Ⓐ**

MRI, magnetic resonance imaging.

Intervenções para o Tratamento de Lombalgia

Tipo de Intervenção	Dor aguda (duração < 4 semanas)	Dor subaguda ou crônica (duração > 4 semanas)
Autocuidado		
Conselho para permanecer ativo	Sim	Sim
Aplicação de calor superficial	Sim	Não
Livros, folhetos de informação	Sim	Sim
Terapia farmacológica		
Acetaminofeno	Sim	Sim
Antidepressivos (ATCs)	Não	Sim
Benzodiazepínicos	Sim	Sim
NSAIDs	Sim	Sim
Relaxantes musculares esqueléticos	Sim	Não
Tramadol (Ultram), opioides	Sim	Sim
Terapia não farmacológica		
Acupuntura	Não	Sim
Terapia comportamental cognitiva	Não	Sim
Terapia com exercício	Não	Sim
Massagem	Não	Sim
Relaxamento progressivo	Não	Sim
Manipulação espinal	Sim	Sim
Ioga	Não	Sim
Reabilitação interdisciplinar intensiva	Não	Sim

Nota: Intervenções suportadas por evidência grau B (pelo menos evidência de qualidade razoável de benefício moderado, ou pequeno benefício mas sem dano, custos ou encargos significantes). Nenhuma intervenção foi suportada por evidência grau A (evidência de boa qualidade de benefício substancial).

NSAID, nonsteroidal anti-inflammatory drug; TCA, tricyclic antidepressant.

Adaptada com permissão de Chou R, et al. Diagnosis and treatment of low back pain: a joint clinical practice guideline from the American College of Physicians and the American Pain Society [published correction appears in Ann Intern Med. 2008;148(3):247–248]. Ann Intern Med. 2007;147(7):482.

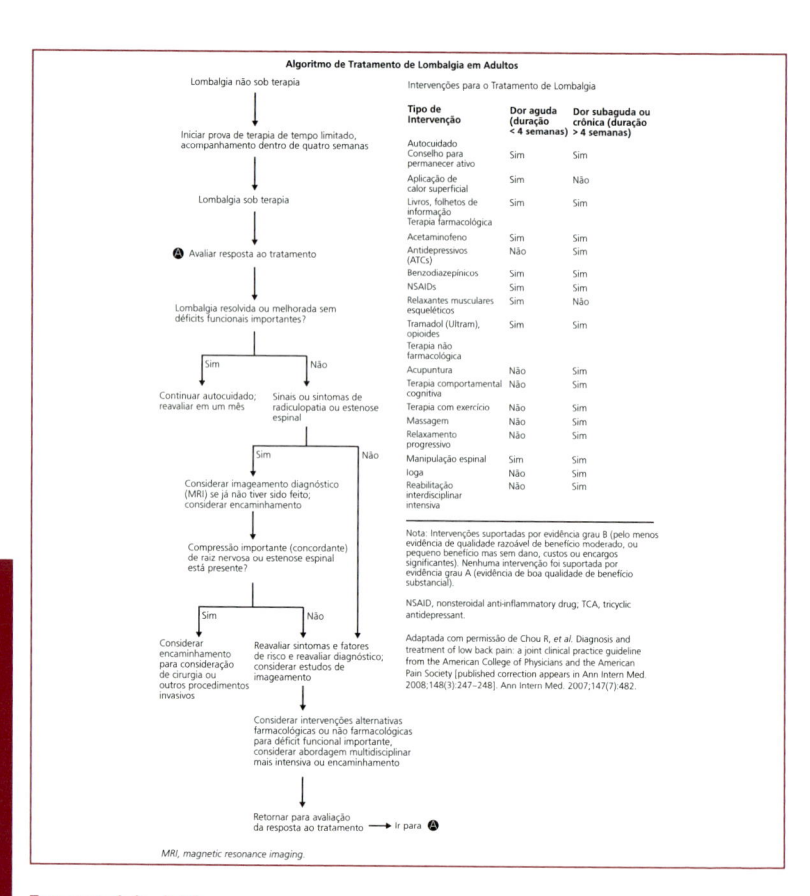

Tratamento da Lombalgia

- **Terapia não intervencionista:**
  - Terapia não farmacológica (fisioterapia, alongamento e exercícios de alongamento, massagem, exercícios de mente/corpo, programa de exercício em casa, terapia de relaxamento, *biofeedback* (ajuda na modificação da percepção da dor), acupuntura, TENS, modificação do estilo de vida (cessação do fumo), evitação de gatilhos, gelo, calor, terapia cognitivo-comportamental)
  - Terapia farmacológica (analgésicos e adjuvantes)
    - NSAIDs, acetaminofeno, relaxantes musculares (ciclobenzaprina), antidepressivos tricíclicos (nortriptilina), inibidores seletivos da recaptação de serotonina (sertralina, fluoxetina), inibidores da recaptação de serotonina norepinefrina (duloxetina), anticonvulsivantes (gabapentina), anestésicos locais (adesivo de lidocaína), opioides
- **Terapia intervencionista:**
  - Injeção de esteroide epidural/caudal (ESI/CSI), bloqueio seletivo de raiz nervosa (SNRB), injeção em articulação facetária (FJI), bloqueio de ramo facetário medial (FMBB), lesão de radiofrequência (RFL), rizotomia nervosa, estimulador da medula espinal (SCS), terapia intratecal, quimionucleólise, procedimentos ablativos intradiscais, terapia se substiuição discal
  - Podem fornecer importante alívio da dor, mas são frequentemente temporárias e exigem repetição de procedimentos

- Alguns procedimentos podem ser realizados como testes diagnósticos (injeções facetárias, FMBBs)
- SCSs podem ser especialmente úteis no tratamento de dor de extremidade
- Procedimentos cirúrgicos (p. ex., discectomia, laminectomia, artrodese espinal)
- Indicações: Evacuação aguda de hematoma, síndrome de cauda equina aguda, déficit neuromotor progressivo/grave, déficit neuromotor persistente após 6–8 semanas de tratamento, infecção, trauma/fratura, tumor, deformidades anatômicas graves

Procedimentos intervencionais devem ser evitados, se o paciente estiver sob coagulantes, tiver uma coagulopatia, ou infecção no local da injeção. Riscos incluem injeção inadvertida intraneural, epidural, intratecal, subdural e intravascular.

Bandeiras Vermelhas que Podem Exigir Dx e Tratamento Emergente/Urgente

Fratura Nova
   Grande trauma
   Pequeno trauma/levantamento de peso em pacientes com osteoporose

Tumor/Infecção:
   Idade < 20 ou > 50 (na ausência de trauma)
   História de câncer ou sintomas constitucionais (p. ex., febre, perda de peso, fadiga)
   Fatores de risco de infecção (p. ex., imunossuprimido, abuso de droga IV, procedimento invasivo recente)
   Dor noturna grave incessante

Síndrome da cauda equina: Anestesia em sela, disfç. intestinal/vesical, déficits neurológicos progredindo rapidamente

Tratamento da Lombalgia Aguda:
- 4 a 6 semanas desde o início
- 90% de todos os pacientes com lombalgia têm resolução dentro de 6 meses
- Necessário excluir condições mais sérias (ver "Bandeiras Vermelha")
- Imagem diagnóstico (considerar radiografia simples, CT, MRI, dependendo da gravidade e urgência dos sintomas)
- Objetivo é retornar ao estilo de vida normal rapidamente
- Geralmente responde ao tratamento não invasivo:
- Estabelecer expectativas, educação do paciente, autocuidado
- Modificação do nível atual de atividade, fisioterapia delicada
- Desenvolver programa de exercício em casa
- Calor ou gelo
- Terapia farmacológica (NSAIDs, acetaminofeno, relaxantes musculares, geralmente não necessita de terapia opioide)

Tratamento da Lombalgia Subaguda:
- 4–6 semanas a 6 meses desde o início
- Objetivo é retardar e/ou deter a progressão para lombalgia crônica com retorno ao estilo de vida normal
- Imagem diagnóstica (radiografia simples, CT, MRI, dependendo da gravidade e urgência dos sintomas)
- Fisioterapia, e também desenvolver um programa de exercício em casa
- Considerar encaminhamento a especialista de coluna/dor, avaliação psicossocial
- Radiculopatia não emergencial: considerar avaliação cirúrgica e procedimentos intervencionais minimamente invasivos (p. ex., injeções de esteroides epidurais)
- NSAIDs, acetaminofeno, relaxantes musculares, antidepressivos, +/– opioides

Tratamento da Lombalgia Crônica:
- > 6 meses desde o início
- História e exame físico detalhados
- Objetivo é limitar sintomas com retorno a um estilo de vida modificado
- Imagem diagnóstica (radiografia simples de abdome, CT, MRI, repetir imageamento, se necessário; p.ex., início novo ou alteração nos sintomas)
- Fisioterapia, e também desenvolver programa de exercício em casa
- Modificações do estilo de vida conforme necessário
- Encaminhamento a especialista de coluna/dor (para procedimentos intervencionais), avaliação psicossocial
- Tratamento a longo prazo: terapia não invasiva e invasiva (ver seção sobre tratamento acima)

ESTENOSE DO CANAL ESPINAL LOMBAR

Fisiopatologia
- Degeneração de discos, articulações e/ou vértebras leva à instabilidade que causa formação de osteófitos, hipertrofia e calcificação do ligamento longitudinal posterior, levando ao estreitamento do canal espinal (central +/– recesso lateral)
- Pode resultar em estenose do canal central e/ou dos forames
- Estenose pode-se estabilizar ou progredir
- Sintomas também conhecidos como claudicação neurogênica

Avaliação
- História e exame físico
- Exame pode ser relativamente normal; resultado de estudos por imagem é importante para diagnóstico
- Lombalgia constante ou intermitente, irradia-se para uma/ambas extremidades inferiores
- Frequentemente, pacientes caminham inclinando-se para frente ("postura de carrinho de mercado")
- Perda da lordose lombar
- Dor percebida principalmente com a marcha, especialmente em descida e/ou após ter estado em pé
- Claudicação neurogênica (dor nas pernas posteriores bilateral piorando com deambulação, aliviada ao sentar e se inclinar para frente)
- Estenose central: Dores axial e radicular, dor radicular geralmente não dermatomal (p. ex., extremidades inferiores doem com a marcha); sob demais aspectos exame neurológico normal das extremidades inferiores
- Estenose foraminal (pode causar dor radicular): pode-se apresentar com alterações sensitivas, motoras ou de reflexos ao longo da distribuição dermatomal; fatores exacerbadores: Marcha (especialmente escada abaixo), ficar em pé, extensão (encurvamento do ligamento amarelo e protrusão discal), fatores aliviadores: Repouso, sentar/deitar, flexão
- Imagem diagnóstica: Muito importante para diagnóstico
- CT: Visualização de alterações ósseas e ligamentares
- MRI: Visualização da medula espinal e comprometimento de raízes nervosas

Tratamento
- Terapia não intervencionista: Ver a seção sobre tratamento na introdução
- Terapia intervencionista:
  - Estenose do canal central: Injeção de esteroide epidural interlaminar/transforaminal (se estenose em único nível)/caudal (se em múltiplos níveis)
  - Estenose foraminal: Injeção de esteroide epidural, SNRB (bloqueio seletivo de raiz nervosa)
  - Aparelhos interespinosos (p. ex., espera em X [X-stop] para diminuir extensão, compressão discal na estenose mais branda)
  - Procedimento MILD (descompressão lombar percutânea)
  - Terapia intratecal (esp. benéfica na estenose espinal decorrente da fratura de compressão ou após intervenção cirúrgica sem sucesso)
  - SCS (estimulador da medula espinal) (MRI torácica e lombar para avaliar espaço para colocação de cabo), estimulação de DRG (gânglio da raiz dorsal) na estenose de canal central, cabos em pás (se não houver espaço para cabos percutâneos)
- Procedimentos cirúrgicos (p. ex., cirurgia descompressiva)

CIRURGIA FALHADA DAS COSTAS

Fisiopatologia
- Diagnóstico de síndrome de cirurgia falhada das costas não é um diagnóstico específico por si próprio, e seu uso é desaconselhado em lugar de um diagnóstico mais específico
- Causas: tecido cicatricial no canal espinal, desenvolvimento de aderências, lesão de nervos durante cirurgia, hérnia discal recorrente, artropatia de articulação facetária acima/abaixo da área de artrodese, irritação de nervos/osso pela instrumentação, CRPS (síndrome de dor regional complexa)
- Persistência ou recorrência da dor original ou desenvolvimento de uma dor nova

Avaliação
- História e exame físico:
- História de cirurgia lombar (obter sintomas pré- e pós-operatórios, achados operatórios e níveis de instrumentação são importantes para avaliar novos achados)
- Imagem diagnóstica:
  - Radiografias simples: avaliar alterações ósseas/instrumentais
  - CT: avaliar osso e espaço do canal no contexto de equipamento incompatível com MRI
  - MRI: avaliar tecido mole no contexto de aparelhagem compatível com MRI ou após cirurgias sem colocação de aparelhagem.

Tratamento
- Difícil de tratar
- Terapia não intervencionista:
  - Consultar a seção de tratamento na introdução
- Terapia intervencionista:
  - Injeções epidurais: podem não atingir áreas afetadas que estão bloqueadas por tecido cicatricial ou aderências
  - Injeções paravertebrais/transforaminais possível podem contornar o tecido cicatricial para afetar diretamente o nervo comprometido
  - Epiduroscopia com lise de aderências (não mais comumente executada)
- Terapia intratecal (frequentemente efetividade limitada):
  - Estimulador da medula espinal pode ser útil especialmente para dor radicular (alguma evidência de que possivelmente é melhor que tratamento clínico e reoperação)
  - Outras: estimulação de DRG (gânglio da raiz dorsal), PNF (campo nervoso periférico) e DB (cérebro profundo) são possíveis
  - Procedimentos cirúrgicos: cirurgia repetida tipicamente não tem sucesso

Osteoartrite vs. Artrite Reumatoide

Osteoartrite vs. Artrite Reumatoide		
	Osteoartrite	**Artrite reumatoide**
Idade de Início	Geralmente > 40 anos de idade	Qualquer idade
Velocidade de Início	Lenta (anos)	Rápida (semanas a meses)
Articulações Afetadas	Frequentemente limitada a um conjunto de articulações (monoarticular): Frequentemente assimétrica: articulações DIP e grandes articulações que sustentam peso (joelho, quadril)	Frequentemente pequenas articulações (mãos, pés, coluna cervical) e ocasionalmente maiores (cotovelo, joelho); poliarticular; frequentemente comprometimentos simétricos
Rigidez Matinal	< 1 h: Pode recidivar durante o dia	> 1 h
Patologia Articular	Não inflamatória, "desgaste"	Sintomas inflamatórios
Sintomas Articulares	Articulações dolorosas sem edema; crepitação; início gradual, muitas vezes unilateral	Articulações dolorosas, inchadas, quentes, rígidas, início mais rápido; frequentemente simétrico
Sintomas Associados	Nenhum	Mal-estar generalizado, sintomas constitucionais, e comprometimento de outros sistemas de órgãos
Sintomas Sistêmicos	Nenhum	Fadiga, mal-estar generalizado

Fonte: Urman RD, Vadivelu N. Pocket Pain Medicine. Lippincott, Williams & Wilkins, 1st Ed., 2011, p 31-6.

DOR NEUROPÁTICA PERIFÉRICA
- As causas incluem diabetes, câncer, herpes-zóster, infecções, trauma, dç. autoimune
- Lesão de nervos periféricos é frequentemente associada a distúrbios nervosos autonômicos

Mononeuropatia Diabética
Fisiopatologia
- Por lesão microvascular diabética comprometendo pequenos vasos sanguíneos que suprem os nervos
- Associada a sintomas sensitivos, motores e autonômicos
- Muitas vezes associada à paralisia do 3º nervo; mononeuropatia; mononeuropatia múltipla; amiotrofia diabética; polineuropatia; neuropatia autonômica e toracoabdominal

Sintomas
- *Sensitivos:* Ardência, picadas, alfinetadas e agulhadas, pontada, sensação elétrica
- *Motores:* Coordenação fina distal prejudicada e fraqueza proximal (dificuldade de subir escadas)
- *Autonômicos:* Frequentemente comprometendo o sistema cardiovascular, GI e/ou sistema geniturinário

Avaliação
- Avaliação da aparência dos pés, presença de ulceração, e reflexo aquileu
- Resultados normais na testagem com vibração (diapasão de 128 Hz) ou monofilamento tornam menos provável neuropatia periférica de grandes fibras
- Testes de condução nervosa podem mostrar ↓ fç. nervosa periférica, mas não há teste de rotina apropriado

Tratamento
- Principalmente medidas preventivas e sintomáticas
- Otimizar controle glicêmico
- Tratamento farmacológico: tópicos (adesivos Lidoderm, capsaicina), antidepressívos tricíclicos (amitriptilina, nortriptilina, desipramina), inibidores seletivos da recaptação de norepinefrina (duloxetina, venlafaxina), anticonvulsivos (pregabalina)
- Fisioterapia, incluindo treinamento de marcha
- *Estimulação nervosa elétrica transcutânea* (TENS) e *corrente interferencial* (IFC)
- Outros (ácido alfalipoico, metilcobalamina, peptídeo C, terapia fotoenergética)

Neuralgia Pós-Herpética (PHN)
- Incidência ~131/100.000 por ano; mais provável em pacientes idosos ou imunocomprometidos
- Reativação do vírus varicela no gânglio → ganglionite e neurite periférica segmentar

Sintomas
- Maioria (50%) da AHN e PHN ocorre nos dermátomos torácicos (especialmente T4–T6)
- Locais mais comuns na cabeça/pescoço: V1 (10–20%) e dermátomos cervicais (10–20%)
- 75% dos pacientes com AHN têm dor prodrômica dermatomal (ardência na profundidade, latejamento, facada) que pode preceder a erupção por dias a semanas
- 3–7 dias mais tarde, área afetada se torna vermelha e edemaciada com áreas típicas de pequenas vesículas herpéticas, perda da cor normal da pele e possível ulceração da córnea; lesões na pele formam crosta pelos 7–10 dias e se curam em aproximadamente 1 mês
- Hiperestesia geralmente regride com cura da lesão cutânea
- Complicações incluem infecção bacteriana da pele, uveíte, ceratite, neuropatia motora, meningite, e herpes-zóster ótico (auditivo)
- Sinais sistêmicos de febre, pescoço rígido, cefaleia, náusea, neuropatia regional ou difusa ocorrem em 5% dos casos, mas geralmente não são associados a complicações
- 10–15% dos pacientes com AHN desenvolvem PHN, definida como dor durando além de 4 meses após o início da erupção (dor muitas vezes grave, debilitante, queimando constantemente, e exacerbada por toque leve, movimento, temperatura e ansiedade)

Avaliação
- História e exame físico
- Estudos de laboratório (anticorpo IgM sérico, PCR [rç. cad. polimerase] para DNA viral, esfregaço de Tzanck para infecção aguda)
- Imagem diagnóstica: CT ou MRI (para excluir outras causas)

Tratamento
- Objetivo principal: Reduzir dor aguda e probabilidade de desenvolvimento de PHN
- Tratar dentro das primeiras 72 h: Diminui duração dos sintomas e evita PHN
- Antivirais: Aciclovir oral em alta dose acelera resolução de lesões agudas e pode reduzir o risco de dor prolongada
- Em pacientes imunocomprometidos, aciclovir IV pode prevenir progressão da doença
- Nenhum benefício a longo prazo quando corticosteroides adicionados ao esquema de aciclovir
- Opioides: Úteis para aliviar a dor contínua aguda
- Analgésicos adjuvantes: Gabapentina, antidepressivos
- Carbamazepina: Monitorização laboratorial rígida é necessária quanto à mielossupressão
- Fenitoína: Monitorização rigorosa do nível sérico (risco de estado semelhante a pseudolinfoma, redução nos níveis de ácido fólico, anemia megaloblástica)
- Terapia adjuntiva: Pomada de óxido de zinco, sulfato de alumínio tópico
- Modificação de estilo de vida e comportamental
- Terapia alternativa (p. ex., *biofeedback*, terapia de relaxamento)
- Exercícios de alongamento da área afetada
- Terapia intervencionista
  - Bloqueio de gânglio estrelado: Pode fornecer melhora sintomática (frequentemente combinação de anestésico local e corticosteroide) e prevenir PHN
  - Ao bloquear estimulação simpática profunda, pode prevenir isquemia no leito capilar intraneural com dano nervoso irreversível

Complicações
- Especialmente prováveis em pacientes idosos e imunocomprometidos: Disseminação cutânea e visceral
- Mielite (p. ex., perda de fç. intestinal, vesical, paresia)
- Neuropatia, acidente vascular encefálico
- Oculares (p. ex., ceratite, perda de visão), perda auditiva

Síndrome de Dor Regional Complexa (CRPS)
- **Tipo I** (distrofia simpaticorreflexa [RSD], atrofia de Sudeck, distrofia neurovascular reflexa [RND], algoneurodistrofia) não tem lesão nervosa demonstrável
- **Tipo II** (causalgia)

Sintomas
- Caracterizada por uma dor ardente, cauterizante, fora de proporção ao trauma causador ou à aparência clínica
- Descrita como uma sequela de trauma, cirurgia, trabalho dentário difícil, ou trauma da cabeça, mas há casos que não tiveram lesão descrita do local afetado
- Calor, rubor e dor localizados foram observados, bem como alterações tróficas em extremidade com CRPS típica
- Dor precipitada ou aumentada por estimulação local ou estresse

Avaliação
- História e exame físico
- Imagem diagnóstica: CT, MRI, SPECT

Tratamento
- Exercícios de alongamento da área afetada
- Terapia farmacológica
  - Antidepressivos, anticonvulsivante, cetamina intranasal, clonidina tópica, lidocaína transdérmica, mexiletina
  - Segunda linha: Opioides
- Modificação do estilo de vida e comportamental
- Terapia alternativa (p. ex., *biofeedback*, terapia de relaxamento)
- Terapia intervencional
  - Bloqueio de gânglio estrelado ou simpático lombar pode dar melhora sintomática (frequente combinação de anestésico local e corticosteroide)
  - Simpatectomia cirúrgica tem sido efetuada, quando bloqueamento deu apenas alívio temporário
  - Estimulação de colunas dorsais (SCS)

NEURALGIA TRIGEMINAL

Incidência
- ~10.000 americanos desenvolvem neuralgia trigeminal a cada ano
- Ocorrência anual é de 4/100.000
- Início raro antes da idade de 35, geralmente ocorre > 50 anos de idade
- Relação mulheres para homens é 1,7:1
- Comprometimento no lado direito é mais comum
- *Tic douloureux* designa a careta que ocorre com os ataques de dor

Etiologia
- Mais comumente idiopática
- Microneuroma do CNV ou compressão/pulsação vascular (geralmente por artéria cerebelar superior)
- Outras causas incluem aneurisma, esclerose múltipla (MS), tumor (schwannoma do CNV, compressão extraneural por tumor de tecido circundante), trauma, meningite basal crônica, diabetes melito (DM), anomalias congênitas
- Nota: Aneurisma, MS, tumor, trauma, DM, anomalias congênitas devem ser acompanhados por outros sinais e sintomas físicos (neural trigeminal sintomática)

Sintomas
- Um dos tipos mais graves de dor que se pode sofrer: Tratar como emergência para evitar possível suicídio
- Dor lancinante episódica grave, em facada, afiada, unilateral na distribuição de um ou mais dos ramos do nervo trigêmeo, mais frequentemente V2
- Unilateral: geralmente não afeta ambos os lados ao mesmo tempo
- Embora episódios tipicamente durem apenas alguns segundos e venham em cadeias consecutivas, cada ataque total pode durar até 15–20 min
- Ataques podem ocorrer diariamente ou várias vezes por semana/mês
- Pacientes geralmente não têm sintomas entre os ataques (dor surda entre ataques sugere compressão persistente, p. ex., tumor)
- Ataques são frequentemente desencadeados por estímulo inócuo como toque, mastigação, movimento facial e vento frio em algum lugar na distribuição do nervo afetado
- Para minimizar ataques, pacientes frequentemente se abstêm de falar, movimento expressivo facial ou mesmo comer
- Com ataques graves, pacientes podem facilmente ficar desidratados por evitar bebidas e alimentos

Avaliação
- História
- Exame físico é frequentemente normal

> Perda de reflexos corneanos, alterações sensitivas, dor que cruza a linha mediana e dor bilateral ao mesmo tempo → excluir outras causas

- Imagem diagnóstico: CT ou MRI/MRA da cabeça – forma atípica
- Pacientes experimentam dor constantemente ou durante um período inusitadamente prolongado
- Esta pode ser uma condição extremamente debilitante que reduz a qualidade de vida

Tratamento
- Terapia farmacológica
  - 80% dos pacientes respondem ao tratamento com carbamazepina (necessário monitorização lab rígida quanto à supressão da medula óssea); melhora algumas vezes ocorre dentro de horas; até 20% dos pacientes, especialmente pacientes idosos, têm efeitos colaterais, como ataxia, sonolência e confusão; depressão da medula óssea também foi relatada
  - Clonazepam e gabapentina com baclofeno também foram usados
  - Se for necessário alívio imediato, usar lidocaína IV ou fenitoína até que o paciente seja capaz de tolerar medicação oral
  - Segunda linha: Considerar opioides
- Modificação do estilo de vida: Especialmente evitar gatilhos (p. ex., tocar, mastigar, movimento facial, vento frio)
- Modificação comportamental
- Terapia alternativa (p. ex., *biofeedback* terapia de relaxamento, acupuntura)
- Terapia intervencionista
  - Bloqueio de nervo trigêmeo ou do gânglio de Gasser (predominantemente combinação de anestésico local isento de preservativo e corticosteroide)
  - Neurólise, rizotomia percutânea, radiocirurgia com gamabisturi
  - Rizotomia térmica com radiofrequência estereotática percutânea
  - Estimulação talâmica estereotática
  - Cirurgia descompressiva microvascular (p. ex., procedimento de Janetta)

Neuralgia Occipital
Dor pode ser neuropática, miofascial ou referida, bem como secundária a alterações osteoartríticas da coluna cervical

Etiologia
- Compressão de nervo occipital em decorrência de artéria occipital, tecido cicatricial, massa
- Trauma por cirurgia cervical ou craniana, história de lesão de chicotada
- Transtornos de dor miofascial cervical ou distonias
- Dor referida de discos cervicais ou articulações facetárias

Sintomas
- Dor na distribuição do nervo occipital maior ou menor
- Constante unilateral, surda, contínua, com sensações de facada afiada paroxística
- Dor associada à dor à palpação de nervo occipital, dor miofascial, e pontos-gatilhos na musculatura cervical
- Possível associação à neuralgia trigeminal e cefaleias tipo de tensão, enxaqueca, ou alterações autonômicas de cefaleias em cacho

Avaliação
- História e exame físico
  - Dor à palpação sobre a base do nervo occipital
  - Sinal de Tinel na área inervada pelo nervo occipital
- Imagem diagnóstica: CT ou MRI/MRA da cabeça para excluir causas secundárias

Tratamento
- Terapia farmacológica
  - Primeira linha: NSAIDs, anticonvulsivos, TCAs
  - Segunda linha: Opioides
- Modificações de estilo de vida e comportamentais: evitar gatilhos
- Terapia alternativa: *Biofeedback*, terapia de relaxamento, ioga, acupuntura, TENS
- Terapia intervencionista
  - Bloqueio de nervo occipital com anestésico local sem preservativo +/– corticosteroide
  - FMBB (bloqueio de ramo facetário medial) cervical superior com anestésico local sem preservativo/corticosteroide

- FJI (injeção articulação facetária) cervical superior com anestésico local sem preservativo +/− corticosteroide
- RFL (lesão de radiofrequência) de nervo facetário medial cervical superior ou nervo occipital após bloqueio diagnóstico
- Injeção de toxina botulínica na musculatura cervical especialmente para componente de dor miofascial
- Neurólise de nervo occipital por injeção de álcool, fenol ou crioablação
- Estimulador de nervo occipital
- Cirurgia
  - Cirurgia descompressiva de nervo occipital
  - Neurectomia occipital ou ganglionectomia de C2

CEFALEIA

Síndromes de Cefaleia Primária
- Tensão: A forma mais comum de cefaleia primária (~90%); descrita principalmente como pressão constante, muitas vezes bilateral; pode radiar dos músculos do pescoço, dorso ou outros grupos musculares
- Enxaqueca: *Ver adiante*
- Cacho: Cefaleia orbitária breve, paroxística, periódica, que pode acordar do sono ± lacrimejamento, rinorreia, congestão conjuntival ou síndrome de Horner unilateral

Causas Secundárias de Cefaleias
- Vasculares: AVE, hemorragia intracerebral, SAH, hematoma subdural, AVM, aneurisma não roto, hipertensão arterial, trombose venosa
- Infecção: Meningite, encefalite, abscesso
- Tumor cerebral
- Distúrbio do CSF: Volume ↑ (hidrocefalia) ou ↓ (após LP) do CSF
- Neuralgia trigeminal
- Extracranianas: Sinusite, síndrome da TMJ, arterite temporal

Avaliação Clínica (*JAMA 2006;296:1274*)
- História: Qualidade, gravidade, localização, duração, tempo de início, fatores de exacerbação/alívio
- Sintomas associados (alterações visuais, náusea, vômito, fotofobia)
- Sintomas neurológicos focais
- Traumatismo da cabeça ou pescoço, sintomas constitucionais
- Medicações, abuso de substância
- Exames geral e neurológico
  - *Sinais de advertência que devem provocar neuroimagem*
    A pior jamais sentida, piorando com o passar dos dias, acorda do sono
    Vômito, agravada por esforço físico ou Valsalva
    Febre, exame neurológico anormal, aura, cefaleia tipo salva

---

Enxaqueca

Epidemiologia
- Afeta 15% das mulheres e 6% dos homens; início geralmente pelos 30 anos de idade

Manifestações Clínicas (*Lancet* 2004;363:381; *JAMA* 2006;296:1274)
- Cefaleia latejante ou pulsátil, retro-orbitária, unilateral ou bilateral: dura 4–72 h
- Frequentemente acompanhada por náusea, vômito, fotofobia
- "POUNDING": Pulsátil; duração 4–72 hOras; Unilateral; Náusea e vômito; causando Deficiência
  Razão de probabilidade (LR) 3,5 se 3 critérios forem preenchidos, LR 24 se ≥ 4 critérios forem preenchidos
- Clássica (18%) = aura visual (escotomas com margem denteada ou colorida) precedem cefaleia
- Comum (64%) = cefaleia sem aura
- Complicada = acompanhada por déficit neurológico estereotipado que pode durar horas
- Gatilhos: Estresse, fome, alimentos (queijo, chocolate) e aditivos alimentares (MSG [glutamato monossódico]), fadiga, álcool, menstruação, exercício, luz tremeluzente

Tratamento (*NEJM* 2002;346:257)
- Eliminar gatilhos
- Profilaxia: TCA, β-bloqueadores, CCB, ácido valproico, topiramato (*JAMA* 2004;291:965)
- Terapia abortiva:
  ASA, acetaminofeno, cafeína, NSAIDs em alta dose
  Metoclopramida IV, proclorperazina IM ou IV
  Agonistas 5-HT$_1$ ("triptanos"); contraindicados em pacs. com enxaqueca complicada, CAD, AVE prévio
  Combinação de triptano + NSAID é mais eficaz que qualquer dos dois agentes isoladamente (*JAMA* 2007;296:1443)
  Ergotamina, diidroergotamina; usar com cautela em pacs. com CAD

Síndrome de Dor Miofascial (MPS)

Epidemiologia
- Mulheres > homens (54–65 vs. 37–45%); início geralmente 20–50 anos de idade

Etiologia
- Causa mais comum de EMG é trauma e sobrecarga aguda de músculos (p. ex., microtrauma de movimento repetitivo, estresse mecânico, sobrecarga muscular por má postura, discrepância de comprimento de pernas, imobilidade prolongada, excesso de uso de músculos não condicionados)

Fisiopatologia
- Pontos-gatilhos miofasciais mostram atividade eletromiográfica (EMG) espontânea
- Microtrauma repetitivo leva à contração muscular prolongada e isquemia local (conforme evidenciado por níveis diminuídos de adenosina trifosfato [ATP] e creatinina, mesmo apesar de níveis de lactato e glicogênio serem normais)
- PGs (pontos-gatilhos, "trigger points" [TrPs]) possivelmente causados por contrações intrafusais ativadas simpaticamente

Sintomas
- Região cervical > quadris > ombro > região lombar em mulheres
- Quadris > ombro > região cervical > região lombar em homens
- Locais mais comuns de PGs latentes: Músculo quadrado do lombo 45%, glúteo médio 41%, glúteo mínimo 11%, piriforme 5
- Leve diminuição na amplitude de movimento (ROM), fadiga fácil, ligeira perda de destreza
- Exacerbações podem ocorrer por lesão adicional da mesma área
- TrPs podem permanecer latentes durante anos após lesão
- TrPs latentes podem ser ativados por calor ou frio intensos, tempo úmido

Avaliação
- Não existem critérios diagnósticos amplamente aceitos
- TrPs são os achados clínicos patognomônicos: geralmente 3–6 mm de tamanho no meio do ventre muscular, coincidindo com o ponto motor
- Regiões mais comumente afetadas: Músculo masseter, esplênio da cabeça, trapézio, levantador da escápula, supra ou infraespinoso, quadrado lombar, glúteo médio e tensor da fáscia lata. ROM prejudicada na área afetada é comum
- Dor à palpação focal (frequentemente com hiperalgesia ou hiperestesia)
- Sinal do salto (paciente pode gritar ou saltar em resposta à palpação de TrPs)
- Resposta de contração com encurtamento muscular transitório quando TrPs é estimulado ativamente
- Conhecimento de padrões de referência de TrPs é essencial uma vez que eles não obedeçam a padrões dermatomas ou de raízes de nervos periféricos (p. ex., palpar TrPs da coluna vertebral frequentemente refere dor à face e cabeça)
- Biópsia muscular de TrPs mostra aparência de "comido de traça" ou "degeneração cérea"

Tratamento
- Terapia intervencionista: Injeção em pontos-gatilhos (TPI)
  - Diferentes técnicas de agulha e substâncias usadas para injeção
  - Acompanhar TPIs com alongamento miofascial, fisioterapia
  - Foi recomendado limitar TPIs uma vez a cada 3 meses
- Alongamento e *spray*
- Fisioterapia (p. ex., alongamento e fortalecimento, melhoria da má postura)
- Terapia farmacológica
  - Acetaminofeno, NSAIDs, tópicos (p. ex., adesivos/pomada/creme anestésicos ou anti-inflamatórios, única substância ou cremes compostos)

Injeção em Pontos-Gatilhos

- Levantar pequena pápula na pele com agulha calibre 25 e anestésico local
- Injetar 1–3 mL de anestésico local (bupivacaína 0,25–0,5% ou lidocaína 2%) com agulha calibre 25–27 para dentro do ponto-gatilho (após aspiração negativa)
- Para injeção de corticosteroide, usar agulha maior (calibre 21–25)
  Triancinolona 40 mg/mL
  Metilprednisolona 40 mg/mL
  Dexametasona 4 mg/mL
- Se 3 ou mais injeções em ponto-gatilho no mesmo local falharem (espaçadas por 2 semanas) Considerar injeção de toxina botulínica A (Botox)

Fibromialgia

- Síndrome de dor em tecidos moles generalizada com sintomas não unicamente limitados à dor

Incidência
- 0,2–2% da população em geral entre 18–65 anos
- Segunda doença mais comum vista pelo reumatologista (depois de osteoartrite [OA])
- Proporção mulheres para homens é 10:1; 8 vezes mais prevalente em famílias

Etiologia
- Dor musculoesquelética de etiologia desconhecida (possível ligação com vírus que é também responsável pela síndrome de fadiga crônica)
- Ausentes fatores de risco específicos, mas associada à doença autoimune (p. ex., SLE, RA, síndrome de Sjögren, OA, estenose espinal, hipotireoidismo, deficiência de GH) e frequentemente coincide com estresse, trauma e secreção diminuída de hormônio de crescimento
- Mecanismo: Sensibilização central resultando em sensibilidade elevada à dor (bloqueamento de receptores a N-metil-D-aspartato [NMDA] pode diminuir a dor)
- Outros achados associados: Sono não de movimento rápido dos olhos (REM) anormal, eixo hipotalâmico-hipofisário diminuído, deficiência de hormônio de crescimento, hipodopaminergia central, metabolismo anormal da serotonina, desuso ou descondicionamento muscular
- Polimorfismos de genes nos sistemas serotoninérgico, dopaminérgico e catecolaminérgico

Sintomas
- Doença complexa acarreta dor mais três domínios-chave: Humor, sono e estresse
- Sintomas clássicos são padrões de dor crônica disseminada/difusa e incluem alodinia ou disestesia, frequentemente em distribuição simétrica, fadiga, fraqueza, perturbações crônicas do sono, perturbações da função intestinal, ansiedade, depressão
- Gatilhos: Traumas físico e emocional, infecção
- Sintomas frequentemente associados (p. ex., fadiga, HA crônica, ansiedade depressão, cistite intersticial, síndrome intestinal inflamatória)

Avaliação
- Pode ser difícil: Sintomas essenciais ainda controversos; frequentemente, diagnóstico de exclusão
- História
- Questionário de escore de impacto de fibromialgia (FIQ), história de família, sintomas associados
- Exame físico
- Mais baixa variabilidade de frequência cardíaca
- Critérios de acordo com o *American College of Rheumatology* (ACR, 1990)
  - Dor disseminada durando > 3 meses, afetando todos os quatro quadrantes do corpo; *i. e.*, ambos os lados, e acima e abaixo da cintura; presente por esqueletiva axial (coluna cervical ou tórax anterior ou coluna torácica e lombalgia)
  - Pontos sensíveis em pelo menos 11 de 18 localizações à palpação digital
- Critérios antigos focalizam TP e não incluem fadiga, sintomas cognitivos (parte do novo escore de gravidade dos sintomas [SS])
- Aproximadamente 4 kg/cm^2 de força é necessária para evocar dor em pontos sensíveis (8,8 lb/cm^2), o que é aproximadamente a quantidade necessária para descorar a unha do polegar
- **Critérios diagnósticos preliminares do ACR** [Arthritis Care & Research 2010;(62)5:600–610]
- Paciente satisfaz critérios diagnósticos para fibromialgia se 3 condições forem satisfeitas:
  - Índice de dor disseminada (WPI) ≥ 7 e escore na escala de gravidade dos sintomas (SS) ≥ 5 ou WPI 3–6 e escore na escala SS ≥ 9
  - Sintomas estiveram presentes em um nível semelhante durante pelo menos 3 meses
  - O paciente não tem uma doença que explicaria de outro modo a dor
- WPI é o número de áreas em que o paciente teve dor durante a última semana (escore total entre 0 e 19)
- A escala SS é a soma da gravidade dos 3 sintomas (fadiga, acordar não descansado, sintomas cognitivos) mais a extensão (gravidade) de sintomas somáticos em geral. Escore final entre 0 e 12
- Estudos laboratoriais (nenhum é confirmatório ou diagnóstico)
  - CRP, ESR, UA, TSH, HbA1C para determinar outros processos de doença
  - Plasma: Níveis diminuídos de cortisol, neuropeptídeo Y, fator de crescimento semelhante à insulina
  - Líquido cerebrospinal: Níveis elevados de substância P, opioides endógenos (p. ex., endorfinas e encefalinas), fator de crescimento nervoso, aminoácidos excitatórios; níveis diminuídos de metabólitos de serotonina, norepinefrina e dopamina
- Imagem diagnóstica (nenhum é confirmatório ou diagnóstico)
  - Fluxo sanguíneo diminuído dentro do tálamo, gânglios basais e mesencéfalo
  - Ativação diferencial em resposta à estimulação dolorosa
  - Interrupção da reatividade dopaminérgica em resposta a um estímulo de dor tônica dentro dos gânglios basais
  - Disponibilidade reduzida de receptores a opioides no estriado/*nucleus accumbens ventrais*

Tratamento
Diretrizes da *American Pain Society*
- Terapia alternativa
  - Educação (conhecimento de fibromialgia, nutrição, saúdes física e mental), exercício aeróbico, tai chi, terapia cognitivo-comportamental, modificação do estilo de vida (evitação de cafeína/nicotina/estimulantes, exercício, higiene do sono), terapia de relaxamento [evidência forte]
  - Exercício de alongamento e fortalecimento [evidência moderada]
  - Acupuntura, injeções em pontos-gatilhos [evidência fraca]
- Terapia farmacológica
  - Primeira linha [evidência forte]: anticonvulsivos (p. ex., pregabalina), antidepressivos tricíclicos (p. ex., amitriptilina), SSRIs (p. ex., fluoxetina, sertralina), SNRIs (p. ex., milnacipran, duloxetina, venlafaxina), ciclobenzaprina, tizanidina, sódio oxibato
  - Segunda linha [evidência moderada]: tramadol (outros opioides não recomendados, a menos que o paciente seja refratário a outras terapias, efetividade diminuída de opioides possivelmente decorrente de níveis aumentados de opioides endógenos e por isso hipersaturação dos receptores em questão), tapentadol
  - Terceira linha [evidência fraca]: acetaminofeno, NSAIDs (principalmente efetivos em pacientes com síndromes de dor semelhantes à artrite e fibromialgia)
  - Para exacerbações frequentes: Cetorolaco ou corticosteroides podem ser experimentados

Dor do Câncer

- Dor somática, neuropática, óssea e visceral relacionada com câncer ou uma combinação de
- Múltiplas etiologias: p. ex., plexopatias, metástase, dor relacionada com procedimento (síndrome dolorosa pós-mastectomia/pós-toracotomia, dor fantasma, neurite induzida por radiação, polineuropatia por quimioterapia)

Tratamento
- Tratamento deve ser sintomático e combinado com tratamentos oncológicos
- Obedecer à escada analgésica de 3 degraus (mais o degrau 4, procedimentos intervencionistas) da WHO (**Fig. 29-1**)

Tratamento da Dor Neuropática

Algoritmo de Tratamento da Dor Neuropática	
Passo 1	Avaliação da dor, história e exame físico, obter liberação de informação para rever estudos diagnósticos e registros de tratamentos prévios
Passo 2	Considerar modalidades não farmacológicas (fisioterapia; intervenções psicológicas, como CBT (ter. cogn.comport.), bio/neuro*feedback*; ou encaminhamento precoce para bloqueios nervosos em alguns casos para facilitar reabilitação na CRPS)
Passo 3	Iniciar monoterapia de primeira linha (gabapentina ou pregabalina ou TCA ou SNRI)
Resposta	**Inefetiva ou não Tolerada** — **Resposta Parcial ao Tratamento**
Passo 4	Mudar para droga de primeira linha alternativa (TCA ou SNRI ou gabapentina ou pregabalina) / Considerar acrescentar droga de primeira linha (TCA ou SNRI ou gabapentina ou pregabalina)
Resposta	**Inefetiva ou não Tolerada** — **Resposta Parcial ao Tratamento**
Passo 5	Iniciar monoterapia com tramadol ou analgésico opioide; considerar uso de ferramenta de triagem de risco de opioide, acordo de administração de medicação e consentimento informado / Considerar adicional tramadol ou analgésico opioide; considerar uso de ferramenta de triagem de risco de opioide, acordo de administração de medicação e consentimento informado
Resposta	**Inefetiva ou não Tolerada**
Passo 6	Encaminhar paciente para clínica de especialidade para consideração de drogas de terceira linha, tratamentos intervencionistas, neuromodulação e programas de reabilitação de dor

Fonte: Urman RD, Vadivelu N. Pocket Pain Medicine. Lippincott, Williams & Wilkins, 1st Ed, 2011, p 26–9.

Procedimentos Intervencionistas Selecionados

Mistura de anestésico local isento de preservativo (lidocaína 1–2%, bupivacaína 0,25–0,5%), esteroides não particulados (40–120 mg) e soro fisiológico isento de preservativo é usada em várias combinações para ESI/CSI, SNRBs, FJIs e FMBBs

- **Injeções de esteroides epidurais/caudais/transforaminais (ESI/CSI/TFE)**
  - Para tratamento de lombalgia, estenose espinal, síndrome de cirurgia falhada das costas, radiculopatia
  - Via de acesso interlaminar, transforaminal ou caudal
- **Bloqueios nervosos periféricos**
  - Para diagnóstico ou tratamento, p. ex.:
  - Bloqueios de nervo occipital/trigêmeo/facial/cutâneo femoral lateral
  - Bloqueio de plexo braquial, bloqueio intercostal, bloqueio paravertebral
- **Bloqueios de nervo ilioinguinal/genitofemoral, bloqueio de ramo facetário medial**
- Alívio de dor no pescoço e nas costas (dor provocada esp. por extensão do pescoço/costas)
- Bloqueios de ramo medial do ramo posterior de nervo espinal
  - Para dores grave e prolongada, considerar desnervação das articulações das facetas por RF

Neurólise por radiofrequência (RF)
- Interrompe condução nervosa por 3–18 meses
- Indicações: Desnervar articulações facetárias, nervo esplâncnico (para dor abd.), gânglio de nervo craniano (p. ex., gânglio trigeminal)
- RF convencional: Alta temp. 80°C aplicada durante 60–90 s em cada nível
- Só corrente de RF pulsada é recomendada em nervos periféricos
  - Geralmente feita a 42–45°C durante 120–180 s
  - Forma uma lesão se temp. neural exceder 45°C

Crioterapia
- *Definição:* Frio extremo para congelar e destruir nervos e tecido
- *Mecanismo:* Lesão celular por necrose (resultando de congelação e descongelação)
- *Técnica:* Nitrogênio líquido mais comumente usado (argônio e N_2O possíveis), *temp. desejada* –50 a –60°C; geralmente um ou dois ciclos de congelação–descongelação de 5 a 30 s efetuados cada 4–6 semanas
- **Bloqueio do gânglio estrelado**
  - *Definição:* Bloqueio do gânglio simpático cervical/torácico (fusão do gânglio cervical inferior e 1º torácico)
  - *Indicações:* CRPS (I e II), dor fantasma, angina refratária, insuficiência vascular (síndrome de Raynaud), frio, esclerodermia
  - *Efeitos colaterais:* Síndrome de Horner, extremidade quente

Bloqueio de Gânglio Estrelado – Técnica	
- Ponto de entrada	Entre traqueia e bainha carotídea ao nível da cartilagem cricoide e tubérculo de Chassaignac (C6) *(gânglio estrelado situa-se em C7, mas entrar em C6 para prevenir lesão da pleura)*

- Depois de fazer contato com C6, retirar agulha 1–2 mm *(tira-se agulha do músculo longo do pescoço)*
- Assegurar aspiração negativa, então dar **1ª dose de teste** (0,5 mL de bupiv. 0,25% ou lidoc. 2%)
- **2ª dose de teste** deve ser 3 mL de anest. local com epi 1:200.000 *(para excluir colocação IV)*
- Injetar 12–15 mL bupivac. 0,25% em alíquotas de 3 mL com aspiração intermitente
- Colocar pac. em posição sentada por 10 min (facilita dispersão sobre gânglio estrelado)
- Pac. deve ser observado por 1 h após o bloqueio

Bloqueio de Gânglio Estrelado – Complicações	
- Infecção	- Bloqueio epidural/intratecal
- Lesão vascular *(artéria carótida/veia jugular interna)*	- Anestesia do plexo braquial
- Lesão neural *(vago, plexo braquial)*	- Bloqueio do n. laríngeo recorrente *(com resultante rouquidão)*
- Pneumotórax	- Paralisia do n. frênico *(com hemidiafragma elevado)*
- Hemotórax	- Quilotórax (se bloqueio no lado esquerdo)
- Injeção intravascular *(artéria vertebral)*	

- **Discografia provocativa**
  - Efetuada para determinar se lombalgia for discogênica (originada de disco)
  - Envolve injeção de meio de contraste dentro do disco em questão (gerador da dor) mais pelo menos 1-2 níveis acima ou abaixo como nível controle
    - Teste = positivo quando é produzida dor concordante
  - Tratamento da dor discogênica
    - Terapia inicial = exercícios de estabilização lombar dinâmica
    - Se a dor persistir → ablação com RF intradiscal percutânea ou artrodese espinal
- **Estimulação da medula espinal (SCS)**
  - Indicações: CRPS, dç. vasc. perif., síndrome de cirurgia falhada nas costas e angina (ocasionalmente dor fantasma, PHN, lesão da medula espinal)

- Mecanismo: Pulsos retangulares aplicados no espaço epidural por meio de eletrodos implantados (conectados a um gerador de pulsos)
- Eficácia: 50% de alívio da dor em cerca de 50% das pessoas, especialmente benéfico para dor em extremidade
- **Bombas intratecais**: Aplicam agentes dentro do espaço intratecal (p. ex., comumente usados, predominantemente em combinação, são opioides [morfina], anestésicos locais, clonidina, baclofeno)
- **Cateteres em túnel (tunelização)** (p. ex., fornece analgesia neuroaxial)
  (intratecal/epidural) frequentemente usados para o tratamento de dor de câncer avançado
- **Procedimentos neurolíticos**
  - Executados para aliviar dor de câncer visceral em pacs. com curta expectativa de vida
  - Bloqueios incluem: Bloqueio de plexo celíaco, bloqueios de plexo hipogástrico superior/inferior e neurólise do gânglio ímpar (gânglio simpático na junção sacrococcígea)
  - Técnicas: Injeções de álcool ou fenol; crioterapia; lesão de RF

Bloqueio de Plexo Celíaco – Técnica

- Efetuado em L1.; pac. geralmente em posição prona; múltiplas técnicas
- Agulha espinal de Quincke calibre 22 ou agulha de Chiba colocada 5–7 cm lateral à linha mediana → inserir até profundidade de 7–9 cm com angulação na direção da porção anterior do corpo vertebral L1
  Via de acesso unilateral ou bilateral pode ser usada (técnica com uma ou duas agulhas)
- Injetar corante de contraste para assegurar colocação correta
- Injetar 15–20 mL de bupiv. 0,5%, ou 10–15 mL de lidoc. 2%, ou 10–15 mL de ropiv. 0,5%
- Injetar agente neurolítico (10–15 mL de álcool 50% ou fenol 7–12%)

TRANSPLANTE DE ÓRGÃOS

AMANDA J. RHEE • MARK ABEL

DOADORES NÃO VIVOS

Enxertos de Órgãos de Cadáver
- Doadores em morte cerebral, sem evidência de infecção não tratável ou malignidade extracraniana
- Critérios de morte cerebral (ver também Capítulo 33, Questões Éticas e Revelação de Eventos)
  - Comatoso sem movimento espontâneo ou resposta a estímulos dolorosos
    - Excluir causas de disfunção cerebral reversível
  - Ausência de atividade no tronco cerebral
    - Avaliar tronco cerebral quanto à ausência de reflexos do tronco cerebral
      Resposta pupilar à luz, reflexo corneano, reflexo oculocefálico (olhos de boneca), reflexo oculovestibular (teste calórico frio), reflexo de ânsia e tosse, resposta motora facial
    - Teste de apneia
      1. Pré-oxigenar pac. com O_2 100% durante 10 min e confirmar $PaCO_2$ normal
      2. Desligar ventilador e administrar O_2 por circuito em T
      3. Após 7–10 min, $PaCO_2$ > 60 mm Hg e ausência de esforço resp. confirma ausência de controle pelo tronco cerebral (teste de apneia positivo)
  - Outros testes de atividade do tronco cerebral: Doppler transcraniano, EEG, AEPs

Doadores de Órgãos com Coração Parado (NHBD) = Doação após Morte Cardíaca (DCD)
- Órgãos removidos apenas depois que sucede parada cardíaca (tempo de isquemia quente mais longo)
- Questões legais e éticas complicam aceitação ampla
- Resultados menos favoráveis (taxa ↑ de complicações biliares)

Técnicas de Preservação de Órgãos
- Limites de tempo máximo recomendado de armazenamento antes de reperfusão
  Rim – 1 a 2 dias; Coração – 6 h; Fígado – 18 h

Manejo Intraoperatório da Retirada
- Alterações fisiopatológicas na morte cerebral
  - Hipotensão, ↓ débito cardíaco, disfç. miocárdica e ↓ SVR
  - ↓ oxigenação por edema pulmonar neurogênico, *diabetes insipidus*
  - Distúrbios eletrolíticos: ↑ Na^+, ↓ K^+
  - Hiperglicemia, coagulopatia, hipotermia
- Objetivos anestésicos gerais
- SBP > 100 (MAP 70–110 mm Hg)
- PO_2 > 100 mm Hg
- Débito urinário 1–1,5 mL/kg/h
- Hemoglobina > 10 g/dL
- CVP 5–10 mm Hg
- FiO_2 < 40% (conforme tolerado) para retirada de pulmões
- Anestesia
  - Geral com ventilação de pressão positiva pulmonar
  - Bloqueadores neuromusculares não despolarizantes de ação longa
  - Anestésicos voláteis e narcóticos para controlar hemodinâmica
    - Estimulação cirúrgica pode causar respostas hemodinâmicas (*i. e.*, ↑ BP) através de vias da medula espinal
    - Pacs. com critérios de morte cerebral não têm percepção de dor (analgesia não é necessária)
  - Pressor de escolha = dopamina, outros conforme necessário
  - Colher 50–200 mL de sangue necessários para testagem pré-transplante
- Requisitos específicos dependem de que órgãos serão colhidos
  - Retirada de pâncreas: Pode ser necessário irrigar tubo oro/nasogástrico com solução Betadine (betaistina) para manter esterilidade
  - Retirada de pulmão e coração: Puxar de volta cateter de CVP e PA se necessário clampeamento transversal
  - Colheita de fígado: Fentolamina ou alprostadil geralmente dado imediatamente antes ou durante clampeamento transversal (↓ SVR e permite melhor distribuição da solução de preservação)
  - Heparina em um *bolus* (20.000–30.000 U) por solicitação do cirurgião

Doador Vivo de Rim

Critérios de Doador e Avaliação
- Testada fç. do rim doador (determinar Cr, *clearance* de Cr, excreção de proteína na urina)

Considerações Anestésicas
- GA com ETT, 1–2 linhas IV de grosso calibre
- Cateter epidural geralmente não colocado
- Posicionamento: Lateral D ou E (com mesa flexionada e descanso de rim elevado)
- Necessidades hídricas generosas (deve colocar Foley); objetivo de débito de urina 10–20 mL/kg/h
  Manitol ou furosemida podem ser usados para manter débito urinário
- Heparina dada antes que vasos renais sejam clampeados (3.000–5.000 U IV)
- Protamina pode ser dada depois que o rim foi dissecado livre e suprimento sanguíneo ligado

Procedimento Cirúrgico
- Nefrectomia laparoscópica, em vez de aberta, é preferida cada vez mais
- Complicações potenciais: Pneumotórax, enfisema subcutâneo e complicações posicionais (paciente frequentemente lateral e flexionado)

Doador Vivo de Fígado

Critérios do Doador
- Imagem (CT/MRI) e aval. lab. (LFTs/coags.) para avaliar fç. e anatomia do fígado
- Não há consenso sobre quem pode doar: Fatores associados a mau desempenho → ↑ idade do doador, esteatose do enxerto, ↑ tempo de isquemia do enxerto, ↑ dias de ICU, ↑ necessidade de inotrópico

Receptores Pediátricos
- Geralmente necessitam apenas de lobo lateral E (às vezes efetuada laparoscopicamente) ou lobo hepático E

Doadores Vivos Adultos
- Pode ser necessário apenas lobo lateral E, hepático E ou hepático D (deixa doador com 1/3 da massa original de fígado)

Morbidade e Mortalidade
- Taxas de complicação variam de 0 a 67%, taxa de mortalidade bruta = 37%
- Até 2010, houve 4 mortes nos EUA por doação viva de fígado, 8 mundialmente

Procedimento Cirúrgico
- Incisão subcostal D *versus* incisão em V invertido *(chevron)*
  → Fígado mobilizado e estruturas vasculares dissecadas livres
  → Fígado transeccionado
  → Estruturas de ductos biliares e vasculares suturadas sobre si próprias, hemostasia realizada, incisão fechada

Considerações Anestésicas
- GA com ETT; duas linhas IV de grosso calibre ou um cateter 8,5 Fr; linha arterial; +/− CVP
- Concentrado de (PRBCs) deve estar disponível (embora perda sanguínea geralmente seja < 1 L)
- Considerar epidural torácica pré-op. (alguns não colocar – temor de autoanticoagulação após lobectomia direita)
- Tubo oro/nasogástrico para descompressão gástrica (melhora exposição)
- Manipulação do fígado pode causar hipotensão por ↓ retorno venoso

Doador Vivo de Pulmão

Receptor geralmente recebe 1 lobo pulmonar de 2 doadores vivos diferentes (1 LLL e 1 RLL)

Morbidade e Mortalidade
- Mortalidade baixa, morbidade alta (61% em um estudo)
  Complicações: Reexploração, derrame pleural, hemorragia, lesão de n. frênico, pericardite, pneumonia, íleo

Considerações Anestésicas
- GA com ETT; acesso IV de grosso calibre; linha arterial
- Posicionamento: Decúbito lateral
- +/− cateter epidural torácico
- Heparina dada imediatamente antes da ligadura da artéria lobar

Procedimento Cirúrgico
- Incisão de toracotomia
- Geralmente colhido lobo inferior esquerdo (LLL) ou lobo inferior direito (RLL)

Contraindicações a TRANSPLANTE de Órgão Sólido	
Contraindicações Absolutas	**Contraindicações Relativas**
• Infecção não controlada ativa • Condição cardiopulmonar/clínica grave • Incapacidade de tolerar imunossupressão (AIDS) • Abuso continuado de droga/álcool • Morte cerebral • Malignidade extra-hepática • Incapacidade de obedecer ao esquema médico • Falta de suporte psicossocial	• Falta de obediência • História de abuso de droga • Idade avançada • Instabilidade psicológica • Infecção por HIV

ANESTESIA PARA TRANSPLANTE RENAL

Indicações
- Doença renal policística
- Insuficiência renal relacionada com diabetes melito
- Nefropatia hipertensiva
- Doença glomerular
- Doença tubulointersticial
- Outras doenças familiais ou congênitas

Avaliação Pré-Operatória
- Checar eletrólitos na manhã da cirurgia (retardar cirurgia se $K^+ > 6$ mEq/L)
- Deve fazer diálise dentro de 24 h da cirurgia
- Comorbidades típicas
  CAD = principal causa de morte em pacs. com ESRD (doença renal terminal) antes e após transplante
  Anormalidade eletrolítica, HTN, DM, esvaziamento gástrico retardado, acidose, anemia
  CHF (por sobrecarga de volume e cardiomiopatia concêntrica compensadora)
  Coagulopatias (defeito qualitativo das plaquetas em pacs. urêmicos), pericardite

Manejo Intraoperatório
- Monitores padrão (evitar colocar manguito de BP no braço com fístula)
- Considerar linha arterial (se indicada pelas comorbidades)
- Considerar linha central – monitorização da CVP, capacidade de dar timoglobulina
  Pode ser difícil de colocar (linhas de diálise anteriores)

Indução e Manutenção
- Geralmente GA (RSI se gastroparesia for suspeitada – *i. e.,* diabetes de longa duração)
- Espinal e epidural tipicamente não aplicadas (disfç. das plaquetas em pacs. urêmicos)
- Evitar enflurano e sevoflurano (subproduto fluoreto orgânico pode-se acumular)
- Paralisantes
  - Considerar evitar succinilcolina (pode elevar K^+ 0,5 mEq à indução)
  - Vecurônio e pancurônio podem ter efeitos prolongados
  - Atracúrio e cisatracúrio não afetados por ESRD (degradação de Hoffman e hidrólise de éster não enzimática)
- Narcóticos
  - Metabólitos da morfina, meperidina, oxicodona podem-se acumular e prolongar a duração
  - Fentanil, sufentanil, alfentanil, remifentanil podem ser alternativas mais seguras

Procedimento Cirúrgico
- Incisão em arco de 8–10 cm da sínfise púbica à espinha ilíaca anterossuperior
- Anastomoses do enxerto geralmente feitas à veia e artéria ilíacas
  Artéria e veia ilíaca externa clampeadas para anastomose
- Tempo de isquemia quente do enxerto é geralmente cerca de 15–30 min
- Bexiga enchida via cateter de Foley (para facilitar anastomose ureteral à bexiga)
- Rim nativo só removido se pac. tiver HTN intratável ou infecção crônica

Considerações Intraoperatórias Específicas
- Hipotensão pode suceder com desclampeamento dos vasos ilíacos e reperfusão do enxerto
  Evitar agentes α-adrenérgicos que causam vasoconstrição no enxerto (fenilefrina)
  Dopamina em baixa dose (3–5 mcg/kg/min) pode ser uma opção melhor
- Heparina pode ser pedida antes de clampear os vasos ilíacos
- ↑ pré-carga (CVP de 12–15 e MAP > 60) antes de desclampear/reperfundir, pela administração de 0,9 NS (3–5 L podem ser necessários) ou coloide
- Manitol pode atuar como removedor de radicais livres e ajudar a *diuresar* o rim após reperfusão (furosemida também pode ser usada); objetivo de débito de urina > 0,5 mL/kg/h

- Bloqueador de Ca administrado antes da anastomose vascular pode evitar lesão de reperfusão
- Considerar infusão de bicarbonato para acidose metabólica importante (pH < 7,2)

Agentes Imunossupressores
- Combinação típica: Corticosteroide, ciclosporina (ou tracrolimo) e azatioprina (ou micofenolato mofetil)
- Pode-se retardar ciclosporina e tacrolimo alguns dias e usar em seu lugar globulina antitimocitária

Manejo Pós-Operatório
- Pac. geralmente extubado
- Objetivo de débito urinário > 0,5 mL/kg/h

ANESTESIA PARA TRANSPLANTE DE FÍGADO
(VER TAMBÉM CAPÍTULO 18, ANESTESIA PARA CIRURGIA GERAL)

Geral
- Sobrevida de 1 ano pós-transplante 80–90%; sobrevida de 5 anos: 60–80%
- Alocação de órgão: Com base no escore MELD (modelo de dç. hepática terminal) ou PELD (pediátrico)
- Uso crescente de Doação com Coração Parado (NHBD), embora ainda uma pequena minoria; também mais uso de critérios alargados de órgão doador (idade > 70 DM, HTN), dç. cardíaca aterosclerótica) exigindo reperfusão mais rápida

Avaliação Pré-Operatória
- Diagnósticos subjacentes dos receptores
  Hepatite C (28%), EtOH (18%), cirrose criptogênica (11%), cirrose biliar primária (9%), colangite esclerosante primária (8%), hep fulminante (6%), autoimune (6%), hep B (4%), EtOH + hep C (4%), HCC (carc. hepatocel., 2%), metabólica (4%), outros (4%)
- Manifestações extra-hepáticas de doença hepática: problemas corrigíveis incluem coagulopatia (admin. plaquetas e FFP), derrame pleural (toracentese)

Manifestações Extra-hepáticas de Doença Hepática	
Pulmonares	Hipertensão portopulmonar, síndrome hepatopulmonar, derrames pleurais
CV	Circulação hiperdinâmica (↑ débito cardíaco e ↓SVR)
GI	Hipertensão portal, varizes esofagianas, ascite
CNS	Encefalopatia, ↑ ICP (com insuficiência hepática fulminante)
Hematológicas	Trombocitopenia (↓ trombopoetina e hiperesplenismo), ↓ fatores da coagulação (↓ fç. sintetizadora, DIC, fibrinólise)
Renais	Oligúria, insuficiência renal, síndrome hepatorrenal

Manejo Intraoperatório
- Acesso venoso
  - Acesso periférico de grosso calibre (Cateter central inserido remotamente ou IV periférico 8,5 Fr)
  - Cateter venoso central 8,5 ou 9 Fr
  - Pode ser necessário acesso adicional se PA estiver na luz de cateter central 8,5 ou 9 Fr
- Monitores padrão: Linha arterial pré-indução; CVP; considerar cateter de PA e TEE
- Equipamento
  - Lab. imediato deve estar perto e ser disponível
  - Sistemas infusores rápidos montados e disponíveis
  - Hemocomponentes disponíveis (geralmente 10 U FFP, 10 U PRBCs, e plaq.)
  - Máquina de *bypass* venovenoso (com perfusionista) disponível
  - Recuperador de células

Indução e Manutenção
- Geralmente RSI (para precauções "estômago cheio") ou entubação acordada
- Pacs. frequentemente com coagulopatia (ter cuidado ao colocar linhas, ETT, tubo NG)
- Agentes inalacionais, narcóticos e relaxantes musculares durante manutenção
- Evitar cetamina – pode ↑ atividade convulsiva
- Coagulopatia moderada é permissível, contanto que não haja sangramento clínico
  - Uso agressivo de hemocomponentes pode piorar resultado
  - Hidratação conservadora em pacientes selecionados
- Manter normotermia

Manejo Pós-Operatório
- Lesões de nervos periféricos comumente decorrentes do posicionamento
- Após fechamento da pele, paciente trazido para ICU (geralmente entubado)

Fases de uma Operação de Transplante de Fígado

Fase Pré-Anepática (Dissecção)
- Finalidade principal: Dissecção da porta hepatis e mobilização do fígado nativo
- Hipotensão: Sangramento cirúrgico, drenagem de ascite/derrame, clampeamento/pressão sobre veias abd.
- Riscos de sangramento: Hip. portal, coagulopatia e cirurgia abdominal prévia
- Alterações metabólicas: ↑ K^+, acidose metabólica, ↓ Ca^{2+} (por toxicidade de citrato)
- Coagulopatia: Deficiências subjacentes de fatores, trombocitopenia e coagulopatias dilucionais
- Hipotermia (deve ser prevenida ou corrigida, ou piorará coagulopatia)
- Assegurar débito urinário adequado e euvolemia

Fase Anepática
- Começo = clampeamento artéria hepática e veia porta; fim = reperfusão do fígado doador
- Vasos perfundindo fígado são clampeados e fígado velho removido
- Tempo isquêmico quente: Começa quando fígado doador removido do gelo, termina quando reperfundido; deve-se limitar tempo de isquemia quente entre 30 e 60 min
- Veia porta, veia cava inferior (IVC) e artéria hepática geralmente clampeadas durante esta fase
- *Bypass* venovenoso ocasionalmente necessário em pacientes que não toleram clampeado transversal
  - Sangue desviado da veia porta e IVC para SVC, usu. via veia axilar
  - Vantagens: Evita ingurgitamento renal/esplâncnico, mantém pré-carga, ↑ perfusão renal; pode ↓ perda sanguínea, ↓ necessidades transfusionais
  - Desvantagens: ↑ risco de êmbolo de ar/DVT, seroma, lesão de nervo, linfocele da ferida
- Técnica alternativa pode evitar necessidade de clampeamento da IVC
  - Veias hepáticas nativas modeladas em um manguito (serve como receptáculo para IVC supra-hepática do fígado doador); anastomose cava ao manguito efetuada e IVC nativa não necessita ser clampeada
- Preparação para reperfusão: ↑ K^+ e acidose prevalentes na ausência de fígado funcionando
- Tratar agressivamente com furosemida, albuterol, ↑ ventilação, insulina/glicose hipertônica 50% e/ou bicarbonato

Fase Neo-Hepática
- Começa com reperfusão do aloenxerto; termina com completamento da anastomose biliar
- Aloenxerto lavado para tirar ar, detritos e solução preservativa residual
- Desclampeamento do fígado doador → detritos embólicos, ↑ K^+, acidose metabólica, ↓ Ca^{2+}, hipotermia, hipotensão, hipovolemia, liberação de citocinas e outros agentes desestabilizadores
- *Síndrome pós-reperfusão* (PRS) → ↓ MAP de 30% da básica, dura ≥ 1 min, dentro de 5 min de reperfusão
  - Podem-se observar arritmias, ↓ SVR, ↓ débito cardíaco, vasodilatação, ↑ pressão de enchimento ventricular E, disfç. ventricular D
  - Fatores contributivos: ↑ K^+, ↓ Ca^{2+}, acidose e perda sanguínea
  - Êmbolo de ar e tromboêmbolo podem ser vistos via eco ou inferidos via linha de AP
  - Tratamento: Minimizar ↑ K^+, ↓ Ca^{2+}, acidose; geralmente se resolve dentro de 30 min
- *Coagulopatia pós-reperfusão* → pode também se seguir à reperfusão do enxerto
  - Em decorrência de (1) liberação de heparina ou (2) ativador do plasminogênio tecidual (tPA) → fibrinólise primária
  - Efeito da heparina reversível com heparinase na tromboelastografia (TEG)
  - Crioprecipitado, FFP e antifibrinolíticos (ácido épsilon aminocaproico, ácido tranexâmico) podem tratar fibrinólise primária
  - Protamina tratará efeito da heparina
  - Coagulopatia refratária pode indicar insuficiência do enxerto
- Indicadores de boa função do enxerto: Resolução da coagulopatia e acidose metabólica, retorno de normoglicemia e produção de bile; dose renal de dopamina pode oferecer alguma proteção renal

ANESTESIA PARA TRANSPLANTE DE PULMÃO

Indicações
- COPD, fibrose pulmonar idiopática, fibrose cística (CF), deficiência de α_1-antitripsina, PPH (hipertensão pulmonar primária)
- Pacientes terminalmente doentes com pneumopatia terminal
- Menos frequentemente: Sarcoidose, reTRANSPLANTE, síndrome de Eisenmenger

Indicações de TRANSPLANTE de Coração-Pulmões (HLT)
- Pacs. com indicação de transplante e dç. ventricular importante
- Mais comumente PPH, CF e síndrome de Eisenmenger

TRANSPLANTE Unipulmonar (SLT) *vs.* TRANSPLANTE Pulmonar Sequencial Bilateral (BSLT)
- BSLT **(TP)** = 1 pulmão transplantado (começar com o pulmão nativo com pior função) seguido por um procedimento repetido no lado contralateral

Avaliação Pré-Operatória
- Valores laboratoriais: Compatibilidade ABO do doador e receptor
- Radiografia, ecocardiografia (insuficiência RV)
- Dados funcionais (incluindo PFTs) e cat. card. esquerdo (excluir CAD e *shunt* intracardíaco)
- Pacs. podem ter dificuldade para deitar (pouca função pulmonar)

Considerações Intraoperatórias
- Monitores padrão + linha arterial, linha central, cateter de PA; considerar ETT (avaliar fç. RV)
- Técnicas de isolamento pulmonar (broncofibroscópio pode ser necessário)
- 2 IVs de grosso calibre; ± cateter epidural
- Estar preparado para iniciação emergente de *bypass* cardiopulmonar

Indução e Manutenção
- Isolamento pulmonar: Tubo de luz dupla, tubo univent ou ETT + bloqueador brônquico
- Evitar N_2O (presença de dç. enfisematosa bolhosa, HTN pulm., hipoxemia intraop.)
- Manejo de hidratação geralmente conservador (ajuda com manejo pós-op.)
- Hipercapnia permissiva
- Estar vigilante para instabilidade cardíaca ou pneumotórax no lado não operatório

Procedimento Cirúrgico para TRANSPLANTE Unipulmonar
- Posição de toracotomia posterolateral (necessidade de acesso rápido a locais de canulização para *bypass* cardiopulmonar emergente pode afetar posicionamento)
- Incisão geralmente toracotomia anterior com esternotomia parcial
- Sequência de eventos cirúrgicos:
  1. Estruturas do pulmão a ser ressecado são dissecadas e liberadas
  2. Pneumectomia completada
  3. Anastomose brônquica primeiro, anastomose da PA, anastomose atrial/veia pulm. por último
  4. Circulação pulmonar lavada e ventilação iniciada
  5. Processo repetido no outro lado durante TRANSPLANTE pulmonar sequencial bilateral

Considerações Anestésicas Específicas
- Receptores de pulmão suscetíveis à HTN pulm. e disfç. ventr. D durante ventilação unipulmonar
- Hipoxemia comum em ventilação unipulmonar; considerar o uso:
  - FiO_2 100%
  - PEEP de 10 conforme tolerada para o pulmão de baixo
  - CPAP para o pulmão de baixo
- **Óxido nítrico (NO)**
  - Vantagens:
    - ↓ resistência vascular pulm. e melhora oxigenação
    - NO atinge preferencialmente áreas ventiladas, causando ↑ fluxo sanguíneo, melhoras no desequilíbrio de $\dot{V}/\dot{Q}$ e oxigenação melhorada
    - ↓ resposta inflamatória à cirurgia ou trauma
    - Impede crescimento microbiano
    - Ativa guanilato ciclase nas plaquetas atenuando agregação e adesão das plaquetas
  - Desvantagens:
    - Metemoglobinemia, lesão pulmonar relacionada com metabólito do NO, ↓ sensibilidade do monitorização de N_2O no ar exalado
    - Descontinuação rápida do NO na vasculatura pulm. impede vasoconstrição e resulta em hipotensão sistêmica
- Indicações de *bypass* cardiopulmonar (CPB)
  - Oxigenação adequada não pode ser mantida apesar de intervenções ventilatórias/farmacológicas e clampeamento da PA pelos cirurgiões
  - Instabilidade para ventilar
  - Desenvolvimento de disfç. RV
  - CI < 2 L/min/m^2, SvO_2 < 60%, MAP < 50–60 mm Hg, SaO_2 < 85–90%, pH < 7
- Pode-se ver hipotensão com restauração de fluxo sanguíneo no enxerto após anastomose
- Ao término do procedimento, é efetuada aval. do pac. quanto à troca do tubo para luz única, embora necessidades de alta PEEP e edema orofaríngeo possam impedi-la

ANESTESIA PARA TRANSPLANTE DE CORAÇÃO

Informação Geral
- Sobrevida de 1 ano = 87%, sobrevida de 2 anos 78% de 1997–2004
- Má sobrevida em razão da escassez de órgãos doadores, aparelhos (p. ex., aparelhos de assistência ventricular esquerda – LVAD) usados para fornecer uma ponte até transplante

Indicações mais Comuns
- Insuficiência cardíaca classe III/IV da *New York Hear Association* (apesar de terapia ideal)
- Escores de alto risco da sobrevida de insuficiência cardíaca

- VO₂ máx. < 10 mL/kg/min após limiar anaeróbico
- Arritmias ventriculares gravemente sintomáticas refratárias a tratamento clínico, ICD, cirúrgico
- Isquemia gravemente limitadora que não responde à revascularização intervencionista ou cirúrgica

Possíveis Contraindicações a Transplante de Coração	
Hipertensão pulmonar irreversível (> 6 unidades Wood) (procedimento ortotópico)	Idade > 65 anos
Uso continuado de droga ilícita/tabaco, falta de obediência	Malignidade incontrolada
Disfunção renal, hepática, vascular ou pulmonar irreversível importante	Obesidade
Diabetes melito com lesão de órgãos finais	Malignidade prévia
Doença sistêmica coexistente com mau prognóstico	Coagulopatias importantes
Processo infeccioso ativo (hepatites B e C)	Doença ulcerosa péptica ativa
Amiloidose (dç. cardíaca pode recidivar)	Infarto pulm. últimas 6–8 semanas

Fonte: Adaptada de Miller. *Miller's Anesthesia*, 6th ed. Philadelphia, PA: Elsevier; 2004.

Avaliação Peroperatória
- Função do coração doador piora com tempo isquêmico > 6 h
- Pac. geralmente não NPO (em decorrência do aviso com pouca antecipação da disponibilidade do enxerto)
- Pac. pode receber níveis extensos de suporte cardiovascular
  - Meds. – varfarina, suporte vasopressor, inibidor de ACE, dobutamina, milrinona
  - Aparelhos – LVAD, marca-passo/AICD, IABP
- Meds. imunossupressores e antibióticos
- Assegurar hemocomponentes disponíveis

Manejo Intraoperatório
- Acesso IV de grosso calibre, monitores padrão, linha arterial pré-indução, cateter de CVP e PA, TEE
- Indução e manutenção
  - Considerar indução em sequência rápida com opioide em alta dose
  - Também etomidato (0,3 mg/kg), fentanil (1 mcg/kg), succinilcolina (15 mg/kg)
  - Bloqueador neuromuscular com agente não despolarizante
  - Pode necessitar de suporte inotrópico com a indução
  - Posologia padrão de heparina para anticoagulação pré-CPB
  - Ver Capítulo 16, Anestesia para Cirurgia Cardíaca, para notas detalhadas sobre CPB
- Separação do CPB
  - Coração transplantado desnervado (não terá respostas taqui/bradicárdicas)
  - Apenas simpaticomiméticos de ação direta operam para efeitos inotrópicos/cronotrópicos
    - Isoproterenol, epinefrina, milrinona, dobutamina
  - Função LV geralmente é adequada, entretanto, disfunção RV é vista frequentemente
  - Estratégias para baixar PVR
    - Alta FiO₂; evitar hipercapnia/hipotermia
    - Otimizar pressões na via aérea e volume corrente
    - Usar nitratos, PGE₁, prostaciclina e NO inalado conforme indicado
    - Usar CVP/TEE para guiar manejo da hidratação
    - Considerar uso de aparelho de assistência RV

Procedimento Cirúrgico
- Incisão de esternotomia mediana
- Canulização aórtica alta, próximo do arco
- Coração receptor excisado (exceto tecido atrial E com veias pulmonares)
  - Via de acesso biatrial – excisa ambos os átrios (obrigando à anastomose bicaval)
  - Via de acesso clássica – átrios transeccionados nos sulcos

Considerações Anestésicas Específicas
- Prever cirurgia cardíaca prévia (refazer esternotomia mediana)
  - Estruturas podem estar aderidas ao esterno e ser rompidas ao se entrar
  - Presença de LVAD/RVAD
- Pacs. com instabilidade hemodinâmica podem necessitar de oxigenação por membrana extracorpórea (ECMO) antes da indução
- Agentes imunossupressores necessitam ser dados, incluindo metilprednisolona 500 mg quando última anastomose estiver sendo completada
- Ausência de estratégias anestésicas específicas para aplicação de anestesia pós-transplante
  - Pode-se ver uma resposta retardada a catecolaminas
  - Prever um coração desnervado com ausência de tônus vagal

ANESTESIA PARA O IDOSO

RAYMOND C. ROY

CONSIDERAÇÕES GERAIS
- Envelhecimento associado a ↑ morbidade e mortalidade peroperatórias
  - Eventos adversos cardiovasculares importantes (MACE)
  - Problemas das vias aérea e pulmonares (aspiração, pneumonia, atelectasia)
  - Infecções associadas à assistência à saúde
  - Disfunção do CNS (delírio, disfunção cognitiva pós-operatória [POCD], acidente vascular encefálico [AVE])

Fatores Complicadores da Administração de Drogas
- Alterações macrovasculares (↓ elasticidade arterial)
  - Exagerada ↓ BP durante indução
  - Exagerada ↑ BP durante emersão
- ↑ número de medicações crônicas
  - ↑ polifarmácia excessiva (> 10 meds) → ↑ mortalidade
    - Marcador substituto ou causa de comorbidade (↑ efeitos colaterais, ↑ interações de drogas)
  - Regulação de receptores para cima (β-bloqueadores)
  - Regulação de receptores para baixo (opioides, benzodiazepínicos)
- ↑ gordura corporal
  - ↑% gordura corporal no paciente idoso normal
  - ↑ na obesidade do idoso → superdose se a dose de droga for com base no peso corporal total (TBW)
- Alterações farmacocinéticas
  - ↓ volume de distribuição (agentes de indução)
    - leva a ↑ concentração sanguínea após administração de *bolus* → superdose
  - ↓ GFR → meias-vidas de eliminação de drogas prolongadas
  - ↑ variabilidade entre pacientes → importante titular administração de drogas
- Alterações farmacodinâmicas
  - ↓ MAC e ↓ MAC-acordar
  - Perda de consciência (PdC) em um índice BIS mais alto
    - BIS associado a LOC se ≤ 40 anos: 58 (40–70)
    - BIS associado a LOC se ≥ 65 anos: 70 (58–90)
  - Regulação para baixo dos receptores (opioides, benzodiazepínicos)
  - ↑ variabilidade interpacientes → novamente importante titular administração de drogas

ALTERAÇÕES SISTÊMICAS

Sistema Cardiovascular
- ↓ elasticidade arterial → ↑ pós-carga, ↑ HTN sistólica → LVH
- LVH e/ou CAD → ↑ pressão de perfusão coronariana e tempo para evitar isquemia
  - Manter pressão diastólica ≥ 70 mm Hg e frequência cardíaca ≤ 70 batimentos por min
- ↑ disfunção diastólica (fase de enchimento rápido do LV ↓ de > 90% para < 20%)
  - Enchimento passivo ↑ até 50% – preservar tempo diastólico (HR ≤ 70)
  - Sístole atrial ↑ até 50% – manter ritmo sinusal
  - Evitar administração rápida de líquido para evitar edema pulmonar instantâneo
- ↑ incidência: Arritmias, CHF, estenose aórtica, diabetes melito (CAD de pequenos vasos com isquemia silenciosa)

Sistema Pulmonar
- ↓ complacência, ↓ volume residual, ↑ capacidade de fechamento
- ↓ reflexos da via aérea, ↓ força muscular, ↓ tosse → ↑ risco de aspiração
- ↑ desequilíbrio V̇/Q̇, ↓ PaO$_2$, ↓ SpO$_2$ → mais provável necessitar de ↑ FiO$_2$
- ↓ função do corpo carotídeo, ↓ resposta ventilatória à hipóxia e hipercarbia
- ↑ COPD e doença broncospástica, pneumonia "silenciosa", atelectasia
- ↑ apneia de sono obstrutiva → ↑ risco de obstrução da via aérea com sedação, analgesia

Sistema Renal
- ↓ GFR com pouca alteração na creatinina sérica em razão de ↓ massa muscular → meias-vidas de eliminação de drogas prolongadas apesar de creatinina normal
- ↑ estudos exigindo meios de contraste → insuficiência renal induzida por contraste
- ↓ capacidade renal de concentração/diluição → desidratação, sobrecarga hídrica
- ↑ incidência de insuficiência renal aguda peroperatória

Sistema Nervoso
- ↑ doença carotídea → necessidade de manter pressão e tempo de perfusão cerebral
- ↓ densidade neuronal → regulação para baixo dos receptores a opioides, a GABA, ↓ MAC, ↓ MAC-acordar → emersão prolongada
- ↑ dispersão cefálica de anestésicos locais e opioides subaracnóideos e epidurais → ↑ risco de hipotensão, espinal alta, depressão respiratória

EVITAÇÃO DE SUPERDOSE EM PACIENTES IDOSOS
- Administrar concentrações reduzidas de agentes inalados com idade aumentando
  - MAC para 70–85 anos de idade = 60–85% da MAC para 40 anos de idade
  - Manter BIS mais alto (50–60)
- Corrigir dose IV para idade avançando e obesidade
  - Reduzir dose de opioide 10% por década acima da idade de 40 anos
  - Indução com propofol para 75 anos de idade = 0,8–1,2 mg/kg
  - Agentes de indução e opioides – posologia com base no peso corporal magro (LBW)
  - Agentes bloqueadores neuromusculares – posologia com base no LBW + 1/3 (TBW – LBW)
- Permitir tempo de início mais lento, *i. e.*, dar tempo suficiente para *bolus* inicial de droga atingir efeito máximo antes de dar drogas adicionais

Tempo (min) até Efeito Máximo após Dose em *Bolus*		
Droga	Adulto Jovem	Adulto Idoso
Succinilcolina (1 mg/kg)	1,2	1,6
Cisatracúrio (0,1 mg/kg)	3,0	4,0
Rocurônio (1 mg/kg)	1,0	1,3

- Levar em consideração duração de ação mais longa no idoso
  - Agentes bloqueadores neuromusculares
    - Duração prolongada por ↑ idade (se de base esteroide), hipotermia branda, densidade aumentada do bloqueio (relação em sequência de quatro ≤ 1 durante anestesia), agentes inalatórios potentes, diabetes melito, obesidade (se dose baseada no TBW), acidose respiratória (ventilação espontânea antes da reversão do bloqueio)
    - Evitar pancurônio em pacientes que serão extubados ao fim do caso
      - Difícil de reverter e sustentar relação em sequência de quatro ≥ 0,9 na PACU
      - Usar bloqueadores neuromusculares de ação curta ou intermediária
      - Considerar cisatracúrio se ↑ creatinina
      - Não seguir rocurônio com cisatracúrio (importante potencialização e prolongamento do efeito)
  - Meperidina: Evitar meperidina (exceto 10–20 mg IV para tratar tremor)
    - Acumula-se com administração repetida
    - Metabólito ativo tóxico (convulsões)
    - Atividade anticolinérgica → taquicardia, agitação
    - Síndrome serotonérgica aguda com inibidores de MAO
  - Midazolam: Reduzir drasticamente a dose/eliminar em pacientes 75 anos
- Adjuvantes anestésicos específicos
  - Metoclopramida, droperidol: Podem → efeitos extrapiramidais
  - Cetorolaco: Evitar em idoso com ↑ creatinina sérica

Interpretação do ECG

AMANDA J. RHEE • LINDA SHORE-LESSERSON

Colocação e Utilidade das Derivações do ECG

- 12 derivações
  - Derivações dos membros: I, II, III, aVR, aVL, aVF
    - II, III, aVF – inferiores
    - I, aVL – laterais
  - Derivações torácicas precordiais: V1, V2, V3, V4, V5, V6
    - V1, V2 – septais
    - V3, V4 – anteriores
    - V5, V6 – laterais
- Artérias coronárias
  - LAD: V1, V2, V3, V4, anteriores e septais
  - Circunflexa: I, aVL, V5, V6, laterais e posteriores (inferolaterais)
  - RCA: II, III, aVF, inferiores e posteriores (inferolaterais)
- Monitorização intraoperatória
  - II = melhor para detectar arritmias
  - V = melhor para detectar isquemia

Passos para Interpretação do ECG

- Ritmo
  - Checar quanto a P antes de cada QRS
  - Checar intervalos PR para avaliar quanto a bloqueio AV
  - Checar intervalos QRS para avaliar quanto a bloqueios de ramo
- Frequência
  Contar quadros grandes entre ondas R no ECG *(cada quadro grande = 0,2 s)*
  - 1 quadro grande = 300 bpm
  - 2 quadros = 150 bpm
  - 3 quadros = 100 bpm
  - 4 quadros = 75 bpm
  - 5 quadros = 60 bpm
  - 6 quadros = 50 bpm
- Examinar o eixo; segmentos ST; ondas T, Q e U; largura e progressão do QRS, hipertrofia
  Eixo = direção do vetor que representa a onda global de despolarização do coração

Interpretação do Eixo no Plano Vertical		
Derivação I	**Derivação aVF**	**Eixo**
Positivo	Positivo	Normal
Positivo	Negativo	Desvio do eixo para a esquerda
Negativo	Positivo	Desvio do eixo para a direita
Negativo	Negativo	Desvio extremo do eixo para a direita

Sistema de Condução Atrioventricular

- **Bloqueio AV de 1º grau** – Intervalo PR aumentado > 0,2 s
- **Bloqueio AV de 2º grau**
  - **Tipo I de Mobitz** (Wenckebach) – retardo AV (intervalo PR) aumenta com cada batimento, até que QRS é perdido após onda P
    - Tratamento – apenas se sintomático: Atropina, isoproterenol, marca-passo permanente
  - **Tipo II de Mobitz** – perda súbita *imprevisível* do QRS não associada a prolongamento progressivo do intervalo PR
    - Cuidado: Pode progredir para bloqueio cardíaco de 3º grau
    - Tratamento – marca-passo permanente
- **Bloqueio AV de 3º grau** (bloqueio cardíaco completo)
  - Ausência de relação entre onda P e QRS – "dissociação AV"
  - Tratamento – marca-passo permanente
- **Bloqueio de ramo**
  - **Bloqueio de ramo direito** (BRD)
    - Examinar QRS em V1 e V2
    - Despolarização ventricular direita retardada
    - BRE torna difícil determinar infarto no ECG

Bloqueios de Ramo		
Normal	V1 V6	Despol. inicial é da esquerda para a direita através do septo (R em V1 e Q em V6; ausente no LBBB) seguida por parede livre do LV e RV, com LV dominando (despol. de RV mais tarde e visível no RBBB)
RBBB		• QRS ≥ 120 ms (100–119 = incompleto) • RSR' nas derivações precordiais (V1, V2) com depressão de ST e inversão de onda T • Alterações recíprocas em V5, V6, I e aVL • Onda S larga em I, aVL, V5 e V6
LBBB		• QRS ≥ 120 ms (100–119 ms = incompleto) • R largo ou entalhado com inscrição prolongada em V5, V6, I, aVL, com depressão de ST e inversão de onda T • Alterações recíprocas em V1 e V2 • Desvio do eixo para a esquerda pode estar presente

Bloqueio bifascicular: RBBB + LAHB/LPHB; Trifascicular: AVB 1° + RBBB + LAHB/LPHB

- **Bloqueio de ramo esquerdo** (LBBB)
  - Examinar QRS em V5 ou V6
  - Despolarização ventricular esquerda retardada
  - Difícil de determinar infarto no ECG
- *Flutter* **atrial**
  - Atividade atrial regular; 180–350 bpm; frequência ventricular 150 bpm (bloqueio AV 2:1)
  - ECG: "ondas F", padrão "dentes de serra", ondas de *flutter*
  - Tratamento
    - Instável → cardioversão elétrica imediata
    - *Burst pacing* (marca-passo temporário ou permanente)
    - Terapia clínica (β-bloqueadores, bloqueadores dos canais de Ca^{2+})
    - Ablação com cateter de radiofrequência (RFA)
- **Fibrilação atrial**
  - Atividade atrial irregular a 350–600 bpm, frequência ventricular 160
  - ECG: Linha básica ondulada, ondas P ausentes
  - Tratamento
    - Instável → cardioversão elétrica imediata
    - Cardioversão química (antiarrítmicos classes IA, IV, III)
    - Drogas antiarrítmicas
    - Anticoagulação
    - Controle da frequência: β-bloqueadores ou bloqueadores dos canais de Ca^{2+}, digoxina
    - Procedimento de labirinto
  - **SVT paroxística**
    - Frequência ventricular 140–250 bpm
    - ECG: Complexo estreito, ondas P ocultas nos complexos QRS *(QRS pode ser ligeiramente alargado, não mais que 0,14 s)*
    - Tratamento: Manobras vagais, β-bloqueadores ou bloqueadores dos canais de Ca^{2+}, ablação com radiofrequência
- Taquicardia reentrante AV
  - **Wolff–Parkinson–White**
    - Intervalo PR encurtado, onda delta, QRS largo
    - Tratamento: β-bloqueadores ou bloqueadores dos canais de Ca^{2+}, ablação por radiofrequência

ARRITMIAS VENTRICULARES

- **Batimentos ventriculares prematuros**
  - QRS alargado
  - ***Dupla*** – duas seguidas; ***Bigeminismo*** – batimentos alternados são uma PVC
- **Taquicardia ventricular** – 3 ou mais PVCs em sequência, 100–200 bpm
  - VT não sustentada (NSVT) – persiste por < 30 s
  - VT sustentada – persiste por ≥ 30 s
  - Tratamento
    - Sintomática: Cardioversão elétrica seguida por drogas antiarrítmicas; obedecer ao protocolo do ACLS
    - VT NÃO SUSTENTADA Assintomática: β-bloqueadores, cardioversor-desfibrilador implantável (ICD) em pacs. em alto risco
    - Instável: Desfibrilação como se fibrilação ventricular

- **Torsades de pointes**
  - VT polimórfica com amplitudes variando do QRS torcendo-se em torno da linha básica
  - Tratamento: Magnésio 1–2 g IV seguido por infusão
- **Fibrilação ventricular**
  - Aspecto irregular caótico sem traçados de QRS individualizados
  - Tratamento: Ver protocolo do ACLS. ICD se arritmia não for associada a MI agudo

Outras Anormalidades ECG

Hipertrofia
- **Hipertrofia atrial direita**
  - Grande onda P bifásica com componente inicial alto
- **Hipertrofia atrial esquerda**
  - Grande onda P bifásica com componente terminal largo
- **Hipertrofia ventricular**
- Hipertrofia ventricular direita
  - Onda R > S em V1 (onda R se torna progressivamente menor de V1 a V6)
  - Onda S persiste em V5 e V6
  - Desvio do eixo para a direita com QRS ligeiramente alargado
  - Rotação do eixo para a direita no plano horizontal
- Hipertrofia ventricular esquerda
  - Onda S em V1 + onda R em V5 > 35 mm
  - Desvio do eixo para a esquerda com QRS ligeiramente alargado
  - Rotação para a esquerda no plano horizontal
  - Onda T invertida que se inclina para baixo gradualmente, mas para cima rapidamente

Desequilíbrios de Eletrólitos
- Hipopotassemia
  - Onda T achatada
  - Ondas U
- Hiperpotassemia
  - Ondas T pontudas
  - Onda P larga ou plana
  - QRS largo
- Hiper/hipocalcemia
  - Hipercalcemia – QT encurtado
  - Hipocalcemia – QT prolongado

Efeitos de Drogas
- Toxicidade digitálica
  - Ondas T invertidas ou achatadas
  - Intervalo QT encurtado

Embolia Pulmonar
- Desvio do eixo para a direita
- RBBB agudo
- Ondas T invertidas em V1 a V4 por sobrecarga ventricular direita
- Onda S em I grande Q; e T invertida em III

Pericardite
- Elevação difusa do segmento ST (parece semelhante a MI agudo, geralmente de natureza mais universal)
- Podem-se ver ondas T invertidas subsequentes (similares a MI agudo)

Hipotermia
- Onda J ou onda de Osborne – ELEVAÇÃO DO PONTO J COM INVERSÃO DE ONDA T, ESPECIALMENTE NO CONTEXTO DE CONDUÇÃO RETARDADA

Marca-Passo Biventricular
- Terapia de ressincronização cardíaca – usado para sincronizar a contração dos ventrículos direito e esquerdo para aumentar o débito cardíaco em pacientes com insuficiência cardíaca

Transplantação Cardíaca
- 2 conjuntos de ondas P
- Período refratário aumentado do nó SA
- Condução atrial prolongada
- Comum bloqueio AV de 1º grau

QUESTÕES ÉTICAS E REVELAÇÃO DE EVENTOS

JESSE M. EHRENFELD • RICHARD D. URMAN

Consentimento Informado
• Deve ser lido e assinado pelo paciente antes da administração de sedativos • Princípio da autonomia do paciente (o paciente pode aceitar/recusar tratamento) • Contém descrição do procedimento, riscos e benefícios potenciais • Pacs. incapacitados (sob influência de meds, consciência alterada, incompetentes, incapazes) → parente mais próximo/representante para assistência à saúde/tutor legal deve prover consentimento • Consentimento por telefone aceitável, preferivelmente coassinado por uma testemunha • Consentimento pode não ser exigido em uma situação de emergência • Esforços de ressuscitação geralmente não exigem consentimento informado porque são considerados intervenções de emergência, e consentimento é implícito • Para não falantes da língua local, uso de um intérprete oficial (não membro da família ou da equipe de tratamento) sempre que possível • Além da linguagem padrão do formulário de consentimento, documentar complicações e procedimentos potenciais, conforme discutidos com o paciente

- **Diretiva antecipada** → instruções dadas por um indivíduo especificando o que deve ser feito pela sua saúde, caso ele não seja mais capaz de tomar decisões
- **Vontade viva** → lida com diretivas específicas a respeito do curso de tratamento a ser tomado pelos prestadores de assistência à saúde (pode proibir certas intervenções – p. ex., entubação, CPR) se o pac. não for capaz de dar consentimento informado
- **Procurador para assistência à saúde** → aponta um indivíduo (um representante) para tomar decisões de assistência à saúde caso o pac. fique incapacitado
- **Competência mental** → termo legal; capacidade do pac. de tomar decisões informadas racionais
  - Adultos são presumidos competentes
  - **Só uma corte** pode declarar uma pessoa incompetente
  - **Opinião médica** de incompetência = **só opinião**
- **Morte cerebral**
  - Definição = ausência permanente de função do cérebro e do tronco cerebral
  - Necessário excluir fatores confundidores *(drogas/toxinas, hipotermia < 32°C, desarranjos metabólicos, síndrome de Guillain–Barré, síndrome de encarceramento [locked-in])*

Critérios de Morte Cerebral – Adultos e Crianças	
Coma	Ausência de reflexo de ânsia
Ausência de respostas motoras	Ausência de tosse em resposta à aspiração traqueal
Ausência de respostas pupilares à luz	Ausência de reflexos de sucção e de fossar
Ausência de reflexos corneanos	Ausência de esforço respiratório à $PaCO_2$ de 60 mm Hg ou 20 mm Hg > valor normal dos pacientes
Ausência de reflexos calóricos (vestíbulo-oculares)	

QUESTÕES DO FIM DA VIDA

- DNR/DNI (não ressuscitar/não entubar) **não é** automaticamente suspenso durante cirurgia
- Em caso de DNR/DNI, é preciso documentar claramente esse estado e se comunicar com a equipe médica e de enfermagem para evitar aplicação de tratamento indesejado
- Medidas específicas a não ser executadas devem ser claramente documentadas por um médico (p. ex., entubação, compressões torácicas, desfibrilação, colocação de linha invasiva, vasopressores)
- Em casos de inutilidade médica: Médico tem o dever de fornecer aconselhamento ao tomador de decisão médica (parente mais próximo, tutor legal) e explicar possibilidade de *status* de DNR/DNI e potencial de retirada de medidas de sustentação da vida
- Tomador de decisão médica deve receber informação acerca do prognóstico do pac. antes de tomar decisões de fim de vida pelo paciente

PACIENTES PEDIÁTRICOS/MENORES (< 18 ANOS)

- Os médicos devem obter consentimento informado de um dos pais ou representante antes que uma criança possa ser submetida a qualquer intervenção médica

- Consentimento para procedimento de terminação de gravidez é dependente das leis estaduais
- Desejos de pacientes pediátricos devem ser incluídos no processo de tomada de decisão quando apropriado

TESTEMUNHAS DE JEOVÁ (JW)

- Pacientes JW geralmente não aceitarão sangue ou produtos de sangue (mesmo sob circunstâncias salvadoras da vida)
- Obter consentimento informado, discutir opções e documentar discussão pré-operatória com o pac. a respeito de produtos que ele não aceitará
- Considerações legais especiais podem-se aplicar a menores, indivíduos incompetentes, procedimentos de emergência
- Médicos podem optar por não querer administrar tratamento a um paciente JW
- JW pode concordar com algumas técnicas de conservação de sangue (recuperador de células especial)
- Geralmente proibido
  - Transfusão alogênica de sangue total, eritrócitos, leucócitos, plaquetas, plasma
  - Sangue/produtos de sangue autólogos (doados pré-operatoriamente)
- *Podem ser aceitáveis* (discutir com JW)
  - Recuperação de poupador de células, *bypass* cardiovascular, diálise, plasmaférese
    - Se o sangue não sair de um circuito contínuo com o paciente
  - Remendo sanguíneo epidural
  - Frações do plasma sanguíneo
    - Albumina, globulinas, fatores da coagulação – fatores VIII e IX
    - Eritropoetina
    - PolyHeme (solução substituta de sangue – Hgb humana quimicamente modificada)
    - Hemopure (solução substituta de sangue – Hgb bovina estabilizada quimicamente)

REVELAÇÃO E PEDIDO DE DESCULPA – COMUNICAÇÃO DE EVENTOS IMPREVISTOS

Gatilhos para Revelação

- Interceptação de um erro potencial (p. ex., local errado durante "pedido de tempo")
- Erro sem dano (p. ex., erro de administração de droga)
- Evento adverso/imprevisto (p. ex., entubação falhada)

- Princípio diretor da *Fundação Nacional de Segurança dos Pacientes*: "Quando ocorre uma lesão de assistência à saúde, o paciente tem direito a receber uma pronta explicação de como a lesão ocorreu e seus efeitos a curto e longo prazos. Quando um erro contribuiu para a lesão, o paciente deve receber uma explicação verídica e compassiva sobre o erro e a remediação disponível ao paciente. Eles devem ser informados de que os fatores serão investigados de tal modo que passos possam ser dados para reduzir a probabilidade de lesão semelhante em outro[s]." (11/14/00)
- Os padrões de credenciação da *Joint Commission*: exigem a revelação de eventos-sentinelas e outros resultados não esperados do tratamento

Guia Rápido para Dar Más Notícias

- Usar uma área particular tranquila livre de distrações
- Apresentar uma breve revisão do evento/resultado inesperado. Não especular, ater-se aos fatos
- Ser franco, mas terno na sua exposição dos fatos
- Fazer uma pausa depois da sua revelação; silêncio é OK. Dar ao paciente tempo para reagir
- Avaliar prontidão para mais informação
- Solicitar perguntas
- Assegurar que acompanhamento médico está disponível

- *Pedidos de desculpas:*
  - Evitar estas frases ineficazes: "Sinto muito, mas..." ou "Sinto muito que você ache..." → não mostram desculpas pelo erro, mostram tristeza/indiferença para com os sentimentos do paciente/família
  - *Evitar* lançar a culpa
  - Ser um ouvinte ativo e sinalizar acordo geral quando apropriado "sim, bom ponto", ou "Estou ouvindo o que você está dizendo"
  - Praticar os 3Rs: **R**edescrever, **R**espeitar, **R**esponder "Deixe-me repetir, o seu ponto é..."

*Nota: Se um evento adverso ocorrer, mas **NÃO** foi resultado de um erro ou omissão, não há necessidade de pedir desculpas; rever os fatos, explicar os achados e deixar o paciente saber que **É OK** discordar*

Algoritmos de Emergências

TRACY PALUMBO DOVICH

Suporte Cardíaco Avançado da Vida (ACLS)

C-A-R (Compressões Torácicas, Via Aérea, Respiração) novo no ACLS Adulto
- **C**ompressões: Começar CPR com 30 compressões torácicas. Se houver 2 socorristas para bebê ou criança, aplicar 15 compressões
- Abrir Via **A**érea: Após compressões torácicas, abrir via aérea (inclinação da cabeça–levantamento do queixo ou empuxo na mandíbula)
- **R**espiração: Se uma vítima estiver respirando ou retomar respiração efetiva, colocar em posição de recuperação. Se uma vítima *não estiver respirando*, dar 2 respirações que façam o tórax se elevar. Dar tempo para exalação entre respirações. Depois de 2 respirações, retomar imediatamente as compressões torácicas

Detalhes Específicos

Local de Pulso Recomendado	
Adulto	Carótida
Criança	Carótida/femoral
Bebê	Braquial

Respiração de Resgate	Respirações/min
Adulto	10–12
Criança	12–20
Bebê	12–20

- **Compressões** e circulação
  - Checar quanto a um pulso
    - Se um pulso estiver presente, continuar respiração de resgate
    - Reavaliar pulso cada 2 min
    - Se um pulso não estiver presente dentro de 10 s ou pac. mostrar sinais de má perfusão, começar compressões torácicas
  - Compressões torácicas *(devem agora ser antes de via aérea/respiração)*
    - Iniciar imediatamente
    - Minimizar interrupções entre compressões
  - Adulto, criança e bebê
    - Ventilação contínua a 8–10 respirações/min
    - Compressões contínuas a 100/min
    - Retomar CPR imediatamente após desfibrilação
    - Recuo torácico completo entre as compressões
    - Se 2 socorristas presentes, trocar papéis cada 2 min para evitar fadiga
    - Continuar ciclos de CPR até chegar um desfibrilador ou ajuda adicional
  - Checagens de ritmo não devem ser mais longas que 10 s
    - Devem ser feitas após 5 ciclos de CPR terem sido completados (2 min)
  - Checagens de pulso devem ser feitas apenas se um ritmo organizado for restaurado
  - Administração de drogas e colocação de via aérea definitiva devem interromper minimamente as compressões

Técnicas de Compressão em Adultos e Crianças			
Compressões Torácicas	**Adulto (> 8 Anos)**	**Criança (1 Ano – Puberdade)**	**Bebê (< 1 Ano)**
Localização	Centro do esterno	1/2 inferior do esterno	1/2 inferior do esterno
Profundidade	5 cm	1/3–1/2 da profundidade do tórax	1/3 da profundidade do tórax
Técnica	Calcanhares de ambas as mãos	Calcanhares de ambas as mãos	2 dedos se sozinho; mãos circundando com polegares se 2 socorristas
Frequência (por min)	100	100	100
Relação compressão/ventilação	1 ou 2 socorristas 30:2	1 socorrista 30:2 2 socorristas 15:2	1 socorrista 30:2 2 socorristas 15:2

- **Via aérea/respiração**
  - Manter via aérea desobstruída, administrar oxigênio suplementar
  - Colocar cânula avançada
    - Minimizar interrupções das compressões torácicas durante colocação
    - Capnografia de traçado contínuo deve ser usada para confirmação e manutenção da colocação do ETT
    - Depois de colocada a cânula, 2 prestadores devem administrar CPR contínua (não em ciclos)
- **Acesso intravascular deve ser obtido**
  - Intravenoso – *periférico* ou *central* (início mais rápido da medicação, mas pode interferir com CPR)
  - Acesso intraósseo (IO) – pode ser usado com segurança se difícil acesso IV
  - Via endotraqueal – não desejável, último recurso se IV ou IO não puder ser obtido
    - Dose: 2–2,5 × dose IV padrão diluída em 5–10 mL SF
    - Drogas OK via ETT → lidocaína, atropina, epi, vasopressina, Narcan
- **Desfibrilação**
  - Desfibrilação pronta é crítica quando um paciente demonstra um ritmo chocável
    - Dose inicial para bifásica é 120–200 J; monofásica é 360 J; 2 J/kg em pediátricos (1–8 anos)
- **Diagnóstico diferencial** – diagnosticar e tratar durante toda a ressuscitação

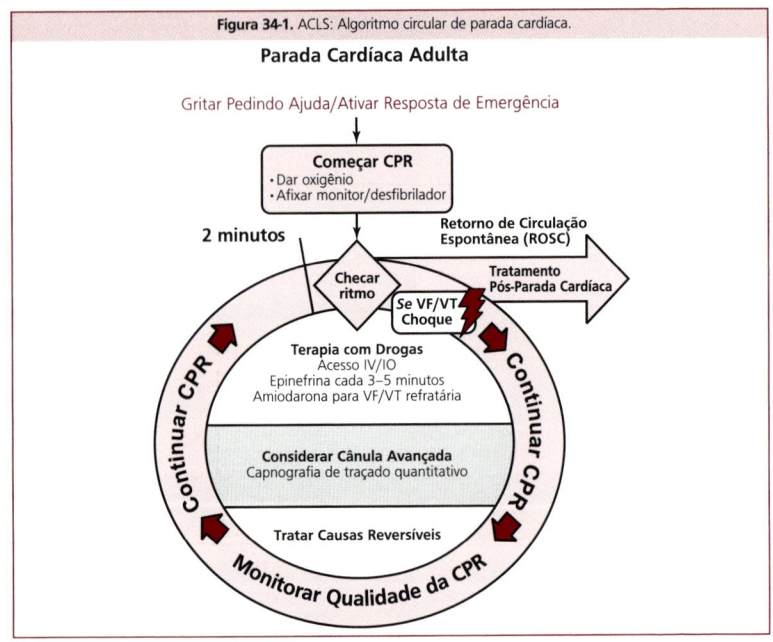

Figura 34-1. ACLS: Algoritmo circular de parada cardíaca.

Parada Cardíaca Adulta

Gritar Pedindo Ajuda/Ativar Resposta de Emergência

↓

Começar CPR
- Dar oxigênio
- Afixar monitor/desfibrilador

2 minutos

Checar ritmo

Se VF/VT Choque

Retorno de Circulação Espontânea (ROSC) → Tratamento Pós-Parada Cardíaca

Terapia com Drogas
Acesso IV/IO
Epinefrina cada 3–5 minutos
Amiodarona para VF/VT refratária

Considerar Cânula Avançada
Capnografia de traçado quantitativo

Tratar Causas Reversíveis

Continuar CPR / Monitorar Qualidade da CPR

(Adaptada de Neumar RW, Otto CW, Link MS et al. 2010 American Heart Association guidelines for cardiopulmonary resuscitation and emergency cardiovascular science. Part 8 Adult advanced cardiovascular life support. *Circulation*. 2010;122:S729–S767.)

Figura 34-2. ACLS: Parada cardíaca adulta.

Parada Cardíaca Adulta

Gritar Pedindo Ajuda/Ativar Resposta de Emergência

1. **Começar CPR**
   - Dar oxigênio
   - Afixar monitor/desfibrilador

2. **Ritmo Chocável?**
   - Sim → VF/VT
   - Não → Assistolia/PEA (9)

3. **Choque** (via VF/VT)

4. **CPR 2 min**
   - Acesso IV/IO

   Ritmo chocável? Não → continuar; Sim ↓

5. **Choque**

6. **CPR 2 min**
   - Epinefrina cada 3-5 min
   - Considerar cânula avançada, capnografia

   Ritmo chocável? Sim ↓

7. **Choque**

8. **CPR 2 min**
   - Amiodarona
   - Tratar causas reversíveis

10. **CPR 2 min** (via Assistolia/PEA)
    - Acesso IV/IO
    - Epinefrina cada 3-5 min
    - Considerar cânula avançada, capnografia

    Ritmo chocável? Sim → ir para 5 ou 7; Não ↓

11. **CPR 2 min**
    - Tratar causas reversíveis

    Ritmo chocável? Sim → Ir para 5 ou 7

12. - Se sem sinais de retorno de circulação espontânea (ROSC), ir para 10 ou 11
    - Se ROSC, ir para Tratamento Pós-Parada Cardíaca

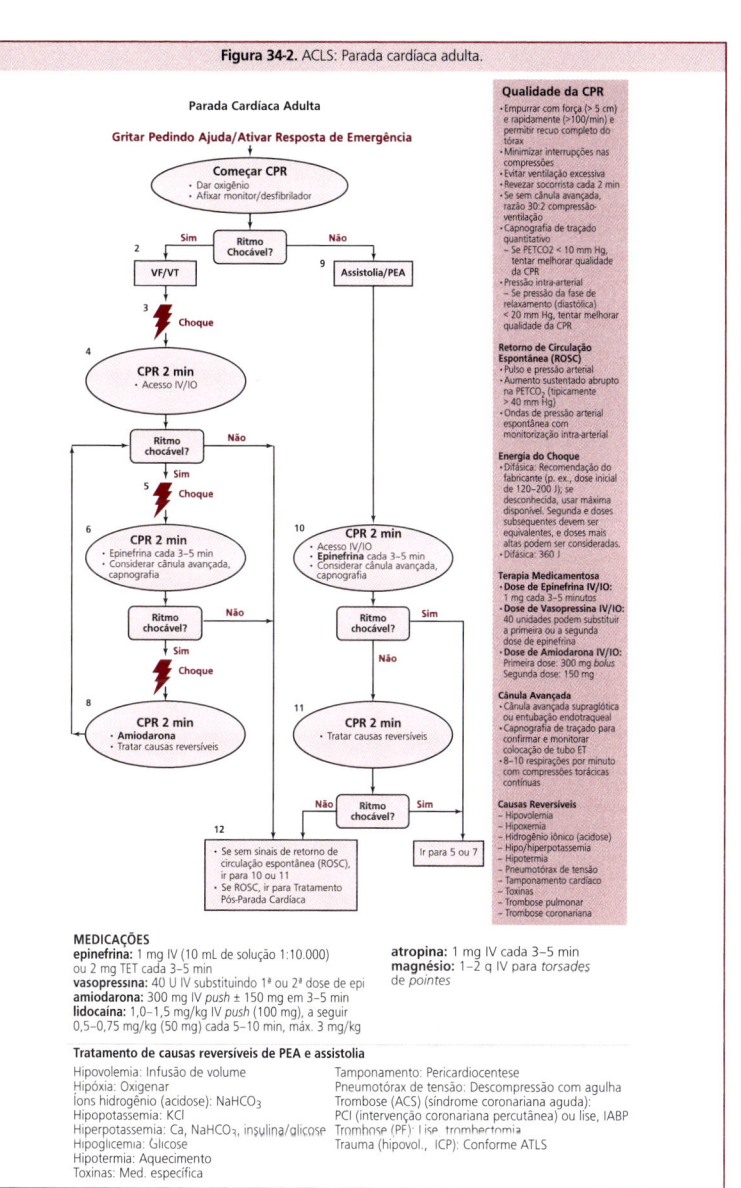

Qualidade da CPR
- Empurrar com força (> 5 cm) e rapidamente (>100/min) e permitir recuo completo do tórax
- Minimizar interrupções nas compressões
- Evitar ventilação excessiva
- Revezar socorrista cada 2 min
- Se sem cânula avançada, razão 30:2 compressão-ventilação
- Capnografia de traçado quantitativo
  - Se PETCO2 < 10 mm Hg, tentar melhorar qualidade da CPR
- Pressão intra-arterial
  - Se pressão da fase de relaxamento (diastólica) < 20 mm Hg, tentar melhorar qualidade da CPR

Retorno de Circulação Espontânea (ROSC)
- Pulso e pressão arterial
- Aumento sustentado abrupto na PETCO$_2$ (tipicamente > 40 mm Hg)
- Ondas de pressão arterial espontânea com monitorização intra-arterial

Energia do Choque
- Bifásica: Recomendação do fabricante (p. ex., dose inicial de 120-200 J); se desconhecida, usar máxima disponível. Segunda e doses subsequentes devem ser equivalentes, e doses mais altas podem ser consideradas.
- Difásica: 360 J

Terapia Medicamentosa
- **Dose de Epinefrina IV/IO:** 1 mg cada 3-5 minutos
- **Dose de Vasopressina IV/IO:** 40 unidades podem substituir a primeira ou a segunda dose de epinefrina
- **Dose de Amiodarona IV/IO:** Primeira dose: 300 mg bolus. Segunda dose: 150 mg

Cânula Avançada
- Cânula avançada supraglótica ou entubação endotraqueal
- Capnografia de traçado para confirmar e monitorar colocação de tubo ET
- 8-10 respirações por minuto com compressões torácicas contínuas

Causas Reversíveis
- Hipovolemia
- Hipoxemia
- Hidrogênio iônico (acidose)
- Hipo/hiperpotassemia
- Hipotermia
- Pneumotórax de tensão
- Tamponamento cardíaco
- Toxinas
- Trombose pulmonar
- Trombose coronariana

MEDICAÇÕES
epinefrina: 1 mg IV (10 mL de solução 1:10.000) ou 2 mg TET cada 3-5 min
vasopressina: 40 U IV substituindo 1ª ou 2ª dose de epi
amiodarona: 300 mg IV push ± 150 mg em 3-5 min
lidocaína: 1,0-1,5 mg/kg IV push (100 mg), a seguir 0,5-0,75 mg/kg (50 mg) cada 5-10 min, máx. 3 mg/kg
atropina: 1 mg IV cada 3-5 min
magnésio: 1-2 g IV para *torsades de pointes*

Tratamento de causas reversíveis de PEA e assistolia
Hipovolemia: Infusão de volume
Hipóxia: Oxigenar
Íons hidrogênio (acidose): NaHCO$_3$
Hipopotassemia: KCl
Hiperpotassemia: Ca, NaHCO$_3$, insulina/glicose
Hipoglicemia: Glicose
Hipotermia: Aquecimento
Toxinas: Med. específica
Tamponamento: Pericardiocentese
Pneumotórax de tensão: Descompressão com agulha
Trombose (ACS) (síndrome coronariana aguda): PCI (intervenção coronariana percutânea) ou lise, IABP
Trombose (PE): Lise, trombectomia
Trauma (hipovol., ICP): Conforme ATLS

[a]Nota: Atropina não é mais recomendada para tratamento de rotina de PEA/assistolia.
(Adaptada de Neumar RW, Otto CW, Link MS, et al. 2010 American Heart Association guidelines for cardiopulmonary resuscitation and emergency cardiovascular science. Part 8 Adult advanced cardiovascular life support. *Circulation*. 2010;122:S729-S767.)

Figura 34-3. ACLS: Algoritmo de bradicardia.

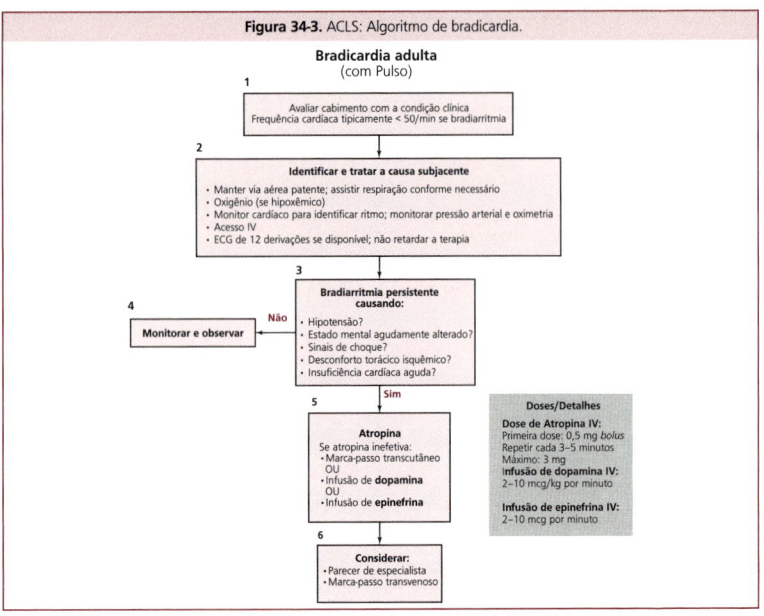

Bradicardia adulta
(com Pulso)

1. Avaliar cabimento com a condição clínica. Frequência cardíaca tipicamente < 50/min se bradiarritmia

2. Identificar e tratar a causa subjacente
- Manter via aérea patente; assistir respiração conforme necessário
- Oxigênio (se hipoxêmico)
- Monitor cardíaco para identificar ritmo; monitorar pressão arterial e oximetria
- Acesso IV
- ECG de 12 derivações se disponível; não retardar a terapia

3. Bradiarritmia persistente causando:
- Hipotensão?
- Estado mental agudamente alterado?
- Sinais de choque?
- Desconforto torácico isquêmico?
- Insuficiência cardíaca aguda?

4. Não → Monitorar e observar

Sim →

5. Atropina
Se atropina inefetiva:
- Marca-passo transcutâneo
OU
- Infusão de **dopamina**
OU
- Infusão de **epinefrina**

Doses/Detalhes
Dose de Atropina IV:
Primeira dose: 0,5 mg *bolus*
Repetir cada 3-5 minutos
Máximo: 3 mg
Infusão de dopamina IV:
2-10 mcg/kg por minuto
Infusão de epinefrina IV:
2-10 mcg por minuto

6. Considerar:
- Parecer de especialista
- Marca-passo transvenoso

Adaptada de Neumar RW, Otto CW, Link MS, *et al.* 2010 American Heart Association guidelines for cardiopulmonary resuscitation and emergency cardiovascular science. Part 8 Adult advanced cardiovascular life support. *Circulation.* 2010;122:S729-S767.)

Figura 34-4. ACLS: Algoritmo de taquicardia com um pulso.

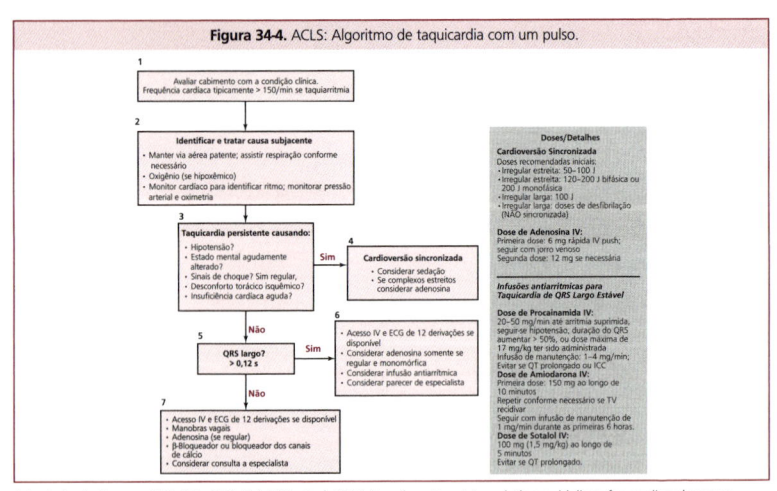

1. Avaliar cabimento com a condição clínica. Frequência cardíaca tipicamente > 150/min se taquiarritmia

2. Identificar e tratar causa subjacente
- Manter via aérea patente; assistir respiração conforme necessário
- Oxigênio (se hipoxêmico)
- Monitor cardíaco para identificar ritmo; monitorar pressão arterial e oximetria

3. Taquicardia persistente causando:
- Hipotensão?
- Estado mental agudamente alterado?
- Sinais de choque? Sim regular,
- Desconforto torácico isquêmico?
- Insuficiência cardíaca aguda?

Sim →

4. Cardioversão sincronizada
- Considerar sedação
- Se complexos estreitos considerar adenosina

Não ↓

5. QRS largo? > 0,12 s

Sim →

6.
- Acesso IV e ECG de 12 derivações se disponível
- Considerar adenosina somente se regular e monomórfica
- Considerar infusão antiarrítmica
- Considerar parecer de especialista

Não ↓

7.
- Acesso IV e ECG de 12 derivações se disponível
- Manobras vagais
- Adenosina (se regular)
- β-Bloqueador ou bloqueador dos canais de cálcio
- Considerar consulta a especialista

Doses/Detalhes
Cardioversão Sincronizada
Doses recomendadas iniciais:
- Irregular estreita: 50-100 J
- Regular estreita: 120-200 J bifásica ou 200 J monofásica
- Irregular larga: 100 J
- Irregular larga: doses de desfibrilação (NÃO sincronizada)

Dose de Adenosina IV:
Primeira dose: 6 mg rápida IV push; seguir com jorro venoso
Segunda dose: 12 mg se necessária

Infusões antiarrítmicas para Taquicardia de QRS Largo Estável

Dose de Procainamida IV:
20-50 mg/min até arritmia suprimida, seguir-se hipotensão, duração do QRS aumentar > 50%, ou dose máxima de 17 mg/kg ter sido administrada
Infusão de manutenção: 1-4 mg/min;
Evitar se QT prolongado ou ICC
Dose de Amiodarona IV:
Primeira dose: 150 mg ao longo de 10 minutos
Repetir conforme necessário se TV recidivar
Seguir com infusão de manutenção de 1 mg/min durante as primeiras 6 horas.
Dose de Sotalol IV:
100 mg (1,5 mg/kg) ao longo de 5 minutos
Evitar se QT prolongado.

Adaptada de Neumar RW, Otto CW, Link MS, *et al.* 2010 American Heart Association guidelines for cardiopulmonary resuscitation and emergency cardiovascular science. Part 8 Adult advanced cardiovascular life support. *Circulation.* 2010;122:S729-S767.)

Posologias de Drogas em Adultos

Droga	Indicação	Posologia IV	Dose ETT
Adenosina	SVT	6 mg, dose de repetição com 12 mg	
Amiodarona	SVT, TV/VF, AF/flutter	150 mg ao longo de 10 min, a seguir 1 mg/min	
	VF/VT sem pulso	300 mg, repetição com 150 mg	
Atropina	Bradicardia	0,5 cada 3–5 min, máx. 3 mg	Nota: < 0,5 mg pode levar à bradicardia paradoxal
Cálcio	Hipocalcemia, hiperpotassemia, hipermagnesemia	Cloreto: 5–10 mg/kg Gluconato: 12–30 mg/kg	
Diltiazem	AF com RVR, taquicardia reentrante	0,25 mg/kg *bolus*, pode repetir *bolus* 0,35 mg/kg; infusão 5–15 mg/h	
Dobutamina	Insuficiência cardíaca sistólica	2–20 mcg/kg/min	
Dopamina	Oligúria	1–5 mcg/kg/min	
	Hipotensão, CHF, bradicardia	2–10 mcg/kg/min	
Epinefrina	VT sem pulso/VF, assistolia	1 mg cada 3–5 min	2–2,5 mg
	Hipotensão, bradicardia	0,1–1 mcg/kg/min	
	Broncospasmo, anafilaxia	0,1–0,25 mg	
Glicose/Dextrose	Hipoglicemia	25–50 g	
Lidocaína	VT refratária, PVCs	1–1,5 mg/kg IV, repetir 0,5–0,75 mg/kg cada 5–10 min, máx. 3 mg/kg; infusão 15–50 mcg/kg/min	2–2,5 × dose IV
Magnésio	Hipomagnesemia, *torsades de pointes*	1–2 g	
Naloxona	Superdose de narcótico	0,4–2 mg titulada cada 2–3 min em incrementos de 0,2 mg	Via menos desejável; suportada apenas por relatos de casos
Procainamida	Arritmias atriais e ventriculares	Carga: 20 mg/min até toxicidade ou até 17 mg/kg; manutenção: 1–4 mg/min	
Bicarbonato de Sódio	Parada cardíaca	1 mEq/kg (após ventilação estabelecida), conforme gasometria	
	Acidose metabólica	Déficit de base × peso (kg) × 0,2	
Vasopressina	VT sem pulso/VF	40 U × 1 dose	2–2,5 × dose IV
Verapamil	SVT, AF/*flutter*, WPW	2,5–5 mg ao longo de 2 min, repetição 5–10 mg; máx. total 20 mg	
Isoproterenol	Bradicardia	2–10 mcg/min	

Suporte Pediátrico Avançado da Vida (PALS) – Ver Também Capítulo 26

Ressuscitação pediátrica é recomendada para crianças de 1 ano de idade ao começo da puberdade

Reconhecer a Necessidade de CPR

- Parada cardíaca súbita
  - Incomum na população pediátrica
- Maioria dos eventos são asfixia, geralmente não uma causa primária; por essa razão permanecem os ABCs
  - Geralmente se apresenta como assistolia ou bradicardia
  - VF e PEA são menos comuns
    - Provavelmente é o ritmo em um colapso testemunhado súbito
- No caso de uma parada não testemunhada, efetuar Suporte Básico da Vida (BLS) e a depois obter um desfibrilador externo automático *(CPR primeiro)*
- No caso de uma parada testemunhada, desfibrilar tão logo seja possível, depois CPR *(desfibrilar primeiro)*
- A respeito da população bebê (< 1 ano de idade), não há dados suportando ou refutando o uso de desfibrilação

Fibrilação Ventricular/Taquicardia Ventricular (Sem Pulso)
- **Algoritmo de parada sem pulso pediátrica**
  - Projetado para minimizar interrupções das compressões
  - Checagens do ritmo são efetuadas após 5 ciclos (ou 2 min) após choque
    - Depois de colocada uma via aérea definitiva, CPR é contínua
  - Diagnosticar e tratar causas subjacentes durante toda a ressuscitação
- **Sequência do algoritmo de parada sem pulso pediátrica**
  - Efetuar suporte básico da vida (BLS) enquanto estiver obtendo um desfibrilador
  - Se for visto um ritmo chocável, desfibrilar
    - 2 J/kg na primeira tentativa, 4 J/kg nas tentativas subsequentes
    - Tamanho da pá: Tamanho adulto para criança > 10 kg (aproximadamente 1 ano de idade) Tamanho bebê para crianças < 10 kg
    - As maiores pás que possam se adaptar ao tórax com uma distância de 3 cm entre as pás são recomendadas
  - Depois de 1 choque, imediatamente retomar compressões
    - CPR antes de choques subsequentes é associada a uma taxa mais alta de sucesso da desfibrilação do ritmo
  - Depois de 5 ciclos de CPR (2 min), checar o ritmo
  - Se um ritmo chocável estiver presente, desfibrilar (4 J/kg) e retomar compressões
  - Checar o ritmo após 5 ciclos e dar epinefrina durante as compressões enquanto carregando o desfibrilador
    - Cronologia da droga é menos importante do que compressões contínuas
    - Epinefrina em dose padrão (0,01 mg/kg) deve ser dada cada 3–5 min
  - Após desfibrilação, retomar CPR por 5 ciclos
  - Checar o ritmo e desfibrilar se chocável (4 J/kg), a seguir retomar CPR e administrar amiodarona ou lidocaína
    - Amiodarona 5 mg/kg IV
    - Lidocaína 1 mg/kg IV
  - Tratar *torsades de pointes* com magnésio
    - Magnésio 25–50 mg/kg IV
  - Se o paciente desenvolver um ritmo organizado, cheque o pulso
    - Se um pulso estiver presente, tratamento suportivo deve ser começado
    - Quando nenhum pulso estiver presente, continuar CPR
  - Se um ritmo organizado for obtido, mas ritmo chocável recidivar, dar amiodarona durante compressões torácicas antes de desfibrilação

Assistolia e PEA
- Similares em causas e tratamento
- Agrupadas juntas no algoritmo de parada sem pulso pediátrica
- **Algoritmo de parada cardíaca pediátrica**
  - Depois que o ritmo for determinado, começar CPR
  - Administrar epinefrina cada 3–5 min, minimizando interrupções das compressões
  - Diagnosticar e tratar fatores subjacentes

Bradicardia com Comprometimento Cardiorrespiratório
- Dar tratamento suportivo, incluindo oxigênio suplementar e ventilação adequada
- Avaliar frequência cardíaca e perfusão
  - Se a frequência cardíaca for abaixo de 60 bpm e má perfusão ainda for evidente após ventilação ser suportada, começar CPR
  - Se ainda persistente após 2 min, considerar farmacoterapia (epinefrina, atropina) ou marca-passo transtorácico ou transvenoso
  - Se estabilizado, dar tratamento suportivo e observar
  - Se pulso for ausente, obedecer às recomendações para parada cardíaca sem pulso

Taquicardia com Comprometimento Cardiorrespiratório
- Dar tratamento suportivo, incluindo O_2 suplementar
- Avaliar ritmo e complexo QRS
  - **Taquicardia de complexos estreitos ($\leq$ 0,09 s)**
    - Sinusal
      - Diagnosticar e tratar a causa
    - Taquicardia supraventricular (SVT)
      - Estimulação vagal
      - Adenosina
      - Cardioversão sincronizada (0,5–1 J/kg, repetição 2 J/kg)
      - Amiodarona ou procainamida (se não responsivo aos tratamentos acima)
      - Considerar parecer de cardiologia
  - **Taquicardia de complexos largos (> 0,09 s)**
    - Taquicardia ventricular (VT)
      - Adenosina (para diferenciar complexos estreitos *vs.* largos) – usar apenas para um ritmo regular e QRS monomórfico em um paciente estável
      - Cardioversão sincronizada (mesma dose que acima)
      - Amiodarona ou procainamida
      - Considerar parecer de cardiologia

Acesso Vascular/Administração de Drogas
- Intravenosa
  - Via preferida
- Intraóssea
  - Segura e efetiva, se intravenosa não puder ser realizada
  - Início de ação é semelhante à via IV
  - Recomendada em parada cardíaca, quando acesso IV ainda não estiver estabelecido
- Endotraqueal
  - Pode ser usada, se outras vias não forem acessíveis
  - Drogas que podem ser administradas por ETT
    - Lidocaína
    - Atropina
    - Epinefrina
    - Narcan suportado apenas por relatos de casos
  - Dose recomendada = 2,5 × dose-padrão em 5 mL de soro fisiológico seguida por 5 ventilações
    - Doses ideais desconhecidas
      - Tamanho de ETT para crianças de idade 1–8 anos = (idade em anos + 4)/4

Posologias de Doses Pediátricas

Droga	Indicações	Dose IV	Dose pelo ETT
Adenosina	SVT	0,1 mg/kg, segunda dose: 0,2 mg/kg (máximo 12 mg)	
Amiodarona	VT sem pulso/VF	5 mg/kg; até 15 mg/kg ou 300 mg	
Atropina	Bradicardia	0,02 mg/kg cada 5 min, total máx. criança 1 mg, adolescente 2 mg Nota: < 0,1 mg pode levar à bradicardia paradoxal	0,04–0,06 mg/kg ETT
Cloreto de Cálcio	Hipocalcemia, hiperpotassemia, hipermagnesemia	20 mg/kg Dose única máxima: 2 g	
Dobutamina	Insuficiência cardíaca sistólica	2,5–15 mcg/kg/min	
Dopamina	Hipotensão	1–20 mcg/kg/min	
Epinefrina	Parada cardíaca	0,01 mg/kg (0,1 mL/kg 1:10.000) cada 3–5 min, máx. 1 mg	0,1 mg/kg (0,1 mL/kg 1:1.000) em 1–2 mL de diluente, máx. 10 mg
	Hipotensão	0,1–1 mcg/kg/min	
	Anafilaxia	0,01 mg/kg cada 20 min	
Glicose/Dextrose	Hipoglicemia	0,5–1 g/kg	
Lidocaína	VT refratária	1 mg/kg, máx. 100 mg	2–3 mg/kg
	PVCs	20–50 mcg/kg/min	
Magnésio	Hipomagnesemia, *torsades de pointes*	25–50 mg/kg ao longo de 10–20 min, máx. 2 g	
Naloxona	Superdose de narcótico	Reversão completa: < 5 anos ou ≤ 20 kg: 0,1 mg/kg ≥ 5 anos ou > 20 kg: 2 mg	Via menos desejável de todas; suportada apenas por relatos de casos
Procainamida	Arritmias atriais e ventriculares	15 mg/kg	
Bicarbonato de Sódio	Parada cardíaca	1 mEq/kg (depois de estabelecida ventilação)	
	Acidose metabólica	Déficit de base × peso (kg) × 0,3	
Verapamil	SVT	< 1 ano de idade: 0,1–0,2 mg/kg ao longo de 2 min a cada 30 min; 1–15 anos de idade: 0,1–0,3 mg/kg, máx. 5 mg, repetição 15 min, máx. 10 mg	

Figura 34-5. Algoritmo das Síndromes Coronarianas Agudas.

Síndromes Coronarianas Agudas

1. Sintomas sugestivos de isquemia ou infarto

2. Avaliação e tratamento pelo EMS (Serviço medico de emergência) e preparação hospitalar:
- Monitorar, suportar ABCs. Estar preparado para aplicar CPR e desfibrilação
- Administrar aspirina e considerar oxigênio, nitroglicerina e morfina se necessário
- Obter ECG de 12 derivações; se elevação de ST:
  - Notificar hospital recebedor com transmissão ou interpretação; anotar hora de início e primeiro contato médico
- Hospital notificado deve mobilizar recursos hospitalares para responder a STEMI
- Se considerando fibrinólise pré-hospitalar, usar checklist de fibrinolítico

3. Avaliação concomitante no ED (<10 minutos)
- Verificar sinais vitais; avaliar saturação de oxigênio
- Estabelecer acesso IV
- Efetuar breve história direcionada, exame físico
- Rever/completar checklist fibrinolítico (Figura 2); checar contraindicações (Tabela 5)
- Obtain initial cardiac marker levels, initial electrolyte and coagulation studies
- Obter raios X portátil de tórax (< 30 min)

Tratamento imediato no ED
- Se Sat. O_2 < 94%, começar **oxigênio** a 4 L/min, titular
- **Aspirina** 160 a 325 mg (se não dada pelo EMS)
- **Nitroglicerina** sublingual ou *spray*
- **Morfina IV** se desconforto não aliviado pela nitroglicerina

4. Interpretação do ECG

5. Elevação de ST ou novo ou presumivelmente novo LBBB; fortemente suspeito de lesão de IM com elevação de ST (STEMI)

6.
- Começar terapias adjuntivas conforme indicado (ver o texto)
- Não retardar reperfusão

7. Tempo desde o início dos sintomas ≤ 12 horas?

8. Objetivos da reperfusão:
Terapia definida por critérios do paciente e do centro (Tabela 1)
- Objetivo da porta ao balão (PCI) de 90 minutos
- Objetivo da porta à agulha (fibrinólise) de 30 minutos

9. Depressão de ST ou inversão dinâmica de onda T; fortemente suspeito de isquemia
Alto risco de angina instável/MI sem elevação de ST (UA/NSTEMI)

10. Troponina elevada ou paciente de alto risco
(Tabelas 3, 4 para estratificação do risco)
Considerar estratégia invasiva precoce se:
- Desconforto torácico isquêmico refratário
- Desvio de ST recorrente/persistente
- Taquicardia ventricular
- Instabilidade hemodinâmica
- Sinais de insuficiência cardíaca

11. Começar tratamentos adjuntivos conforme indicado
(ver o texto)
- Nitroglicerina
- Heparina (HNF ou HBPM)
- Considerar: β-bloqueador PO
- Considerar: Clopidogrel
- Considerar: Inibidor de glicoproteína IIb/IIIa

12. Admitir em leito monitorado
Avaliar situação de risco (Tabelas 3, 4)
Continuar ASA, heparina e outras terapias conforme indicado
- Inibidor de ACE/ARB
- Inibidor de HMG CoA redutase (terapia com estatina)
Não em alto risco: cardiologia para estratificar o risco

13. Normal ou alterações não diagnósticas em segmento ST ou onda T
Risco baixo/intermediário de ACS

14. Considerar admissão na unidade de dor torácica do ED ou em leito apropriado e acompanhar:
- Marcadores cardíacos seriados
- Repetir ECG/monitorização contínua do segmento ST
- Considerar teste diagnóstico não invasivo

15. Desenvolve 1 ou mais:
- Características clínicas de alto risco
- Alterações dinâmicas do ECG compatíveis com isquemia
- Troponina elevada

16. Imageamento não invasivo diagnóstico ou testagem fisiológica anormal?

17. Se ausência de evidência de isquemia ou infarto pelos exames, pode ter alta com acompanhamento

© 2010 American Heart Association

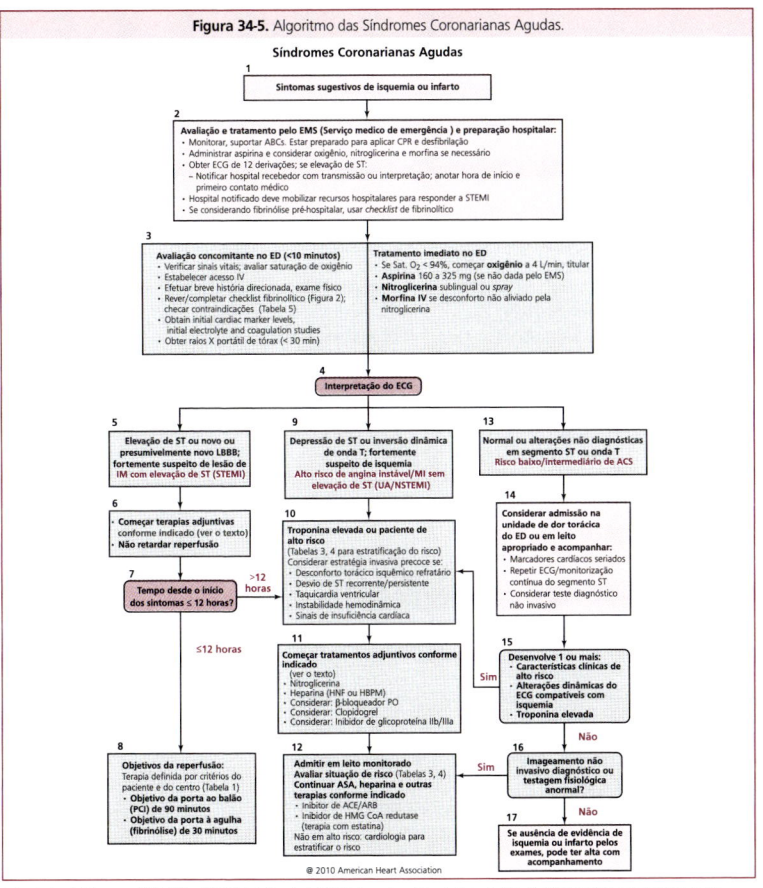

Adaptada de Neumar RW, Otto CW, Link MS, et al. 2010 American Heart Association Guidelines for cardiopulmonary resuscitation and emergency cardiovascular science. Part 8 Advanced cardiovascular life support. *Circulation.* 2010;122:S729–S767.

FRASES MÉDICAS COMUNS EM ESPANHOL

SALOMON M. MAYA • JESSE M. EHRENFELD

Avaliação Inicial/Pré-Op.	
Qual é o seu nome?	Como te llamas?
Que cirurgia você vai fazer hoje?	Que tipo de cirugia vas a tener hoy?
Onde dói?	Donde le duele?
Qual é a sua idade?	Cuantos años tiene?
Qual é o seu peso em libras?	Cuanto pesas in libras?
Você está grávida?	Estas embarazada?
Você é alérgico a algum medicamento?	Eres alergico a algun medicina?
Você está tomando alguma medicação?	Estas tomando algun medicamento?
Você já foi hospitalizado antes?	Has estado hospitalizado alguna vez?
Você já fez cirurgia alguma vez antes?	Has tenido alguna surugia en el pasado?
Você tem algum problema de coração?	Tienes algun problema com tu corazon?
Você tem dores no peito? Teve ataque cardíaco?	Usted le da dolores del corazon? Has tenido algun ataque del corazon?
Você é capaz de subir dois andares de escadas?	Puedes caminar dos pisos de escaleras?
Você tem algum problema dos pulmões? Asma?	Tienes algun problema com tus pulmones? Asma?
Você tem falta de ar ao caminhar?	Te falta el aire cuando caminas?
Você tem refluxo ácido?	Tienes acides?
Teve vômito? Quando?	Has vomitado? Cuando?
Você tem diabetes?	Tienes diabetis?
Alguém disse a você que era difícil a entubação?	Algien te dijo que fue deficil poner um tubo de respiracion em tu boca?
Alguma vez teve problema com anestesia?	Has tenido algun problema com anesthesia en el pasado?
Quando você comeu ou bebeu pela última vez?	Cuando fue la ultima vez que comiste o tomaste algo?

Exame Físico	
Abra a boca. Você tem amplitude de movimento completa do pescoço?	Abre la boca. Tienes algun probema con el rango de tu cuello?
Respire pela boca aberta	Respira con la borca abierta.

Indução	
Você é capaz de se mover para cima da mesa da OR?	Te puedes mover a la cama de operaction?
Não se preocupe	No se preocupe
Respire fundo	Respire profundo
É oxigênio puro	Es puro oxigeno
Você pode sentir um pouco de ardência na sua injeção intravenosa	Puedes sentir un poço de quemadura en el suero
Você pode começar a se sentir sonolento	Puedes empezar de sentir de sueño
Você vai sentir um pouco de pressão no seu pescoço	Vas a sentir un poco de precion en en cuello
Está tudo certo	Todo esta bien
Você vai dormir profundamente agora	Te vas a dormir ahora

Emergência	
Abre os olhos	Abre lós ojos
Respira fundo	Respire profundo
Aperta minha mão esquerda. Mão direita	Apriete mi mano izquierda. derecha
Mova os dedos dos pés	Mueve los dedos del pie
Você está sentindo dor?	Tienes dolor?

APÊNDICE A: FÓRMULAS E REFERÊNCIA RÁPIDA

CARDIOLOGIA

Débito Cardíaco de Fick
Consumo de oxigênio (L/min) = CO (L/min)× diferença de oxigênio arteriovenosa (AV)
Consumo de oxigênio precisa ser medido (pode-se estimar c/125 mL/min/m^2, mas não é acurado)
Diferença de oxigênio AV = Hb (g/dL) × 10 (dL/L) × 1,36 (mL O_2/g de Hb) × ($S_aO_2 - S_vO_2$)
S_aO_2 é medida em qualquer amostra arterial (geralmente 93–98%)
S_vO_2 (O_2 venoso misturado) é medida no RA, RV ou na PA (admitindo ausência de *shunt*) (normal ~75%)

$$\therefore \text{Débito cardíaco (L/min)} = \frac{\text{Consumo de oxigênio}}{\text{Hb (g/dL)} \times 13{,}6 \times (S_aO_2 - S_vO_2)}$$

Shunts

$$Q_p = \frac{\text{Consumo de oxigênio}}{\text{Sat.}O_2 \text{ veia pulm.} - \text{Sat.}O_2 \text{ artéria pulm.}} \quad (\text{se nenhum } shunt \; D \rightarrow E, \; SatO_2 PV \approx S_aO_2)$$

$$Q_s = \frac{\text{Consumo de oxigênio}}{S_aO_2 - \text{Sat.}O_2 \text{ venosa misturada}} \quad (MVO_2 \text{ colhido a } shunt \text{ potencial } E \approx D)$$

$$\frac{Q_p}{Q_s} = \frac{S_aO_2 - \text{Sat. MVO}_2}{\text{Sat. } O_2 PV - \text{Sat.}O_2 PA} \approx \frac{S_aO_2 - \text{Sat.MVO}_2}{S_aO_2 - \text{Sat. }O_2 PA} \quad (\text{se apenas } shunt \; E \rightarrow D \text{ e não } D \rightarrow E)$$

Área de Valva

$$\text{Equação de Gorlin Área da valva} = \frac{(CO/DEP \text{ ou } SEP) \times HR}{44{,}3 \times \text{constante} \times \sqrt{\Delta P}} \quad (\text{constante} = 1 \text{ para AS}, \; 0{,}85 \text{ para MS})$$

$$\text{Equação de Hakki: Área da valva} \approx \frac{CO}{\sqrt{\Delta P}}$$

Anatomia das Artérias Coronárias

Figura A-1. Artérias coronárias.

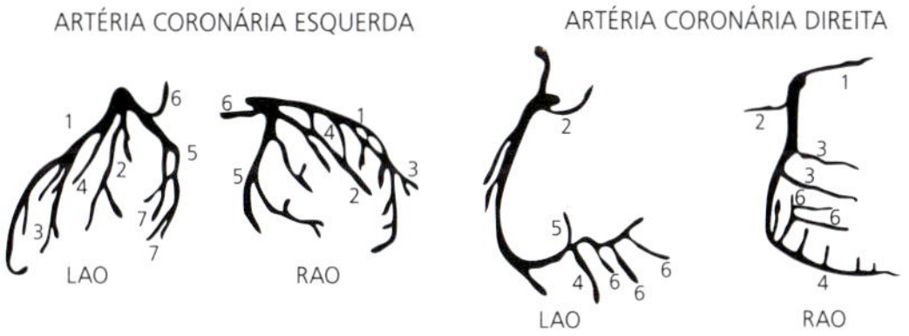

ARTÉRIA CORONÁRIA ESQUERDA — LAO, RAO
ARTÉRIA CORONÁRIA DIREITA — LAO, RAO

1. **Artéria descendente anterior esquerda (LAD)**
2. Artéria ramus medianus
3. Ramos diagonais
4. Ramos septais
5. **Artéria circunflexa esquerda (LCxE)**
6. Artéria circunflexa atrial esquerda
7. Ramos marginais obtusos

1. Artéria do cone
2. Artéria do nó SA
3. Ramos marginais agudos
4. Artéria descendente posterior (PDA)
5. Artéria do nó AV
6. Artéria ventricular esquerda posterior (PLV)

(De Grossman WG. *Cardiac Catheterization and Angiography.* 4th ed. Philadelphia, PA: Lea & Febiger, 1991, com permissão.)

PULMONAR

Espaço morto = Unidades pulmonares que são ventiladas, mas não perfundidas
Shunt intrapulmonar = Unidades pulmonares que são perfundidas, mas não ventiladas
Equação do gás alveolar:

$$P_AO_2 = [FiO_2 \times (760 - 47)] - \frac{P_aCO_2}{R} \text{ (onde R} \approx 0{,}8)$$

$$P_AO_2 = 150 - \frac{P_aCO_2}{0{,}8} \text{ (no ar ambiente)}$$

Gradiente A-a = $P_AO_2 - P_aO_2$ [gradiente A-a normal ≈ 4 + (idade/4)]
Ventilação-minuto ($\dot{V}_E$) = Volume corrente (V_T) × Frequência respiratória (FR) (normal 4–6 L/min)
Volume corrente (V_T) = Espaço alveolar (V_A) + Espaço morto (V_D)
Fração do volume corrente que é espaço morto

$$\left(\frac{V_D}{V_T}\right) = \frac{P_aCO_2 - P_{expirado}CO_2}{P_aCO_2}$$

$$\mathbf{P_aCO_2} = k \times \frac{\text{Produção de CO}_2}{\text{Ventilação alveolar}} = k \times \frac{\dot{V}_{CO_2}}{RR \times V_T \times \left(1 - \frac{V_D}{V_T}\right)}$$

NEFROLOGIA

Anion gap (diferença de ânions) (AG) = Na − (Cl + HCO_3) (normal = [alb] × 2,5; tipicamente 12 ± 2 mEq)
Delta-delta (ΔΔ) = [Δ AG (i. e., AG calculado − esperado)/Δ HCO_3 (i. e., 24 − HCO_3 medido)]
Anion gap urinário (UAG) = ($U_{Na} + U_K$) − U_{Cl}

$$\textbf{Osmols calculados} = (2 \times Na) + \left(\frac{\text{glic.}}{18}\right) + \left(\frac{BUN}{2{,}8}\right) + \left(\frac{EtOH}{4{,}6}\right)$$

Gap (diferença) osmolal (OG) = Osmols medidos − Osmols calculados (normal < 10)

$$\textit{Clearance}\textbf{ de creatinina estimada} = \frac{[140 - \text{idade (anos)}] \times \text{peso (kg)}}{\text{Cr sérica (mg/dL)} \times 72} \text{ (× 0,85 em mulheres)}$$

$$\textbf{Fração de excreção de Na}\ (FE_{NA}, \%) = \left[\frac{\frac{U_{NA}\ (mEq/L)}{P_{NA}\ (mEq/L)} \times 100\%}{\frac{U_{Cr}\ (mg/mL)}{P_{Cr}\ (mg/dL)} \times 100\ (mL/dL)}\right] = \frac{U_{NA}}{P_{NA}} \bigg/ \frac{U_{Cr}}{P_{Cr}}$$

Na corrigido na hiperglicemia

Estimar em todos os pacs.: Na corrigido = Na + medido

$$\left[2{,}4 \times \frac{(\text{glc medida} - 100)}{100}\right]$$

Entretanto, Δ em Na depende da glic. (Am J Med 1999;106:399)
Δ é 1,6 mEq para cada 100 mg/dL ↑ na glic. variando de 100–440
Δ é 4 mEq/L para cada 100 mg/dL ↑ na glic. além de 440

Água corporal total (TBW) = 0,60 × IBW (× 0,85 se mulher e × 0,85 se idoso)

$$\text{Déficit de } H_2O \text{ livre} = TBW = \left(\frac{[Na]_{sérico} - 140}{140}\right) \approx \left(\frac{[Na]_{sérico} - 140}{3}\right) \text{ (em pac. de 70 kg)}$$

$$\text{Gradiente transtubular de potássio (TTKG)} = \frac{U_K/P_K}{U_{osm}/P_{osm}}$$

Hematologia

Heparina para Tromboembolismo	
80 U/kg bolus	
18 U/kg/h	
PTT	Ajustamento
< 40	*Bolus* 5.000 U, ↑ velocidade 300 U/h
40–49	*Bolus* 3.000 U, ↑ velocidade 200 U/h
50–59	↑ velocidade 100 U/h
60–85	Nenhum Δ
86–95	↓ velocidade 100 U/h
95–120	Reter 30 min, ↓ velocidade 150 U/h
> 120	Reter 60 min, ↓ velocidade 200 U/h

Circulation 2001;103:2994.

Heparina para Síndrome Coronariana Aguda (ACS)[A7]	
MI com elevação de ST (STEMI) c/fibrinólise	
60 U/kg *bolus* (máx. 4.000 U)	
12 U/kg/h (máx. 1.000 U/h)	
UA/IM sem elevação de ST (NSTEMI)	
60–75 U/kg *bolus* (máx. 5.000 U)	
12–15 U/kg/h (máx. 1.000 U/h)	
PTT	Ajustamento
< 40	*Bolus* 3.000 U, ↑ velocidade 100 U/h
40–49	↑ velocidade 50 U/h
50–70	Nenhum Å
71–85	↓ velocidade 50 U/h
86–100	Reter 30 min, ↓ velocidade 100 U/h
101–150	Reter 60 min, ↓ velocidade 150 U/h
> 150	Reter 60 min, ↓ velocidade 300 U/h

Diretriz ACC/AHA 2004 para IMEST.

- PTT a cada 6 h depois de cada mudança (meia vida de heparina é ∼ 90 min)
- PTT todos os dias ou duas vezes ao dia uma vez que PTT é terapêutico
- CBC todos os dias (para garantir que as contagens de HcT e plt estejam estáveis)

Outros

Peso corporal Ideal (IBW) = [50 kg (homens) ou 45,5 kg (mulheres)] + 1 kg/cm acima de 1,50 m

$$\text{Área de superfície corporal (BSA, m}^2) = \sqrt{\frac{\text{altura (cm)} \times \text{peso (kg)}}{3.600}}$$

CÁLCULOS DE SENSIBILIDADE E ESPECIFICIDADE

		Doença	
		Presente	Ausente
Teste	⊕	a (verdadeiro ⊕)	b (falso ⊕)
	⊖	c (falso ⊖)	d (verdadeiro ⊖)

Prevalência $= \dfrac{\text{Todos com a doença}}{\text{Todos os pacientes}} = \dfrac{a+b}{a+b+c+d}$

Sensibilidade $= \dfrac{\text{Verdadeiros-positivos}}{\text{Todos com a doença}} = \dfrac{a}{a+c}$ **Especificidade** $= \dfrac{\text{Verdadeiros-negativos}}{\text{Todos os sadios}} = \dfrac{d}{b+d}$

⊕ **Valor preditivo** $= \dfrac{\text{Verdadeiro-positivos}}{\text{Todos os positivos}} = \dfrac{a}{a+b}$

⊖ **Valor preditivo** $= \dfrac{\text{Verdadeiros-negativos}}{\text{Todos os positivos}} = \dfrac{d}{c+d}$

Acurácia $= \dfrac{\text{Verdadeiros-positivos + Verdadeiros-negativos}}{\text{Todos os pacientes}} = \dfrac{a+d}{a+b+c+d}$

⊕ **Razão da probabilidade** $= \dfrac{\text{Taxa de verdadeiro-positivo}}{\text{taxa de falso-positivo}} = \dfrac{Se}{1-Sp}$

⊖ **Razão da probabilidade** $= \dfrac{\text{Taxa de falso-negativo}}{\text{Taxa de verdadeiros-negativos}} = \dfrac{1-Se}{Sp}$

Odds $= \dfrac{\text{Probabilidade}}{1 - \text{probabilidade}}$ **Probabilidade** $= \dfrac{odds}{odds+1}$

Odds **pós-teste** = *Odds* pré-teste × LR

APÊNDICE B: CHECAGEM DO EQUIPAMENTO DE ANESTESIA E ARRUMAÇÃO DA OR

CHECAGEM DO EQUIPAMENTO DE ANESTESIA

Checagem válida apenas para um sistema de anestesia que obedeça aos padrões atuais e inclua um ventilador de fole ascendente e os seguintes monitores: Capnógrafo, oxímetro de pulso, analisador de oxigênio, espirômetro e monitor de pressão de respiração com alarmes de alta e baixa pressão*

- Verificar que equipamento de ventilação de reserva esteja disponível e funcionando
- Sistema de alta pressão
  - Checar suprimento do cilindro de oxigênio*
  - Checar suprimentos de tubulações centrais*
- Sistema de baixa pressão
  - Checar situação inicial do sistema de baixa pressão*
  - Efetuar checagem de vazamento do sistema de baixa pressão do equipamento*
  - Ligar interruptor principal da máquina e todo outro equipamento elétrico necessário*
  - Testar fluxômetros*
- Ajustar e checar sistema de limpeza de resíduos*
- Sistema de respiração
  - Calibrar monitor de O_2*
  - Checar situação inicial do sistema de respiração
  - Efetuar teste de vazamento do sistema de respiração
- Testar sistemas de ventilação manual e automático e válvulas unidirecionais
- Checar, calibrar e/ou ajustar limites de alarme de todos os monitores
- Checar estado final do equipamento
  - Vaporizadores desligados*
  - Válvula APL (limitadora de pressão ajustável) aberta
  - Chave seletora para "Bolsa"
  - Todos os fluxômetros em zero
  - Nível de aspiração do paciente adequado
  - Sistema de respiração pronto para ser usado

*Nota: Se um anestesista usar a mesma máquina em casos sucessivos, os passos assinalados com um asterisco não necessitam ser reptidos depois da checagem inicial.

ARRUMAÇÃO DA OR PARA UM PACIENTE

S: Aspiração
Certificar-se de que a aspiração está firmemente conectada ao cilindro, ligada a toda força

O: Oxigênio
Checar que o suprimento da tubulação seja entre 50–55 psi e conectada à parede
Checar que o cilindro nas costas da máquina possua oxigênio adequado (> 1.000 psi)
Calibrar sensor de O_2
Certificar-se de uma máscara-válvula-bolsa autoinflável esteja disponível

V: Via aérea
Checar todos os laringoscópios e cabos
Escolher ETT (tubo traqueal) apropriado e checar manguito quanto a vazamento. Ter disponível um estilete de ETT
Certificar-se de que uma LMA (máscara laríngea) está disponível
Cânula oral, bloco de morder e esparadrapo
Estetoscópio

F: Farmácia
Encher seringas necessárias para o caso (incluindo um sedativo, agente de indução, paralisantes)
Assegurar que drogas de emergência (epinefrina, atropina, succinilcolina extra) estejam disponíveis
Certificar-se de que os vaporizadores estejam adequadamente cheios
Assegurar que antibióticos apropriados estejam disponíveis
Arrumar os gotejadores apropriados e possuir uma bomba de infusão de droga funcionando

M: Máquina/Monitores
Checar o equipamento (ver Checagem da Máquina de Anestesia acima)
Checar os monitores: Manguito de pressão arterial presente e de tamanho apropriado; oxímetro de pulso funcionando, cabos e eletrodos de EKG disponíveis; estimulador nervoso presente e funcionando
Aquecedores de líquidos e do paciente disponíveis; monitores de linha arterial, pressão venosa central, cateter de artéria pulmonar e EEG conforme indicado

APÊNDICE C: MANEJO DA HIPERTEMIA MALIGNA

TRATAMENTO DE EMERGÊNCIA PARA HIPERTERMIA MALIGNA

MH Hotline 1-800-644-9737; *website:* **WWW.MHAUS.ORG**
Fora dos EUA: 1-315-464-7079
No Brasil: Hotline (011) 5575-9873

DIAGNÓSTICO *VS.* PROBLEMAS ASSOCIADOS

Sinais de MH
- $ETCO_2$ aumentando
- Rigidez do tronco ou do corpo todo
- Espasmo do masseter ou trismo
- Taquicardia/taquipneia
- Acidoses respiratória e metabólica mistas
- Temperatura aumentada (pode ser um sinal tardio)
- Mioglobinúria

Parada Cardíaca Súbita/Inesperada em Pacientes Jovens
- Presumir hiperpotassemia e iniciar tratamento (ver # 6)
- Medir CK, mioglobina, ABGs, até normalizados
- Considerar dantroleno
- Geralmente secundária à miopatia oculta (p. ex., distrofia muscular)
- Ressuscitação pode ser difícil e prolongada

Trismo ou Espasmo do Masseter com Succinilcolina
- Sinal precoce de MH em muitos pacientes
- Se músculos dos membros estiverem rígidos, começar tratamento com dantroleno
- Em procedimentos de emergência, continuar com agentes não desencadeantes, avaliar e monitorizar o paciente e considerar tratamento com dantroleno
- Acompanhar CK e mioglobina urinária por 36 h
- Checar CK imediatamente e a intervalos de 6 h até o retorno ao normal. Observar quanto à urina escura ou cor de coca-cola. Se presente, liberalizar ingestão hídrica e testar quanto à mioglobina
- Observar na PACU ou ICU durante pelo menos 12 h

TRATAMENTO DA FASE AGUDA

1. **OBTER AJUDA. OBTER DANTROLENO – Notificar o Cirurgião**
   - Suspender agentes voláteis e succinilcolina
   - Hiperventilar com oxigênio 100% a fluxos de 10 L/min ou mais
   - Suspender o procedimento tão logo seja possível; se emergência, continuar com técnica anestésica não desencadeante
   - Não perca tempo mudando o sistema de círculo e CO_2 absorvente
2. **Dantroleno 2,5 mg/kg IV rapidamente, através de IV de grosso calibre, se possível**

   > Pra converter kg em libras, para quantidade de dantroleno, dar aos pacientes 1 mg/libra (2,5 mg/kg é de aproximadamente 1 mg/kg)

   - Dissolver os 20 mg em cada frasco com pelo menos 60 mL de água estéril para injeção isenta de preservativo. Pré-aquecer (não excedendo 39°C) a água estéril pode apressar a solubilização do dantroleno. Entretanto, até hoje não há evidência de que esse aquecimento melhore o resultado clínico
   - Repetir até que os sinais de MH sejam revertidos
   - Às vezes mais de 10 mg/kg (até 30 mg/kg) são necessários
   - Cada frasco de 20 mg tem 3 g de manitol para isotonicidade. O pH da solução é 9
3. **Bicarbonato para acidose metabólica**
   - 1–2 mEq/kg se valores de gasometria ainda não forem disponíveis
4. **Esfriar** o paciente com temperatura central > 39°C. Lavar cavidades corporais abertas, estômago, bexiga ou reto. Aplicar gelo na superfície. Infundir soro fisiológico intravenosamente. Parar de esfriar se temp < 38°C e caindo, para evitar descida a < 36°C
5. **Arritmias** geralmente respondem ao tratamento de acidose e hiperpotassemia
   - Usar terapia medicamentosa padrão ***exceto bloqueadores dos canais de cálcio, que podem causar hiperpotassemia ou parada cardíaca na presença de dantroleno***

6. **Hiperpotassemia** – tratar com hiperventilação, bicarbonato, glicose/insulina, cálcio
   - Bicarbonato: 1–2 mEq/kg IV
   - Insulina: Para **pediátricos**, 0,1 unidade de insulina/kg e 1 mL/kg de glicose 50%, ou para **adultos**, 10 unidades de insulina regular IV e 50 mL de glicose 50%
   - Cloreto de cálcio 10 mg/kg ou gluconato de cálcio 10–50 mg/kg para hiperpotassemia ameaçando a vida
   - Checar níveis de glicose horariamente.
7. **Acompanhar** $ETCO_2$, eletrólitos, gasometria arterial, CK, temperatura central, débito e cor urinários, estudos da coagulação. Se CK ou K^+ subirem mais que transitoriamente ou débito urinário cair a menos de 0,5 mL/kg/h, induzir diurese a > 1 mL/kg/h e dar bicarbonato para alcalinizar a urina a fim de prevenir insuficiência renal induzida por mioglobinúria (ver D abaixo)
   - Valores de gasometria venosa (p. ex., veia femoral) podem documentar hipermetabolismo melhor do que valores arteriais
   - Monitorização venosa central ou da PA conforme necessário e registrar ventilação-minuto
   - Colocar cateter de Foley e monitorizar débito urinário

Fase Pós-Aguda

A. Observar o paciente na ICU durante pelo menos 24 h, em razão do risco de recrudescência
B. Dantroleno 1 mg/kg cada 4–6 h ou 0,25 mg/kg/h por infusão durante pelo menos 24 h. Doses adicionais podem estar indicadas
C. Acompanhar sinais vitais e exames laboratoriais conforme acima (ver #7 acima)
   - ABGs (gasometria) frequentes conforme os sinais clínicos
   - CK cada 8–12 h; menos frequentemente à medida que os valores mostrem tendência de redução
D. Acompanhar mioglobina urinária e instituir terapia para prevenir precipitação de mioglobina nos túbulos renais e o desenvolvimento subsequente de insuficiência renal aguda. Níveis de CK acima de 10.000 UI/L são um sinal presuntivo de rabdomiólise e mioglobinúria. Obedecer à terapia intensiva padrão para rabdomiólise e mioglobinúria (débito de urina > 2 mL/kg/h por hidratação e diuréticos junto com alcalinização da urina com infusão de bicarbonato de NA com atenção cuidadosa aos valores de pH da urina e do soro)
E. Aconselhar o paciente e a família a respeito da MH e precauções adicionais; encaminhá-los a MHAUS. Preencher e enviar o formulário de reação metabólica adversa à anestesia (AMRA) através de www.mhreg.org e enviar uma carta ao paciente e seu médico. Encaminhar o paciente ao mais próximo dentro de biópsia para acompanhamento

ÍNDICE REMISSIVO

Números acompanhados por um *f* itálico indicam figuras.

5HT3
    antagonistas de, 2H-50, 2H-54, 2H-58
        Dolasetron, 2H-50
        dose típica, 2H-50
        eliminação, 2H-50
        Granisetron, 2H-50
        indicação, 2H-50
        mecanismo, 2H-50
        Ondansetron, 2H-50
15-Metil Prostaglandina $F_{2\alpha}$, 2H-52

A

A/PION (Neuropatia Óptica Isquêmica Anterior e Posterior), 23-1
AAA (Aneurisma Aórtico Abdominal)
    reparo de, 19-1
        endovascular, 19-4
Abciximab, 9-19
    ReoPro, 2H-50
Abuso
    de álcool, 18-2
        comprometimento multissistêmico no, 18-3
Acarbose
    Precose, 2H-50
Acesso
    arterial, 11-1
        complicações, 11-2
        contraindicações, 11-2
        indicações, 11-1
        técnica, 11-1
    na anestesia, 6-1
        espinal/subdural, 6-1
            na linha mediana, 6-1
            paramediano, 6-1
    venoso central, 11-2
        colocação de linha central, 11-3
            guiada por ultrassom, 11-3
        complicações, 11-3
        contraindicações, 11-2
        indicações, 11-2
        técnica, 11-2
            Fem, 11-3
            IJ, 11-2
            SC, 11-3
        visualização em tempo real, 11-3, 11-4
Acetaminofeno
    dose, 2C-20
    indicações, 2C-20
    início, 2C-20
    mecanismo, 2C-20
    Ofirmev, 2C-20
    Paracetamol, 2C-20
    Tylenol, 2C-20
Acetato
    de THAM, 2H-65
Acetazolamida
    Diamox, 2H-50
Acetilcisteína, 2C-20
ACh (Acetilcolina), 2E-28
Ácido(s)
    acetilsalicílico, 2C-20, 2C-21

    aspirina, 2C-21
        dose, 2C-20
        indicações, 2C-20
        inibidores de COX, 2C-21
            não seletivos, 2C-21
        mecanismo, 2C-20
    aminocaproico, 2H-50
        Amicar, 2H-50
        dose típica, 2H-50
        eliminação, 2H-50
        indicações, 2H-50
        mecanismo, 2H-50
    cítrico, 2H-51
    do estômago, 2H-51
        neutralização do, 2H-52
            bicitra para, 2H-51
    etacrínico, 2H-50, 2H-56
        Edecrin, 2H-56
    gástrico, 10-8
        aspiração de, 10-8
        vômito de, 10-8
    propiônico, 2C-20
        derivados do, 2C-20
            cetoprofeno, 2C-20
            diclofenaco, 2C-20
            ibuprofeno, 2C-20
            naproxeno, 2C-20
            NSAIDs de, 2C-20
            posologia de, 2C-20
    tranexâmico, 2H-62
        Cyklapron, 2H-62
        dose típica, 2H-62
        eliminação, 2H-62
        indicação, 2H-62
        mecanismo, 2H-62
Acidobásico(s)
    distúrbios, 9-5
        primários, 9-5
        regras de compensação, 9-5
ACLS (Suporte Cardíaco Avançado da Vida)
    adulto, 34-1
    C-A-R, 34-1
    bradicardia, 34-4*f*
        algoritmo de, 34-4*f*
    parada cardíaca, 34-2*f*, 34-3*f*
        adulta, 34-3*f*
        algoritmo circular, 34-2*f*
    taquicardia, 34-4*f*
        algoritmo de, 34-4*f*
            com um pulso, 34-4*f*
Acordar
    retardado, 13-5
        causas de, 13-5
        definição, 13-5
        diagnóstico, 2-13
        tratamento, 13-5
Acova, 2H-51
ACS (Síndrome Coronariana Aguda), 2-53
ACT (Tempo de Coagulação Ativada), 9-17
Actiq Lozenge, 2C-12
Activase, 2H-62

Actos, 2H-64
Adenocard, 2F-42
Adenoidectomia, 21-3
Adenosina
    Adenocard, 2F-42
    posologias, 34-5, 34-8
        em adultos, 34-5
        pediátricas, 34-8
ADH (Hormônio Antidiurético), 2F-36, 24-9
Aditivo(s)
    para aumentar LA, 2D-26
Adjunto(s)
    não opióides, 25-11
        no trabalho de parto, 25-11
Adjuvante(s)
    não opioides, 12-3
        dose, 12-3
        efeitos colaterais, 12-3
ADP (Adenosina Difosfato), 9-19
Adrenaline, 2F-35
AECP (Analgesia Epidural Controlada pelo Paciente), 6-6, 12-4
Agente(s)
    anestésicos, 2A-2
        inalados, 2A-2
            propriedades farmacológicas de, 2A-2
    antiplaquetas, 1-5
        stents e, 1-5
        na avaliação pré-operatória, 1-5
    de guerra química, 15-11
        bioterrorismo e, 15-11
    inalatórios, 2A-4
        efeitos sistêmicos dos, 2-4
            cardiovascular, 2-4
            hepático, 2-4
            neurológico, 2-4
            pulmonar, 2-4
            renais, 2-4
    IV, 5-8
        esquemas posológicos de, 5-8
            usados como anestésicos gerais, 5-8
Agonista(s)
    adrenérgicos, 2F-33
        ADH, 2F-36
        Adrenaline, 2F-35
        dobutamina, 2F-33
        Dobutrex, 2F-33
        dopamina, 2F-33
        e vasopressores, 2F-34
            ações dependentes da doses dos, 2F-34
        efedrina, 2F-33
        epinefrina, 2F-35
        fenilefrina, 2F-35
        Intropin, 2F-33
        isoproterenol, 2F-35
        Isuprel, 2F-35
        Levarterenol, 2F-36
        Levophed, 2F-36
        Neosynephrine, 2F-35
        norepinefrina, 2F-36
        Pitressin, 2F-36
        vasopressina, 2F-36
    opiáceos, 2C-16
        cetamina, 2C-16
        Ketalar, 2C-16

        opioides, 2C-16
        mistos, 12-6
    vasopressores, 2F-34
        doses dos, 2F-34
            ações dependentes da, 2F-34
Agonista(s)-Antagonista(s)
    mistos, 2C-15
        opiáceos, 2C-15
            indicações, 2C-16
            mecanismo, 2C-16
Agulha
    toracostomia com, 11-6
        complicações, 11-6
        indicação, 11-6
        técnica, 11-6
AIN (Nefrite Intersticial Aguda), 22-1
Albumina, 9-4, 9-12
Albuterol
    Proventil, 2H-50
    Ventolin, 2H-50
Aldactone, 2H-63
Aldomet, 2F-39
Aldrete
    sistema de escore de, 13-7
        modificado, 13-7
Alergia
    ao látex, 10-7
        considerações, 10-7
            anestésicas, 10-7
            sobre drogas, 10-7
        equipamento, 10-7
        fatores de risco, 10-7
        incidência, 10-7
        mecanismo, 10-7
        tratamento, 10-7
α-Agonista(s)
    clonidina, 2F-38
        Catapress, 2F-38
    metildopa, 2F-39
        Aldomet, 2F-39
α-Bloqueador (es)
    efeitos comparados de, 2F-37
Alfa Stat
    gases, 16-9
        no sangue arterial, 16-9
Alfentanil
    Alfenta, 2C-12
    dose, 2C-12
    eliminação, 2C-12
Algoritmo
    de parada cardíaca, 34-6
        pediátrica, 34-6
ALI (Lesão Pulmonar Aguda), 15-7
    diagnóstico, 13-4
    tratamento, 13-4
Alpert
    síndrome de, 26-10
        implicações anestésicas, 26-10
Alprostadil, 2H-64
Alta
    pós-anestésica, 13-7
        escore de, 13-7
        sistema de, 13-7
Alteplase, 2H-62
Alteração(ões)
    fisiológicas maternas, 25-3

implicações anestésicas das, 25-3
    na GA, 25-3
American Diabetes Association
  recomendações da, 24-7
    para glicemias-alvo, 24-7
      em pacientes internos, 24-7
Amicar, 2H-50
Amidas, 2D-22
  LA, 2D-24
Amidate, 2B-8
Aminoglicosídeo(s)
  dose de, 2G-46
Aminosteroide(s)
  pancurônio, 2E-28
  rocurônio, 2E-28
  vecurônio, 2E-28
Amiodarona
  Cordarone, 2F-42
  posologias, 34-5, 34-8
    em adultos, 34-5
    pediátricas, 34-8
Ampicilina
  2 g, 1-4
Amrinona
  Inocor, 2F-36
  Inamrinone, 2F-36
Anafilaxia
  diagnóstico, 10-7, 13-2
    diferencial, 10-7
  manifestações clínicas, 10-7
  prevenção, 10-7
  tratamento, 10-7, 13-2
    opções de, 10-7
Analgesia
  epidural, 12-5
    tratamento com, 12-5
      de efeitos colaterais, 12-5
  neuraxial, 12-4, 25-2-25-4
    em trabalho de parto, 25-2, 25-4
      escolhas para iniciar, 25-2
      manejo da, 25-4
    medicações, 25-3
Analgésico(s), 2C-11-2C-21
  administração de, 12-4
    sistemas de, 12-4
  agonistas, 2C-16
    opiáceos, 2C-16
  agonistas-antagonistas, 2C-15
    mistos, 2C-15
      opiáceos, 2C-15
  antagonistas, 2C-17
    opioides, 2C-17
  dor crônica, 2C-18
    tratamento da, 2C-18
      medicações adjuntas, 2C-18
  inibidores, 2C-20, 2C-21
    da COX, 2C-20
      não seletivos, 2C-20
      seletivos, 2C-21
        de COX-2, 2C-21
  intravenosos, 2C-14
    propriedades farmacológicas dos, 2C-14
  medicações, 2C-19
    tópicas, 2C-19
    transdérmicas, 2C-19
  não opioides, 26-4
    para crianças, 26-4

NMDA, 2C-16
  receptor a, 2C-16
    antagonista do, 2C-16
NSAIDs, 2C-19
opioides, 2C-11, 2C-15, 5-3
  Alfentanil, 2C-12
  Codeína, 2C-15
  comentários gerais, 2C-11
  efeitos fisiológicos dos, 2C-11
  Fentanil, 2C-12
  Hidromorfona, 2C-13
  Meperidina, 2C-13
  Metadona, 2C-14
  Morfina, 2C-13
  Oxicodona, 2C-15
  Remifentanil, 2C-12
  Sufentanil, 2C-12
  VO, 2C-15
    comuns, 2C-15
Análise
  acidobásica, 9-4
    abordagem à, 9-4
Anatomia
  da via aérea, 4-1
  neuroaxial, 6-1
Anemia
  falciforme, 9-21
    manejo pré-operatório da, 9-21
Anestesia
  ambulatorial, 27-1
    dor pós-operatória, 27-3
      opções para tratamento da, 27-3
    pacientes ambulatoriais, 27-3
      problemas de dor, 27-3
    PONV, 27-1
    seleção, 27-1
      do paciente, 27-1
      do procedimento, 27-1
    tratamento da dor, 27-3
      estratégia multimodal de, 27-3
  aspiração à indução da, 10-8
    de ácido gástrico, 10-8
      manifestações clínicas, 10-8
      tratamento, 10-8
  caudal, 6-7
  com circuito, 3-4
    fechado, 3-4
  complicações da, 14-1
    cegueira peroperatória, 14-4
    das vias aéreas, 14-2
    dentárias, 14-2
    eletrocautério, 14-4
    ESU, 14-4
    lesões, 14-1
      de nervo periférico, 14-1
      dentárias, 14-3
      locais de, 14-2
    MRI, 14-4
    queimaduras, 14-4
  componentes da, 5-5
  epidural, 6-5
    LA para, 6-6
      características de, 6-6
  equipamento de, 3-1
    circuito de respiração, 3-3
      anestesia de circuito fechado, 3-4

Bain, 3-5
    conecta ao paciente, 3-3
    de Mapleson, 3-5
    pressões na via aérea, 3-4
        aumentadas, 3-5
    sistemas abertos, 3-5
máquina, 3-1
    controle de fluxo na, 3-1
    teste de vazamento da, 3-4
monitores do pacientes, 3-5
    capnografia, 3-6
    oximetria de pulso, 3-5
segurança elétrica na OR, 3-7
    eletrocirurgia, 3-7
    energia não aterrada, 3-7
    proteção contra choque elétrico, 3-7
    risco de eletrocussão, 3-7
suprimento de gás, 3-1
    caminho da molécula de O_2, 3-1
        do suprimento canalizado ao paciente, 3-1
espinal, 6-1, 6-5
    anatomia neuroaxial, 6-1
    efeitos fisiológicos, 6-2
    bloqueio neuroaxial, 6-2
        contraindicações ao, 6-2
    posicionamento do paciente, 6-3
    titulável, 6-5
    LA para, 6-5
        características dos, 6-5
    CSA, 6-5
fases da, 5-5
fora da OR, 28-1, 28-2
manutenção da, 15-3
neuroaxial, 6-3, 25-3
    complicações da, 6-3
    medicações, 25-3
para a colocação, 25-7
    de cerclagem, 25-7
    de PPTL, 25-7
para cesariana, 25-2, 25-5
para cirurgia, 15-7, 16-1, 18-1, 24-1, 25-1, 25-15, 28-1
    cardíaca, 16-1
        doenças que afetam o coração, 16-2
        fisiologia cardiovascular normal, 16-1
    de queimadura, 15-7
    endócrina, 24-1
        diabetes, 24-6
        glândula(s), 24-1
            paratireoides, 24-3
            tireoide, 24-1
        hipófise posterior, 24-9
        insuficiência suprarrenal, 24-8
        neuro-hipófise, 24-9
    estética, 28-1
        consultoria para lipoaspiração, 28-1
    geral, 18-1
        apendicectomia, 18-7
        bariátrica, 18-3
        colecistectomia, 18-7
        considerações em cirurgia, 18-1
            abdominal, 18-1
        do intestino, 18-5, 18-6
            delgado, 18-6
            grosso, 18-5
        drenagem de abscesso perirretal, 18-7
        esplênica, 18-7

hemorroidectomia, 18-7
hepática, 18-3
herniorrafia, 18-7
    inguinal, 18-7
    ventral, 18-7
laparoscópica, 18-4
pancreática, 18-6
ginecológica, 25-1, 25-15
    PDPH, 25-8
ortopédica, 23-1
    complicações em, 23-4
    da coluna vertebral, 23-1
    GA vs. regional, 23-1
    neuromonitorização, 23-3
torácica, 17-1
    anestesia unipulmonar, 17-5
    ARDS, 17-3
    asma, 17-2
    doença pulmonar restritiva, 17-3
    COPD, 17-1
    edema pulmonar, 17-2
    esofagectomia, 17-8
    fisiologia da ventilação unipulmonar, 17-4
    hipertensão pulmonar, 17-3
    massa mediastinal, 17-7
        considerações sobre, 17-7
    mediastinoscopia, 17-6
    PFTs, 17-1
    pneumonectomia, 17-6
    técnicas de isolamento pulmonar, 17-4
    VATS, 17-6
urológica, 22-4
    a laser, 22-5
    cistectomia, 22-6
    cistoscopia, 22-4
    nefrectomia, 22-6
    prostatectomia aberta, 22-6
    TURP, 22-5
    ureteroscopia, 22-4
vascular, 19-1
    CIN, 19-5
    periférica, 19-5
    procedimentos vascular, 19-1, 19-4
        abertos, 19-1
        endovasculares, 19-4
        segurança endovasculares, 19-5
            preocupações com, 19-5
para doença renal, 22-3
para gestações, 25-7
    múltiplas, 25-7
para o idoso, 31-1
    administração de drogas, 31-1
        fatores complicadores da, 31-1
    alterações sistêmicas, 31-1
        cardiovascular, 31-1
        nervoso, 31-2
        pulmonar, 31-1
        renal, 31-1
para obstetrícia, 25-1
    drogas usadas, 25-8
    PDPH, 25-8
para trabalho de parto, 25-1
para transplante, 30-3-30-6
    de coração, 30-6
    de fígado, 30-4
    de pulmão, 30-5

renal, 30-3
pediátrica, 26-1-26-14
   anatomia, 26-1
      via aérea superior, 26-1
      acesso venoso, 26-1
   fisiologia, 26-1
      circulação fetal, 26-1, 26-2f
         transição para neonatal, 26-1
      respiratória, 26-1
      cardiovascular, 26-2
      renal, 26-2
      hepática, 26-3
      gastrointestinal, 26-3
      hematopoiética, 26-3
      neurológica, 26-3
      regulação de temperatura, 26-3
   farmacologia, 26-3
   avaliação pré-operatória, 26-3
   OR, 26-5
      equipamento da, 26-5
      arrumação da, 26-5
   técnicas de, 26-6
   condições clínicas, 26-7
      respiratória, 26-7
      cardíaca, 26-8
      ASD, 26-9
      VSD, 26-9
      neurológica, 26-9
      metabólica, 26-9
      gastrointestinais, 26-9
      exposição à fumaça, 26-8
prática de, 2H-50-2H-65
   anticoagulação oral supraterapêutica, 2H-65
      diretrizes sobre tratamento de, 2H-65
   anticolinérgicas, 2H-57
      características clínicas de, 2H-57
   antidiabéticos orais, 2H-62
      considerações perioperatória de, 2H-62
   corticosteroides, 2H-59
      potencias relativas de, 2H-59
   diuréticos, 2H-56
      características clínicas de, 2H-56
   drogas relevantes para, 2H-50-2H-65
      abciximab, 2H-50
      acarbose, 2H-50
      acetazolamida, 2H-50
      ácido, 2H-50, 2H-62
         aminocaproico, 2H-50
         etacrínico, 2H-50
         tranexâmico, 2H-62
      albuterol, 2H-50
      antagonistas de 5HT3, 2H-50
      aprotinina, 2H-51
      argatroban, 2H-51
      azul de metileno, 2H-51
      bicarbonato, 2H-51
      bicitra, 2H-51
      bivalirudina, 2H-52
      bosentana, 2H-52
      brometo de ipratrópio, 2H-52
      bumetanida, 2H-52
      buprenorfina, 2H-52
      $CaCl_2$, 2H-53
      carboprost trometamina, 2H-52
      clopidogrel, 2H-52
      clorotiazida, 2H-53

dabigatran, 2H-53
dalteparina, 2H-53
dantroleno, 2H-53
desmopressina, 2H-53
dexametasona, 2H-54
difenidramina, 2H-54
dolasetron, 2H-54
droperidol, 2H-54
enoxaparina, 2H-54
epinefrina racêmica, 2H-55
epoprostenol, 2H-55
eptifibatide, 2H-55
escopolamina, 2H-62, 2H-63
espironolactona, 2H-63
famotidina, 2H-55
fator VIIa, 2H-55, 2H-68
fenitoína, 2H-63
fisostigmina, 2H-63
flumazenil, 2H-57
fósforo, 2H-63
furosemida, 2H-57
gliburida, 2H-57
glicopirrolato, 2H-57
glipizida, 2H-57
glucagon, 2H-57
gluconato de cálcio, 2H-53
granisetron, 2H-58
HAART, 2H-61
haloperidol, 2H-58
HCTZ, 2H-58
hidrato de cloral, 2H-58
hidrocortisona, 2H-58
hidroxizina, 2H-59
indigocarmina, 2H-59
   injetavel, 2H-62
iNO, 2H-61
insulina regular, 2H-59
KCL, 2H-62
levetiracetam, 2H-59
levotireoxina, 2H-59
manitol, 2H-60
metformina, 2H-60
metilergonovina, 2H-60
metilprednisolona, 2H-60
metoclopramida, 2H-60
$MgSO_4$, 2H-61
octreotídeo, 2H-60
omeprazol, 2H-61
ondansetron, 2H-61
oxitocina, 2H-63
   patch, 2H-63
pioglitazona, 2H-64
prasugrel, 2H-64
proclorperazina, 2H-64
prometazina, 2H-64
prostaglandina E_1, 2H-64
   recombinante, 2H-63
rosiglitazona, 2H-64
sildenafila, 2H-64
sitagliptina, 2H-64
sulfato, 2H-51, 2H-65
   de atropina, 2H-61
   de protamina, 2H-65
THAM, 2H-65
TPA, 2H-62
trometamina, 2H-65

UFH, 2H-58
varfarina, 2H-65
verde de indocianina, 2H-61
vitamina K, 2H-65
procedimentos em, 11-1
　acesso, 11-1, 11-2
　　arterial, 11-1
　　venoso, 11-1, 11-2
　　　central, 11-2
　　　periférico, 11-1
　descompressão de pneumotórax, 11-6
　inserção, 11-5, 11-6
　　de NGT, 11-6
　　de PAC, 11-5
regional, 4-2, 6-1-6-24, 25-3
　bloqueios, 6-7, 6-9, 6-10, 6-12, 6-16, 6-19, 6-21, 6-22, 6-24
　　de Bier, 6-24
　　de extremidade inferior, 6-16, 6-21
　　de nervos, 6-9, 6-16
　　　digitais, 6-16
　　　extremidade superior, 6-16
　　　intercostais, 6-9
　　de plexo, 6-10, 6-12, 6-19
　　　braquial, 6-10, 6-12
　　　lombar, 6-19
　　do plexo cervical, 6-9
　　　profundo, 6-9
　　　superficial, 6-9
　　nervosos periféricos, 6-7
　　TAP, 6-22
　caudal, 6-7
　contraindicações à, 25-3
　difusão do anestésico, 6-4
　　no espaço intratecal, 6-4
　　　fatores que afetam a, 6-4
　diretrizes de, 6-2
　　e anticoagulação, 6-2
　epidural, 6-5
　　características dos LA para, 6-6
　　doses de opioides, 6-6
　　identificação do espaço, 6-6
　espinal, 6-4
　　características dos LA para, 6-5
　　CSA, 6-5
　　procedimentos cirúrgicos, 6-5
　　　dose necessária para, 6-5
　　　nível do bloqueio sensitivo para, 6-5
　espinal/subdural, 6-1
　　anatomia neuroaxial, 6-1
　　bloqueio neuroaxial, 6-2
　　　contraindicações ao, 6-2
　　efeitos neurofisiológicos, 6-2
　　mapas dos dermátomos, 6-1f
　　posicionamento para o bloqueio, 6-3
　intravenosa, 6-24
　　bloqueio de Bier, 6-24
　IV, 6-24
　neuroaxial, 6-3
　　complicações da, 6-3
　técnica EEC, 6-6
　vs. AG, 4-2
　　em via aérea difícil, 4-2
técnicas de, 5-1-5-9
　avaliação do paciente, 5-1
　　entrevista e, 5-1

balanceada, 5-5
bloqueio, 5-6
　avaliação clínica do, 5-6
componentes da, 5-5
extubação, 5-9
　critérios comuns de, 5-9
　e emersão, 5-9
　profunda, 5-9
fases da, 5-5
flumazenil, 5-4
função cerebral, 5-7, 5-8
　monitorização da, 5-7, 5-8
　na GA, 5-7
indução, 5-4
　inalacional, 5-4
　　adulta, 5-4
　　técnica pediátrica, 5-4
　intramuscular, 5-4
　retal, 5-5
infusões de manutenção, 5-9
　titulação de, 5-9
introdução, 5-1
MAC, 5-3
　vs. anestesia geral, 5-3
monitorização, 5-6, 5-7
　da analgesia, 5-7
　da função cerebral, 5-7
　da paralisia neuromuscular, 5-6
　da percepção, 5-7
　da profundidade anestésica, 5-7
　do bloqueador neuromuscular, 5-6
　neuromuscular, 5-6
　　do bloqueador/paralisia, 5-6
objetivos, 5-3
　anestesia geral, 5-3
　bloqueio nervoso periférico, 5-3
　MAC, 5-3
　técnicas neuroaxiais, 5-3
paciente, 5-1
　avaliação, 5-1
　entrevista, 5-1
percepção, 5-6
　frequência de, 5-7
　intraoperatória, 5-7
　　prevenção, 5-7
　　tratamento, 5-7
　monitorização da, 5-7
　risco aumentado de, 5-7
pré-medicação, 5-1
　pediátrica, 5-2
profundidade, 5-7
　monitorização da, 5-7
propofol, 5-9
　diretrizes para usar, 5-9
sedação, 5-3
　continuum de profundidade de, 5-3
　consciente, 5-3
　drogas para, 5-3
TIVA, 5-8
　esquemas posológicos, 5-8
　indicações, 5-8
　vantagens, 5-8
tratamento monitorado, 5-3
　vs. GA, 5-3
unipulmonar, 17-5
vômito à indução da, 10-8

manifestações clínicas, 10-8
tratamento, 10-8
Anestésico(s) Inalado(s)
  propriedades farmacológicas de, 2A-2
  cinética de indução dos, 2A-1f
  recuperação dos, 2A-3f
    solubilidade de, 2A-3f
    duração de uso, 2A-3f
  efeitos fisiológicos dos, 2A-4
  captação dos, 2A-1
    fatores que afetam a, 2A-1
      solubilidade, 2A-1
      CO, 2A-2
      gradiente de concentração alveolar-venoso, 2A-2
      efeito, 2A-2
        de concentração, 2A-2
        de segundo gás, 2A-2
        velocidade de indução, 2A-2
Anestésico(s)
  difusão de, 6-4
    no espaço intratecal, 6-4
      fatores que afetam a, 6-4
  gerais, 5-8
    agentes IV usados como, 5-8
  inalatórios, 6-10
    agentes inalatórios, 2A-4
      efeitos sistêmicos dos, 2A-4
    captação dos, 2A-1
      fatores que afetam a, 2A-1
        CO, 2A-2
        gradiente de concentração alvéolo-venoso, 2A-2
        solubilidade, 2A-1
      fatores que influenciam a, 2A-2
        aceleram a -Fa/Fi, 2A-2
    cinética de indução dos, 2A-1f
    comentários específicos, 2A-4
      desflurano, 2A-5
      halotano, 2A-5
      heliox, 2A-5
      isoflurano, 2A-5
      N_2O, 2A-4
      sevoflurano, 2A-5
    considerações clínicas, 2A-4
    efeitos fisiológicos dos, 2A-4
      diferenciais, 2A-4
    eliminação, 2A-2
    hipóxia de difusão, 2A-3
    MAC, 2A-3
      fatores que aumentam a, 2A-3
      fatores que diminuem a, 2A-3
    mecanismo de ação, 2A-1
    recuperação, 2A-2
      velocidade de, 2A-3f
        duração que afeta a, 2A-3f
        solubilidade que afeta a, 2A-3f
  não inalatórios, 2B-6-2B-10
    alterações fisiológicas com, 2B-7
    amidate, 2B-8
    benzodiazepínicos, 2B-9
      farmacologia dos, 2B-10
    brevital, 2B-8
    cetamina, 2B-8
    considerações clínicas, 2B-7
    dexmedetomidina, 2B-9
    diprivan, 2B-8

    etomidato, 2B-8
    farmacologia dos, 2B-6
    fospropofol, 2B-8
    ketalar, 2B-8
    lusedra, 2B-8
    metoexital, 2B-8
    pentothal, 2B-8
    precedex, 2B-9
    princípios gerais, 2B-7
    propofol, 2B-8
    tiopental sódico, 2B-8
Anestesiologia
  obstétrica, 25-2
    para analgesia sistêmica, 25-2
      medicações em, 25-2
Angiomax, 2H-52
Angioplastia
  distal, 19-5
Anrinona
  dose, 2F-36
  Inamrinone, 2F-36
  indicações, 2F-36
  Inocor, 2F-36
  mecanismo, 2F-36
Ansiedade
  ataque de, 13-6
    tratamento, 13-6
  lorazepam na, 13-5
Antagonismo(s)
  adrenérgicos, 2F-37
    a-bloqueadores, 2F-37
    dibenzyline, 2F-37
    fenoxibenzamina, 2F-37
    fentolamina, 2F-37
    OraVerse, 2F-37
    Regitine, 2F-37
  do bloqueio neuromuscular, 2E-31
    não despolarizante, 2E-31
      Bridion, 2E-32
      fisostigmina, 2E-31
      inibidores de colinesterase, 2E-31
      sugammadex, 2E-32
Antagonista(s)
  de 5HT3, 2H-50, 2H-54, 2H-58
    comentários, 2H-50
    Dolasetron, 2H-50
    dose típica, 2H-50
    eliminação, 2H-50
    Granisetron, 2H-50
    indicação, 2H-50
    mecanismo, 2H-50
    Ondansetron, 2H-50
  H_2, 5-2
  opioides, 2C-17, 12-6
    metilnaltrexona, 2C-17
    Relistor, 2C-17
    mistos, 12-6
    naloxona, 2-17
      Narcan, 2-17
Antiácido(s), 5-2
Antiarrítmico(s)
  adenosina, 2F-42
    Adenocard, 2F-42
  amiodarona, 2F-42
    Cordarone, 2F-42
  lidocaína, 2F-42

Xylocaine, 2F-42
    procainamida, 2F-43
    Pronestyl, 2F-43
Antibiótico(s)
    de primeira linha, 1-4
    farmacologia, 2G-44-2G-49
    outros, 2G-46, 2G-48
    para profilaxia de infecção, 2G-44
        no local cirúrgico, 2G-44
            administração pré-incisão, 2G-44
Anticoagulação
    diretrizes de, 6-2
        GA e, 6-2
            seg. ASRA, 6-2
    oral, 2H-65
        supraterapêutica, 2H-65
            diretrizes sobre tratamento de, 2H-65
Anticoagulante(s)
    características de, 9-19
    e fibrinolíticos, 9-19
        antídotos para, 9-19
        propriedades, 9-19
    no período perioperatório, 1-5
        considerações especiais, 1-5
Anticolinérgico(s), 5-2
Anticolinesterase(s), 2E-31
Antidiabético(s)
    orais, 2H-62
        consideração peroperatória de, 2H-62
Antiemético(s), 5-2
Antifibrinolítico(s), 16-13
Antifúngico(s), 2G-48
Anti-hipertensivo(s)
    no período perioperatório, 1-1-1-5
        considerações especiais, 1-1-1-5
Anti-histamínico(s), 5-1
Antilirium, 2H-63
Anzemet, 2H-50, 2H-54
APACHE (Escore de Fisiologia Aguda e Avaliação de Saúde Crônica) II, 15-7
Aparelho(s)
    de respiração, 3-6f
        Maplesson, 3-6f
        A e D, 3-6f
    de via aérea, 4-2
Apendicectomia, 18-7
Apgar
    escore de, 25-12
APL (Válvula Limitadora de Pressão Ajustável), 3-3
Apresoline, 2F-41
Aprotinina
    Trasylol, 2F-51
AquaMEPHYTON, 2H-65
Ar
    suprimento de, 3-1
AR (Regurgitação Aórtica)
    característica clínica de, 16-4
    causas, 16-4
    fisiopatologia da, 16-4
    manejo anestésico, 16-5
    tratamento de, 16-5
ARDS (Síndrome de Angústia Respiratória Aguda)
    diagnóstico, 13-4
    manejo anestésico, 17-3
    tratamento, 13-4, 17-3

ARF (Insuficiência Renal Aguda), 19-5
    intrínseca, 22-1
    pós-renal, 22-1
    pré-renal, 22-1
    tratamento de, 22-3
Argatroban
    Acova, 2H-51
    comentários, 2H-51
    dose típica, 2H-51
    eliminação, 2H-51
    indicação, 2H-51
    mecanismo, 2H-51
Arritmia(s)
    diagnóstico, 13-1
    supraventriculares, 16-6
    tratamento, 13-1
    ventriculares, 16-6
Artéria
    coronária, 16-1
        anatomia da, 16-1
        doença de, 16-2
        tratamento de, 16-3
ASA (American Society of Anesthesiologists)
    algoritmo da, 4-7f
        de via aérea difícil, 4-7f
    classificação do estado físico, 1-1
    definições da, 5-3
        MAC vs. GA, 5-3
        sedação, 5-3
            consciente, 5-3
            continuum de profundidade de, 5-3
    diretrizes da, 28-2
        para localizações de anestesia, 28-2
        fora da OR, 28-2
ASCI (Traumatismo Raquimedular Agudo)
ASD (Defeito Septal Atrial), 26-9
Asma, 17-2, 26-7
    exacerbação de, 13-4
    diagnóstico, 13-4
    tratamento, 13-4
Aspiração
    do ácido gástrico, 10-8
        manifestações clínicas, 10-8
        tratamento, 10-8
    de corpo estranho, 26-8
    de mecônio, 26-7
    diagnóstico, 13-4
    tratamento, 13-4
Aspirina, 1-5, 9-19
    dose, 2-20
    indicações, 2-20
    mecanismo, 2-20
ASRA
    diretrizes da, 6-2
        de anestesia regional, 6-2
        e anticoagulação, 6-2
Astramorph, 2C-13
Ataque
    de ansiedade, 13-6
        tratamento, 13-6
    de pânico, 13-6
        tratamento, 13-6
Atarax, 2H-59
Ataxia-Telangiectasia
    implicações anestésicas, 26-10

Atelectasia
  diagnóstico, 13-4
  tratamento, 13-4
Atelectrauma
  estratégias para prevenir, 8-4
Ativador
  de plasminogênio, 2H-62
    tecidual, 2H-68
      alteplase, 2H-62
      activase, 2H-62
      Tpa, 2H-62
ATN (Necrose Tubular Aguda), 22-1
ATP (Adenosina Trifosfato), 29-14
Atracúrio, 2E-28
Atrofia
  de Sudeck, 29-11
Atropina
  posologia de doses, 34-5, 34-8
    em adultos, 34-5
    pediátricas, 34-8
  sulfato de, 2H-61
    comentários, 2H-61
    dose típica, 2H-61
    eliminação, 2H-61
    indicações, 2H-61
    mecanismo, 2H-61
Atrovent, 2H-52
Auricular (es)
  tubos, 21-3
    colocação de, 21-3
Austin Flint
  sopro de, 16-4
Avaliação
  da via aérea, 4-1
  fetal, 13-7
    intraparto, 25-12
  pré-operatória, 1-5, 26-4
    agentes antiplaquetários, 1-5
    algoritmo de, 1-3f
      do risco peroperatório, 1-3f
    β-bloqueadores, 1-5
      terapia peroperatória com, 1-5
    condições cardíacas ativas, 1-4
    ECG, 1-3
      achados, 1-3
      estratificação, 1-3
      modificação do risco, 1-3
      sintomas, 1-3
    entrevista, 1-1
    esquema antibiótico recomedado, 1-4
    estado físico ASA, 1-1
      classificação de, 1-1
    estatinas, 1-5
    exame físico, 1-1
    fatores de risco, 1-4
      clínicos, 1-4
      intermediátios, 1-4
    IE, 1-4
      profilaxia antibiótica de, 1-4
    Mallampati, 1-2
      classificação de, 1-2f
        das estruturas orofaríngeas, 1-2f
      sistema escore de, 1-2
    medicações que exigem considerações especiais, 1-5
      no período peroperatório, 1-5
    METs, 1-4
    normas de jejum, 1-2
      guia de, 1-2
    outros testes, 1-3
    pediátrica, 26-4
    retardo da cirurgia para otimização, 1-5
      condições que podem exigir, 1-5
    risco cardíaco, 1-3, 1-5
      estratificação do, 1-3
      para cirurgia não cardíaca, 1-5
    stents, 1-5
    testagem laboratorial, 1-2
      adicional, 1-2
        com base em comorbidades específicas, 1-2
      creatinina, 1-2
      de gravidez, 1-2
      HCT, 1-2
      Hgb, 1-2
      medições sugeridas, 1-2
      tipagem, 1-2
      triagem, 1-2
Avandia, 2H-64
AVE (Acidente Vascular Encefálico)
  fatores de risco, 13-6
  tratamento, 13-6
AVM (Malformação Arteriovenosa)
  embolização de, 28-3
  ressecção de, 20-6
Axonotmese, 14-1
Azul
  de metileno, 2H-56
    Cloreto de Metiltionina, 2H-56
    dose típica, 2H-56
    eliminação, 2H-56
    indicação, 2H-56
    mecanismo, 2H-56
    Urolene *Blue*, 2H-56

B

BAEPs (Potenciais Evocados Auditivos do Tronco Cerebral), 20-3
Bain
  circuito de, 3-5
Balão Intra-aórtico, 16-6
  indicações de, 16-7
  contraindicações de, 16-7
Baralyme, 2A-4
Barbitúrico(s)
  dose de, 5-1
Barotrauma
  estratégias para prevenir, 8-4
Beckwith
  síndrome de, 26-10
    implicações anestésicas, 26-10
Benadryl, 2H-54
Benzilisoquinolínico(s)
  atracúrio, 2E-28
  cisatracúrio, 2E-28
Benzodiazepínico(s), 2B-9, 5-3
  farmacologia dos, 2B-10
  doses, 5-1
  efeitos de, 5-4
    antagonismo a, 5-4
      flumazenil para, 5-4
β-bloqueador (es)
  comentários gerais, 2F-37

comuns, 2F-37
 efeitos comparados de, 2F-37
efeitos de, 2F-37
 comparados, 2F-37
  esmolol, 2F-37
  labetalol, 2F-37
  metoprolol, 2F-37
  propranolol, 2F-37
 esmolol, 2F-38
 labetalol, 2F-38
 metoprolol, 2F-38
 propranolol, 2F-38
 terapia com, 1-5
  peroperatória, 1-5
Bicarbonato
 de sódio, 2H-51, 34-5, 34-8
  posologia de, 34-5
   de doses pediátricas, 34-8
   em adultos, 34-5
  dose típica, 2H-51
  indicação, 2H-51
  mecanismo, 2H-51
Bicitra
 ácido cítrico, 2H-51
 citrato de sódio, 2H-51
 dose típica, 2H-51
 eliminação, 2H-51
 indicação, 2H-51
 mecanismo, 2H-51
Bier
 bloqueio de, 6-24
Bioterrorismo
 e agentes de guerra química, 15-11
Bivalirudina
 Angiomax, 2H-52
 comentários, 2H-52
 dose típica, 2H-52
 eliminação, 2H-52
 indicação, 2H-52
 mecanismo, 2H-52
Blefaroplastia, 28-1
Bloqueador(es)
 neuromuscular(es), 2E-30, 5-6
  comuns, 2E-30
   duração de ação, 2E-30
   início dos, 2E-30
   metabolismo dos, 2E-30
   posologia dos, 2E-30
   monitorização do, 5-6
    bloqueamento de fase II, 5-8
     com succinilcolina, 5-6
    contagem pós-tetânica, 5-6
    estimulação, 5-6
     por duplo surto, 5-6
     tetânica, 5-6
    técnica, 5-6
    TOF, 5-6
Bloqueamento
 de fase II, 5-6
  com succinilcolina, 5-6
Bloqueio(s)
 avaliação clínica do, 5-6
 cardíacos, 16-5
  bradiarritmias, 16-5
   considerações peroperatórias, 16-6
  taquiarritmias, 16-6

balão intra-aórtico, 16-6
de Bier, 6-24
de extremidade inferior, 6-16, 6-17, 6-21, 6-22
 3 em 1, 6-16
 compartimento do psoas, 6-16
 de combinação, 6-16
 plexo, 6-16, 116-117
  lombar, 6-16, 116-117
  sacral, 6-16
de nervos, 6-9, 6-16
 digitais, 6-16
  extremidade superior, 6-16
 intercostais, 6-9
de ramo, 32-2
de tornozelo, 6-23f
 inervação para, 6-23f
  do pé/tornozelo, 6-23f
do gânglio estrelado, 29-17
 definição, 29-17
 indicações, 29-17
 efeitos colaterais, 29-17
 técnica, 29-17
 complicações, 29-17
do plexo, 6-9, 6-10, 6-12-6-15, 6-19, 29-18
 braquial, 6-10, 6-12-6-15
  mediano, 6-11
  musculocutâneo, 6-11
  radial, 6-11
  ulnar, 6-11
 celíaco, 29-18
 cervical, 6-9
  profundo, 6-9
  superficial, 6-9
 lombar, 6-19
nervosos, 4-5, 6-7
 para anestesiar a via aérea, 4-5
 periféricos, 6-7
  aparência ultrassonográfica dos nervos, 6-8
  considerações gerais para melhora, 6-9
   da qualidade, 6-9
   da segurança, 6-9
  introdução, 6-7
  materiais, 6-7
  plano de imagens, 6-8
  preparação, 6-7
  seleção de transdutor, 6-8
  técnica de localização nervosa, 6-8
  ultrassom básico, 6-8
neuroaxial, 6-2
 contraindicações ao, 6-2
  absolutas, 6-2
  relativas, 6-2
neuromuscular, 2E-31
 não despolarizante, 2E-31
  antagonismo do, 2E-31
   Bridion, 2E-32
   fisostigmina, 2E-31
   inibidores de colinesterase, 2E-31
   sugammadex, 2E-32
 sensibilidade ao, 2E-31
  dos músculos, 2E-31
 velocidade do, 2E-31
  de início, 2E-31
  de recuperação, 2E-31
para cirurgia, 21-7
 oftalmológica, 21-7

peribulbar, 21-8
posicionamento para, 6-3
   do paciente, 6-3
retrobulbar, 21-8
sensitivo, 6-5
   nível de, 6-5
      para procedimentos cirúrgicos, 6-5
subtenoniano, 21-8
TAP, 6-23
   anatomia, 6-23
   complicações, 6-24
   indicações, 6-23
   técnica, 6-24
BMI (Índice de Massa Corporal), 18-3
BNP (Peptídeo Natiurético tipo B), 2F-43
Bohr
   efeito, 7-1
Bolus
   intermitentes, 5-8
      vantagens em comparação a, 5-8
      de infusões contínuas, 5-8
Bosentana
   dose típica, 2H-52
   eliminação, 2H-52
   indicação, 2H-52
   mecanismo, 2H-52
   Tracleer, 2H-52
Boyle
   lei de, 3-1
BP (Pressão Arterial)
   monitorização de, 123, 7-4
      indicações da, 7-4
      não invasiva, 7-2
BPD (Displasia Broncopulmonar), 26-7
BPI (Inventário Breve de Dor), 12-1
Bradiarritmia(s), 16-5
Bradicardia
   com comprometimento cardiorrespiratório, 34-7
   diagnóstico diferencial, 10-6
   investigações, 10-6
   tratamento, 10-6
BRD, *ver RBBB*
Brevibloc, 2F-38
Brevital, 2B-8
Bridion, 2E-32
Brometo
   de ipratrópio, 2H-52
      Atrovent, 2H-52
      dose típica, 2H-52
      eliminação, 2H-52
      indicação, 2H-52
      mecanismo, 2H-52
Broncoespasmo
   causas, 10-2
   investigações, 10-2
   tratamento, 10-2
BSLT (Transplante Pulmonar Sequencial Bilateral)
   SLT *vs.*, 30-5
Bumetanida
   Bumex, 2H-52
Bupivacaína
   considerações específicas, 2D-25
Buprenorfina
   naloxona, 2H-52
      dose típica, 2H-52
      eliminação, 2H-53
      indicação, 2H-52
      mecanismo, 2H-53
      Suboxone, 2H-52
Bypass
   catástrofes durante, 16-9
      potenciais, 16-9
   gástrico, 18-4
      em Y de Roux, 18-4
         laparoscópico, 18-4
         aberto, 18-4

C

$CaCl_2$ (Cloreto de Cálcio), 2H-53
   posologias de doses, 34-8
      pediátricas, 34-8
Cadáver (es)
   órgãos de, 30-1
      enxertos de, 30-1
Calan, 2F-39
Cálcio
   gluconato de, 2H-53
      dose típica, 2H-53
      eliminação, 2H-53
      indicação, 2H-53
      Kalcinate, 2H-53
      mecanismo, 2H-53
   posologias de, 34-5
      em adultos, 34-5
Canal
   espinal lombar, 29-8
      estenose do, 29-8
         avaliação, 29-8
         fisiopatologia, 29-8
         tratamento de, 29-8
Capnografia, 3-6
   indicações da, 8-1
   riscos da, 8-1
   usos da, 8-1
Capnógrafo(s)
   normal, 8-2f
Capnograma
   típico, 3-6, 3-7f
   quatro fases do, 3-6
Captação
   dos anestésicos, 2A-1
      inalados, 2A-1
         fatores que afetam a, 2A-1
            CO, 2A-2
            gradiente de concentração alvéolo-venoso, 2A-2
            solubilidade, 2A-1
         fatores que influenciam a, 2A-2
            aceleram aFa/Fi, 2A-2
Carboprost
   trometamina, 2H-52
      15-Metil Prostaglandina $F_2\alpha$, 2H-52
      dose típica, 2H-52
      eliminação, 2H-52
      Hemabate, 2H-52
      indicação, 2H-52
      mecanismo, 2H-52
Cardene, 2F-40
Cardio-green, 2H-61
Cardizem, 2F-39
Catapres, 2F-38

Catecolamina(s)
  depleção de, 2B-7
Cateter (es)
  epidural, 18-2
    nível de inserção de, 18-2
  venosos, 7-4
    centrais, 7-4
    e monitorização de CVP, 7-4
Cateterismo
  marcos anatômicos para, 11-4*f*
    da IJV, 11-4*f*
    da veia subclávia, 11-4*f*
Cauda
  equina, 6-4
    síndrome da, 6-4
CBF (Fluxo Sanguíneo Cerebral), 20-1, 20-2*f*
CCB (Bloqueadores dos Canais de Cálcio)
  clevidipina, 2F-40
    Calan, 2F-39
    Cardene, 2F-40
    Cardizem, 2F-39
    Cleviprex, 2F-40
    Isoptin, 2F-39
    Procardia, 2F-40
  diltiazem, 2F-39
  efeitos cardiovasculares de, 2-39
  nicardipina, 2F-40
  nifedipina, 2F-40
  verapamil, 2F-39
CDH (Hérnia Diafragmática Congênita), 26-7
Cefaleia
  avaliação clínica, 29-13
  causas secundárias de, 29-13
  pós-espinal, 6-4
  primária, 29-13
    síndromes de, 29-13
Cefalosporina(s), 2G-46
  doses de, 2G-47
Celebrex, 2C-21
Celocoxib
  Celebrex, 2C-21
  dose, 2C-21
    adulto, 2C-21
    pediátrica, 2C-21
  indicações, 2C-21
  mecanismo, 2C-21
Cerclagem
  colocação de, 25-7
    anestesia para, 25-7
Cesariana
  anestesia para, 25-2, 25-5
  de emergência, 25-6
  GA para, 25-6
Cetamina
  dose, 2C-16
  efeitos adversos, 2B-8
  indicações, 2C-16
  Ketalar, 2B-8, 2C-16
  posologia pediátrica, 5-2
    de pré-medicação, 5-2
Cetoprofeno, 2C-20
Cetorolaco
  dose, 2C-21
  eliminação, 2C-21
  Toradol, 2C-21

Checkout
  recomendações de, 3-1
    controle de fluxo na máquina, 3-1
    misturas gasosas hipóxicas, 3-2
      prevenir fornecimento de, 3-2
    vaporizadores, 3-2
    ventiladores, 3-2
CHF (Insuficiência Cardíaca Congestiva), 15-4
  descompensada, 2F-43
    nesiritida na, 2F-43
  diagnóstico, 13-2
  tratamento de, 13-2
Child-Pugh
  classificação
    de, 18-1
    da gravidade, 18-1
    da lesão hepática, 18-1
Choque
  elétrico, 3-7
    proteção contra, 3-7
      na OR, 3-7
  espinal, 15-2
  hemorrágico, 15-3
    paciente de trauma em, 15-3
    ressuscitação inicial do, 15-3
  neurogênico, 15-2
Christmas
  doença de, 9-20
Ciclo Cardíaco
  CO, 16-1
  CPP, 16-2
  diástole, 16-1
  equação de Fick, 16-2
  lei de Starling, 16-2
  pós-carga, 16-2
  pré-carga, 16-2
  reserva cardíaca, 16-2
  sístole, 16-1
  tensão da parede ventricular, 16-2
    esquerda, 16-2
  volume sistólico, 16-2
Cifose
  torácica, 6-1
Cilindro(s)
  E, 3-1
    código de cores de, 3-1
CIN (Nefropatia Induzida por Contraste), 19-5
Circuito(s)
  de respiração, 3-3
    conecta o equipamento de anestesia, 3-3
      ao paciente, 3-3
    fechado, 3-4
      anstesia com, 3-4
    pressões na via aérea, 3-4
      aumentadas, 3-5
        tratamento de, 3-5
    de Bain, 3-5
    de Mapleson, 3-5, 3-6*f*
    provenção da poluição da OR, 3-3
      com gases anestésicos, 3-3
    recomendações do NIOSH, 3-3
    sistema(s), 3-3, 3-4*f*, 3-5
      abertos, 3-5
      circular, 3-3, 3-4*f*
      de remoção de gases residuais, 3-3
    teste de vazamento da máquina, 3-4

Circulação
    extracorpórea, 16-8
        manejo pré-anestésico, 16-8
        máquina de, 16-8
    fetal, 26-1
        transição da, 26-1
            para neonatal, 26-1
Cirurgia
    a *Laser*, 21-5
        e incêndio na via aérea, 21-5
    abdominal, 18-1
        avaliação pré-operatória, 18-1
        considerações anestésicas em, 18-1
        tratamento anestésico, 18-1
    cardíaca, 16-1
        anestesia para, 16-1
            doenças que afetam o coração, 16-2
            fisiologia cardiovascular normal, 16-1
    da coluna vertebral, 23-1
        anestesia para, 23-1
            cervical, 23-1
            torácica, 23-1
            lombar, 23-1
    de queimadura, 15-7
        anestesia para, 15-7
    do estrabismo, 21-7
    endócrina, 24-1-278
        anestesia para, 24-1
            diabetes, 24-6-24-8
            glândula(s), 24-1-24-5
                paratireoides, 24-3-24-5
                tireoide, 24-1-24-3
            hipófise posterior, 24-9
            insuficiência suprarrenal, 24-8
            neuro-hipófise, 24-9
    estética, 28-1
        anestesia para, 28-1
            consultoria para lipoaspiração, 28-1
    geral, 18-1-18-7
        anestesia para, 18-1-18-7
            abscesso perirretal, 18-7
                drenagem de, 18-7
            abuso de álcool, 18-2
            apendicectomia, 18-7
            bariátrica, 18-3
            colecistectomia, 18-7
            do intestino, 18-5, 18-6
                delgado, 18-6
                grosso, 18-5
            esplênica, 18-7
            hemorroidectomia, 18-7
            hepática, 18-3
            herniorrafia, 18-7
                inguinal, 18-7
                ventral, 18-7
            laparoscópica, 18-4
            pancreática, 18-6
    ginecológica, 25-1, 25-15
        anestesia para, 25-1
            PDPH, 25-8
        considerações anestésicas em, 25-16
    não cardíaca, 1-5
        risco cardíaco para, 1-5
    não obstétrica, 25-16
        na paciente grávida, 25-16
            objetivos anestésicos da, 25-16
    obstétrica, 25-8
        drogas em, 25-8
    oftalmológica, 21-7
        bloqueios para, 21-7
    ortopédica, 23-1-23-5
        anestesia para, 23-1-23-5
            GA *vs.* regional, 23-1
            complicações em, 23-4
            da coluna vertebral, 23-1
            neuromonitorização, 23-3
    recomendação de profilaxia de SSI, 2G-45
    retardo da, 1-5
        para otimização, 1-5
            condições que podem exigir, 1-5
    torácica, 17-1
        anestesia para, 17-1
            ARDS, 17-3
            asma, 17-2
            doença pulmonar restritiva, 17-3
            COPD, 17-1
            edema pulmonar, 17-2
            esofagectomia, 17-8
            hipertensão pulmonar, 17-3
            massa mediastinal, 17-7
                considerações sobre, 17-7
            mediastinoscopia, 17-6
            PFTs, 17-1
            pneumonectomia, 17-6
            técnicas de isolamento pulmonar, 17-4
            unipulmonar, 17-5
            VATS, 17-6
            ventilação unipulmonar, 17-4
                fisiologia da, 17-4
    urológica, 22-4, 22-5
        anestesia para, 22-4, 22-5
            a laser, 22-5
            cistectomia, 22-6
            cistoscopia, 2-16
            nefrectomia, 22-6
            prostatectomia aberta, 22-6
            TURBT, 22-4
            TURP, 22-5
            ureteroscopia, 22-4
    vascular, 19-1-19-5, 20-6
        anestesia para, 19-1
            CIN, 19-5
            periférica, 19-5
            procedimentos vasculares, 19-1, 19-4
                abertos, 19-1
                endovasculares, 19-4
            segurança endovasculares, 19-5
                preocupações com, 19-5
        intracraniana, 20-6
Cisatracúrio, 2E-28
Cistectomia, 22-6
Cistoscopia, 22-4
Classificação
    de Child-Pugh, 18-1
        da gravidade, 18-1
            da lesão hepática, 18-1
    de Mallampati, 1-2*f*
        das estruturas orofaríngeas, 1-2*f*
    do TAAA, 19-2
        de Crawford, 19-2
        de Stanford, 19-2

Clevidipina
  Cleviprex, 2F-40
  dose, 2F-40
  eliminação, 2F-40
  indicações, 2F-40
  mecanismo, 2F-40
Cleviprex, 2F-40
Clonidina
  Catapres, 2F-38
  dose, 2F-38
  eliminação, 2F-38
  epidural, 12-5
  indicações, 2F-38
  mecanismo, 2F-38
  posologia de, 5-2
    pré-medicação, 5-2
    pediátrica, 5-2
Clopidogrel, 1-5, 9-19
  dose típica, 2H-52
  eliminação, 2H-53
  indicação, 2H-52
  mecanismo, 2H-52
  Plavix, 2H-52
Cloral
  hidrato de, 2H-58
    Somnote, 2H-58
    dose típica, 2H-58
    eliminação, 2H-58
    indicação, 2H-58
    mecanismo, 2H-58
Cloreto
  de metiltionina, 2H-51
Cloroprocaína
  considerações específicas, 2D-25
Clorotiazida
  Diuril, 2H-53
CMR (Taxa Metabólica Cerebral), 20-1
CO (Débito Cardíaco), 2A-4, 16-1, 18-2
  e captação, 2A-2
    dos anestésicos, 2A-2
    inalados, 2A-2
  medição do, 7-6
Coagulação
  anemia falciforme, 9-21
  deficiência de vitamina K, 9-21
  DIC, 9-21
  distúrbios da, 9-16
  doenças hemorrágicas, 9-19
  estudos da, 9-18
  HIT, 9-20
  inibidores de plaquetas, 9-19
  parâmetros da, 9-18
    efeitos de agentes sobre, 9-18
Coagulopatia(s)
  testes de triagem em, 9-17
    anormalidades nos, 9-17
      adquiridas, 9-17
      herdadas, 9-17
Cocaína
  considerações específicas, 2D-25
Codeína
  dose, 2C-15
  indicações, 2C-15
  mecanismo, 2C-15
Colecistectomia, 18-7

Colinesterase
  inibidores da, 2E-31
Colocação
  epidural, 12-5
    níveis de, 12-5
Coloide(s)
  cristaloides e, 9-3
    composições de, 9-3
    desvantagens de, 9-3
    vantagens de, 9-3
Coma
  mixedematoso, 24-3
    sinais clínicos, 24-3
    tratamento de, 24-3
Comorbidade(s)
  específicas, 1-2
    testagem laboratiral com base em, 1-2
Compazine, 2H-64
Competência
  mental, 33-1
COMT (Catecol-O-Metiltransferase), 2-33
Comunicação
  interatrial, 26-8
Condição(ões) Cardíaca(s)
  ativas, 1-4
Confusão
  de emersão, 13-6
    diagnóstico, 13-6
    fatores de risco, 13-6
    tratamento, 13-6
Conn
  síndrome de, 24-9
    anestesia para, 24-9
    características clínicas, 24-9
    causas, 24-9
Conversão
  de morfina, 2C-14
    para metadona, 2C-14
      IV, 2C-14
      oral, 2C-14
Convulsão
  causas, 13-6
  tratamento, 13-6
  lorazepam, 13-6
COP (Pressão Coloidosmótica), 9-3
COPD (Doença Pulmonar Obstrutiva Crônica)
  diagnóstico, 13-4
  manejo anestésico, 17-1
  tratamento, 13-4, 17-1
Coração
  despolarização do, 32-1
    onda global de, 32-1
  transplante de, 30-6
    anestesia para, 30-6
    possíveis contraindicações, 30-7
Cordarone, 2F-42
Corlopam, 2F-40
Corpo Estranho
  aspiração de, 2G-0
Corticosteroide(s)
  potências relativas de, 2H-59
Coumadin, 2H-65
COX (Ciclo-Oxigenase)
  enzima, 9-19
  inibição da, 2C-19
  inibidores da, 2C-20

não seletivos, 2C-20
    acetaminofeno, 2C-20
    ácido acetilsalicílico, 2C-20
    aspirina, 2C-20
    Cetoprofeno, 2C-20
    cetorolaco, 2C-20
    derivados do ácido propriônico, 2C-20
    Diclofenaco, 2C-20
    Ibuprofeno, 2C-20
    Naproxeno, 2C-20
    Ofirmev, 2C-20
    Paracetamol, 2C-20
    Toradol, 2C-20
    Tylenol, 2C-20
COX-2 (Ciclo-Oxigenase 2)
  inibidores de, 2C-21
    seletivos, 2C-21
      Celebrex, 2C-21
      celocoxib, 2C-21
CPP (Pressão de Perfusão Cerebral), 20-1
CPP (Pressão de Perfusão Coronariana), 7-4, 16-2
Craniotomia, 20-3-20-6
  acordada, 20-6
  administração anestésica, 20-3
  sentada, 20-5
CRAO (Oclusão da Artéria Central da Retina), 23-1
Crawford
  classificação de, 19-2
    do TAAA, 19-2
Creatinina
  na avaliação pré-operatória, 1-2
Creme
  EMLA, 2-25
    considerações específicas, 2-25
Cretinismo
  hipotireoidismo, 26-10
    congênito, 26-10
  implicações anestésicas, 26-10
CRF (Insuficiência Renal Crônica)
  características clínicas da, 22-3
  causas, 22-3
  fases de, 22-3
  tratamento de, 22-3
Criança(s)
  analgésicos para, 26-4
    não opioides, 26-4
Cricotireoidotomia, 4-6
Cri-du-chat
  síndrome do, 26-10
    implicações anestésicas, 26-10
Crioprecipitado, 9-12
Crioterapia
  definição, 29-17
  mecanismo, 29-17
  técnica, 29-17
Cristaloide(s)
  e coloides, 9-3
    composições de, 9-3
    desvantagens de, 9-3
    vantagens de, 9-3
CRPS (Síndrome de Dor Regional Complexa)
  avaliação, 29-11
  sintomas, 29-11
  tipo I, 29-11
  tipo II, 29-11
  tratamento, 29-11

Crupe
  etiologia, 26-8
  idade, 26-8
  manejo anestésico, 26-8
  sinais, 26-8
  sintomas, 26-8
Cs (Cefalosporina), 2G-44, 2G-46, 2G-47
CSA (Anestesia Espinal Contínua), 6-5
CSE (Analgesia Espinal-Epidural Combinada), 25-1
CSI (Injeção de Esteroide Caudal), 29-6
Cushing
  síndrome de, 24-8
    anestesia para, 24-8
    causas, 24-8
    características clínicas da, 24-8
  tríade de, 20-1
CVP (Pressão Venosa Central), 15-8
  cateter de, 7-7
    colocação de, 7-7
      locais de acesso percutâneo para, 7-7
  monitorização de, 7-4, 7-5
    cateteres venosos e, 7-4
      centrais, 7-4
    indicações da, 7-5
  traçado, 7-5
    anormalidades, 7-6
    características do, 7-5
    em sincronia com traçado do ECG, 7-5*f*
    normal, 7-5
Cyklokapron, 2H-62

D

Dabigatran
  dose típica, 2H-53
  eliminação, 2H-53
  indicação, 2H-53
  mecanismo, 2H-53
  Pradaxa, 2H-53
Dalteparina
  dose típica, 2H-53
  eliminação, 2H-53
  Fragmin, 2H-53
  indicação, 2H-53
  mecanismo, 2H-53
Dantroleno, 2H-53
  Dantrium, 2H-53
  dose típica, 2H-53
  eliminação, 2H-53
  indicação, 2H-53
  mecanismo, 2H-53
DCD (Doação após Morte Cardíaca), 30-1
DDAVP (Acetato de Desmopressina), 2H-53
Decadron, 2H-54
Degradação
  de Hofmann, 2E-28
Delírio
  diagnóstico, 13-6
  fatores de risco, 13-6
  tratamento, 13-6
Demerol, 2C-13
Depleção
  de catecolaminas, 2B-7
Dermátomos(s)
  mapa dos, 6-1*f*,
Derrame
  pleural, 13-4

diagnóstico, 13-4
tratamento, 13-4
Descompressão
 de pneumotórax, 11-6
  complicações, 11-6
  indicação, 11-6
  técnica, 11-6
Desequilíbrio(s)
 de eletrólitos, 32-3
Desflurano, 2A-2
 características-chave, 2A-5
 desvantagens, 2A-5
 vaporizadores de, 3-2
Desmopressina
 acetato, 2H-53
  DDAVP, 2H-53
  dose típica, 2H-53
  eliminação, 2H-54
  indicação, 2H-53
  mecanismo, 2H-54
Despertar
 retardo do, 10-6
  diagnóstico diferencial, 10-6
  investigações, 10-7
  tratamento, 10-7
   opções de, 10-7
Dexametasona
 Decadron, 2H-54
 dose típica, 2H-54
 eliminação, 2H-54
 indicação, 2H-54
 mecanismo, 2H-54
Dexmedetomidina
 Precedex, 2B-9
 qualidades adversas, 2B-9
Dextrana, 9-4
DI (Diabetes Insipidus)
 características clínicas, 24-9
 causas, 24-9
 diagnóstico, 24-9
 manejo anestésico, 24-9
 tratamento, 24-9
Diabeta, 2H-57
Diabete(s), 24-6-24-8
 anestesia para, 24-6
 tipos de, 24-6
Diamox, 2H-50
Diazepam, 2B-9
 posologia de, 5-2
  na pré-medicação, 5-2
   pediátrica, 5-2
Dibenzyline, 2F-37
DIC (Coagulação Intravascular Disseminada), 9-13, 9-21, 15-7
Diclofenaco
 Voltaren, 2C-20
Diclofenaco, 2C-20
Difenidramina, 5-1, 10-7
 Benadryl, 2H-54
 dose típica, 2H-54
 eliminação, 2H-54
 indicação, 2H-54
 mecanismo, 2H-54
Difusão
 hipóxia de, 2A-3
  dos anestésicos inalados, 2A-2

Digoxina
 dose, 2F-43
 eliminação, 2F-43
 indicações, 2F-43
 Lanoxina, 2F-43
  na insuficiência, 2F-43
   cardíaca, 2F-43
 mecanismo, 2F-43
Dilantin, 2H-63
Dilaudid, 2C-13
Diltiazem
 Cardizem, 2F-39
 dose, 2F-39
 eliminação, 2F-39
 indicações, 2F-39
 mecanismo, 2F-39
 posologia de, 34-5
  em adultos, 34-5
Diluição(ões)
 de epinefrina, 2D-26
Dinitrato
 de isossorbida, 2F-41
  dose, 2F-41
  eliminação, 2F-41
  indicações, 2F-41
  Isordil, 2F-41
  mecanismo, 2F-41
Dipiridamol, 9-19
Diprivan, 2B-8
Diretriz(es)
 segundo ASRA, 6-2
  de anestesia regional, 6-2
  de anticoagulação, 6-2
Disco
 intervertebral, 29-5
  padrões de herniação de, 29-5
   cervical, 29-5
   lombar, 29-5
Distrofia
 muscular, 26-9
  de Duchenne, 26-9
   implicações anestésicas, 26-11
Distúrbio(s)
 acidobásicos, 9-5
  primários, 9-5
 endócrinos, 13-2
  insuficiência suprarrenal, 13-2
   diagnóstico, 13-2
   tratamento, 13-2
  hipotireoidismo grave, 13-2
   diagnóstico, 13-2
   tratamento, 13-2
Diurético(s)
 características clínicas de, 2H-56
Diuril, 2H-53
DLTs (Tubos de Luz Dupla), 19-1
 problemas de, 17-4, 17-6
  resolução de, 17-4, 17-6
 técnica de colocação, 17-4
DM (Diabetes Melito), 24-6, 29-11
Doador(es)
 não vivos, 30-1
 vivo(s), 30-2
  de fígado, 30-2
   adultos, 30-2

considerações anestésicas, 30-2
critérios, 30-2
morbidade, 30-2
mortalidade, 30-2
procedimento cirúrgico, 30-2
receptores pediátricos, 30-2
de pulmão, 30-2
considerações anestésicas, 30-2
morbidade, 30-2
mortalidade, 30-2
procedimento cirúrgico, 30-2
de rim, 30-2
avaliação, 30-2
considerações anestésicas, 30-2
critérios, 30-2
procedimento cirúrgico, 30-2
Dobutamina
Dobutrex, 2F-33
dose, 2F-33, 34-8
pediátricas, 34-8
eliminação, 2F-33
indicações, 2F-33
mecanismo, 2F-33
posologia, 34-5
em adultos, 34-5
Doença(s)
de Christmas, 9-20
de McArdle, 26-11
implicações anestésicas, 26-11
de Parkinson, 20-10
de Tay-Sachs, 26-12
implicações anestésicas, 26-12
de von Recklinghausen, 26-12
implicações anestésicas, 26-12
de Wilson, 26-12
implicações anestésicas, 26-12
hemorrágicas, 9-19
hepática, 18-1, 30-4
manifestações, 18-1, 30-4
extra-hepáticas, 30-4
sistêmicas, 18-1
hipertensivos, 25-14
da gravidez, 25-14
neurológicas, 20-9
específicas, 20-9
MG, 20-9
MS, 20-10
Parkinson, 20-10
síndrome, 20-9, 20-10
de Eaton-Lambert, 20-9
de Guillain-Barré, 20-10
pulmonar, 2H-52, 17-3
obstrutiva, 2H-52
tratamento crônico da, 2H-52
brometo de ipratrópio, 2H-52
restritiva, 17-3
renal, 22-3
anestesia para, 22-3
valvar, 16-3
AR, 16-4
estenose, 16-3, 16-4, 16-5
aórtica, 16-4
mitral, 16-3
pulmonar, 16-5
tricúspide, 16-5
HCM, 16-5

regurgitação, 16-4
mitral, 16-4
pulmonar, 16-5
tricúspide, 16-5
valvopatias, 16-5
objetivos anestésicos nas, 16-5
Dolasetron
Anzemet, 2H-54
Dolophine, 2C-14
Dopamina
dose, 2F-33, 34-8
pediátricas, 34-8
indicações, 2F-33
Intropin, 2F-33
mecanismos, 2F-33
posologia, 34-5
em adultos, 34-5
Dor
avaliação da, 12-1
do câncer, 29-16
tratamento, 29-16
escalas de, 12-1f
de graduação, 12-1
ultidimensionais, 12-1f
mecanismos de, 12-1
normais, 12-1
neuropática, 12-1, 29-9
definição, 12-1
periférica, 29-9
subtipos, 12-1
tratamento da, 29-16
padrões de, 29-5
diferenciação dos, 29-5
somática, 12-1
termos de, 29-2
definição de, 29-2
tipos de, 29-1
vias da, 12-1
neuropática, 12-1
visceral, 12-1
Dor Aguda
incontrolada, 12-1
efeitos fisiológicos da, 12-1
adversos, 12-1
tratamento, 12-1-12-6
abordagem multimodal ao controle da, 12-4
agonistas/antagonistas mistos, 12-6
analgesia neuroaxial, 12-4
clonidina epidural, 12-5
dividir epidural com PCA IV, 12-5
níveis de colocação epidural, 12-5
opioides, 12-4, 12-5
epidurais, 12-4
intratecais, 12-5, 12-6
sinais de epidural inadequada, 12-5
sistema de administração de analgésico, 12-4
testagens epidurais, 12-5
adjuvantes não opioides, 12-3
mecanismos normais de, 12-1
avaliação, 12-1
opioides, 12-2, 12-3
efeitos colaterais, 12-3
mudança dos, 12-2
orais, 12-2
posologia equianalgésica, 12-2
rotação de, 12-2

vias, 12-1
    neuropáticas, 12-1
Dor Crônica
  tratamento da, 2C-18, 29-1, 29-2f
    farmacológico, 29-2f
      algoritmo de, 29-2f
    medicações adjuntas no, 2C-18
Down
  síndrome de, 26-11
    implicações anestésicas, 26-11
Drenagem
  do abscesso perirretal, 18-7
  hemorroidectomia e, 18-7
DRG (Gânglio da Raiz Dorsal), 29-8
Droga(s)
  administração de, 34-7
  anticolinérgicas, 2H-57
    características clínicas, 2H-57
  antieméticas, 27-2
  de emergência, 26-6
    doses de, 26-6
  em cirurgia, 25-8
    obstétrica, 25-8
  lipofílicas, 2B-7
  na indução, 26-6
    pediátrica, 26-6
  na obesidade, 18-4
    ajuste de dose de, 18-4
  obstétricas, 25-8
    comuns, 25-8
  para insuficiência, 16-12
    cardíaca, 16-12
  para sedação, 5-3
    consciente, 5-3
  relevantes para prática de anestesia, 2H-50
    anticoagulação oral supraterapêutica, 2H-65
      diretrizes sobre tratamento, 2H-65
    antidiabéticos orais, 2-64
      consideração perioperatória de, 2H-62
    corticosteroides, 2H-59
      potencias relativas de, 2H-59
    diuréticos, 2H-56
      características clínicas de, 2H-56
    outras, 2H-50-2H-65
      abciximab, 2H-50
      acarbose, 2H-50
      acetazolamida, 2H-50
      ácido, 2H-50, 2H-51, 2H-56
        aminocaproico, 2H-50
        ctacrínico, 2H-50
        tranexâmico, 2H-62
      albuterol, 2H-50
      antagonistas de 5HT3, 2H-50
      aprotinina, 2H-51
      argatroban, 2H-51
      azul de metileno, 2H-51
      bicarbonato, 2H-51
      bicitra, 2H-51
      bivalirudina, 2H-52
      bosentana, 2H-52
      brometo de ipratrópio, 2H-52
      bumetanida, 2H-52
      buprenorfina, 2H-52
      $CaCl_2$, 2H-53
      carboprost trometamina, 2H-52
      clopidogrel, 2H-52

clorotiazida, 2H-53
dabigatran, 2H-53
dalteparina, 2H-53
dantroleno, 2H-53
desmopressina, 2H-53
dexametasona, 2H-54
difenidramina, 2H-54
dolasetron, 2H-54
droperidol, 2H-54
enoxaparina, 2H-54
epinefrina racêmica, 2H-55
epoprostenol, 2H-55
eptifibatide, 2H-55
escopolamina, 2H-62, 2H-63
  injetavel, 2H-62
  patch, 2H-63
espironolactona, 2H-63
famotidina, 2H-55
fator VIIa, 2H-55, 2H-63
  recombinante, 2H-63
fenitoína, 2H-63
fisostigmina, 2H-63
flumazenil, 2H-57
fósforo, 2H-63
furosemida, 2H-57
gliburida, 2H-57
glicopirrolato, 2H-57
glipizida, 2H-57
glucagon, 2H-57
gluconato de cálcio, 2H-53
granisetron, 2H-58
HAART, 2H-61
haloperidol, 2H-58
HCTZ, 2H-58
hidrato de cloral, 2H-58
hidrocortisona, 2H-58
hidroxizina, 2H-59
indigocarmina, 2H-59
iNO, 2H-61
insulina regular, 2H-59
KCL, 2H-62
levetiracetam, 2H-59
levotireoxina, 2H-59
manitol, 2H-60
metformina, 2H-60
metilergonovina, 2H-60
metilprednisolona, 2H-60
metoclopramida, 2H-60
$MgSO_4$, 2H-61
octreotídeo, 2H-60
omeprazol, 2H-61
ondansetron, 2H-61
oxitocina, 2H-63
pioglitazona, 2H-64
prasugrel, 2H-64
proclorperazina, 2H-64
prometazina, 2H-64
prostaglandina E_1, 2H-64
rosiglitazona, 2H-64
sildenafila, 2H-64
sitagliptina, 2H-64
sulfato de atropina, 2H-61
sulfato de protamina, 2H-65
THAM, 2H-65
TPA, 2H-62
trometamina, 2H-65

UFH, 2H-58
  varfarina, 2H-65
  verde de indocianina, 2H-61
  vitamina K, 2H-65
 vasoativas, 2F-33
  autonômicas, 2F-33
   e cardiovasculares, 2F-33
Droperidol
 dose típica, 2H-54
 eliminação, 2H-54
 Inapsine, 2H-54
 indicação, 2H-54
 mecanismo, 2H-54
Duchenne
 distrofia muscular de, 26-9
  implicações anestésicas, 26-11
Duplo Esmagamento
 síndrome de, 14-1
Duragesic, 2C-19
 transdermal, 2C-12
Duramorph, 2C-13
DVT (Trombose Venosa Profunda), 15-9

E

Eaton-Lamb
 síndrome de, 20-9
EBV (Volume Sanguíneo Estimado), 9-12
ECF (Líquido Extracelular)
 déficits de, 9-1
ECG (Eletrocardiograma)
 derivações do, 32-1
  colocação das, 32-1
  utilidade das, 32-1
 exame de, 1-3
  na avaliação pré-operatória, 1-3
   achados, 1-3
   estratificação do risco, 1-3
   modificação do risco, 1-2
   sintomas, 1-3
 interpretação do, 32-1
  passos para, 32-1
Eclâmpsia
 convulsões por, 2H-61
  sulfato de magnésio para, 2H-61
ECMO (Oxigenação por Membrana Extracorpórea), 30-7
Ecotiofato, 2E-29, 21-6
ECT (Eletroconvulsoterapia)
 agente, 20-8
 anestesia para, 20-1
 manejo, 20-9
 objetivos, 20-8
ECT (Tempo de Coagulação de Ecarina), 2H-53
ECW (Água Extracelular), 26-3
Edecrin, 2H-56
Edema
 pulmonar, 2H-57, 13-4, 17-2
  agudo, 2H-57
   furosemida no, 2H-57
  diagnóstico, 13-4, 17-2
  etiologias, 17-2
  manejo anestésico, 17-3
  tratamento, 13-4, 17-2
Edward
 síndrome de, 26-11
  implicações anestésicas de, 26-11
EEC (Técnica Espinal-Epidural Combinada), 6-7

EEG
 faixas de frequência do, 20-3
Efedrina, 2F-33
 dose, 2F-34
 duração, 2F-34
 eliminação, 2F-34
 indicações, 2F-33
 mecanismo, 2F-34
Efeito(s)
 Bohr, 7-1
 fisiológicos, 6-2
  da anestesia espinal/subdural, 6-1
   cardiovasculares, 6-2
   GI, 6-2
   GU, 6-2
   neuroendócrinos, 6-2
   neurológicos, 6-2
   pulmonares, 6-2
Effient, 2-66
EGDT (Terapia Dirigida para Objetivos Iniciais), 15-7
Ehlers-Danlos
 síndrome de, 26-11
  implicações anestésicas de, 26-11
EJV (Veia Jugular Externa), 7-7
Eletrocirurgia
 segurança elétrica na, 3-7
Eletrocussão
 riscos de, 3-7
  macrochoque, 3-7
  microchoque, 3-7
Eletrólito(s)
 desequilíbrio de, 32-3
 hipercalcemia, 9-8
 hiperfosfatemia, 9-9
 hipermagnesemia, 9-9
 hipernatremia, 9-6
 hiperpotassemia, 9-6
 hipocalcemia, 9-8
 hipofosfatemia, 9-9
 hipomagnesemia, 9-8
 hiponatremia, 9-5
 hipopotassemia, 9-6
 necessidades adultas de, 9-3
  diárias, 9-3
 urinários, 22-2
  guia diagnóstico dos, 22-2
Eliminação
 dos anestésicos inalados, 2A-2
Embolia
 pulmonar, 13-2, 13-4, 32-3
  diagnóstico, 13-2, 13-4
  tratamento, 13-2, 13-4
Emergência
 cesariana de, 25-6
  AG para, 25-6
 drogas comuns de, 26-6
  doses de, 26-6
 transfusão de, 9-9
Emersão
 confusa de, 13-6
  fatores de risco, 13-6
  diagnóstico, 13-6
  tratamento, 13-6
EMG (Eletromiografia), 23-3
EMLA (Mistura Eutética de Anestésicos Locais)
 creme, 2D-25

considerações específicas, 2D-25
posologia da, 2D-25
Endarterectomia
  carotídea, 19-3
    complicações, 19-4
      perioperatórias, 19-4
    indicação, 19-3
    manejo hemodinâmico, 19-4
    shunt intraoperatório, 19-3
    técnicas anestésicas, 19-3
Energia
  não aterrada, 3-7
  na OR, 3-7
Enoxaparina, 9-19
  dose típica, 2H-57
  eliminação, 2H-57
  HBPM, 2H-57
  indicação, 2H-57
  Lovenox, 2H-57
  mecanismo, 2H-57
Entrevista
  pré-operatória, 1-1
Entubação
  acordada, 4-5
    com fibroscópio flexível, 4-5
  equipamento para, 4-4
    necessário, 4-4
  nasotraqueal, 4-5
  orotraqueal, 4-4
    em sequência rápida, 4-5
  pós-operatória, 5-9
    continuada, 5-9
      indicações de, 5-9
Enxaqueca
  manifestação clínica, 29-13
  epidemiologia, 29-13
  tratamento, 29-13
Enxerto(s)
  de órgãos de cadáveres, 30-1
Epidural(is)
  inadequada, 12-5
    sinais de, 12-5
  testagem de, 12-5
Epiglotite
  etiologia, 26-8
  idade, 26-8
  manejo anestésico, 26-8
  sinais, 26-8
  sintomas, 26-8
Epinefrina
  Adrenaline, 2F-35, 6-10
  diluições de, 2D-26
  dose(s), 2F-35, 34-8
    pediátricas, 34-8
  eliminação, 2F-35
  indicações, 2F-35
  mecanismo, 2F-35
  posologia de drogas, 34-5
    em adultos, 34-5
  racêmica, 2H-55
    dose típica, 2H-55
    eliminação, 2H-55
    indicação, 2H-55
    mecanismo, 2H-55
    Vaponefrin, 2H-55

Epoprostenol
  dose típica, 2H-55
  eliminação, 2H-55
  Flolan, 2H-55
  indicação, 2H-55
  mecanismo, 2H-55
  PGI_2, 2H-55
  Prostacyclin, 2H-55
Eptacog alfa, 9-12
Eptifibatide
  dose típica, 2H-55
  eliminação, 2H-55
  indicação, 2H-55
  Integrilin, 2H-55
  mecanismo, 2H-55
Equação
  de Fick, 7-6, 16-2
  do conteúdo, 9-10
    de O_2, 9-10
      no sangue arterial, 9-10
Equipamento
  de anestesia, 3-1-3-7
    circuito de respiração, 3-3
      anestesia de circuito fechado, 3-4
      conecta o equipamento ao paciente, 3-3
      de Bain, 3-5
      de Mapleson, 3-5, 3-6*f*
      de remoção de gases residuais, 3-3
      fechado, 3-4
      pressões na via aérea, 3-4
        aumentadas, 3-5
        tratamento de, 3-5
      prevenção da poluição da OR, 3-3
        com gases anestésicos, 3-3
      recomendações do NIOSH, 3-3
      sistema(s), 3-3, 3-4*f*, 3-5
        abertos, 3-3
        circular, 3-3, 3-4*f*
      teste de vazamento da máquina, 3-4
    maquina de anestesia, 3-1
    monitores dos pacientes, 3-5
      capnografia, 3-6
      oximetria de pulso, 3-5
    recomendações de *checkout*, 3-1
      controle de fluxo na máquina, 3-1
      misturas gasosas hipóxicas, 3-2
        prevenir fornecimento de, 3-2
      vaporizadores, 3-2
      ventiladores, 3-2
    segurança elétrica na OR, 3-7
      eletrocirurgia, 3-7
      energia não aterrada, 3-7
      proteção contra choque elétrico, 3-7
      riscos de eletrocussão, 3-7
    suprimento de gás, 3-1
      caminho do O_2 até o paciente, 3-1
      cores dos cilindros, 3-1
      medicinal, 3-1
        ar, 3-1
        N_2O, 3-1
        O_2, 3-1
      propriedades dos gases comprimidos, 3-1
ERCP (Colangiopancreatografia Retrógrada Endoscópica), 28-3
ERls, *ver RBC*

Escada
  analgésica, 29-16
    da WHO, 29-16
      de 3 degraus, 29-16
Escala
  de coma, 20-8
    de Glasgow, 20-8
  de Wong-Baker, 12-1f
    de graduação de faces, 12-1f
    de graduação da dor, 12-1f
Esclerodermia
  implicações anestésicas, 26-12
Escopolamina
  injetavel, 2H-62
    dose típica, 2H-62
    eliminação, 2H-62
    hyoscine, 2H-62
    indicação, 2H-62
    mecanismo, 2H-62
  patch, 2H-63
    dose típica, 2H-63
    indicação, 2H-63
    mecanismo, 2H-63
    Transderm Scóp, 2H-63
Escore
  de alta pós-anestésica, 13-7
    sistema de, 13-7
  de Apgar, 25-12
  de Mallampati, 1-2
    sistema de, 1-2
Esfigmomanometria
  oscilométrica, 7-2
ESI (Injeção de Esteroide Epidural), 29-6
Esmolol
  Brevibloc, 2F-38
  dose, 2F-38
  indicações, 2F-38
  mecanismo, 2F-38
Esofagectomia, 17-8
Espaço
  epidural, 6-6
    identificação do, 6-6
      técnica, 6-6
        de gota pendene, 6-6
        de LOR, 6-6
  intratecal, 6-4
    difusão do anestésico no, 6-4
      fatores que afetam a, 6-4
Espanhol
  frases médicas em, 35-1
    avaliação, 35-1
      inicial, 35-1
      pré-operatória, 35-1
    exame físico, 35-1
    indução, 35-1
    emergência, 35-1
Espasmo
  do masseter, 2E-29
  e SCh, 2E-29
Espinal
  alta/total, 6-4
Espironolactona
  Aldactone, 2H-63
Esquizofrenia
  Haloperidol na, 2H-58

Estado
  de volume, 9-2f
    avaliação do, 9-2f
Estapedectomia, 21-3
Estatina(s)
  na avaliação pré-operatória, 1-5
Estenose
  aórtica, 16-4
    característica clínica, 16-4
    causas, 16-4
    classificação de, 16-4
    fisiopatologia da, 16-4
    gravidade, 16-4
    manejo anestésico, 16-4
    sintomas, 16-4
    tratamento, 16-4
  do canal espinal, 29-8
    lombar, 29-8
      avaliação, 29-8
      fisiopatologia, 29-8
      tratamento de, 29-8
  mitral, 16-3
    manejo anestésico, 16-3
    causas, 16-3
    classificação, 16-3
    característica clínica, 16-3
    fisiopatologia, 16-3
    tratamento, 16-3
  pilórica, 26-9
  pulmonar, 16-5
    causas, 16-5
    classificação, 16-5
    tratamento, 16-5
  tricúspide, 16-5
Éster (es)
  LA, 2D-23-2D-27
Estimulação
  da medula espinal, *ver SCS*
  por duplo surto, 5-6
  tetânica, 5-6
Estimulador
  da motilidade gástrica, 5-2
    doses, 5-2
Estômago
  ácido do, 2H-51
    neutralização do, 2H-51
      bicitra para, 2H-51
Estrabismo
  cirurgia do, 21-7
Estridor
  de Munchausen, 13-5
    diagnóstico, 13-5
    lorazepam, 13-5
    tratamento, 13-5
  diagnóstico, 13-4
  tratamento, 13-4
Estrutura(s)
  orofaríngeas, 1-2f
    classificação das, 1-2f
    de Mallampati, 1-2f
ESUs (Unidades Electrocirúrgicas), 3-7, 14-4
ETAC (Concentração de Agente Anestésico Corrente Final), 5-7
Etomidato
  Amidate, 2-8
ETT (Tubo Endotraqueal), 3-1, 4-3

Extremidade
    inferior, 6-16, 6-17, 6-18f, 6-21, 6-22
        bloqueio de, 6-16, 6-17, 6-21, 6-22
            3 em 1, 6-16
            compartimento do psoas, 6-16
            de combinação, 6-16
            plexo, 6-16
                lombar, 6-16
                sacral, 6-16
        inervação cutânea da, 6-18f
    superior, 6-11f, 6-16
        inervação cutânea da, 6-11f
        nervos digitais, 6-16
            bloqueio de, 6-16
Extubação
    critérios comuns de, 5-9
    e emersão, 5-9
    profunda, 5-9
    técnicas de, 4-6

F

Fa (Concentração de Anestésico Alveolar), 2A-1
Facelift, 28-1
Fallot
    tetralogia de, 26-8
Famotidina
    dose típica, 2H-55
    eliminação, 2H-55
    indicação, 2H-55
    mecanismo, 2H-55
    Pepcid, 2H-55
Fanconi
    síndrome de, 26-11
        implicações anestésicas de, 26-11
Farmacodinâmica
    do LA, 2D-22
        duração de ação, 2D-22
            afetada por, 2D-22
        velocidade de início do, 2D-22
            afetada por, 2D-22
Farmacologia
    analgésicos, 2C-11-2C-21
    anestésicos inalatórios, 6-10
        agentes inalatórios, 2A-4
            efeitos sistêmicos dos, 2A-4
        captação dos, 2A-1
            fatores que afetam a, 2A-1
                CO, 2A-2
                gradiente de concentração alvéolo-venoso 2A-2
                solubilidade, 2A-1
            fatores que influenciam a, 2A-2
                aceleram aFa/Fi, 2A-2
        cinética de indução dos, 2A-1f
        comentários específicos, 2A-4
            desflurano, 2A-5
            halotano, 2A-5
            heliox, 2A-5
            isoflurano, 2A-5
            N_2O, 2A-4
            sevoflurano, 2A-5
        considerações clínicas, 2A-4
        efeitos fisiológicos dos, 2A-4
            diferenciais, 2A-4
        eliminação, 2A-2
        hipóxia de difusão, 2A-3
        MAC, 2A-3
            fatores que aumentam a, 2A-3
            fatores que diminuem a, 2A-3
        mecanismo de ação, 2A-1
        recuperação, 2A-2
            velocidade de, 2A-3f
                duração que afeta a, 2A-3f
                solubilidade que afeta a, 2A-3f
    anestésicos locais, 2D-22-2D-27
    anestésicos não inalatórios, 2B-6-2B-10
        alterações fisiológicas com, 2B-7
        amidate, 2B-8
        benzodiazepínicos, 2B-9
        brevital, 2B-8
        cetamina, 2B-8
        considerações clínicas, 2B-7
        dexmedetomidina, 2B-9
        diprivan, 2B-8
        etomidato, 2B-8
        farmacologia dos, 2B-6
        fospropofol, 2B-8
        ketalar, 2B-8
        lusedra, 2B-8
        metoexital, 2B-8
        pentothal, 2B-8
        precedex, 2B-9
        princípios gerais, 2B-7
        propofol, 2B-8
        tiopental sódico, 2B-8
    antibióticos, 2G-44-2G-49
    drogas, 2H-33-2H-43, 2-50-2H-65
        relevantes para prática de anestesia, 2H-50-2H-65
            outras, 2H-50-2H-65
        vasoativas, 2F-33-2F-43
            autonômicas, 2F-33-2F-43
                e cardiovasculares, 2F-33-2F-43
    medicações herbáceas, 2G-44-2G-49
    NMBDs, 2E-28-2E-32
        e agentes de reversão, 2E-28-2E-32
Fascite
    necrosante, 15-5
Fator
    VII, 9-12
        NovoSeven, 9-12
        eptacog alfa, 9-12
    VIIa, 2H-55, 2H-63
        dose típica, 2H-55
        indicação, 2H-55
        mecanismo, 2H-55
        Novoseven, 2H-55, 2H-63
        recombinante, 2H-63
Fator (es) de Risco
    clínicos, 1-4
    intermediários, 1-4
FDP (Produtos de Degradação da Fibrina), 9-17
FDT (Teste de Ducção Forçada), 21-6
Fem (Veia Femoral), 11-3
Fenda Facial
    mediana, 26-11
        síndrome de, 26-11
            implicações anestésicas, 26-11
Fenilefrina
    dose, 2F-35
    eliminação, 2F-35
    indicação, 2F-35
    mecanismo, 2F-35
    Neosynephrine, 2F-35

Fenitoína
  Dilantin, 2H-63
  dose típica, 2H-63
  eliminação, 2H-63
  indicação, 2H-63
  mecanismo, 2H-63
Fenoldopam
  Corlopam, 2F-40
  eliminação, 2F-40
  indicações, 2F-40
  infusão, 2F-40
  mecanismo, 2F-40
Fenoxibenzamina
  Dibenzyline, 2F-37
  dose, 2F-37
  eliminação, 2F-37
  indicações, 2F-37
  mecanismo, 2F-37
Fentanil
  Actiq Lozenge, 2C-12
  adesivos, 2C-19
    conversão para, 2C-19
    de opiáceo, 2C-19
  comentários, 2C-12
  dose, 2C-12
  Duragesic Transdermal, 2C-12
  eliminação, 2C-12
  Fentora Buccal, 2C-12
  pirulito, 5-2
    posologia de pré-medicação, 5-2
      pediátrica, 5-2
  Sublimaze IV, 2C-12
  transdérmico, 2C-19
    comentários, 2C-19
    dose, 2C-19
    Duragesic, 2C-19
    eliminação, 2C-19
    indicações, 2C-19
    mecanismo, 2C-19
Fentolamina
  dose, 2F-37
  eliminação, 2F-37
  indicações, 2F-37
  mecanismo, 2F-37
  OraVerse, 2F-37
  Regitine, 2F-37
Feocromocitoma
  anestesia para, 24-5
  características, 24-5
  causas, 24-5
  tratamento, 24-5
FES (Síndrome de Embolia Gordurosa), 23-4
FESS (Cirurgia Sinusal Endoscópica Funcional), 21-1
FFP (Plasma Fresco Congelado), 9-11, 15-4
  transfusão de, 9-12
    indicações da, 9-12
FGF (Fluxo de Gás Fresco), 3-2
Fi (Concentração de Anestésico Inspirada), 2A-1
Fibrilação
  ventricular, 34-6
Fibromialgia, 29-14
  avaliação, 29-15
  etiologia, 29-15
  incidência, 29-15
  sintomas, 29-15
  tratamento, 29-16

Fibroscópio
  flexível, 4-5
    entubação acordada com, 4-5
Fick
  equação de, 7-6, 16-2
Fígado
  doador de, 30-2
    vivo, 30-2
      adultos, 30-2
      considerações anestésicas, 30-2
      critérios, 30-2
      morbidade, 30-2
      mortalidade, 30-2
      procedimento cirúrgico, 30-2
      receptores pediátricos, 30-2
  transplante de, 30-4
    anestesia para, 30-4
    operação de, 30-5
      fases da, 30-5
Fim da Vida
  questões do, 33-1
FIQ (Questionário de Escore de Impacto de Fibromialgia), 29-15
Fisiologia
  cardiovascular, 16-1
    normal, 16-1
Fisostigmina, 2E-31
  Antilirium, 2H-63
  dose típica, 2H-63
  eliminação, 2H-63
  indicação, 2H-63
  mecanismo, 2H-63
Fitonadiona, 2H-65
FJI (Injecção em Articulação Facetária), 29-6
Flolan, 2H-55
Flumazenil, 10-7
  dose típica, 2H-57
  eliminação, 2H-57
  indicação, 2H-57
  Mazicon, 2H-57
  mecanismo, 2H-57
  para antagonismo, 5-4
    a efeitos de benzodiazepínicos, 5-4
Fluoroquinolona(s)
  doses, 2G-48
Fluxo
  sanguíneo, 25-12
    uterino, 25-12
      fatores que diminuem, 25-12
    uteroplacentário, 25-12
  válvulas de, 3-1
    na máquina de anestesia, 3-1
Fluxômetro(s)
  na máquina de anestesia, 3-1
Fluxo-Volume
  alças de, 8-4
    anormais, 8-4f
    normais, 8-4f
FMBB (Bloqueio de Ramo Facetário Medial), 29-3
FOP (Forame Oval Patente), 26-8
Fosfodiesterase
  inibidores de, 2F-36
    anrinona, 2F-36
    Inamrinone, 2F-36
    Inocor, 2F-36

comentários gerais, 2F-36
milrinona, 2F-36
Primacor, 2F-36
Fósforo
dose típica, 2H-63
eliminação, 2H-63
indicação, 2H-63
mecanismo, 2H-63
Neutra-phos, 2H-63
Phospho-soda, 2H-63
Fospropofol
Lusedra, 2B-8
características-chave, 2B-8
Fragmin, 2H-53
Frank-Starling
relação de, 16-1f
Frase(s) Médica(s)
em espanhol, 35-1
avaliação inicial, 35-1
emergência, 35-1
exame físico, 35-1
indução, 35-1
Função
cardiovascular, 16-2
variáveis de, 16-2
cerebral, 5-7, 5-8
monitorização da, 5-7, 5-8
desvantagens da, 5-8
e analgesia, 5-7
vantagens da, 5-8
na AG, 5-7
interpretação do monitor de, 5-7
de pseudocolinesterase, 2E-29
alterada, 2E-29
características da, 2E-29
renal, 22-1, 22-3, 22-4
avaliação da, 22-1
ARF, 22-1
cirurgia urológica, 22-4
CRF, 22-3
efeitos sobre a, 22-3
da anestesia, 22-3
tireóidea, 24-1
avaliação laboratorial, 24-1
Furosemida
dose típica, 2H-57
eliminação, 2H-57
indicação, 2H-57
Lasix, 2H-57
mecanismo, 2H-57

G

GA (Anestesia Geral)
com via aérea difícil, 4-2
anestesia regional vs., 4-2
função cerebral, 5-7
número do monitor de, 5-7
interpretação do, 5-7
implicações anestésicas, 25-3
das alterações fisiológicas, 25-3
maternas, 25-3
indução de, 5-9
MAC vs., 5-3
definições da ASA, 5-3
manutenção de, 5-9
na população obstétrica, 25-3
morbidade da, 25-3
mortalidade da, 25-3
opioides infudidos, 2C-13f
meio-tempo sensível, 2C-13f
propofol, 5-9
indução, 5-9
manutenção, 5-9
vs. regional, 23-1
Gânglio
estrelado, 29-17
bloqueio do, 29-17
complicações, 29-17
definição, 29-17
efeitos colaterais, 29-17
indicações, 29-17
técnica, 29-17
Gas (es)
anestésicos, 3-3
poluição da OR com, 3-3
prevenção da, 3-3
comprimidos, 3-1
propriedades dos, 3-1
fresco, 3-1
saída comum de, 3-1
na máquina de anestesia, 3-1
residuais, 3-3
remoção de, 3-3
sistema de, 3-3
suprimento de, 3-1
canalizado, 3-1
caminho do O_2 até o paciente, 3-1
código de cores dos cilindros, 3-1
comprimidos, 3-1
propriedades, 3-1
medicinal, 3-1
ar, 3-1
N_2O, 3-1
O_2, 3-1
Gastroparesia
tratamento de, 2H-60
metoclopramida, 2H-60
Gastroplastia
de banda vertical, 18-3
Gastrosquise
anomalias associadas, 26-10
apresentação, 26-10
etiologia, 26-10
função intestinal, 26-10
incidência, 26-10
saco herniário, 26-10
Gestação(ões)
múltiplas, 25-7
anestesia para, 25-7
Gigantismo
infantil, 26-10
Glândula(s)
tireoide, 24-1-24-3
anestesia para, 24-2
paratireoides, 24-3-24-5
diabetes, 24-6
feocromocitoma, 24-5
anestesia para, 24-5
hiperparatireoidismo, 24-3
anestesia para, 24-3
hipoparatireoidismo, 24-4
anestesia para, 24-5

Glasgow
   escala de coma de, 20-8
Gliburida
   Diabeta, 2H-57
Glicemia(s)-Alvo
   em pacientes internos, 24-7
      recomendações para, 24-7
         da *American Diabetes Association*, 24-7
Glicerol
   trinitrato de, 2F-41
Glicopirrolato
   dose típica, 2H-57
   eliminação, 2H-57
   indicação, 2H-57
   mecanismo, 2H-57
   Robinul, 2H-57
Glicose
   posologia de, 34-5, 34-8
      em adultos, 34-5
      pediátricas, 34-8
Glipizida
   Glucotrol, 2H-57
GlucaGen, 2H-57
Glucagon
   dose típica, 2H-57
   eliminação, 2H-58
   GlucaGen, 2H-57
   indicação, 2H-57
   mecanismo, 2H-58
GlucAGen, 2H-57
Gluconato
   de cálcio, 2H-53
      Kalcinate, 2H-53
Glucophage, 2H-60
Glucotrol, 2H-57
Glutationa, 2C-20
Gota Pendente
   técnica de, 6-6
Gradiente
   de concentração alvéolo-venoso, 2A-2
   e captação dos anestésicos, 2A-2
      inalados, 2A-2
Graduação
   de faces, 12-1*f*
      de graduação da dor, 12-1*f*
         escala de Wong-Baker de, 12-1*f*
Granisetron, 2H-58
   Granisol, 2H-58
   Kytril, 2H-58
Granisol, 2H-58
Gravidez
   alterações da, 25-1
      fisiológicas, 25-1
   cirurgia na, 25-16
      não obstétrica, 25-16
         objetivos anestésicos da, 25-16
   doenças da, 25-14
      hipertensivas, 25-14
   teste de, 1-2
      na avaliação pré-operatória, 1-2
Guerra Química
   agentes de, 15-11
      bioterrorismo e, 15-11
Guillain-Barré
   síndrome de, 20-10

H

HAART (Terapia Antirretroviral Altamente Ativa)
   comentários, 2H-61
   indicação, 2H-61
Haldol, 2H-58
Haloperidol
   dose típica, 2H-58
   eliminação, 2H-58
   Haldol, 2H-58
   indicação, 2H-58
   mecanismo, 2H-58
   para confusão de emersão, 13-6
   para delírio, 13-6
Halotano
   características-chave, 2A-5
   desvantagens, 2A-5
   efeitos fisiológicos, 2A-4
   propriedades farmacológicas, 2A-2
Hb-O_2 (Hemoglobina-Oxigênio)
   curva de dissociação da, 7-1*f*
HBOCs (Transportadores de Oxigênio à Base de Hb), 9-16
HBPM, *ver LMWH*
HCM (Cardiomiopatia Hipertrófica)
   características clínicas, 16-5
   causas, 16-5
   fisiopatologia, 16-5
   manejo anestésico, 16-5
HCM (Cardiomiopatia Hipertrófica), 16-5
HCT (Hematócrito)
   na avaliação pré-operatória, 1-2
HCTZ (Hidroclorotiazida), 2H-56
   Microzide, 2H-58
Heliox (Combinação de Hélio-Oxigênio)
   desvantagens, 2A-5
   características-chave, 2A-5
   comentários específicos, 2A-5
HELLP
   síndrome, 25-15
      manejo da, 25-15
Hemabate, 2H-52
Hemofilia
   clássica, 9-19
Hemorragia
   anteparto, 25-13
   pós-parto, 2-65, 25-13
      manejo anestésico, 25-13
      definição, 25-13
      incidência, 25-13
      causa, 25-14
      oxitocina na, 2H-63
Hemorroidectomia
   e drenagem, 18-7
      do abscesso perirretal, 18-7
Hemotórax
   diagnóstico, 13-4
   tratamento, 13-4
Heparina
   complicações, 16-9
   mecanismo, 16-9
   resistência à, 16-9
   reversão de, 2H-65
      protamina para, 2H-65
         posologia de, 2H-65
Herniação
   de disco intervertebral, 29-5
      padrões de, 29-5

cervical, 29-5
lombar, 29-5
Herniorrafia
  inguinal, 18-7
  ventral, 18-7
Hetamido, 9-4
Hgb (Hemoglobina)
  na avaliação pré-operatória, 1-2
  normal, 2D-27
    oxidada, 2D-27
      à metemoglobina, 2D-27
HIC (Hemorragia Intracerebral), 20-7
Hidralazina
  Apresoline, 2F-41
  dose, 2F-41
  eliminação, 2F-41
  indicações, 2F-41
  mecanismo, 2F-41
Hidrato
  de cloral, 2H-58
    dose típica, 2H-58
    eliminação, 2H-58
    indicação, 2H-58
    mecanismo, 2H-58
    Somnote, 2H-58
Hidrocortisona, 10-2, 10-7, 2H-58
  dose típica, 2H-58
  eliminação, 2H-59
  indicação, 2H-58
  mecanismo, 2H-59
  Solu-Cortef, 2H-58
Hidromorfona
  Dilaudid, 2C-13
  dose, 2C-13
  eliminação, 2C-13
  posologia PCA, 2C-13
Hidroxietilamido
  hetamido, 9-4
Hidroxizina
  Atarax, 2H-59
  dose típica, 2H-59
  eliminação, 2H-59
  indicações, 2H-59
  mecanismo, 2H-59
  Vistaril, 2H-59
Hiperaldosteronismo
  síndrome de Conn, 24-9
    anestesia para, 24-9
  causas, 24-9
  características clínicas, 24-9
Hipercalcemia, 9-8
  etiologia, 9-8
  sintomas, 9-8
  tratamento, 9-8
Hipercarbia
  diagnóstico diferencial, 10-3
  investigações, 10-3
  tratamento, 10-3
    opções de, 10-3
Hiperdistensão
  alveolar, 8-4
Hiperfosfatemia
  etiologia, 9-9
  sintomas, 9-9
  tratamento, 9-9

Hipermagnesemia
  etiologia, 9-9
  sintomas, 9-9
  tratamento, 9-9
Hipernatremia
  etiologia, 9-6, 9-7f
  sintomas, 9-6
  tratamento, 9-6
Hiperparatireoidismo
  anestesia para, 24-3
  causas de, 24-4
  ectópico, 24-3
    características clínicas, 24-4
    diagnóstico, 24-4
    tratamento, 24-4
  tratamento do, 24-4
    clínico, 24-4
Hiperpotassemia, 9-6-9-8
  etiologia, 9-6
  sintomas, 9-8
  succinilcolina e, 2E-29
  tratamento, 9-8
Hiper-reflexia
  autonômica, 15-2
Hipertermia
  complicações da, 7-3
Hipertiroidismo
  anestesia para, 24-2
  causas, 24-1
  características clínicas, 24-1
  diagnóstico, 24-1
  tratamento, 24-1
    clínico, 24-1
Hipertrofia
  atrial, 32-3
  ventricular, 32-3
Hipnótico(s), 5-4
Hipocalcemia
  etiologia, 9-8
  sintomas, 9-8
  tratamento, 9-8
Hipocarbia
  diagnóstico diferencial, 10-4
  investigações, 10-4
  tratamento, 10-4
    opções de, 10-4
Hipófise
  posterior, 24-9
    anestesia para, 24-9
Hipofosfatemia
  etiologia, 9-9
  sintomas, 9-9
  tratamento, 9-9
Hipomagnesemia
  etiologia, 9-8
  sintomas, 9-8
  tratamento, 9-8
Hiponatremia
  etiologia, 9-6
  sintomas de, 9-6
  tratamento, 9-6
    da SIADH, 9-6
Hipoparatireoidismo
  anestesia para, 24-5
  causas de, 24-4
  características clínicas, 24-4

diagnóstico, 24-4
tratamento, 24-4
Hipopotassemia
causas, 9-6
principais, 9-6
sintomas, 9-6
tratamento, 9-6
Hipotensão
diagnóstico, 10-2, 13-1
diferencial, 10-2
investigações, 10-2
na laparoscopia, 18-5
causas de, 18-5
na PACU, 13-1
causas de, 13-1
tratamento, 10-2, 13-1, 15-3
iniciais, 13-1
opções de, 10-2
de condições específicas, 13-1
Hipotermia, 32-3
complicações da, 7-3
Hipotireoidismo
anestesia para, 24-3
características clínicas, 24-3
causas, 24-3
primárias, 24-3
secundárias, 24-3
congênito, 26-10
diagnóstico, 24-3
grave, 13-2
diagnóstico, 13-2
tratamento, 13-2
tratamento, 24-3
Hipoventilação
alveolar, 10-1
insuficiência respiratória por, 13-3
na PACU, 13-3
tratamento da, 13-4
Hipovolemia, 9-1
diagnóstico, 13-1
sinais físicos de, 18-1
tratamento, 13-1
Hipoxemia
diagnóstico diferencial, 10-1
investigações, 10-1f
tratamento, 10-1
opções de, 10-1
Hipóxia
de difusão, 2A-3
dos anestésicos inalados, 2A-2
tratamento de, 10-1f
algoritmo para, 10-1f
HIT (Trombocitopenia Induzida pela Heparina), 9-20
HLT (Transplante de Coração e Pulmão)
indicações de, 30-5
Hofmann
degradação de, 2E-28
Homocisteinúria
implicações anestésicas, 26-11
Horner
síndrome de, 29-17
HPV (Vasoconstrição Hipóxica Pulmonar), 2A-4, 17-5
HTN (Hipertensão)
arterial, 2H-52, 2H-55, 2H-64
pulmonar, 2H-52, 2H-55, 2H-64
Bosentana na, 2H-52

Epoprostenol na, 2H-55
Sildenafila na, 2H-64
consequências das, 16-3
definição, 16-3
diagnóstico, 10-2, 13-3
diferencial, 10-2
essencial, 16-3
intracraniana, 13-6
diagnóstico, 13-6
tratamento, 13-6
investigações, 10-3
na AG, 25-9
drogas anti-hipertensivas para, 25-9
na PACU, 13-3
causas comuns de, 13-3
primária, 10-2, 16-3
pulmonar, 17-3
manejo, 17-3
secundária, 10-3, 16-3
tratamento, 10-3, 13-3, 16-3
opções de, 10-3
HTS (Cloreto de Sódio Hipertônico), 20-2
Hyoscine, 2H-62

I

Ibuprofeno, 9-19, 26-4
dose, 12-3
posologia de, 2C-20, 2C-21
pediátrica, 2C-21
IBW (Peso Corporal Ideal), 18-4
ICD (Cardioversor-Desfibrilador Implantável), 16-8
ICF (Líquido Intracelular)
déficits de, 9-1
ICP (Pressão Intracraniana), 20-1
aumentada, 20-2
tratamento da, 20-2
ICU
medicações de, 15-11
ICW (Água Intracelular), 26-3
Idoso(s)
anestesia para, 31-1
administração de drogas, 31-1
fatores complicadores, 31-1
alterações sistêmicas, 31-1
cardiovascular, 31-1
nervoso, 31-2
pulmonar, 31-1
renal, 31-1
IE (Endocardite Infecciosa)
profilaxia antibiótica de, 1-4
agentes antiplaquetas, 1-5
ampicilina, 1-4
cirurgia não cardíaca, 1-5
risco cardíaco para, 1-5
considerações no período peroperatório, 1-5
medicações que exigem, 1-5
esquema antibiótico, 1-4
alternativo, 1-4
de primeira linha, 1-4
estatinas, 1-5
retardo da cirurgia, 1-5
para otimização, 1-5
stents, 1-5
terapia peroperatória, 1-5
com β-bloqueador, 1-5
IFC (Corrente Interferencial), 29-9

IFV (Volume Líquido Intersticial), 9-1
IJV (Veia Jugular Interna), 7-7
   cateterismo de, 11-4*f*
      marcos anatômicos para, 11-4*f*
Inalação
   vantagens da TIVA sobre a, 5-8
      na indução por, 5-8
      na manutenção por, 5-8
Inamrinone, 2F-36
Inapsine, 2H-54
Incêndio
   cirúrgico, 14-4
   na via aérea, 21-5
      cirurgia a *Laser* e, 21-5
Inderal, 2F-38
Índigo
   carmim, 22-6
Indigocarmina
   dose típica, 2H-59
   eliminação, 2H-59
   indicação, 2H-59
   mecanismo, 2H-59
Indocianina
   verde de, 2H-61
      Cardio-green, 2H-61
      dose típica, 2H-61
      eliminação, 2H-61
      indicação, 2H-61
      mecanismo, 2H-61
Indução
   de AG, 5-9
      propofol na, 5-9
   dos anestésicos inalados, 2A-1
      cinética de, 2A-1*f*
   inalacional, 5-4
      adulta, 5-4
      técnica pediátrica, 5-4
   intramuscular, 5-4
   pediátrica, 26-6
      drogas na, 26-6
      métodos de, 26-6
         comparação de, 26-6
   retal, 5-5
      agentes típicos, 5-5
      características, 5-5
      posologia, 5-5
      técnica, 5-5
   velocidade de, 2A-2
      fatores que aceleram a velocidade de, 2A-2
         Fa/Fi, 2A-2
Inervação
   cutânea, 6-11*f*, 6-18*f*
      da extremidade, 6-11*f*, 6-18*f*
         inferior, 6-18*f*
         superior, 6-11*f*
   da via aérea, 4-1
      motora, 4-1
      sensitiva, 4-1
   para bloqueio, 6-23*f*
      do tornozelo, 6-23*f*
         do pé, 6-23*f*
         do tornozelo, 6-23*f*
Infarto
   miocárdico, 13-1
      diagnóstico, 13-1
      etiologia, 10-4

      investigações, 10-4
      tratamento, 10-5, 13-1
         opções de, 10-5
Infusão(ões)
   contínuas, 5-8
      vantagens de, 5-8
         em comparação a *bolus* intermitentes, 5-8
   de manutenção, 5-9
      titulação de, 5-9
   peroperatória, 24-7
      de insulina, 24-7
         protocolo para, 24-7
Inibidor (es)
   da colinesterase, 2E-31
   da COX, 2C-20
      não seletivos, 2C-20
         acetaminofeno, 2C-20
         ácido acetilsalicílico, 2C-21
         aspirina, 2C-21
         Cetoprofeno, 2C-20
         cetorolaco, 2C-21
         derivados do ácido propriônico, 2C-20
         Diclofenaco, 2C-20
         Ibuprofeno, 2C-20
         Naproxeno, 2C-20
         Ofirmev, 2C-20
         Paracetamol, 2C-20
         Toradol, 2C-21
         Tylenol, 2C-20
   de COX-2, 2C-21
      seletivos, 2C-21
         celocoxib, 2C-21
         Celebrex, 2C-21
   de fosfodiesterase, 2F-36
      anrinona, 2F-36
      comentários gerais, 2F-36
      milrinona, 2F-36
iNO (Óxido Nitroso Inalado)
   dose típica, 2H-66
   eliminação, 2H-66
   indicação, 2H-66
   INOmax, 2H-66
   mecanismo, 2H-66
   NO, 2H-66
Inocor, 2F-36
INR (Razão Normalizada Internacional), 9-16
Inserção
   de NGT, 11-6
      complicações, 11-6
      contraindicações, 11-6
      indicação, 11-6
      técnica, 11-6
   do cateter epidural, 18-2
      nível de, 18-2
Insônia
   tratamento de, 2H-58
      hidrato de cloral, 2H-58
Insuficiência
   cardíaca, 2F-43
      digoxina, 2F-43
         Lanoxin, 2F-43
      drogas para, 16-12
      Nesiritida, 2F-43
         BNP, 2F-43
         Natrecor, 2F-43
   renal, 22-1

respiratória, 13-3
  na PACU, 13-3
    causas de, 13-3
  suprarrenal, 13-2, 24-8
    anestesia para, 24-8
    diagnóstico, 13-2, 24-8
    tratamento, 13-2, 24-8
Insulina
  farmacologia de, 24-6
  infusão de, 24-7
    peroperatória, 24-7
      protocolo para, 24-7
  regular, 2H-59
    dose típica, 2H-59
    eliminação, 2H-59
    indicação, 2H-59
    mecanismo, 2H-59
Integrilin, 2H-55
Intestino
  cirurgia do, 18-5, 18-6
    delgado, 18-6
    grosso, 18-5
Intropin, 2F-33
Intubação
  complicação de, 10-8
IP (Técnica Intraplanar), 6-8
Ipratrópio
  brometo de, 2H-52
    Atrovent, 2H-52
    dose típica, 2H-52
    eliminação, 2H-52
    indicação, 2H-52
    mecanismo, 2H-52
Isoflurano, 2A-2, 2A-4
  características-chave, 2A-5
  desvantagens, 2A-5
Isoproterenol
  dose, 2F-35
  eliminação, 2F-35
  indicações, 2F-35
  Isuprel, 2F-35
  mecanismo, 2F-35
  posologia de, 34-5
    em adultos, 34-5
Isoptin, 2F-39
Isordil, 2F-41
Isossorbida
  dinitrato de, 2F-41
    dose, 2F-41
    eliminação, 2F-41
    indicações, 2F-41
    Isordil, 2F-41
    mecanismo, 2F-41
Isquemia
  dos nervos periféricos, 14-1
    duração da, 14-1
  miocárdica, 13-1
    diagnóstico, 13-1
    etiologia, 10-4
    investigações, 10-4
    tratamento, 10-5, 13-1
      opções de, 10-5
  traqueal, 8-4
    estratégias para prevenir, 8-4
Isuprel, 2F-35

IV (Intravenosa)
  agentes, 5-8
    esquemas posológicos de, 5-8
      usados como anestésicos gerais, 5-8
  anestesia regional, 6-24
    bloqueio de Bier, 6-24

J

Januvia, 2H-64
Jejum
  normas de, 1-2
    guias de, 1-2
JW (Testemunhas de Jeová), 33-2

K

Kalcinate, 2H-53
  dose típica, 2H-53
  eliminação, 2H-53
  indicação, 2H-53
Kartagener
  síndrome de, 26-11
    implicações anestésicas, 26-11
KCL (Cloreto de Potássio)
  mecanismo, 2-66
KDur, 2H-62
Keppra, 2H-59
Ketalar, 2B-8, 2C-16
Klippel-Feil
  síndrome de, 26-11
    implicações anestésicas, 26-11
Kytril, 2H-58

L

LA (Anestésicos Locais), 2D-22-2D-27, 6-7
  absorção sistêmica, 2D-26
    metemoglobinemia, 2D-27
  aditivos para aumentar, 2D-26
    diluições de epinefrina, 2D-26
  amidas, 2D-24, 6-2
    alergia a, 6-2
  características dos, 6-5, 6-6
    para anestesia, 6-5, 6-6
      epidural, 6-6
      espinal, 6-5
  classificação de, 2D-22
  considerações específicas, 2D-25
    bupivacaína, 2D-25
    cloroprocaína, 2D-25
    cocaína, 2D-25
    creme EMLA, 2D-25
    lidocaína, 2D-25
    ropivacaína, 2D-25
    tetracaína, 2D-25
  dose de, 2D-26, 6-5
    necessária, 6-5
      para procedimentos cirúrgicos, 6-5
  epidurais, 12-5
  ésteres, 2D-23
  estrutura, 2D-22
  farmacodinâmica, 2D-22
    duração de ação do, 2D-22
      afetada por, 2D-22
    velocidade de início do, 2D-22
      afetada por, 2D-22
  mecanismo de ação, 2D-22

toxicidade, 2D-26, 6-4
   sistémica, 2D-26
   tratamento de, 2D-27
Labetalol
   dose, 2F-38
   eliminação, 2F-38
   indicações, 2F-38
   mecanismo, 2F-38
   Normodyne, 2F-38
   Trandate, 2F-38
LAD (Artéria Coronária Descendente Anterior Esquerda), 16-1
Lanoxin, 2F-43
Laparoscopia
   hipotensão na, 18-5
      causas de, 18-5
Laplace
   lei de, 16-2
Laringoscopia
   complicações de, 10-8
Laringospasmo
   diagnóstico, 13-5
   tratamento, 13-5
Laser (Amplificação da Luz por Emissão Estimulada de Radiação)
   cirurgia a, 21-5
      e incêndio na via aérea, 21-5
Lasix, 2H-57
LBBB (Bloqueio de Ramo Esquerdo), 16-6, 32-2
LBW (Peso Corporal Magro), 31-2
Lei
   de Boyle, 3-1
   de Laplace, 16-2
   de Starling, 16-2
Lesão(ões)
   de medula espinal, 6-4, 15-1
      local de, 15-1
         significado do, 15-1
   de nervo periférico, 14-1
      classificação das, 14-1
      causas, 14-1
         relacionadas com a anestesia, 14-1
      duração da isquemia, 14-1
      fatores que impactam, 14-1
   dentárias, 14-3
      incidência, 14-3
      fatores de risco, 14-3
      prevenção, 14-3
      tratamento, 14-4
   hepótico, 10-1
      gravidade da, 18-1
         classificação de Child-Pugh, 18-1
Levarterenol, 2F-36
Levetiracetam
   dose típica, 2H-59
   eliminação, 2H-59
   indicação, 2H-59
   Keppra, 2H-59
   mecanismo, 2H-59
Levophed, 2F-36
Levosimendano
   mecanismo de ação, 16-12
   posologia, 16-12
Levotireoxina
   dose típica, 2H-59
   eliminação, 2H-60

   indicação, 2H-59
   mecanismo, 2H-60
   Synthroid, 2H-59
   T4, 2H-59
Lidocaína
   2,5%, 2D-25
      e Prilocaína 2,5%, 2D-25
   adesivo 5%, 2C-19
      dose, 2C-19
      indicações, 2C-19
      Lidoderm, 2C-19
      mecanismo, 2C-19
   considerações específicas, 2D-25
   dose, 2F-42
   eliminação, 2F-42
   indicações, 2F-42
   mecanismo, 2F-42
   posologia, 34-5, 34-8
      em adultos, 34-5
      doses pediátricas, 34-8
   Xylocaine, 2F-42
Lidoderm, 2C-19
LIMs (Monitores de Isolação de Linha), 3-7
Linha Arterial
   irrigação segura da, 7-3
   monitorização da, 7-4
   riscos da, 7-4
Lipoaspiração
   complicações, 28-1
   consultoria prática sobre, 28-1
      soluções anestésicas, 28-1
         de infiltração, 28-1
   técnicas anestésicas, 28-1
Líquido
   de manutenção, 26-6
      pediátrico, 26-6
         cálculo de, 26-6
LLL (Lobo Inferior Esquerdo), 30-2
LMA (Máscara Laríngea)
   das vias aéreas, 4-3
   modelos de, 4-3
LMWH (Heparina de Baixo Peso Molecular), 2H-53, 15-9
Localização
   nervosa, 6-8
      técnica de, 6-8
Lombalgia
   avaliação da, 29-3
      exame físico, 29-3
      história, 29-3
         inicial, 29-4
      psicossocial, 29-3
   diagnóstico, 29-3
      diferencial, 29-3
   fatores de risco, 29-3
   imagem diagnóstica, 29-3
   incidência anual, 29-3
   prognóstico, 29-3
   testagem, 29-3, 29-4
      de força, 29-4
      de reflexos, 29-4
      diagnóstica, 29-3
         adicional, 29-3
      laboratorial, 29-3
      sensitiva, 29-5
   tratamento da, 29-6
      aguda, 29-7

crônica, 29-7
    intervencionista, 29-6
    não intervencionista, 29-6
    subaguda, 29-7
Lopressor, 2F-38
LOR (Perda de Resistência)
    técnica de, 6-6
Lorazepam, 2B-9
    como pré-medicação, 5-1
    farmacologia, 2B-10
    na ansiedade, 13-5
        no ataque de, 13-6
    na convulsão, 13-6
    no estridor de Munchausen, 13-5
    no pânico, 13-6
Lordose
    lombar, 6-1
Lovenox, 2H-54
LR (Ringer Lactato), 9-3
LUD (Desvio Uterino Esquerdo), 25-5
Lusedra, 2B-8
LVEDP (Volume Diastólico Final Ventricular Esquerdo), 16-2

M

MAC (Concentração Alveolar Mínima)
    dos agentes inalatórios, 2A-3
        fatores que aumentam a, 2A-3
        fatores que diminuem a, 2A-3
MAC (Tratamento Anestésico Monitorado)
    vs. AG, 5-3
        definições da ASA, 5-3
MACE (Eventos Adversos Cardiovasculares Importantes), 31-1
Macrochoque
    na OR, 3-7
Macrolídeo(s)
    doses, 2G-48
Magnésio
    posologia de, 34-5, 34-8
        em adultos, 34-5
        doses pediátricas, 34-8
Mallampati
    classificação de, 1-2f
        das estruturas orofaríngeas, 1-2f
    escore de, 1-2
    sistema de, 1-2
Mamoplastia
    de aumento, 28-1
    de redução, 28-1
Manejo
    da via aérea, 4-1-4-7
        anatomia, 4-1
        anestesiar, 4-5
            bloqueios nervosos para, 4-5
        aparelhos de, 4-2
            manobras para manter patência, 4-3
            ventilação difícil com máscara, 4-3
                fatores de risco independentes para, 4-3
        avaliação, 4-1
        difícil, 4-2, 4-6, 4-7
            algoritmo, 4-7
            anestesia regional, 4-2
                vs. geral, 4-2
            imprevista, 4-6
                conduta prática com, 4-6
        entubação, 4-4
            com fibroscópio flexível acordada, 4-5
            em sequência rápida, 4-5
            equipamento necessário para, 4-4
            nasotraqueal, 4-5
            orotraqueal, 4-4
        extubação, 4-6
            técnicas de, 4-6
        inervação da, 4-1
            motora, 4-1
            sensitiva, 4-1
        modelos de LMA, 4-3
        potencialmente difícil, 4-2
            sinais, 4-2
        procedimentos transtraqueais, 4-6
            cricotireoidotomia, 4-6
            ventilação a jato percutânea, 4-6
        tubo orotraqueal, 4-3
            dimensionamento de, 4-3
Manitol
    dose típica, 2H-60
    eliminação, 2H-60
    indicação, 2H-60
    mecanismo, 2H-60
    Osmitrol, 2H-60
Manutenção
    de AG, 5-9
        propofol na, 5-9
    infusões de, 5-9
        titulação de, 5-9
MAO (Monoamino Oxidase), 2F-33
Mapa
    dos dermátomos, 6-1f,
Mapelson
    aparelhos de, 3-6f
        de respiração, 3-6f
        A e D, 3-6f
    circuitos de respiração de, 3-5
    modificação do, 3-5
Máquina
    de anestesia, 3-1,3-4
        controle de fluxo na, 3-1
            fluxômetros, 3-1
            reguladores de pressão, 3-1
            saída comum de gás fresco, 3-1
            válvulas de fluxo, 3-1
        vazamento da, 3-4
        testes de, 3-4
Marca-Passo(s)
    biventricular, 32-3
    circulação extracorpórea, 16-8
        manejo pré-anestésico, 16-8
        considerações anestésicas sobre, 16-9
    cirurgia cardíaca, 16-8
        pista rápida em, 16-8
    códigos genéricos de, 16-7
    considerações anestésicas sobre, 16-7
    ICD, 16-8
    modo, 16-7
        assíncrono, 16-7
        síncrono, 16-7
Marfan
    síndrome de, 26-11
        implicações anestésicas, 26-11
Máscara
    ventilação com, 4-2
        difícil, 4-2
            fatores de risco para, 4-2

Masseter
  espasmo do, 2E-29
  e SCh, 2E-29
Mastoide
  procedimentos na, 21-3
    colocação de tubo(s), 21-3
      auriculares, 21-3
      de miringotomia, 21-3
    considerações especiais, 21-3
    estapedectomia, 21-3
    indicações, 21-3
    manejo anestésico, 21-3
Mazicon, 2H-57
McArdle
  doença de, 26-11
    implicações anestésicas, 26-11
MD (Doença Mitocondrial), 26-9
Mecônio
  aspiração de, 26-7
Medialização
  de prega vocal, 21-3
  tireoplastia de, 21-3
Mediastinoscopia, 17-6
Medicação(ões)
  adjuntas, 2C-18
    no tratamento, 2C-18
      da dor crônica, 2C-18
  antidiabéticas, 2H-62
    orais, 2H-62
      consideração peroperatória de, 2H-62
  herbáceas, 2G-44-2G-49
    efeitos colaterais, 2G-49
    farmacologia, 2G-44-2G-49
  que exigem considerações especiais, 1-5
    no período peroperatório, 1-5
      anticoagulantes, 1-5
      anti-hipertensivos, 1-5
      diabéticas, 1-5
  transdérmicas/tópicas, 2C-19
    fentanil transdérmico, 2C-19
      duragesic, 2C-19
    lidocaína adesivo, 2C-19
      5%, 2C-19
      lidoderm, 2C-19
  transferência de, 25-12
    placentária, 25-12
Medula Espinal
  lesão da, 6-4, 15-1
    local de, 15-1
      significado do, 15-1
MEP (Potenciais Evocados Motores Corticospinais), 23-3
Meperidina
  Demerol, 2C-13
  dose, 2C-13
  eliminação, 2C-13
  indicação, 2C-13
  infusão, 2C-13
Metadona
  comentários, 2C-14
  Dolophine, 2C-14
  dose, 2C-14
  eliminação, 2C-14
  indicações, 2C-14
  IV, 2C-14
    conversão de morfina IV para, 2C-14
  mecanismo, 2C-14
  oral, 2C-14
    conversão de equivalente, 2C-14
      à morfina oral, 2C-14
Metemoglobina
  hemoglobina oxidada à, 2D-27
  normal, 2D-27
Metemoglobinemia, 2F-41
  causas, 2D-27
  diagnóstico, 2D-27
  hemoglobina normal oxidada, 2D-27
    à metemoglobina, 2D-27
  sinais, 2D-27
  sintomas, 2D-27
  tratamento, 2D-27
Metformina, 1-5
  Glucophage, 2H-60
Methergine, 2H-60
Metildopa
  Aldomet, 2F-39
  dose, 2F-39
  eliminação, 2F-39
  indicações, 2F-39
  mecanismo, 2F-39
Metileno
  azul de, 2H-51
    Cloreto de Metiltionina, 2H-51
    dose típica, 2H-51
    eliminação, 2H-51
    indicação, 2H-51
    mecanismo, 2H-51
    Urolene Blue, 2H-51
Metilergonovina
  dose típica, 2H-60
  eliminação, 2H-60
  indicação, 2H-60
  mecanismo, 2H-60
  Methergine, 2H-60
Metilnaltrexona
  dose, 2C-17
  eliminação, 2C-17
  indicações, 2C-17
  mecanismo, 2C-17
  Relistor, 2C-17
Metilparabeno
  preservativo, 2D-22
Metilprednisolona
  dose típica, 2H-60
  eliminação, 2H-60
  indicação, 2H-60
  mecanismo, 2H-60
  Solu-Medrol, 2H-60
Metiltionina
  cloreto de, 2H-51
Metoclopramida
  dose típica, 2H-60
  eliminação, 2H-60
  indicação, 2H-60
  mecanismo, 2H-60
  Reglan, 2H-60
Metoexital
  brevital, 2B-8
Metoprolol
  dose, 2F-38
  eliminação, 2F-38
  indicações, 2F-38
  Lopressor, 2F-38

mecanismo, 2F-38
Toprol XL, 2F-38
   liberação prolongada, 2F-38
METs (Equivalentes Metabólicos)
  na avaliação pré-operatória, 1-4
MG (Miastenia Grave), 20-9
MgSO$_4$ (Sulfato de Magnésio)
  dose típica, 2H-61
  eliminação, 2H-61
  indicação, 2H-61
  mecanismo, 2H-61
MH (Hipertermia Maligna), 2A-4, 7-3
  apresentação clínica, 10-5
  definição, 10-5
  diagnóstico diferencial, 10-5
  investigação, 10-5
  mecanismo, 10-5
  prevenção, 10-5
  tratamento de, 2H-53, 10-5
    dantroleno, 2H-53
MI (Infarto do Miocárdio), 1-3, 1-5
Mialgia(s)
  e SCh, 2E-29
Miastenia
  congênita, 26-11
    implicações anestésicas, 26-11
Microchoque
  na OR, 3-7
Microzide, 2H-58
Midazolam, 2B-9
  posologia pediátrica, 5-2
  de pré-medicação, 5-2
Milrinona
  dose, 2F-36
  indicações, 2F-36
  mecanismo, 2F-36, 16-12
    de ação, 16-12
  posologia, 16-12
  Primacor, 2F-36
Mionecrose, 15-5
Miringotomia
  tubo de, 21-3
    colocação de, 21-3
Mistura(s) Gasosa(s)
  hipóxicas, 3-2
    fornecimento de, 3-2
      características para prevenir, 3-2
Monitor (es)
  de função cerebral, 5-7
    interpretação do número do, 5-7
    na AG, 5-7
Monitorização
  da função cerebral, 5-7
    desvantagens da, 5-8
    e analgesia, 5-7
    vantagens da, 5-8
  da percepção, 5-7
  da profundidade, 5-7
    da anestesia, 5-7
  de temperatura, 7-2
    hipertermia, 7-3
      complicações da, 7-3
    hipotermia, 7-3
      complicações da, 7-3
    MH, 7-3
    perda operatória de, 7-3
      causas de, 7-3
  do bloqueador, 5-6
    neuromuscular, 5-6
      bloqueamento de fase II, 5-6
      com succinilcolina, 5-6
      contagem pós-tetânica, 5-6
      estimulação, 5-6
      técnica, 5-6
      tetânica, 5-6
        por duplo surto, 5-6
      TOF, 5-6
  do paciente, 3-5
    capnografia, 3-6
    oximetria de pulso, 3-5
  não invasiva, 7-2
    da pressão arterial, 7-2
  perioperatória, 7-1-7-13
    ABP, 7-3, 7-4
      indicações da, 7-4
    cateteres venosos centrais, 7-4
      artefatos, 7-4
      riscos de colocação de linha central, 7-4
    CVP, 7-4
      artefatos, 7-4
      indicações, 7-5
      riscos de colocação de linha central, 7-4
      traçado normal da, 7-5
        anormalidades dos, 7-6
        características do, 7-5
        ECG correspondente, 7-5
    da linha arterial, 7-4
      riscos da, 7-4
    de cateter de PA de termodiluição, 7-6
      considerações sobre inserção de, 7-6
    de temperatura, 7-2
      artefatos, 7-3
      causas de perda de, 7-3
      colocação, 7-3
      complicações, 7-3
        de hipertermia, 7-3
        de hipotermia, 7-3
      MH, 7-3
      riscos, 7-3
    esfigmomanometria oscilométrica, 7-2
      causas de artefatos, 7-2
      complicações, 7-2
    irrigação segura, 7-3
      de linha arterial, 7-3
    medição do CO, 7-6
    não invasiva de pressão arterial, 7-2
      causas de artefatos, 7-2
      complicações, 7-2
    ondas V, 7-11
      em traçado de cunha pulmonar, 7-11
    oximetria de pulso, 7-1
      artefatos de, 7-2
      correções de, 7-2
      indicações de, 7-1
      informação no traçado, 7-1
      riscos da, 7-2
    traçados de PA normais, 7-10
Mononeuropatia
  diabética, 29-9
    avaliação, 29-9
    fisiopatologia, 29-9
    sintomas, 29-9
    tratamento, 29-10

Morfina
   Astramorph, 2C-13
   comentários, 2C-13
   conversão de, 2C-14
      para metadona, 2C-14
         IV, 2C-14
         oral, 2C-14
   dose, 2C-13
   Duramorph, 2C-13
   eliminação, 2C-13
   IV, 2C-14
      conversão para metadona IV, 2C-14
   MS Contin, 2C-13
   outros, 2C-13
Morte
   cerebral, 30-1
      alterações fisiopatológicas na, 30-1
      critérios de, 33-1
      definição, 33-1
Motilidade
   gástrica, 5-2
      estimulador da, 5-2
         doses, 5-2
MPS (Síndrome da Dor Miofascial)
   avaliação, 29-14
   epidemiologia, 29-14
   etiologia, 29-14
   fisiopatologia, 29-14
   sintomas, 29-14
   tratamento, 29-14
MS (Esclerose Múltipla), 20-10, 29-11
Munchausen
   estridor de, 13-5
      diagnóstico, 13-5
      lorazepam, 13-5
      tratamento, 13-5
Músculo(s)
   sensibilidade dos, 2E-31
      ao bloqueio neuromuscular, 2E-31
MVP (Prolapso da Valva Mitral), 16-4

N

N_2O (Óxido Nitroso)
   características-chave, 2A-4
   desvantagens, 2A-4
   efeitos CV, 2A-5
   exposição prolongada, 2A-4
   suprimento de, 3-1
N-acetil-p-benzoquinona, 2C-20
NaCl (Cloreto de Sódio)
   solução hipertônica de, 9-6
      guia para uso de, 9-6
Nádega(s)
   parto de, 25-7
      implicações anestésicas do, 25-7
Naloxona, 10-7
   dose, 2C-17
   eliminação, 2C-17
   indicaçõoc, 2C-17
   início, 2C-17
   mecanismo, 2C-17
   Narcan, 2C-17
   posologia, 34-5, 34-8
      em adultos, 34-5
      dose pediátricas, 34-8
   Suboxone, 2H-52

Naproxeno, 2C-20
Narcan, 2C-17
NASCIS (*National Acute Spinal Cord Injury Study*)
   protocolo, 15-2
      para terapia esteróide, 15-2
NAT (Tecnologia de Ácido Nucleico), 9-13
Natrecor, 2F-43
   mecanismo de ação, 16-12
   nesiritida, 16-12
   posologia, 16-12
Nefrectomia, 22-6
Neosynephrine, 2F-35
Nervo(s)
   bloqueios de, 6-9, 6-16
      intercostais, 6-9
      digitais, 6-16
         extremidade superior, 6-16
Nesiritida, 16-12
   BNP, 2F-43
   dose, 2F-43
   indicações, 2F-43
   mecanismo, 2F-43
   na CHF, 2F-43
   Natrecor, 2F-43
Neuralgia
   occipital, 29-12
      avaliação, 29-12
      etiologia, 29-12
      sintomas, 29-12
      tratamento, 29-12
   trigeminal, 29-11
      avaliação, 29-12
      etiologia, 29-11
      incidência, 29-11
      sintomas, 29-11
      tratamento, 29-12
Neurapraxia, 14-1
Neurofisiologia
   princípios básicos de, 20-1
Neuro-Hipófise, 24-9
Neuropatia
   periférica, 13-6
      fatores de risco, 13-6
      prevenção de, 14-1
      tratamento, 13-6
Neurorradiologia
   intervencionista, 28-3
Neurotmese, 14-1
Neutra-phos, 2H-63
NGT (Tubo Nasogástrico)
   inserção de, 11-6
      complicações, 11-6
      contraindicações, 11-6
      indicação, 11-6
      técnica, 11-6
NHBD (Doadores de Órgãos com Coração Parado), 30-1
Nicardipina
   Cardene, 2F-40
   dose, 2F-40
   eliminação, 2F-40
   indicações, 2F-40
   mecanismo, 2F-40
Nifedipina
   dose, 2F-40
   eliminação, 2F-40
   indicações, 2F-40

mecanismo, 2F-40
Procardia, 2F-40
NIOSH (*National Institute of Occupational Safety and Health*)
   recomendações do, 3-3
Nipride, 2F-41
Nitroglicerina
   dose, 2F-41
   eliminação, 2F-41
   indicações, 2F-41
   mecanismo, 2F-41
   Nitro-Bid, 2F-41
   Nitrol, 2F-41
   Nitrolingual, 2F-41
   Nitrostat, 2F-41
   Tridil, 2F-41
   Trinitrato de Glicerol, 2F-41
Nitroprussiato
   de Sódio, 2F-41
      dose, 2F-41
      eliminação, 2F-41
      indicações, 2F-41
      mecanismo, 2F-41
      Nipride, 2F-41
      Nitropress, 2F-41
Nitrostat, 2F-41
NMBA (Agentes Bloqueadores Neuromusculares), 15-9
NMBDs (Drogas Bloqueadoras Neuromusculares)
   bloqueio neuromuscular, 2E-31
      não despolarizante, 2E-31
         antagonismo do, 2E-31
   despolarizantes, 2E-28
   duração de ação dos, 2E-30
   e agentes de reversão, 2E-28-2E-32
   posologia dos, 2E-30
   mecanismo, 2E-28
      despolarizates, 2E-28, 2E-29
         succinilcolina, 2E-29
      não despolarizates, 2E-28
         aminosteroides, 2E-28
         benzilisoquinolínicos, 2E-28
   metabolismo dos, 2E-30
NMDA (N-metil-D-aspartato), 29-15
   receptor a, 2C-16
      antagonista do, 2C-16
         tramadol, 2C-16
         Ultran, 2C-16
NMJ (Junção Neuromuscular), 2E-28, 2E-29
NMS (Síndrome Neuroléptica Maligna), 10-3
NO (Óxido Nítrico), 9-16, 30-6
   inalado, 2H-61
      iNO, 2H-61
      INOmax, 2H-61
Norepinefrina
   dose, 2F-36
   eliminação, 2F-36
   indicações, 2F-36
   Levarterenol, 2F-36
   Levophed, 2F-36
   mecanismo, 2F-36
Normodyne, 2F-38
Novoseven, 2H-55, 2H-63, 9-12
NS (Solução Salina), 9-3
NSAIDs (Drogas Anti-Inflamatórias Não Esteroides), 2C-19
   comentários gerais, 2C-19
   de ácido propriônico, 2C-20

      posologia de, 2C-20
   mecanismo de ação das, 2C-20*f*
      geral, 2-C20*f*
   posologia de, 2-C20, 2C-21
      pediátrica, 2C-21
NSTEMI (Infarto do Miocárdio sem Elevação do segmento ST), 16-2

O

O_2 (Oxigênio)
   caminho da molécula de, 3-1
      do suprimento canalizado do hospital, 3-1
         até o paciente, 3-1
   conteúdo de, 9-10
      no sangue arterial, 9-10
      e equação do, 9-10
   suplementar, 8-3
      de baixo fluxo, 8-3
   suprimento de, 3-1
   toxicidade de, 8-4
      estratégias para prevenir, 8-4
   transportadores de, 9-16
      sintéticos, 9-16
         substitutos de RBC, 9-16
Obesidade
   drogas na, 18-4
      ajuste de dose de, 18-4
Obstrução
   da via aérea
      superior, 13-4
         diagnóstico, 13-4
         tratamento, 13-4
Octreotídeo
   dose típica, 2H-60
   eliminação, 2H-60
   indicação, 2H-60
   mecanismo, 2H-60
   Sandostatin, 2H-60
Ofirmev, 2C-20
Oftalmologia
   procedimentos em, 21-6
Oligúria
   diagnóstico diferencial, 10-4
   investigações, 10-4
   tratamento de, 10-4
      opções de, 10-4
Omaya
   reservatório de, 20-7
Omeprazol
   dose típica, 2H-60
   eliminação, 2H-60
   indicação, 2H-60
   mecanismo, 2H-60
   Prilosec, 2H-60
Ondansetron, 2H-61
   zofran, 2H-60
Onfalocele
   anomalias associadas, 26-10
   apresentação, 26-10
   etiologia, 26-10
   função intestinal, 26-10
   incidência, 26-10
   saco herniário, 26-10
OOP (Técnica Fora do Plano), 6-8
Opiáceo
   conversão de, 2C-19
      para Fentanil adesivos, 2C-19

Opioide(s)
- alfentanil, 2C-12
- comentários gerais, 2C-11
- dose, 5-1
- efeitos dos, 2C-11, 12-3
  - colaterais, 12-3
  - fisiológicos, 2-11
- epidurais, 6-6, 12-4
  - doses de, 6-6
- fentanil, 2C-12
- hidromorfona, 2C-13
- infudidos durante anestesia geral, 2C-13f
  - contexto dos, 2C-13f
    - meio-tempo sensível ao, 2C-13f
- intratecais, 12-5, 12-6
- meperidina, 2C-13
- metadona, 2C-14
- morfina, 2C-13
- potentes, 2C-13f
  - contexto dos, 2C-13f
    - meio-tempo sensível ao, 2C-13f
- remifentanil, 2C-12
- sufentanil, 2C-12
- tratamento, 12-3

OR (Sala de Operação), 28-1
- poluição da, 3-3
  - com gases anestésicos, 3-3
    - prevenção da, 3-3
- segurança elétrica na, 3-7
  - eletrocirurgia, 3-7
  - energia não aterrada, 3-7
  - proteção contra choque elétrico, 3-7
  - riscos de eletrocussão, 3-7

OraVerse, 2F-37

Orelha
- interna, 21-3
  - procedimentos na, 21-3
    - colocação de tubo(s), 21-3
      - auriculares, 21-3
      - de miringotomia, 21-3
    - considerações especiais, 21-3
    - estapedectomia, 21-3
    - indicações, 21-3
    - manejo anestésico, 21-3

Órgão(s)
- de cadáveres, 30-1
  - enxertos de, 30-1
- sólido, 30-3
  - transplante de, 30-3
    - contra-indicações a, 30-3

OSA (Apneia Obstrutiva do Sono), 18-4

Osmitrol, 2H-60

Osteoartrite
- *vs.* RA, 29-9

Otorrinolaringologia
- anestesia para, 21-1
- procedimentos em, 21-1
  - FESS, 21-1
  - medialização, 21-3
    - de prega vocal, 21-3
    - tireoplastia de, 21-3
  - microlaringoscopia, 21-2
    - direta, 21-2
    - em suspensão, 21-2
  - reparo de vazamento CSF, 21-2

Oxicodona
- dose, 2C-15
- indicações, 2C-15
- mecanismos, 2C-15

Oximetria
- de pulso, 3-4, 3-6, 7-1
  - ABP, 7-3, 7-4
    - indicações da, 7-4
  - artefatos de, 7-2
  - cateteres venosos centrais, 7-4
    - artefatos, 7-4
    - riscos de colocação de linha central, 7-4
  - correções de, 7-2
  - CVP, 7-4
    - artefatos, 7-4
    - indicações, 7-5
    - riscos de colocação de linha central, 7-4
    - traçado normal da, 7-5
      - anormalidades, 7-6
      - características, 7-5
      - ECG correspondente, 7-5
  - da linha arterial, 7-4
    - riscos da, 7-4
  - de PAC de termodiluição, 7-6
    - considerações sobre inserção de, 7-6
  - de temperatura, 7-2
    - artefatos, 7-3
    - causas de perda de, 7-3
    - colocação, 7-3
    - complicações, 7-3
      - de hipertermia, 7-3
      - de hipotermia, 7-3
    - MH, 7-3
    - riscos, 7-3
  - esfigmomanometria oscilométrica, 7-2
    - causas de artefatos, 7-2
    - complicações, 7-2
  - indicações de, 7-1
  - informação no traçado, 7-1
  - irrigação segura, 7-3
    - de linha arterial, 7-3
  - leituras espúrias de, 3-6
    - fatores que produzem, 3-6
  - medição do CO, 7-6
  - monitorização com, 7-1
    - indicações de, 7-1
  - não invasiva de pressão arterial, 7-2
    - causas de artefatos, 7-2
    - complicações, 7-2
  - ondas v, 7-11
    - em traçado de cunha pulmonar, 7-11
  - riscos da, 7-2
  - traçado, 7-1, 7-10
    - de PA normais, 7-10
    - informação no, 7-1

Oxitocina
- dose típica, 2H-63
- eliminação, 2H-64
- indicação, 2H-63
- mecanismo, 2H-63
- Pitocin, 2H-63

P

PA (Artéria Pulmonar)
- cateterismo de, 7-8
  - possíveis contraindicações ao, 7-8
  - razões comuns para, 7-8

onda de, 7-10
PABA (Ácido Para-Aminobenzóico), 2D-22
PAC (Cateter de Artéria Pulmonar)
   colocação de, 7-11
      complicações da, 7-11
   de termodiluição, 7-6
      considerações, 7-6
         sobre inserção, 7-6
         sobre monitoramento, 7-6
   inserção de, 11-5
      complicações, 11-5
      contraindicações, 11-5
      indicações, 11-5
      técnica, 11-5
   traçado do, 7-9f, 7-10
      flutuando, 7-9f
         progressão típica do, 7-9f
      variáveis hemodinâmicas e, 7-10
Paciente
   crítico, 15-10
      transfusão no, 15-10
         de RBC, 15-10
   diabético, 24-7
      preparação do, 24-7
      pré-operatória, 24-7
PACU (Unidade de Cuidados Pós-Anestésicos)
   alta, 13-1-13-7
      critérios de, 13-6
   tratamento na, 13-1-13-7
      de condições específicas, 13-1
      hipertensão, 13-3
      hipotensão, 13-1
      problemas, 13-3
         das vias aéreas, 13-3
         neurológicos, 13-5
         respiratórios, 13-3
PAD (Artéria Descendente Posterior), 16-1
Padrão(ões)
   de herniação, 29-5
      de disco intervertebral, 29-5
         cervical, 29-5
         lombar, 29-5
PALS (Suporte Avançado da Vida Pediátrico), 34-6
   cardíaco, 26-14
Pancurônio, 2E-28
Pânico
   ataque de, 13-6
      tratamento, 13-6
Paracetamol, 2C-20
Parada
   cardíaca, 34-6
      pediátrica, 34-6
         algoritmo de, 34-6
Paralisia
   diafragmática, 13-5
      diagnóstico, 13-5
      tratamento de, 13-5
   neuromuscular, 5-6
      monitorização da, 5-6
         bloqueamento de fase II, 5-6
            com succinilcolina, 5-6
         contagem pós-tetânica, 5-6
         estimulação, 5-6
            por duplo surto, 5-6
            tetânica, 5-6
         técnica, 5-6

TOF, 5-6
periódica, 26-11
   familiar, 26-11
      implicações anestésicas, 26-11
Parkinson
   doença de, 20-10
Parotidectomia, 21-4
Parto
   de nádegas, 25-7
      implicações anestésicas do, 25-7
   trabalho de, 2H-63, 25-1, 25-2, 25-4, 25-11
      adjuntos para, 25-11
         não opióides, 25-11
      analgesia neuroaxial em, 25-2, 25-4
         escolhas para iniciar, 25-2
         manejo da, 25-4
      anestesia para, 25-1
      indução do, 2H-63
         oxitocina, 2H-63
      períodos do, 25-1
      sedativos para, 25-11
         não opioides, 25-11
PC (Controle de Pressão), 8-1
PCA (Analgesia Controlada pelo Paciente), 12-4
PCEA, ver AECP
PCI (Intervenção Coronariana Percutânea), 2H-50, 16-3
PCN (Penicilina), 2G-44, 2G-45, 2G-47
PDE (Fosfodiesterase)
   miocárdica, 2F-36
PDPH (Cefaléia Pós-Punção Dural), 6-4
   duração, 25-8
   início, 25-8
   sintomas, 25-8
   tratamento, 25-8
Pé
   inervação do, 6-23f
      para bloqueio, 6-23f
      de tornozelo, 6-23f
PEEP (Pressão Positiva Expiratória Final), 3-3, 15-9
   efeitos da, 8-4
Penicilina(s)
   dose, 2G-47
   espectro, 2G-45
   propriedades, 2G-45
Pentothal, 2B-8
Pepcid, 2H-55
Percepção, 5-6
   frequência de, 5-7
   intraoperatória, 5-7
      monitorização da, 5-7
      prevenção, 5-7
         diretrizes para, 5-7
      tratamento, 5-7
   risco aumentado de, 5-7
Perda Sanguínea
   em compressas cirúrgicas, 9-12
   estimativa da, 9-12
Perfusão
   miocárdica, 16-2
      determinantes da, 16-2
Pericardite, 32-3
PF4 (Complexos de Fator 4 da Heparina), 9-20
PFTs (Testes de Função Pulmonar), 17-1
PGI_2 (Prostaglandina I_2), 2H-55
pH Stat
   gases, 16-9
      no sangue arterial, 16-9

Phenergan, 2H-64
PHN (Neuralgia Pós-Herpética)
    avaliação, 29-10
    complicações, 29-10
    incidência, 29-10
    sintomas, 29-10
    tratamento, 29-10
Phospho-soda, 2-65
Pierre Robin
    síndrome de, 26-11
        implicações anestésicas, 26-11
Pioglitazona
    Actos, 2H-64
PIP (Pressão Inspiratória Máxima), 3-3
    aumentadas, 3-5
        na via aérea, 3-5
            causas de, 3-5
Pitocin, 2F-65
Pitressin, 2F-36
Plaqueta(s)
    limiares transfusionais de, 9-11
Plasminogênio
    tecidual, 2H-62
        ativador de, 2H-62
            activase, 2H-62
            alteplase, 2H-62
            TPA, 2H-62
Plavix, 2H-52
Plexo
    bloqueio do, 6-9, 6-10, 6-12-6-15, 29-18
        braquial, 6-10, 6-12-6-15
        celíaco, 29-18
        cervical, 6-9
            profundo, 6-9
            superficial, 6-9
Pneumectomia, 17-6
Pneumonia
    diagnóstico, 13-5
    tratamento, 13-5
Pneumotórax
    descompressão de, 11-6
        complicações, 11-6
        indicação, 11-6
        técnica, 11-6
    diagnóstico, 13-2, 13-4
    tratamento, 13-2, 13-4
PNS (Estimulador Nervoso Periférico), 5-6
POCD (Disfunção Cognitiva Pós-Operatória), 31-1
PONV (Náusea e Vômito Pós Operatório), 27-1
    antagonistas, 2H-50
        de 5HT3, 2H-50
    critérios de alta, 27-1
    droperidol, 2H-54
    escopolamina *patch*, 2H-63
    incidência, 27-1
    manejo de, 27-2
        algoritmo de, 27-2
    predição de, 27-1
    profilaxia de, 27-1
    prometazina, 2H-64
    resgate de, 27-1
        estratégia de, 27-1
    risco de, 27-1
        escore simplificado de, 27-1
        fatores de, 27-1

População
    obstétrica, 25-3
        GA na, 25-3
            morbidade da, 25-3
            mortalidade da, 25-3
Porfíria
    implicações anestésicas, 26-11
Potencial(is)
    evocado, 20-3
PPH (Atonia Uterina Anteparto e Pós-Parto), 25-7
    metilergonovina na, 2H-60
PPO (Pós-Operatório Predito), 17-1
PPTL (Ligadura Tubária Pós-Parto)
    considerações anestésicas para, 25-15
PPV (Ventilação com Pressão Positiva), 26-1
PRA (Porcentagem de Anticorpos Reativos)
    a HLA, 9-11
Pradaxa, 2H-53
Prader–Willi
    síndrome de, 26-11
        implicações anestésicas, 26-11
Prasugrel
    dose típica, 2H-64
    Effient, 2H-64
    eliminação, 2H-64
    indicação, 2H-64
    mecanismo, 2H-64
PRBC (Concentrado de Eritrócitos), 9-10, 15-4
Precedex, 2B-9
Precose, 2H-50
Pré-Eclâmpsia
    definição, 25-14
    fisiopatologia, 25-14
    gravidade da, 25-14
    manejo anestésico da, 25-15
    tratamento, 25-14
Prega Vocal
    medialização de, 21-3
Pré-Medicação
    antagonistas H_2, 5-2
    antiácidos, 5-2
    anticolinérgicos, 5-2
    antieméticos, 5-2
    anti-histamínicos, 5-1
    barbitúricos, 5-1
    benzodiazepínicos, 5-1
    estimulador da motilidade gástrica, 5-2
    opioides, 5-1
    pediátrica, 5-2
        posologia de, 5-2
Preparação
    pré-operatória, 24-7
        do paciente diabético, 24-7
Preservativo
    metilparabeno, 2D-22
Pressão(ões)
    de platô, 3-4
    máximas, 10-4
        nas vias aéreas, 10-4
            diagnóstico diferencial, 10-4
            tratamento, 10-4
    na via aérea, 3-4, 3-5
        aumentada, 3-5
        de platô, 3-5
        PIP, 3-5

resolver problemas de, 3-5
    abordagem sistemáticapara, 3-5
    tratamento de, 3-5
positiva, 8-1
    ventilação espontânea vs., 8-1
    vantagens da, 8-1
reguladores de, 3-1
    na máquina de anestesia, 3-1
Prilosec, 2H-61
Primacor, 2F-36
Problema(s)
    respiratórios, 13-3
        e das vias aéreas, 13-3
            causas de insuficiência respiratória, 13-3
            na PACU, 13-3
Procainamida
    dose, 2F-43
    eliminação, 2F-43
    indicações, 2F-43
    mecanismo, 2F-43
    posologia de, 34-5, 34-8
        em adultos, 34-5
        de doses pediátricas, 34-8
    Pronestyl, 2F-43
Procardia, 2F-40
Procedimento(s)
    cirúrgicos, 6-5
        bloqueio sensitivo para, 6-5
            nível de, 6-5
        dose necessária para, 6-5
    em oftalmologia, 21-6
    transtraqueais, 4-6
        cricotireoidotomia, 4-6
        ventilação a jato, 4-6
        percutânea, 4-6
Proclorperazina
    Compazine, 2H-64
    dose típica, 2H-64
    eliminação, 2H-64
    indicação, 2H-64
    mecanismo, 2H-64
Produto(s)
    de sangue, 9-10
        comuns, 9-10
            albumina, 9-12
            conteúdo de O_2 no sangue arterial, 9-10
            crioprecipitado, 9-12
            DDAVP, 9-12
            fator VII, 9-12
            FFP, 9-11
            plaquetas, 9-11
            PRBC, 9-10
            RBC, 9-10
            sangue total, 9-11
Profilaxia Antibiótica
    de IE, 1-4
        esquema recomendado, 1-4
        de primeira linha, 1-4
Profundidade
    da anestesia, 5-7
        monitorização da, 5-7
Prometazina
    dose típica, 2H-64
    eliminação, 2H-64
    indicação, 2H-64
    mecanismo, 2H-64

Phenergan, 2H-64
Pronestyl, 2F-43
Propofol
    diprivan, 2B-8
    diretrizes para usar, 5-9
        GA, 5-9
            indução de, 5-9
            manutenção de, 5-9
        extubação, 5-9
            critérios comuns de, 5-9
        sedação, 5-9
Propranolol
    dose, 2F-38
    eliminação, 2F-38
    Inderal, 2F-38
    indicações, 2F-38
    mecanismo, 2F-38
Prostacyclin, 2H-55
Prostaglandina
    E_1, 2-H67
        Alprostadil, 2H-64
        dose típica, 2H-64
        eliminação, 2H-64
        indicação, 2H-64
        mecanismo, 2H-64
        Prostin VR, 2H-64
Prostatectomia
    aberta, 22-6
Prostin
    VR, 2H-64
Protamina, 16-9
    para reversão, 2H-58
        de Heparina, 2H-58
            posologia de, 2H-58
    sulfato de, 2H-65
        dose típica, 2H-65
        eliminação, 2H-65
        indicação, 2H-65
        mecanismo, 2H-65
Proteção
    contra choque elétrico, 3-7
Protocolo
    NASCIS, 15-2
        para terapia esteroide, 15-2
Proventil, 2H-50
PRS (Síndrome Pós-Reperfusão), 30-5
Pseudocolinesterase
    deficiência de, 2D-22
    função de, 2E-29
        alterada, 2E-29
            características da, 2E-29
PSIS (Espinhas Ilíacas Posterossuperiores), 6-7
PT (Tempo de Protrombina), 9-16
PTSD (Transtorno de Estresse Pós-Traumático), 5-7
PTT (Tempo de Tromboplastina Parcial), 9-16
Pulmão
    doador de, 30-2
        vivo, 30-2
            morbidade, 30-2
            mortalidade, 30-2
            considerações anestésicas, 30-2
            procedimento cirúrgico, 30-2
    transplante de, 30-5
        anestesia para, 30-5
PV (Volume Plasmático), 9-1
PVA (Álcool Polivinílico), 28-3

Q

Queimadura(s)
 cirurgia de, 15-7
  anestesia para, 15-7
 fogo na via aérea, 14-4
 incêndio cirúrgico, 14-4
 tratamento das, 15-5
  avaliação, 15-5
  cardiovascular, 15-6
  da via aérea, 15-5
  fisiopatologia, 15-5
  hídrico, 15-6
   fórmula de Parkland, 15-6
  inicial, 15-5
  respiratório, 15-5
Querubismo
 implicações anestésicas, 26-10
Questão(ões)
 do fim da vida, 33-1
 éticas, 33-1
  consentimento informado, 33-1
  e revelação de eventos, 33-1
   pedido de desculpas, 33-2
  JW, 33-2
  pacientes, 33-1
   menores, 33-1
   pediátricos, 33-1

R

RA (Artrite Reumatoide), 1-3
 osteoartrite vs., 29-9
Rabdomiólise, 15-4
Ramo
 bloqueios de, 32-2
RASS (*Richmond Agitation Sedation Scale*), 15-10
RBBB (Bloqueio de Ramo Direito), 16-6, 32-1
RBC (Eritrócitos), 9-10
 transfusão de, 15-10
  no paciente crítico, 15-10
 substitutos de, 9-16
  transportadores de O_2, 9-16
   sintéticos, 9-16
Reação(ões)
 transfusional(is), 9-13
  diagnóstico das, 9-14
  hemolítica, 9-13
   aguda, 9-13
    tratamento de suspeita de, 9-13
   não hemolítica, 9-13
  tratamento das, 9-14
Receptor(es)
 adrenérgicos, 2F-33
  ação dos, 2F-33
  locais dos, 2F-33
Recuperação
 do bloqueio, 2E-31
  neuromuscular, 2E-31
   velocidade de, 2E-31
 dos anestésicos inalados, 2A-2, 2A-3f
  velocidade de, 2A-3f
   duração de uso e, 2A-3f
   solubilidade e, 2A-3f
Reflexo
 oculocardíaco, 21-7
Regitine, 2F-37

Reglan, 2H-60
Regurgitação
 mitral, 16-4
  manejo anestésico, 16-4
  causas, 16-4
  característica clínica, 16-4
  fisiopatologia, 16-4
  tratamento de, 16-4
 pulmonar, 16-5
 tricúspide, 16-5
Relação
 de Frank-Starling, 16-1f
Relistor, 2C-17
Remifentanil
 eliminação, 2C-12
 indução, 2C-12
 Ultiva, 2C-12
Remoção
 de gases residuais, 3-3
  sistema de, 3-3
ReoPro, 2H-50
Reserva
 cardíaca, 16-2
Reservatório
 de Omaya, 20-7
Respiração
 aparelhos de, 3-6f
  Mapleson, 3-6f
   A e D, 3-6f
 sistemas de, 3-5
  abertos, 3-5
Ressuscitação
 hídrica, 15-3
 inicial, 15-3
  do paciente de trauma, 15-3
   em choque hemorrágico, 15-3
 neonatal, 26-13
 pediátrica, 26-13
Retardo
 do despertar, 10-6
  diagnóstico diferencial, 10-6
  opções de tratamento, 10-7
  investigações, 10-7
Revatio, 2H-64
Reversão
 de Heparina, 2H-58
  protamina para, 2H-58
  posologia de, 2H-58
RF (Neurolise de Radiofrequência), 29-17
RFA (Ablação por Cateter de Radiofrequência), 32-2
RFL (Lesão por Radiofrequência), 29-6
Rim
 doador de, 30-2
  vivo, 30-2
   avaliação, 30-2
   considerações anestésicas, 30-2
   critérios, 30-2
   procedimento cirúrgico, 30-2
Risco
 cardíaco, 1-3, 1-5
  estratificação do, 1-3
  para cirurgia não cardíaca, 1-5
 peroperatório, 3f
  avaliação do, 3f
   algoritmo de, 3f

Ritidoplastia
  facelift, 28-1
RLL (Lobo Inferior Direito), 30-2
Robinul, 2H-57
Rocurônio, 2E-28, 4-5
Ropivacaína, 2D-24
  considerações específicas, 2D-25
Rosiglitazona
  Avandia, 2H-64
RSD (Distrofia Simpaticorreflexa), 29-11

S

Sandostatin, 2H-60
Sangramento
  causas comuns, 13-2
  diagnóstico, 13-1, 13-2
  tratamento, 13-1, 13-2
  uterino, 2H-52
    pós-parto, 2H-52
      carboprost trometamina no, 2H-52
Sangue
  arterial, 9-10
    equação de conteúdo no, 9-10
      de O_2, 9-10
  produtos comuns de, 9-10
    albumina, 9-12
    conteúdo de O_2 no sangue arterial, 9-10
    crioprecipitado, 9-12
    DDAVP, 9-12
    fator VII, 9-12
    FFP, 9-11
    plaquetas, 9-11
    PRBC, 9-10
    RBC, 9-10
    total, 9-11
SBP (Peritonite Bacteriana Espontânea), 9-12
SC (Veia Subclávia), 11-3
SCh (Succinilcolina)
  considerações clínicas, 2E-29
  efeitos adversos, 2E-29
  farmacocinética, 2E-29
SCPP (Pressão de Perfusão da Medula Espinal), 19-1
SCS (Estimulador da Medula Espinal), 29-6, 29-17
SDRA (Síndrome da Angústia Respiratória Aguda), 15-7
Sedação
  consciente, 5-3
    drogas para, 5-3
  profundidade de, 5-3
    continuum de, 5-3
      definição da ASA, 5-3
  propofol na, 5-9
Sedativo(s)
  não opioides, 25-11
    no trabalho de parto, 25-11
Segurança
  elétrica, 3-7
    na OR, 3-7
      eletrocirurgia, 3-7
      energia não aterrada, 3-7
      proteção contra choque elétrico, 3-7
      riscos de eletrocussão, 3-7
Seio
  doente, 16-5, 16-7
    síndrome do, 16-5, 16-7
Sepse(s)
  critérios de, 15-7

problemas associados em, 15-7
diagnóstico, 15-1
tratamento, 13-1, 15-8
  esteroides no, 15-10
ressuscitação na, 15-7
  marcadores de, 15-7
sobrevivendo à, 15-8
  diretrizes, 15-8
    recomendações das, 15-8
Sevoflurano, 2A-2
  características-chave, 2A-5
  desvantagens, 2A-5
  na indução, 5-4
    inalacional, 5-4
Shunt
  VP, 20-7
    colocação de, 20-7
SIADH (Síndrome de Secreção Inapropriada de Hormônio Antidiurético)
  características clínicas, 24-10
  causas de, 24-9
  diagnóstico, 24-10
  manejo anestésico, 24-10
  tratamento, 24-10
Sildenafila
  dose típica, 2H-64
  eliminação, 2H-64
  indicação, 2H-64
  mecanismo, 2H-64
  Revatio, 2H-64
  Viagra, 2H-64
Sinal(is)
  vitais, 26-5
    pediátricos, 26-5
      padrões de, 26-5
Síndrome(s)
  bradítáqui, 16-7
  coronariana aguda, 2H-52, 2H-64, 16-2, 16-3, 34-9f
    algoritmo, 34-9f
    tratamento de, 2H-52, 2H-64, 16-3
      clopidogrel, 2-53
      Effient, 2H-64
      Plavix, 2H-52
      prasugrel, 2H-64
  da cauda equina, 6-4
  de cefaleia, 29-13
    primária, 29-13
  de compressão nervosa, 14-1
  de Conn, 24-9
    anestesia para, 24-9
    características clínicas, 24-9
    causas, 24-9
  de Cushing, 24-8
    anestesia para, 24-8
    causas, 24-8
    características clínicas da, 24-8
  de duplo esmagamento, 14-1
  de Eaton-Lambert, 20-9
  de Guillain-Barré, 20-10
  de Horner, 29-17
  do seio doente, 16-5, 16-7
  HELLP, 25-15
    manejo da, 25-15
  implicações anestésicas, 26-10-26-12
    adrenogenital, 26-10
    de Alpert, 26-10

de Beckwith, 26-10
de Down, 26-11
de Edward, 26-11
de Ehlers-Danlos, 26-11
de Fanconi, 26-11
de fenda facial, 26-11
   mediana, 26-11
de Kartagener, 26-11
de Klippel-Feil, 26-11
de Marfan, 26-11
de Pierre Robin, 26-11
de Prader–Willi, 26-11
de Stevens–Johnson, 26-12
de Treacher Collins, 26-12
de von Hippel–Lindau, 26-12
do *cri-du-chat*, 26-10
WPW, 26-12
SIRS (Síndrome de Resposta Inflamatória Sistêmica)
   critérios de, 15-7
Sistema(s)
   circular, 3-3, 3-4*f*
      evita rerrespiração de CO_2 exalado, 3-3
   de administração, 12-4
      de analgésicos, 12-4
   de escore, 2, 13-7
      de Aldrete, 13-7
         modificado, 13-7
      de alta, 13-7
         pós-anestésica, 13-7
      de Mallampati, 1-2
   de remoção, 3-3
      de gases residuais, 3-3
         prevenção da poluição da OR, 3-3
            com gases anestésicos, 3-3
   de respiração, 3-5
      abertos, 3-5
Sitagliptina
   Januvia, 2H-62, 2H-64
SLT (Transplante Unipulmonar)
   vs. BSLT, 30-5
   procedimento cirúrgico para, 30-6
SNRB (Bloqueio Seletivo de Raiz Nervosa), 20-3
Sobrecarga
   hídrica, 13-4
      diagnóstico, 13-4
      tratamento, 13-4
Sódio
   bicarbonato de, 2H-51, 34-5, 34-8
      posologia de, 34-5
         de doses pediátricas, 34-96
         em adultos, 34-5
   citrato de, 2H-51
   nitroprussiato de, 2F-41
      dose, 2F-41
      eliminação, 2F-41
      indicações, 2F-41
      mecanismo, 2F-41
      Nipride, 2F-41
      Nitropress, 2F-41
Solubilidade
   e captação, 2A-1
      dos anestésicos, 2A-1
         inalados, 2A-1
   e velocidade de recuperação, 2A-3*f*
      dos anestésicos inalados, 2A-3*f*

Solução
   de NaCl, 9-6
      hipertônica, 9-6
         guia para uso de, 9-6
Solu-Cortef, 2H-58
Solu-Medrol, 2H-60
Somnote, 2H-58
Sopro
   de Austin Flint, 16-4
SS (Escore de Gravidade dos Sintomas), 29-15
SSEP (Potencial Evocado Somatossensorial), 20-3, 23-3
   efeitos sobre, 23-4
      de agentes IV, 23-4
Stanford
   classificação de, 19-2
      do TAAA, 19-2
Starling
   lei de, 16-2
STEMI (Infarto do Miocárdio com Elevação do segmento ST), 16-2
Stent(s)
   carotídeo, 19-5
      colocação de, 19-5
   e agentes antiplaquetas, 1-5
   na avaliação pré-operatória, 1-5
Stevens–Johnson
   síndrome de, 26-12
      implicações anestésicas, 26-12
Sublimaze
   IV, 2C-12
Suboxone, 2H-52
Substituto(s)
   de RBC, 9-16
      transportadores de O_2, 9-16
         sintéticos, 9-16
Succinilcolina
   bloqueamento com, 5-6
      de fase II, 5-6
   efeitos adversos, 2E-29
   espasmo do masseter e, 2E-29
   farmacocinética, 2E-29
Sudeck
   atrofia de, 29-11
Sufenta, 2C-12
Sufentanil
   dose, 2C-12
   eliminação, 2C-12
   Sufenta, 2C-12
Sugammadex
   Bridion, 2E-32
   vantagens, 2E-32
Sulfato
   de atropina, 2H-61
      comentários, 2H-61
      dose típica, 2H-61
      eliminação, 2H-61
      indicações, 2H-61
      mecanismo, 2H-61
   de protamina, 2H-65
      comentários, 2H-65
      dose típica, 2H-65
      eliminação, 2H-65
      indicação, 2H-65
      mecanismo, 2H-65
Suprimento
   de gás, 3-1
      canalizado, 3-1

caminho do O_2 até o paciente, 3-1
código cores dos cilindros, 3-1
gases comprimidos, 3-1
propriedades dos, 3-1
medicinal, 3-1
ar, 3-1
N_2O, 3-1
O_2, 3-1
SV (Volume Sistólico), 16-2, 18-2
Synthroid, 2H-59

T

T4, 2H-59
TAAA (Aneurisma da Aorta Toracoabdominal)
achados associados a, 19-2
possíveis, 19-2
classificação do, 19-2
de Crawford, 19-2
de Standford, 19-2
controle da BP durante, 19-3
manejo anestésico, 19-2
Tamponamento
pericárdico, 13-2
diagnóstico, 9-16
tratamento, 13-2
TAP (Transverso do Abdome)
bloqueio, 6-23
anatomia, 6-23
complicações, 6-24
indicações, 6-23
técnica, 6-24
convencional, 6-24
dirigida por US, 6-24
Taquiarritmia(s)
arritmias, 16-6
supraventriculares, 16-6
ventriculares, 16-6
Taquicardia
com comprometimento, 34-7
cardiorrespiratório, 34-7
diagnóstico diferencial, 10-6
tratamento, 10-6
opções de, 10-6
ventricular, 34-6
Tay-Sachs
doença de, 26-12
implicações anestésicas, 26-12
TBI (Lesão Cerebral Traumática), 9-3
TBSA (Área de Superfície Corporal Total), 15-5
TBW (Água Corporal Total), 9-1
TBW (Peso Corporal Total), 18-4, 31-1
TcMEPs (Potenciais Evocados Motores Transcorticais), 20-3
Técnica(s)
de anestesia, 5-1-5-9
balanceada, 5-5
bloqueio, 5-6
avaliação clínica do, 5-6
componentes da, 5-5
extubação, 5-9
critérios comuns de, 5-9
e emersão, 5-9
profunda, 5-9
fases da, 5-5
flumazenil, 5-4
função cerebral, 5-7, 5-8
monitorização da, 5-7, 5-8

na GA, 5-7
indução, 5-4
inalacional, 5-4
adulta, 5-4
técnica pediátrica, 5-4
intramuscular, 5-4
retal, 5-5
infusões de manutenção, 5-9
titulação de, 5-9
introdução, 5-1
MAC, 5-3
vs. anestesia geral, 5-3
monitorização neuromuscular, 5-6
do bloqueador/paralisia, 5-6
objetivos, 5-3
anestesia geral, 5-3
bloqueio nervoso periférico, 5-3
MAC, 5-3
técnicas neuroaxiais, 5-3
paciente, 5-1
avaliação, 5-1
entrevista, 5-1
percepção, 5-6
frequência de, 5-7
intraoperatória, 5-7
prevenção, 5-7
tratamento, 5-7
monitorização da, 5-7
risco aumentado de, 5-7
pré-medicação, 5-1
pediátrica, 5-2
profundidade, 5-7
monitorização da, 5-7
propofol, 5-9
diretrizes para usar, 5-9
sedação, 5-3
consciente, 5-3
drogas para, 5-3
continuum de profundidade de, 5-3
TIVA, 5-8
esquemas posológicos, 5-8
indicações, 5-8
vantagens, 5-8
de extubação, 4-6
de localização nervosa, 6-8
TEE (Ecocardiografia Transesofágica)
contraindicações, 16-11
indicações, 16-10
TEF (Fístula Traqueoesofágica), 26-9
TEG (Tromboelastograma), 9-17
Tempestade
tireóidea, 24-2
tratamento da, 24-2
TENS (Estimulação Nervosa Elétrica Transcutânea), 25-1, 29-10
Terapia
esteroide, 15-2
protocolo NASCIS para, 15-2
fetal, 13-7
intraparto, 25-12
hiperosmolar, 20-2
complicações de, 20-2
potenciais, 20-2
peroperatória, 1-5
com β-bloqueador, 1-5

transfusional, 9-9
   tipagem sanguínea, 9-9
      testes de, 9-9
   transfusão de emergência, 9-9
Terapia Hídrica
  compartimentos líquidos, 9-1
  cristaloides, 9-1
    e coloides, 9-1
  líquidos específicos, 9-3
    albumina, 9-4
    dextrana, 9-4
    dextrose 5%, 9-3
    hidroxietilamido, 9-4
      hetamido, 9-4
    LR, 9-3
    NS, 9-3
      hipertônica, 9-3
    Voluven, 9-4
  volume, 9-1, 9-2*f*
    avaliação do estado de, 9-1, 9-2*f*
    déficits de, 9-1
    reposição de, 9-1
Testagem
  de epidurais, 12-5
  laboratorial, 1-2
    sugerida, 1-2
      com base em comorbidades específicas, 1-2
  pré-operatória, 1-2
    medições sugeridas de, 1-2
Teste(s)
  de tipagem sanguínea, 9-9
  de vazamento, 3-4
    da máquina de anestesia, 3-4
  laboratoriais, 1-2
    pré-operatórios, 1-2
      creatinina, 1-2
      gravidez, 1-2
      HCT, 1-2
      Hgb, 1-2
      tipagem, 1-2
      triagem, 1-2
Tetracaína
  considerações específicas, 2D-25
Tetraciclina(s), 2G-48
Tetralogia
  de Fallot, 26-8
TF (Fator Tecidual), 9-12
THAM, ver tromeramina
  acetato de, 2H-65
Tiopental
  sódico, 2B-8
    pentothal, 2B-8
Tipagem
  na avaliação pré-operatória, 1-2
  sanguínea, 9-9
    testes de, 9-9
TIPS (*Shunt* Portossistêmico Intra-Hepático Transjugular), 18-3
Tireoplastia
  de medialização, 21-3
Titulação
  de infusões, 5-9
  de manutenção, 5-9
TIVA (Anestesia Intravenosa Total), 2B-7
  agentes IV, 5-8
    como anestésicos gerais, 5-8
      esquemas posológicos típicos de, 5-8

    indicações da, 5-8
  infusões contínuas, 5-8
    vantagens de, 5-8
      em comparação a *bolus* intermitente, 5-8
  para procedimentos ENT, 21-1
  vantagens da, 5-8
    sobre a indução por inalação, 5-8
    sobre a manutenção por inalação, 5-8
TNS (Sintomas Neurológicos Transitórios), 2D-25, 6-4
TOF (Sequência de Quatro), 5-6
TOLAC (Implicações da Prova de Trabalho após Cesariana), 25-7
Tonsilectomia, 21-3
Toprol XL
  liberação prolongada, 2F-38
Toracostomia
  com agulha, 11-6
    complicações, 11-6
    indicação, 11-6
    técnica, 11-6
Toradol, 2C-21
Torniquete
  intraoperatório, 23-5
    complicações do, 23-5
Tornozelo
  inervação do, 6-23*f*
    para bloqueio, 6-23*f*
Toxicidade
  anticolinérgica, 2H-63
    fisostigmina para, 2H-63
  de LA, 2D-27, 6-4
    tratamento de, 2D-27
  de O_2, 8-4
    estratégias para prevenir, 8-4
TPA (Ativador do Plasminogênio Tecidual)
  Activase, 2H-62
  Alteplase, 2H-62
TPI (Ponto-Gatilho/*Trigger Points*), 29-12, 29-14
TPN (Nutrição Parenteral Total), 11-2, 15-4
Trabalho
  de parto, 2H-61, 2H-63, 25-1, 25-2, 25-4, 25-11
    adjuntos para, 25-11
      não opioides, 25-11
    analgesia neuroaxial em, 25-2, 25-4
      escolhas para iniciar, 25-2
      manejo da, 25-2
    anestesia para, 25-1
    indução do, 2H-63
      oxitocina, 2H-63
    períodos do, 25-1
    sedativos para, 25-11
      não opióides, 25-11
Tracleer, 2H-52
TRALI (Lesão Pulmonar Aguda Relacionada com Transfusão), 9-12, 9-16, 15-4
Tramadol
  dose, 2C-16
  eliminação, 2C-16
  mecanismo, 2C-16
  Ultran, 2C-16
Trandate, 2F-38
Transderm Scóp, 2H-63
Transferência
  placentária, 25-12
    de medicações, 25-12

Transfusão
  complicações da, 9-13
    coagulopáticas, 9-13
    imunes, 9-16
    infecciosas, 9-13
    metabólicas, 9-16
    reações transfusionais, 9-13
    substitutos de RBC, 9-16
      transportadores de O$_2$ sintéticos, 9-16
    TRALI, 9-16
    TRIM, 9-16
  de emergência, 9-9
  de RBC, 15-10
    no paciente crítico, 15-10
Transplantação
  cardíaca, 32-3
Transplante
  de coração, 30-6
    anestesia para, 30-6
    possíveis contraindicações, 30-7
  de fígado, 30-4
    anestesia para, 30-4
    operação de, 30-5
      fases da, 30-5
  de órgão, 30-1-30-7
    anestesia para, 30-3
      de coração, 30-6
      de fígado, 30-4
      de pulmão, 30-5
      renal, 30-3
    doadores, 30-1
      não vivos, 30-1
      vivos, 30-2
        de fígado, 30-2
        de pulmão, 30-2
        de rim, 30-2
    preservação, 30-1
      técnicas de, 30-1
    retirada, 30-1
      manejo intraoperatório da, 30-1
    sólido, 30-3
      contra-indicações a, 30-3
Transportador (es)
  de O$_2$, 9-16
    sintéticos, 9-16
      substitutos de RBC, 9-16
Traqueostomia
  acordada, 21-5
    agentes adjuntivos, 21-5
    indicações, 21-5
  considerações especiais, 21-4
  existente, 21-4
    manejo de, 21-4
  indicações, 21-4
  manejo anestésico, 21-4
  matura, 21-4
    manejo de, 21-4
  procedimentos em oftalmologia, 21-6
  recente, 21-5
    manejo de, 21-5
Trasylol, 2-51
Trauma
  manejo da via aérea em, 15-1
    ASCI, 15-1
    emergência, 15-3
    entubação, 15-1
    considerações de, 15-1
    indicações de, 15-1
  indução, 15-1
    considerações de, 15-1
  intraoperatório, 15-2, 15-6
  pacientes de ICU, 15-5
    controle glicêmico em, 15-5
  PN, 15-4
  queimaduras, 15-5
    tratamento das, 15-5
  regras de noves, 15-6*f*
  ressuscitação hídrica, 15-3
  sala de trauma, 15-2
    arrumação da, 15-2
  transporte, 15-3
Traumatismo
  cranioencefálico, 20-8
Treacher Collins
  síndrome de, 26-12
    implicações anestésicas, 26-12
Tríade
  de Cushing, 20-1
Tridil, 2F-41
TRIM (Imunomodulação Relacionada com Transfusão), 9-16, 15-4
Trinitrato
  de glicerol, 2F-41
Trombectomia, 19-5
Trometamina, 2H-65
  acetato de THAM, 2H-65
  carboprost, 2H-52
    15-Metil Prostaglandina F$_{2a}$, 2H-52
    comentários, 2H-52
    dose típica, 2H-52
    eliminação, 2H-52
    Hemabate, 2H-52
    indicação, 2H-52
    mecanismo, 2H-52
Tropol XL
  liberação prolongada, 2F-38
Tubo(s)
  colocação de, 21-3
    auriculares, 21-3
    de miringotomia, 21-3
  orotraqueal, 4-3
    dimensionamento de, 4-3
Tumor (es)
  neuroendócrinos, 2H-60
    Octreotídeo, 2H-60
    secretórios, 2H-60
TURBT, 22-4
TURP (Ressecção Transuretral da Próstata)
  alternativa à, 22-5
  complicações, 22-5
  técnica anestésica, 22-5
Tylenol, 2C-20

U

UAP (Pressão Arterial Uterina), 25-12
UFH (Heparina Não Fracionada)
  dose típica, 2H-58
  eliminação, 2H-58
  indicação, 2H-58
  mecanismo, 2H-58
Úlcera
  péptica, 2H-55
    famotidina na, 2H-55

Ultiva, 2C-12
Ultran, 2C-16
Ureteroscopia, 22-4
URIs (Infecções do Trato Respiratório Superior), 26-8
Urolene
   blue, 2H-51
US (Ultrassom), 13-2
   localização de nervo, 6-8
      acesso guiado por, 6-12-6-15, 6-20-6-22
         bloqueios, 6-12-6-15, 6-20-6-22
            de extremidade inferior, 6-21, 6-22
            do plexo braquial, 6-12-6-15
            do plexo lombar, 6-20
UVA (Uvulopalatofaringoplastia), 21-4
UVP (Pressão Venosa Uterina), 25-12
UVR (Resistência Vascular Uterina), 25-12
Uvulopalatofaringoplastia, 21-3

V

V/Q (Ventilação/Perfusão)
   desequilíbrio de, 10-1
Valvopatia(s)
   objetivos anestésicos nas, 16-5
Valvoplastia
   com balão, 16-4, 16-5
Válvula(s)
   de fluxo, 3-1
      na máquina de anestesia, 3-1
VAP (Pneumonia Associada ao Ventilador), 8-1
Vaponefrin, 2H-55
Vaporizador (es)
   de desflurano, 3-2
   princípios gerais, 3-2
   riscos dos, 3-2
Varfarina
   Coumadin, 2H-65
   dose típica, 2H-65
   eliminação, 2H-65
   indicação, 2H-65
   mecanismo, 2H-65
Variável(is)
   hemodinâmicas, 7-12, 7-13
      sumário de, 7-13
         avançadas, 7-13
         derivadas, 7-13
      valores normais de, 7-12
Vasoconstritor (es), 2D-26
Vasodilatador (es)
   fenolopam, 2F-40
      corlopam, 2F-40
   hidralazina, 2F-41
      apresolina, 2F-41
   dinitrato de isossorbida, 2F-41
      isordil, 2F-41
   nitroglicerina, 2F-41
      nitro-bid, 2F-41
      nitrol, 2F-41
      nitrolingual, 2F-41
      nitrostat, 2F-41
      tridil, 2F-41
      trinitrato de glicerol, 2F-41
   nitroprussiato de sódio, 2F-41
      nipride, 2F-41
      nitropress, 2F-41
Vasopressina
   ADH, 2F-36
   dose, 2F-36
   duração, 2F-36
   eliminação, 2F-36
   indicações, 2F-36
   mecanismo, 2F-36
   Pitressin, 2F-36
   posologia de, 34-5
      em adultos, 34-5
VATS (Cirurgia Torácica Videoassistida), 17-6
VC (Controle de Volume), 8-1
Vecurônio, 2E-28
Velocidade
   de recuperação, 2A-3f
      dos anestésicos inalados, 2A-3f
         duração de uso e, 2A-3f
         solubilidade e, 2A-3f
   do bloqueio, 2E-31
      neuromuscular, 2E-31
         de início, 2E-31
         de recuperação, 2E-31
Ventilação
   a jato, 4-6, 21-6
      transtraqueal, 4-6
         percutânea, 4-6
   com máscara, 4-2
      difícil, 4-2
         fatores de risco para, 4-2
   espontânea, 8-1
      vs. pressão positiva, 8-1
      vantagens da, 8-1
   mecânica, 8-1-8-8
      BIPAP, 8-8
         vs. CPAP, 8-8
      capnografia, 8-1
      capnógrafos, 8-2
      descontinuação da, 8-8
      espontânea, 8-1
         vantagens da, 8-1
            vs. pressão positiva, 8-1
      estratégias protetoras, 8-4
      fluxo-volume, 8-4
         alças de, 8-4
      O_2 suplementar, 8-3
         de baixo fluxo, 8-3
      modos de, 8-6
         visão geral dos, 8-6
   unipulmonar, 17-4
      fisiologia da, 17-4
Ventilador (es)
   alarmes do, 3-2
   princípios gerais, 3-2
   riscos do, 3-2
Ventolin, 2H-50
VEP (Potencial Evocado Visual), 20-3
Verapamil
   Calan, 2F-39
   dose, 2F-39
   eliminação, 2F-39
   indicações, 2F-39
   Isoptin, 2F-39
   mecanismo, 2F-39
   posologia de, 34-5
      em adultos, 34-5
      de doses pediátricas, 34-8
Verde
   de indocianina, 2H-61
      Cardio-green, 2H-61
      dose típica, 2H-61

eliminação, 2H-61
indicação, 2H-61
mecanismo, 2H-61
Via(s) Aérea(s)
complicações da, 14-2
fatores de risco, 14-2
para trauma de entubação, 14-2
incidência, 14-2
prevenção, 14-3
tratamento, 14-3
fogo na, 14-4
incêndio na, 21-5
cirurgia a *Laser* e, 21-5
manejo da, 4-1-4-7
anatomia, 4-1
anestesia, 4-5
bloqueios nervosos, 4-5
aparelhos, 4-2
manobras para manter patência, 4-3
ventilação difícil com máscara, 4-3
fatores de risco independentes para, 4-3
avaliação, 4-1
difícil, 4-2, 4-6, 4-7
algoritmo de, 4-7
anestesia regional, 4-2
vs. geral, 4-2
imprevista, 4-6
conduta prática com, 4-6
entubação, 4-4
com fibroscópio flexível acordada, 4-5
em sequência rápida, 4-5
equipamento necessário para, 4-4
nasotraqueal, 4-5
orotraqueal, 4-4
extubação, 4-6
técnicas de, 4-6
inervação, 4-1
motora, 4-1
sensitiva, 4-1
modelos de LMA, 4-3
potencialmente difícil, 4-2
sinais de, 4-2
procedimentos transtraqueais, 4-6
cricotireoidotomia, 4-6
ventilação a jato percutânea, 4-6
tubo orotraqueal, 4-3
dimensionamento de, 4-3
pressão(ões), 3-4, 3-5
aumentadas, 3-5
resolver problemas de, 3-5
abordagem sistemática para, 3-5
tratamento de, 3-5
Viagra, 2H-64
Vistaril, 2H-59
Vitamina
K, 2H-65
AquaMEPHYTON, 2H-65
dose típica, 2H-65
eliminação, 2H-65
Fitonadiona, 2H-65

indicação, 2H-65
mecanismo, 2H-65
Voltaren, 2C-20
Volume
déficits de, 9-1
estado de, 9-1, 9-2*f*
avaliação do, 9-1, 9-2*f*
reposição de, 9-1
sanguíneo, 9-12
médio, 9-12
Volutrauma
estratégias para prevenir, 8-4
Voluven, 9-4
von Hippel–Lindau
síndrome de, 26-12
implicações anestésicas, 26-12
von Recklinghausen
doença de, 26-12
implicações anestésicas, 26-12
Vontade
viva, 33-1
VP (Pressão de Vapor), 3-2
VP (Ventriculoperitoneal)
shunt, 20-7
colocação de, 20-7
VSD (Defeito Septal Ventricular), 26-9
vWD (Doença de von Willebrand), 2H-53, 9-12

W

WEB (Bloqueador Endobrônquico Direcionado com Fio), 17-4
West
zonas pulmonares de, 17-5
Wilson
doença de, 26-12
implicações anestésicas, 26-12
Wong-Baker
escala de, 12-1*f*
de graduação de faces, 12-1*f*
de graduação da dor, 12-1*f*
WPI (Índice de Dor Generalizada), 29-15
WPW (Síndrome de Wolff–Parkinson–White), 32-2
implicações anestésicas, 26-12

X

Xylocaine, 2F-42

Y

Y de Roux
bypass gástrico em, 18-4
laparoscópico, 18-4
aberto, 18-4

Z

Zofran, 2H-64
Zona(s)f
pulmonares, 17-5
de West, 17-5